GUIDE PRATIQUE

AUX

EAUX MINÉRALES

ET AUX

BAINS DE MER

CONTENANT

LA DESCRIPTION DES PRINCIPALES SOURCES ET DES PRINCIPAUX BAINS
DES ÉTUDES SUR L'HYDROTHÉRAPIE
UN TRAITÉ DE THÉRAPEUTIQUE THERMALE

ET AUGMENTÉ D'UNE

NOTICE SUR LES STATIONS D'HIVER

PAR

LE Dᴿ CONSTANTIN JAMES

Ancien collaborateur de Magendie.
Chevalier de la Légion d'honneur et des Ordres de Frédérick du Wurtemberg
SS. Maurice et Lazare de Sardaigne, de François Ier des Deux-Siciles, du Christ de Portugal
d'Adolphe de Nassau, de Léopold de Belgique, de Charles III d'Espagne
Membre de plusieurs Académies françaises et étrangères

SIXIÈME ÉDITION

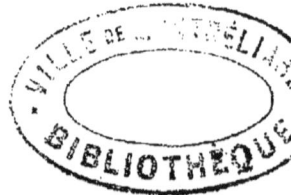

PARIS

VICTOR MASSON ET FILS

PLACE DE L'ÉCOLE-DE-MÉDECINE

M DCCC LXVII

Traduction et reproduction réservées

1867

maladie chronique qui a résisté aux eaux minérales. » Les eaux sont, en effet, le plus puissant modificateur de l'organisme. C'est surtout pour les affections graves que leur valeur intrinsèque apparaît dans toute sa plénitude. Ainsi la vue d'un paysage nouveau n'a jamais guéri ni une dartre ni une nécrose, et je ne sache pas de paralysie que l'aspect d'une cascade, quelque majestueuse qu'elle soit, ait suffi pour faire disparaître.

Qu'il me soit permis de fortifier cette vérité par une preuve empruntée à l'art vétérinaire. Si les eaux agissaient sur l'imagination seule, comment expliquer que celles de Cauterets, de Luchon, du Mont-Dore, guérissent si fréquemment les chevaux atteints de la pousse et autres affections chroniques de la poitrine ?

Aussi ne saurais-je trop m'élever contre la légèreté avec laquelle un grand nombre de malades se décident pour le choix d'une eau minérale. Ils font souvent en sorte de se faire prescrire par leur médecin la source la plus à leur convenance ; d'autres fois ils ne consultent que leurs propres inspirations, ou bien encore ils se laissent guider par des renseignements vagues et incomplets puisés dans des causeries de salon. C'est ainsi, disait Stoll, que « l'emploi du remède fait encore plus de victimes que la force et la gravité de la maladie » (*plures remediorum usus necat quam vis et impetus morbi*).

Parlerai-je de ces esprits forts et épigrammatiques qui, non contents de refuser aux eaux minérales toute espèce d'efficacité, trouvent piquant de prêter leur scepticisme aux médecins eux-mêmes ? A les en croire, nous n'enverrions nos malades aux eaux que pour nous en *débarrasser*. Parole cruelle, ou plutôt plaisanterie banale, comme la plupart de celles qui se débitent si souvent dans le monde à notre adresse, et qui ne valent pas la peine qu'on y réponde sérieusement ! N'a-t-on pas vu plus d'une fois les eaux, dans des cas prétendus désespérés, relever les forces, remonter le courage, ou même prouver, par des guérisons inattendues, que nos arrêts ne sont pas toujours sans appel ? Non, le rôle du médecin ne saurait être terminé par cela seul que son art est rendu impuissant : c'est souvent au contraire le moment où sa mission devient et plus sainte et plus élevée. Il est de ces illusions que la nature entretient dans le cœur des malades comme suprême consolation ou comme secret instinct, et qu'il ne faut détruire que quand les circonstances en font un pénible mais rigoureux devoir. N'imitons jamais le triste courage de ces philanthropes qui ont gravé, sur le frontispice des asiles ouverts à la maladie et à la vicillesse, ces désolantes paroles : INCURABLES[1]. Plus rien, pas même l'espérance.... Mais c'est l'inscription de l'Enfer du Dante !

Les eaux minérales, on ne saurait le leur refuser, guérissent quelquefois, soulagent souvent et consolent toujours.

Les nombreux traités d'hydrologie qui ont paru, même dans ces derniers temps, ne sont pour la plupart qu'une compilation d'analyses, de comptes rendus et de statistiques, lesquels n'offrent souvent d'autre garantie que la

---

[1]. Combien Horace était mieux inspiré quand il donnait ce touchant conseil ! « Sachez, par certains mots, par certaines paroles, pallier la douleur et dissimuler ainsi la partie la plus notable du mal. »

     « Sunt verba et voces quibus hunc lenire dolorem
     « Possis, et magnam morbi depellere partem. »

parole d'auteurs peu compétents ou d'une impartialité suspecte. Aussi M. Dumas, pendant son passage au ministère, avait-il demandé qu'un certain nombre d'élèves fussent envoyés, tous les ans, à nos principaux établissements thermaux, pour y compléter leur éducation médicale. Je crois que c'eût été là une excellente mesure. Oserai-je apporter, à l'appui, mon témoignage personnel? J'ai visité à peu près tous les Bains de l'Europe, notant avec soin mes observations, celles des malades, les renseignements fournis par les médecins, et les particularités de l'expérimentation que je faisais sur moi-même; or, partout j'ai reconnu combien les notions puisées uniquement dans les monographies sont incomplètes et infidèles. La grande raison, c'est qu'on n'y mentionne que les succès et jamais les revers.

L'ouvrage dont je publie aujourd'hui la sixième édition se trouve, par le fait des éditions précédentes, dans les mains de trop de lecteurs pour que j'aie besoin d'en indiquer le plan, le but et la portée. Ce sera, comme toujours, l'observation et l'expérience qui me serviront de boussole; seulement j'ai cru devoir introduire dans ma rédaction primitive de nombreuses et importantes modifications qui en feront, à certains égards, une œuvre entièrement nouvelle.

Ainsi, j'ai réduit de beaucoup le rôle si arbitrairement exagéré qu'on est dans l'usage d'attribuer à la chimie, tant pour le classement des eaux que pour l'interprétation de leur action médicinale. Par contre, je me suis étendu bien plus que je ne l'avais fait jusqu'à présent sur les Bains de mer, lesquels ont acquis, dans ces derniers temps, une importance qu'ils étaient loin d'avoir précédemment. Grâce au concours de l'un de nos confrères les plus autorisés, M. Louis Fleury, j'ai approprié mes Études sur l'hydrothérapie à toutes les données de la science moderne. J'ai refondu presque entièrement aussi mon Traité de thérapeutique thermale, à l'aide des nombreux documents que me fournit sans cesse la spécialité de mes consultations. Enfin j'ai consacré un chapitre tout à fait neuf à la description des Stations hivernales, m'attachant surtout à bien faire ressortir les conditions climatériques qui conviennent le mieux pour chaque variété de maladie ou de tempérament.

Ces changements et ces additions n'étaient, à vrai dire, que le complément obligé, ou, si l'on veut, le couronnement de mes travaux. Mais j'ai cru qu'il me serait permis également de jeter un coup d'œil sur le passé de certains Bains, demandant aux traditions, aux pierres votives et aux médailles qui y abondent, quelques renseignements relatifs aux principaux personnages qui les ont fréquentés, ainsi qu'aux grands événements dont ils ont été le théâtre. Ce qu'il faut éviter avant tout dans un livre du genre de celui-ci, n'est-ce pas la monotonie des détails et l'uniformité des descriptions? D'ailleurs, mon Guide s'adresse tout aussi bien aux gens du monde qu'aux médecins eux-mêmes. Il y sera donc plus d'une fois question *des Grecs et des Romains*. Je n'ignore pas que, jeune, on s'en fatigue bien vite; mais aussi avec quel charme, plus tard, on aime à y revenir! C'est dans le but encore de varier nos récits que nous accompagnerons Montaigne, son JOURNAL en main, dans ses diverses pérégrinations thermales à l'étranger, afin d'être renseigné par lui sur la manière, si différente de la nôtre, dont on prenait les eaux il y a quelque chose comme trois cents ans.

Telle sera la physionomie de cette nouvelle édition. Je ne crois pas que la science proprement dite ait rien à perdre à ces digressions archéologiques et littéraires, qui reposent l'esprit sans le détourner du but principal. N'oublions pas que la vraie médecine, si souvent accusée d'être chagrine et austère, compte au contraire le plaisir parmi ses moyens de succès les plus puissants, et qu'elle peut parler un langage intelligible pour tous, sans déchoir et sans déroger. « Assurément, dit Sénèque, l'essentiel pour « le malade n'est pas que son médecin sache bien dis- « serter, mais plutôt qu'il sache bien guérir ; si, cepen- « dant, en même temps qu'il guérit, il lui arrive de jeter « de l'intérêt sur ses prescriptions, ce sera mieux en- « core[1]. » Ne savons-nous pas enfin qu'il en est de certaines eaux comme de certains salons, qu'on visite surtout à cause de la société qu'on y rencontre ?

Quant aux divers jugements qu'il m'a fallu porter dans le cours de cet ouvrage, soit pour critiquer, soit pour louer, il est un témoignage que je me plais à me rendre, et que, j'espère, l'opinion sanctionnera ; c'est que l'impartialité la plus complète a été mon seul et unique mobile. Jamais, ayant à parler d'une source, je ne me suis inquiété de son certificat d'origine. Aussi ne saurais-je accepter le reproche d'avoir traité trop favorablement les pays étrangers, en ne donnant pas une préférence systématique aux eaux minérales de la France. Faire entrer le

---

1. « Non quærit æger medicum eloquentem sed sanantem; sed si ita « competit ut idem ille qui sanare potest, compte de his quæ facienda sunt « disserat, boni consulet. » (*Epist.* LXXV ad Lucilium.)

patriotisme jusque dans l'étude des maladies, n'est-ce pas se tromper d'éléments, et prendre une affaire de sentiment pour une indication thérapeutique? D'ailleurs, nos établissements thermaux n'auront rien à redouter de la concurrence étrangère, du moment qu'ils trouveront dans une judicieuse et intelligente administration l'utile secret de faire concourir leurs richesses naturelles au bien-être de leurs nombreux visiteurs. Sachons donc, en généralisant la pratique des eaux, nous placer à un point de vue plus large et plus élevé, et, s'il est vrai qu'au lit du malade toute nationalité s'efface, n'allons pas faire de cette nationalité un obstacle au choix du remède qui doit guérir.

— Parmi les nombreux témoignages tout à la fois si bienveillants et si flatteurs que m'a valus cet ouvrage, qu'il me soit permis de rappeler l'article qu'un savant illustre, M. Babinet, de l'Institut, a consacré au compte rendu de mon Guide dans la REVUE DES DEUX-MONDES. J'en extrais les lignes suivantes :

« On doit considérer le livre de M. Constantin James comme une « mise en communauté de toutes les notions médicales que l'auteur « a recueillies sur l'action des eaux minérales de toute sorte, et qu'il « n'a point voulu se réserver en propriété exclusive, puisque son « livre est adressé aux médecins comme aux malades. J'ai entendu « citer l'envie comme une passion *de première qualité* chez les méde- « cins, *invidia medici*, comme on citerait une peste d'Égypte ou une « fièvre jaune des Florides. L'auteur du GUIDE AUX EAUX MINÉRALES « paraît au-dessus de semblables préoccupations. Il fait part, sans « réserve, de tout ce qu'il sait à ses confrères. Nous croyons que tous « les hommes prévoyants accueilleront avec plaisir des travaux qui « ont pour but la conservation tout autant que le rétablissement de « la santé, puisque c'est en même temps comme préservatif, ou techni- « quement comme prophylactique, que l'action des eaux s'exerce « utilement.... Dans la science comme dans l'industrie, la perfection « n'appartient qu'aux *spécialistes*. Je regrette que ce mot soit un néo- « logisme, mais il exprime si bien une pensée vraie qu'il ne périra pas. « Buffon a dit que le génie n'était que la patience. Cela est vrai, en ce « qu'on n'a la patience pour un travail parfait que quand on a le « génie qui donne cette perfection. »

GUIDE PRATIQUE

AUX

EAUX MINÉRALES

PRINCIPES CONSTITUANTS ET CALORIQUE
DES EAUX MINÉRALES.

On donne le nom d'*eaux minérales* à des sources d'une température le plus souvent élevée, d'une saveur et d'une odeur variables, qui sortent du sein de la terre, tenant en dissolution certains principes fixes ou volatils dont l'expérience a fait connaître les vertus médicinales. Il paraît prouvé qu'elles se chargent de ces principes en traversant des terrains remplis de minéraux, de sels et de substances organiques; elles ramènent par conséquent avec elles des échantillons de la chimie du globe. Mais l'endroit précis où s'opèrent ces combinaisons, j'allais dire ces lessivages, est souvent impossible à indiquer, d'autant plus qu'une source peut dériver d'une formation différente de celle à travers laquelle elle jaillit au dehors. Il ne faut donc pas prendre trop à la lettre ces paroles de Pline : « Telles sont les eaux, telle est la terre qui leur livre passage. » (*Tales sunt aquæ, qualis terra per quam fluunt.*)

Quant à leur calorique, on l'attribue généralement au feu central du globe. On se fonde sur cette loi, confirmée d'ailleurs par les forages artésiens, que la chaleur augmente en moyenne de 1 degré centigrade environ pour 30 à 40 mètres, à mesure qu'on creuse le sol. Supposons, par exemple, que les eaux pluviales, en pénétrant à travers les fissures de la terre, arrivent jusqu'à une profondeur de 3 kilomètres, elles y acquerront une chaleur de 100 degrés, qui est celle de l'eau bouillante; devenues par là plus légères, elles s'élèveront et seront remplacées par d'autres eaux, en sorte qu'il s'établira

1

deux courants, l'un remontant et l'autre descendant, dont le
mouvement sera perpétuellement entretenu par la chaleur de
la terre.

Il en résultera que les eaux minérales seront d'autant plus
exposées à ressentir l'influence des grandes commotions souterraines, que leur température sera plus élevée. Et, en effet,
tandis que les eaux minérales froides ne subissent, en pareil
cas, aucun changement appréciable, les chaudes, au contraire,
accusent parfois de très-notables perturbations. Voyez plutôt
ce qui s'est passé lors du tremblement de terre de Lisbonne
(1er novembre 1755). A Bagnères-de-Luchon, de même qu'à
Bourbon-l'Archambault, les sources prirent subitement un accroissement considérable de température. On observa un phénomène inverse à Bagnères-de-Bigorre dont les sources devinrent, tout d'un coup, presque complétement froides : à Aix en
Savoie, les sources se refroidirent également et déposèrent un
sédiment bleuâtre. A Téplitz, les eaux de la source principale
cessèrent entièrement de couler pendant plusieurs minutes,
puis elles firent irruption de nouveau avec une telle violence,
qu'elles débordèrent en dehors de leur bassin. Carlsbad, Gastein, Canstadt, Néris et beaucoup d'autres sources encore
éprouvèrent dans la température et le jaillissement de leurs
eaux des troubles non moins extraordinaires. La mer elle-
même, émue jusque dans la profondeur de ses abîmes, souleva
ses eaux à une prodigieuse hauteur et les poussa vers certains
rivages en colonnes des plus dangereuses. Ainsi fut emporté,
le jour du tremblement de terre de Lisbonne, le fils de Louis
Racine, au moment où il voyageait en chaise de poste sur
la plage de Cadix. Comment expliquer autrement que par
des communications souterraines, une semblable solidarité se
manifestant, tout à coup, à de pareilles distances et sous des
latitudes si diverses ?

Il ne faut pas, du reste, confondre ces graves perturbations,
signalées déjà par les anciens auteurs [1], avec les changements qui
surviennent quelquefois dans le mode d'émergence des sources,
à l'approche des orages, et qui consistent en un bouillonnement plus considérable. Ces changements sont dus, on le présume du moins, à un dégagement de gaz plus grand que

---

[1]. « Les tremblements de terre font jaillir ou engloutissent les eaux, phé-
« nomène qui est arrivé cinq fois aux environs de Phénée, dans l'Arcadie. De
« même on vit à Magnésie des eaux chaudes devenir froides sans perdre leur
« goût de sel, et, en Carie, une rivière, de douce qu'elle était, devenir entiè-
« rement salée. » (PLINE, Hist. nat.)

d'habitude, par suite de la diminution de la pression atmosphérique.

Quelle que soit la diversité des phénomènes qui se rattachent à l'étude des eaux minérales, il en est un plus merveilleux que les autres et qui m'a singulièrement frappé : c'est que, de tant de substances qu'elles rencontrent dans leur trajet souterrain, les eaux ne dissolvent guère que celles qui sont les plus salutaires au corps de l'homme. Elles ressemblent en cela à certains végétaux qui puisent dans le sol tels ou tels éléments qui nous conviennent, sans toucher à d'autres qui nous seraient contraires. Tant il est vrai que, là où beaucoup ne veulent voir qu'un simple fait géologique, il nous faut reconnaître une main tutélaire dont les secrets nous échappent, mais dont nous ne saurions assez admirer la providence!

DU BAIN CHEZ LES ANCIENS.

A toutes les époques et chez tous les peuples, les bains ont été considérés comme un puissant moyen d'hygiène, et les eaux minérales comme le remède d'un grand nombre de maux. Aussi la plupart des sources étaient-elles consacrées à Hercule, le dieu de la force. Qui ne connaît les vertus mythologiques de la fontaine de Jouvence? Il existait, du reste, plusieurs fontaines de ce nom. Les deux plus célèbres se trouvaient à Patræ et à Argos; c'étaient des sources ferrugineuses dont tout le merveilleux consistait à donner plus d'animation et de vie aux femmes atteintes de pâles couleurs. Hébé, la déesse de la jeunesse, fit un fréquent usage des eaux de Patræ, ce qui, joint à cette circonstance qu'on la représente avec des cheveux blonds, me ferait croire qu'elle était un peu chlorotique. Peut-être aussi ne faut-il voir, avec Palephate, dans l'histoire d'Éson rajeuni par les bains médicinaux de Médée, qu'une description allégorique de la propriété qu'ont certaines sources d'entretenir et de fortifier la santé.

Les édifices somptueux élevés par les Romains partout où ils rencontraient des eaux minérales, et jusqu'aux extrémités de leur immense empire, indiquent que, chez eux, le goût des bains allait jusqu'à la passion; mais ils attestent aussi leur sollicitude pour l'hygiène des armées. C'est en se plongeant dans les piscines, dont nous admirons encore aujourd'hui les proportions grandioses, que le soldat réparait ses fatigues et se fortifiait pour de nouveaux combats.

On se ferait difficilement une idée de ce qu'était un bain chez les Romains, et surtout à Rome. Le bain ne consistait pas seulement en une immersion dans l'eau, de plus ou moins de durée, mais il se composait de plusieurs actes, lesquels s'accomplissaient chacun dans autant de divisions des THERMES [1]. Vitruve nous en a laissé une description complète. Si j'en juge par le plaisir que m'a causé son récit, j'espère qu'on ne lira pas sans intérêt les détails suivants :

Le baigneur déposait ses vêtements dans une espèce de vestiaire appelé *apodytère*; de là il se rendait dans une autre pièce, l'*onctuaire*, où des esclaves l'enduisaient d'une huile parfumée. Il passait ensuite dans la salle du gymnase ou *sphéristère*, et, après s'y être livré à divers exercices, il traversait l'étuve sèche nommée *laconicum*, pour aller, le corps en sueur, se plonger dans une des vastes baignoires du *caldaire*, dont l'eau était maintenue à une température élevée. Là on le brossait assez rudement avec une lame de métal ou d'ivoire appelée *strigile* (nous en avons fait *étrille*). A côté du bain chaud se trouvait l'étuve humide ou *tépidaire*, qu'il ne faisait également que traverser pour se rendre au *frigidaire*, immense bassin d'eau froide où il pouvait se livrer à la natation. Ce bain était précédé et suivi de plusieurs frictions. A sa sortie de l'eau, des esclaves enveloppaient le baigneur dans une couverture moelleuse appelée *sindon*, l'essuyaient bien soigneusement avec du linge et des éponges, le parfumaient d'essences précieuses, puis enfin le reportaient à l'*apodytère*, où il reprenait ses vêtements.

Dans les établissements bien organisés, on trouvait aussi, outre la piscine commune, des baignoires d'airain ou de marbre où l'on pouvait prendre son bain séparément : les Romains les nommaient *solia*, et les Grecs πυελοι. Il y avait également un endroit réservé pour la douche. C'est donc à tort que l'on a prétendu que les anciens n'en connaissaient pas l'usage. Il existe dans le musée de Berlin un vase antique où l'on voit des femmes qui se la font administrer, et les monnaies de la ville d'Himera, en Sicile, représentaient Hercule se laissant tomber d'une certaine hauteur une nappe d'eau sur la tête et les épaules. D'ailleurs vous trouverez la douche très-clairement désignée

1. Les ruines si intéressantes que nous possédons à Paris sous le nom de THERMES DE JULIEN n'ont point, sans doute, la somptuosité de celles que j'ai admirées à Rome et dans d'autres villes d'Italie; toutefois elles permettent de distinguer la plupart des compartiments du bain et surtout le *frigidaire* et l'*hypocauste*.

dans la plupart des écrivains et surtout des poëtes qui nous ont initiés à la vie intime des Romains.

Les diverses pièces composant tout ce vaste ensemble des thermes étaient portées au degré de chaleur convenable par l'*hypocauste*, immense four chauffé de toute espèce de bois, excepté de celui de l'olivier : on y attisait une flamme égale partout, en faisant rouler à son intérieur des globes de métal enduits d'une couche épaisse de térébenthine. Quant à la multitude de vases et d'ustensiles répartis dans chaque salle pour la commodité des baigneurs, je n'en finirais pas si je voulais seulement énumérer ceux que j'ai vus, à Naples, dans le musée dit « Borbonico », qui a dû changer de nom depuis, et qui probablement est destiné à en changer encore.

Les Romains usaient du bain comme nous usons de la promenade, dans un but de délassement et de bien-être : « C'était, dit Martial, l'occupation de toute heure et de tout instant : »

Nam thermis iterum cunctis iterumque lavatur.

On se baignait le matin et le soir, au sortir des palestres ; on se baignait avant le principal repas ; on se baignait également quand il s'agissait de prendre quelque détermination importante. Nous voyons, dans Valerius Flaccus, le grand-prêtre Mopsus « se fortifier par le bain et se préparer ainsi à son affreux sacrifice : »

. . . . Lympha
Membra novat, seque horrificis accommodat actis.

Les Grecs faisaient, de même, précéder du bain toute grande entreprise exigeant du sang-froid et de l'énergie. C'est ainsi que, dans Euripide, Alceste va se baigner avant de se livrer à la mort qui doit sauver son époux, et que, dans Platon, Socrate se fait mettre au bain avant de boire la ciguë.

Le bain était, à Rome surtout, une nécessité de propreté, car, le linge de corps n'étant pas encore connu, l'amplitude de la toge donnait un accès facile à la poussière. Les diverses classes de la société se trouvaient réunies dans les mêmes bassins ; il y régnait une liberté parfaite, sans distinction de rangs, ainsi que le prouve l'anecdote suivante, rapportée par Spartien : « L'empereur Adrien, qui aimait à se baigner avec la foule du peuple, aperçut un jour à côté de lui un vieux soldat qui, n'ayant pas de strigile, y suppléait en se frottant le dos contre la muraille. Adrien, qui l'avait connu au milieu des camps, lui demanda pourquoi il en agissait ainsi. — C'est, répondit le vieillard, parce que je n'ai pas le moyen d'acheter de strigile. — L'empereur aussitôt lui donna la sienne et, de plus, le gratifia d'une pension. Mais, le lendemain, quelle ne fut pas sa surprise de voir le bain envahi par bon nombre d'individus qui, dans l'espoir d'une même aubaine, usaient du procédé de frictions imaginé par le vieux soldat ! Adrien, cette fois, se contenta de leur faire distribuer quelques strigiles sans valeur, en les engageant à se les prêter mutuellement. »

Dans les premiers temps, hommes et femmes prenaient leur bain dans des compartiments séparés, et on n'y était admis qu'en costume. Ce costume consistait en une espèce de tablier de peau, appelé *subligar*, qui s'étendait de la ceinture aux genoux. Mais bientôt, par suite du mélange des sexes et de la nudité des baigneurs, les Thermes devinrent des lieux de débauche comparables aux plus infâmes lupanars. « C'est là, dit Ovide, que se cachaient en sûreté les maris de contrebande : »

Celant furtivos balnea tuta viros.

« C'est là également, dit Martial, qu'on allait dans les ténèbres se mêler à la tourbe honteuse des courtisanes : »

Cum te lucerna balneator extincta
Admittat inter bustuarias mœchas.

Comprend-on que les choses en vinrent au point que ce furent les femmes qui remplacèrent les masseurs, « promenant ainsi sur le tronc et les membres leur main habile ! »

Percurrit agili corpus arte tractatrix
Manumque doctam spargit omnibus membris.

De pareils excès portèrent une égale atteinte à la morale et à la santé publique. « Ce sont les bains, dit Pline, qui amenèrent la décadence de l'empire » (*In his periere imperii mores.*) « C'est à eux, si l'on en croit Juvénal, qu'il faut rapporter tant de morts subites frappant les vieillards intestats : »

Hinc subitæ mortes atque intestata senectus.

Ces bains disparurent par l'influence du christianisme, et ce fut même une de ses premières réformes; cela se comprend. Si tel fut, en effet, le langage de certains écrivains profanes pour en signaler les abus, quel ne dut pas être celui des auteurs catholiques pour les flétrir?

DU BAIN CHEZ LES MODERNES.

Si l'on veut retrouver aujourd'hui quelque chose qui rappelle le luxe et les sensualités balnéaires de l'ancienne Rome, qu'elle n'avait fait, du reste, qu'emprunter à la Grèce, il faut aller dans les pays orientaux. Je comprends que Mahomet, qui était avant tout législateur, ait transformé en devoir religieux un conseil d'hygiène ; mais je n'ai pas vérifié si le Coran prescrit tous les raffinements sur lesquels les femmes des harems se font un passe-temps de renchérir. Ainsi, au sortir du bain, elles se noircissent les paupières avec de l'antimoine, s'allongent les sourcils avec une préparation d'étain brûlé et de noix de galle, nommé *cohel*, et se teignent les ongles avec le henné, arbuste qui leur communique une couleur aurore.

Comparez ces usages avec les nôtres. Quels contrastes ! Sans doute, des pratiques aussi efféminées ne seraient point compatibles avec nos habitudes sociales et la sévérité de nos mœurs ; mais, par un excès opposé, nous sommes tombés dans une parcimonie et une simplicité également exagérées.

Ainsi, une étroite cellule ; une baignoire mesquine et disgracieuse, digne du roi Procuste ; un mélange d'eau froide et d'eau chaude, combiné le plus souvent au hasard ; en guise de parfums et d'essences, un peu de son ; point de lit de repos ; absence totale de frictions et de massage ; une transition brusque de la chaleur de l'eau au froid, quelquefois glacial, de l'atmosphère, sans autre préservatif qu'un peu de linge plus ou moins tiède : à cela se réduit à peu près aujourd'hui tout notre arsenal balnéaire.

Hâtons-nous toutefois d'ajouter que les conditions d'installation sont généralement moins défectueuses dans nos établissements thermaux les plus fréquentés. A mesure que nous décrirons ces établissements, nous ferons ressortir ce qui se rattache à l'aménagement des sources ainsi qu'aux particularités de leur emploi. Quant aux diverses variétés de forme sous lesquelles les eaux sont administrées, telles que bains, piscines, douches, lotions, injections, boues minérales, etc., je ne puis que renvoyer, pour les faire connaître, aux Traités élémentaires. Je crois toutefois devoir dire quelques mots de deux procédés dont on s'occupe plus particulièrement aujourd'hui en hydrologie, savoir : 1° l'emploi externe du gaz acide carbonique ; 2° l'inhalation.

1° Emploi externe du gaz acide carbonique.

Voilà longtemps déjà que le gaz acide carbonique est utilisé dans certains établissements de l'Allemagne, et les nombreux avantages qu'en retire chaque jour la thérapeutique, tendent de plus en plus à en multiplier l'usage. Cette médication, que j'ai le premier fait connaître en France[1], vient d'être introduite dans plusieurs de nos établissements thermaux dont les sources sont riches en gaz. Le mode d'emploi de ce gaz est le même que celui des eaux, c'est-à-dire qu'on le fait arriver par jet sous forme de douches, ou qu'on l'accumule dans des baignoires, où les malades se plongent. Voici à quels phénomènes on peut rapporter son action sur l'économie.

1° Sensation de chaleur qu'on perçoit aussitôt après l'entrée au bain. Elle commence par les pieds, remonte, puis s'étend par tout le corps, surtout dans les points qui ont été ou qui sont encore le siége de quelque souffrance. Les parties génitales en ressentent également très-vivement l'impression.

2° Augmentation de la transpiration, principalement chez les goutteux ou les rhumatisants qui font précéder les bains de gaz de bains d'eau minérale.

3° Presque toujours, chez les jeunes filles et chez les jeunes femmes, apparition prématurée ou écoulement plus abondant des menstrues.

4° Un même mouvement congestif se manifeste dans les vaisseaux hémorrhoïdaux. J'ai vu même quelquefois survenir d'emblée des accès d'hémorrhoïdes chez des malades qui n'en avaient jamais eu auparavant.

Tels sont les effets physiologiques que j'ai notés comme étant les plus constants, quelle que fût d'ailleurs la source qui eût fourni le gaz. On comprend, du reste, que cette médication doive peu varier dans ses effets, puisque le gaz acide carbonique qui en forme la base est, chimiquement parlant, partout de même nature. Ce gaz, il est vrai, peut être plus ou moins pur; ainsi il sera mélangé d'air atmosphérique, d'hydrogène sulfuré, de vapeurs d'eau minérale ou autres, mais ces mélanges sont, en général, trop faibles pour modifier sensi-

---

1. Il en a déjà été parlé en détail dans plusieurs passages de la première édition de mon *Guide* qui a paru en 1851. Cependant un de nos hydrologues, les plus féconds l'a récemment décrit comme une nouveauté.

blement les résultats, lesquels se traduisent, ainsi que nous venons de le voir, par une assez vive stimulation.

2° Inhalation.

Quand ils ont assez de tension pour se dégager spontanément, les gaz contenus dans les sources se mêlent plus ou moins à l'air environnant; ces gaz sont surtout l'acide carbonique, l'azote et l'hydrogène sulfuré. Chacun sait que les deux premiers sont impropres ou nuisibles à la respiration; par conséquent, on ne voit pas trop quel devrait être le grand avantage de les faire pénétrer dans l'appareil pulmonaire. Qu'importe qu'associés à l'air dans certaines proportions, ils n'exercent aucune action fâcheuse! L'essentiel est de savoir s'ils sont réellement utiles; or, cela me paraît loin d'être établi, et, pour mon compte, j'en doute très-fort. Reste le gaz hydrogène sulfuré. Comme il est beaucoup plus toxique que les deux autres, on serait tenté de conclure *a priori* qu'il ne saurait être respiré sans danger; néanmoins l'expérience prouve que, répandu dans l'air à doses infiniment discrètes, il peut servir à tempérer l'irritation de la muqueuse bronchique. J'admets donc volontiers l'inhalation appliquée aux sources dont il émane, surtout quand ces sources sont froides.

Une autre méthode consiste à faire respirer les vapeurs qui s'échappent spontanément des eaux thermales ou, quand l'eau n'est pas assez chaude, à en élever la température assez pour obtenir ce qu'on appelle les *vapeurs forcées*. C'est ce qui forme la base des bains d'étuve dont chacun connaît la puissance d'action.

Enfin, M. Sales-Girons a eu la pensée de faire pulvériser l'eau de manière à la rendre respirable. Nul doute qu'on ne parvienne à diriger ainsi, jusque dans l'intérieur du larynx et des premières divisions de la trachée, de l'eau minérale en substance, c'est-à-dire avec ses gaz, ses vapeurs et ses sels. Quant à l'utilité de cette méthode, elle a été et elle est encore aujourd'hui l'objet d'appréciations assez diverses. Voici ce qui me paraît résulter des faits cliniques :

Il est des malades que la pulvérisation fatigue et incommode; chez d'autres elle ne produit aucun effet appréciable; chez d'autres, enfin, elle a réussi alors que d'autres médications avaient échoué. Ainsi je ne nie pas que l'inhalation ne puisse offrir une utilité réelle; seulement le champ de ses applications est infiniment plus restreint que ne le ferait pressentir l'empressement qu'on a mis à la généraliser.

Que signifie, par exemple, ce poudroiement appliqué à l'eau de mer ? Comment! vous vous flattez de créer de la sorte une atmosphère marine artificielle? Un peu plus, et vous adapterez à votre appareil un ventilateur destiné à reproduire, avec le même succès, soyez-en sûr, la brise du rivage. Ce sont là, je ne crains pas de le dire, de puériles tentatives qui jetteraient du discrédit jusque sur la méthode elle-même. On oublie donc que, nombre de fois déjà, des essais de toute nature ont été infructueusement tentés pour modifier avec quelque avantage la composition de l'air destiné à être introduit dans la poitrine des malades. Tantôt on a voulu ajouter de nouveaux gaz à ceux qui constituent normalement l'atmosphère; d'autres fois on s'est contenté de varier la proportion de ces derniers, soit en faisant prédominer l'azote, soit en faisant prédominer l'oxygène. Or, ces divers essais, qu'un commencement de faveur avait également accueillis au début, ont tous, en définitive, abouti à des résultats si peu satisfaisants qu'on y a aujourd'hui généralement renoncé. Qui sait si ce ne sera pas là un jour aussi l'histoire de la plupart des inhalations thermales?

ACTION THÉRAPEUTIQUE DES EAUX MINÉRALES.

L'action des eaux minérales est une action excessivement complexe. La plupart de ces eaux agissent en déterminant une excitation plus ou moins forte qui a pour effet immédiat de réveiller la vitalité des tissus et de produire, comme disait Bordeu, un *remontement général*. Elles font passer les organes de l'inertie à l'activité, en communiquant à la constitution une force qu'elle n'aurait pas eue suffisamment en elle-même pour ces transformations. Quelques-unes exercent une stimulation plus vive et plus profonde. Au bout de peu de jours, les malades éprouvent de l'insomnie, de la tristesse, de l'abattement, de l'inappétence; les douleurs actuelles s'exaspèrent, les anciennes se réveillent : c'est une véritable fièvre thermale. Conduite avec tact et habileté, cette fièvre se dissipera graduellement, emportant avec elle la maladie première.

Mais prenez garde de dépasser certaines limites. Les médications brusques ne conviennent pas aux maladies chroniques: celles-ci ont progressé lentement; elles doivent rétrocéder de même.

On comprend que les eaux ne sauraient être administrées dans la période aiguë d'une maladie, puisque, l'excitation étant déjà trop vive, l'influence minérale ne ferait que l'exaspérer. Elles seront, au contraire, très-utiles à la suite de ces états morbides qui ont épuisé la constitution et répandu une sorte de langueur dans l'organisme. C'est ainsi qu'une affection ancienne guérira souvent mieux qu'une plus récente, son ancienneté étant un préservatif contre l'effet trop énergique des eaux.

On a comparé, avec quelque raison, l'action de certaines eaux minérales à celle de l'azotate d'argent. Vous touchez, par exemple, avec la pierre, la conjonctive engorgée : l'œil rougit, pleure; sa sensibilité augmente, puis il guérit. De même pour l'eau minérale : elle agira en déterminant une réaction substitutive. Mais que, au lieu d'un simple engorgement de la muqueuse, vous ayez une désorganisation de l'œil, la cautérisation n'fera que hâter les progrès du mal. Pour les mêmes motifs, on devra soigneusement s'abstenir des eaux, si la maladie est trop grave et la lésion trop profonde. A un état chronique incurable, on substituerait un état aigu incurable aussi, avec cette différence qu'il marcherait beaucoup plus rapidement vers une terminaison fatale.

On comprend, de même, que les eaux ne sauraient être conseillées aux personnes atteintes de maladies du cœur ou des gros vaisseaux, à celles qui sont sujettes aux hémorrhagies ou menacées de congestions vers le cerveau. L'activité imprimée à la circulation pourrait avoir, dans ce cas, les conséquences les plus funestes.

Supposons maintenant que la nature de l'affection soit favorable à l'emploi des eaux, il faut encore que le malade ait en lui une somme de forces suffisantes pour traverser la crise artificielle qui va se produire. Est-il trop faible, la réaction ne se fera pas, ou, si elle se fait, elle fatiguera inutilement les organes, au lieu de ranimer et de régulariser leur jeu.

Lorsque les eaux sont fort actives et la constitution impressionnable, la fièvre thermale devient quelquefois trop intense. Il faut alors diminuer la durée du bain, abaisser sa température, affaiblir l'eau minérale par un mélange d'eau simple, ou même recourir à des émissions sanguines. Enfin, vous pourrez être obligés de suspendre pendant quelque temps, ou même tout à fait, le traitement, les eaux ne pouvant être supportées à quelque dose ni sous quelque forme que ce soit par certains malades. Ces cas du reste sont les plus rares.

Vous verrez, au contraire, des personnes sur lesquelles l'eau minérale n'a pour ainsi dire pas de prise. Elles en font usage, même avec excès, à l'intérieur et à l'extérieur, sans en éprouver la moindre modification apparente.

Un des effets les plus constants des eaux minérales, c'est d'imprimer aux fonctions de la peau une nouvelle activité, en dirigeant les fluides du centre à la circonférence. Elles augmentent la transpiration, rétablissent d'anciens flux, d'anciennes éruptions, ou même provoquent un exanthème artificiel qui, par une dérivation salutaire, dégage les organes plus profonds. Combien de maladies ne reconnaissent d'autre point de départ que la rétrocession d'un principe morbide, dont on ne soupçonnait pas l'existence, ou que masquaient d'autres symptômes! Rappeler ce principe au dehors est, sinon guérir le mal, du moins en révéler la nature, ce qui suffira souvent pour en assurer la guérison.

Nous raisonnons toujours ici dans l'hypothèse où les eaux ont une action primitivement stimulante. Mais ce qui est vrai pour l'immense majorité des sources ne peut s'appliquer à toutes également. Certaines eaux, loin d'être excitantes, calment d'emblée, à tel point que la guérison ne sera possible que si, pendant toute la durée de la cure, il y a absence absolue de réaction. Il en est même que vous verrez amoindrir la force vitale, rendre le pouls plus lent, la peau moins chaude, les sécrétions moins actives, déprimer, en un mot, le jeu des rouages de l'organisme : ce seront des eaux hyposthénisantes.

Voilà ce qu'apprend l'observation, et, je ne crains pas d'ajouter, ce que confirme une saine physiologie. Nous l'avons dit en commençant : *Une eau minérale est un médicament.* Par conséquent, autant d'eaux minérales différentes, autant de médicaments différents.

Les phénomènes généraux sur lesquels j'ai cru devoir insister ne constituent pas seuls l'effet curatif des eaux minérales. Parmi celles-ci, il en est plusieurs qui exercent sur certains organes une action propre, déterminée et même spécifique.

Il est extrêmement difficile d'expliquer le mécanisme précis de l'action des eaux, car cette action, déjà très-compliquée par elle-même, est soumise aux influences les plus variées. D'ailleurs, on s'adresse à des individualités pathologiques qui se comparent et se résument; mais, essaye t-on de les additionner, on n'arrive plus qu'à une unité mensongère.

Si les principes qui entrent dans la composition des eaux étaient mieux connus, nul doute que la thérapeutique n'en retirât d'utiles révélations. En effet, ces principes, par quelque voie qu'ils soient absorbés, la peau, l'intestin ou la surface pulmonaire, se mêlent au sang, circulent avec ce fluide, activent ou tempèrent les organes sécréteurs, modifient les produits sécrétés, et, par suite, impressionnent l'économie tout entière. Rencontrent-ils des sels, le plus souvent ils se les approprient ou les décomposent. Le corps de l'homme représente donc ici un vaste laboratoire où s'effectuent de nouvelles associations chimiques, qu'influencent sans doute les phénomènes vitaux, mais qui n'en exercent pas moins une action très-réelle sur la marche et l'issue des maladies.

La division classique des bains en chauds, tièdes et froids, est une division parfaitement fondée, les mêmes sources pouvant produire des effets différents, ou même opposés, suivant la température du bain.

Le calorique étant le type de tous les excitants, le bain chaud détermine un surcroît d'activité dans toutes les fonctions de l'économie; c'est aussi un moyen perturbateur. Le bain tiède ou tempéré est celui auquel on a recours lorsqu'on veut que l'eau agisse surtout par ses qualités intrinsèques. Quant au bain froid, c'est un sédatif très-énergique dont le domaine est plutôt celui de l'hydrothérapie.

Il est d'observation que les eaux, au bout d'un certain temps que l'on en fait usage, ont produit tout ce qu'on devait attendre d'elles. Il faut alors s'arrêter, sans quoi on verrait se développer dans l'économie des phénomènes de saturation qui pourraient compromettre le succès. La période pendant laquelle on peut prendre les eaux avec le plus d'avantage a reçu le nom de *saison*.

Une saison se compose, en général, de vingt à trente jours; cependant il est impossible d'établir à cet égard rien de précis, une multitude de circonstances pouvant en modifier la durée. Aussi le chiffre de vingt et un[1] jours qui, pour les personnes

---

1. Ce chiffre de vingt et un jours était déjà très en faveur chez les anciens, lesquels admettaient de plus une gradation progressive puis décroissante dans la durée du bain. Écoutons Hérodote, cité par Oribase : « Pour toutes les eaux « minérales on observe, dit-il, une certaine mesure de temps, *trois semaines*, « par exemple. On commence par des bains d'une heure, dont on augmente « peu à peu la durée, de manière à arriver exactement à deux heures vers le « septième jour; on s'en tient à cet espace de temps jusqu'à la fin de la se- « conde semaine; puis on diminue de nouveau dans la même proportion, re- « venant graduellement ainsi au point où l'on avait commencé. » C'est, ainsi que nous le verrons en parlant de Loëche, ce qui se fait encore aujourd'hui à ces eaux, sauf que la durée des bains y est plus longue.

du monde, a quelque chose de sacramentel, est-il tout à fait arbitraire et sujet à varier. Certains malades, après un repos de quelques semaines, devront recommencer une seconde saison qui complétera le traitement : toutefois il est rare que cette seconde saison doive être aussi longue que la première.

Le plus souvent les malades, au moment où ils quittent les eaux, sont encore sous l'influence de l'action minérale, et c'est graduellement que l'équilibre et l'harmonie se rétablissent dans le jeu des organes. Ainsi, de ce qu'on n'aura pas recouvré la santé par l'action immédiate des eaux, on ne devra pas toujours en conclure que celles-ci ont été impuissantes. Avant de savoir à quoi s'en tenir sur les effets du traitement, il faut attendre un certain temps ; d'où il résulte que le médecin des eaux est souvent moins bien renseigné que le médecin ordinaire, car celui-ci ne perd pas de vue le malade après sa cure, et, par suite, il est beaucoup plus à même de juger des résultats. Aussi que penser de la véracité de ces statistiques où se trouve longuement énumérée, à la fin de chaque saison, la liste des maladies traitées aux eaux, avec l'inévitable formule : *amélioré* ou *guéri ?*

J'en ai dit assez pour faire comprendre comment agissent les eaux minérales. Quand nous serons arrivés à l'histoire particulière de chaque source, j'aurai soin de revenir sur ces questions, car, formulées ainsi en termes généraux, elles ont toujours quelque chose d'un peu vague ou de trop absolu.

ANALYSE DES EAUX MINÉRALES.

On a, de tout temps, attaché une importance extrême à la connaissance des principes constituants des eaux minérales. Privés des moyens suffisants d'analyse, les anciens n'ont pu nous transmettre, à cet égard, que les documents les plus incomplets.

Il faut arriver jusqu'à notre époque pour obtenir des notions plus précises sur les éléments minéralisateurs des eaux. Seulement, à force d'entendre vanter et de vanter nous-mêmes sans cesse les progrès de la chimie moderne, ne nous faisons-nous pas quelque illusion relativement à la nature et à la valeur des révélations qu'elle nous fournit? C'est là ce que je me propose maintenant d'examiner.

Quand on jette les yeux sur l'analyse d'une eau minérale, et il n'est pas un prospectus qui ne l'étale avec orgueil, on ne laisse pas que d'être impressionné tout d'abord à l'aspect de substances si diverses disposées par groupes, échelonnées par étages, et terminées chacune par toute une alignée de chiffres que séparent artistement des virgules. Mais si, le premier éblouissement passé, on vient à regarder les choses de plus près, on s'aperçoit que souvent ces substances si pompeusement énumérées, appartiennent à la classe des sels les plus inertes, et que, de plus, elles représentent en volume et en poids des quantités tout à fait minimes. Enfin va-t-on jusqu'à vouloir se rendre exactement compte du degré de certitude des procédés mis en usage pour obtenir ces analyses, la désillusion devient telle qu'on en arrive presqu'à craindre d'avoir été le jouet de quelque fantasmagorie.

Ainsi on ne peut retirer d'une eau minérale que ses éléments constitutifs disjoints. Quant à déterminer les combinaisons qu'ils formaient primitivement entre eux, c'est un travail tout conjectural. Or c'est uniquement dans la détermination de ces combinaisons que repose pour nous, médecins, la solution du problème.

Si les substances signalées par la chimie représentaient en réalité le principe physiologique des eaux, il devrait exister entre ces eaux et ces substances une relation telle que le mode d'action des premières ne ferait que traduire le degré d'activité des secondes. Ainsi une source faible posséderait des sels insignifiants; au contraire une source forte serait nécessairement liée à une minéralisation énergique. Or, toutes ces déductions de la théorie reçoivent de l'observation le démenti le plus formel. Non-seulement il n'existe pas de liaison constante entre la composition soupçonnée des eaux et la manifestation de leurs effets thérapeutiques, mais on rencontre à chaque pas de telles oppositions, de tels contrastes, qu'il serait peut-être plus exact de dire que certaines analyses sont moins aptes à guider le médecin qu'à l'égarer.

Parlerai-je de « l'électricité dynamique des eaux » dont M. Scouttetten a fait récemment la base de toute une théorie sur leur action médicinale? En vérité, j'ai été confondu de voir un esprit aussi distingué que le sien se laisser leurrer par de pareils semblants d'explication. Aussi qu'est-il advenu? C'est que cette théorie, qui n'a même pas le mérite de la nouveauté, n'a guère compté jusqu'à présent d'autres partisans que son propre auteur. Ce serait donc peine perdue de s'attacher à réfuter ce qui se réfute de soi-même.

Voilà cependant où conduit la manie de vouloir rendre

compte de tout. On préfère l'hypothèse qui satisfait et qui flatte à l'aveu d'impuissance qui humilie et qui blesse. Qu'on me permette une simple remarque.

On ne s'est préoccupé jusqu'à présent, dans la recherche du principe actif des eaux, que des sels qu'elles tiennent en dissolution. Quant à la matière animale (barégine, glairine, sulfuraire) qui s'y trouve en proportion parfois considérable, on la laisse complétement de côté. Tout au plus signale-t-on, en termes généraux, quelques-uns de ses caractères physiques, et fait-on remarquer que, sapide, onctueuse et azotée comme l'osmazome, elle communique, comme elle, à certaines sources le goût et l'aspect du bouillon de viande. Eh bien! cette matière animale si dédaignée n'entre-t-elle pas pour beaucoup, au contraire, dans l'action thérapeutique des eaux? Je ne voudrais pas, par une assimilation exagérée, pousser ici trop loin l'analogie. Toutefois, s'il est vrai que dans le bouillon de viande la matière animale soit tout et les quelques sels absolument rien, comment se fait-il que, transposant les rôles à propos des eaux, on rapporte tout aux sels et rien à la matière animale?

Je me résume. Une eau minérale n'est pas une dissolution saline ordinaire. C'est un breuvage à part qui a ses éléments propres comme sa saveur spéciale, que la nature a fabriqué par une sorte de chimie occulte, et dont elle s'est jusqu'à présent réservé la recette : la connût-on, qu'il resterait la difficulté de l'appliquer. Or je crains bien que, de longtemps encore, nous n'en soyons réduits à accepter pour devise ces paroles si vraies et tant citées de Chaptal : « Quand on analyse « une eau minérale, on dissèque un cadavre. »

CLASSIFICATION DES EAUX MINÉRALES.

Je diviserai toutes les sources minérales en six classes : savoir : *Eaux sulfureuses, ferrugineuses, alcalines, gazeuses, iodo-bromées* et *salines.*

PREMIÈRE CLASSE. — *Eaux sulfureuses.* — Les eaux minérales sulfureuses sont surtout reconnaissables à l'odeur de gaz hydrogène sulfuré qui s'en dégage. Prenant pour base les diverses combinaisons que forme le soufre en dissolution dans ces eaux, on admet généralement trois espèces d'eaux sulfureuses : les *sulfurées sodiques*, les *sulfurées calciques*, et les *sulfhydriquées.*

C'est sans contredit la classe dont les caractères chimiques sont les plus nets et les plus tranchés.

DEUXIÈME CLASSE. — *Eaux ferrugineuses.* — Les eaux ferrugineuses, appelées aussi *eaux martiales* ou *chalybées*, sont les plus répandues de toutes les eaux minérales. Limpides à leur point d'émergence, sans odeur appréciable, elles impriment au goût une sensation styptique qui rappelle assez celle de l'encre. Le fer est tenu en dissolution dans ces sources par trois agents principaux : l'acide carbonique, l'acide crénique et l'acide sulfurique.

TROISIÈME CLASSE. — *Eaux alcalines.* — La plupart des sources alcalines les plus célèbres doivent leur alcalinité aux carbonates de soude ; d'autres sont principalement minéralisées par des carbonates de chaux et de magnésie ; presque toutes contiennent, en plus, des sulfates, des chlorures ou des silicates alcalins. Ces eaux sont, en général, saturées de gaz acide carbonique ; aussi les range-t-on habituellement parmi les sources *acidules gazeuses*. C'est un tort ; elles méritent d'occuper une classe spéciale, car elles agissent moins par leur gaz que par leur principe alcalin.

QUATRIÈME CLASSE. — *Eaux gazeuses.* — Les eaux minérales gazeuses ou acidules sont caractérisées par la prédominance du gaz acide carbonique. On les désigne sous le nom d'*eaux de table*, parce qu'on les boit aux repas en guise d'eau ordinaire. Elles sont plutôt hygiéniques que médicinales.

CINQUIÈME CLASSE. — *Eaux iodo-bromées.* — L'iode, bien qu'il n'existe, en général, qu'à très-petites doses dans les eaux minérales, a une puissance thérapeutique telle, que j'ai dû faire une classe à part des sources qui en contiennent. Quant au brome qu'on y rencontre quelquefois seul, mais, le plus souvent, associé à l'iode, on est beaucoup moins renseigné sur la valeur et la portée de son rôle.

SIXIÈME CLASSE. — *Eaux salines.* — Les sources qu'on est convenu de ranger dans cette classe contiennent, comme caractère essentiel, certains sels, variables par leur nombre et leurs doses, auxquels elles doivent leurs propriétés. Quant à la nature de ces sels, elle est extrêmement différente. Les eaux salines ne forment donc pas une famille reconnaissable à des éléments chimiques particuliers et distincts ; elles constituent plutôt une sorte de *Légion étrangère* où on a enrôlé toutes les sources qui n'avaient pu trouver place dans les divisions précédentes. Plusieurs d'entre elles forment cependant deux genres assez homogènes, suivant que les sels dominants sont des sulfates ou des chlorures.

Parmi les sources que minéralise le chlorure de sodium, quelques-unes renferment ce sel en telle abondance qu'on l'extrait pour les usages de commerce. Le résidu a reçu le nom d'*eau mère*. Cette eau mère (*mutter laüge* des Allemands), se présente sous l'apparence d'un liquide sirupeux, de couleur fauve ou brunâtre, d'une densité considérable, sans odeur très-caractérisée. Sa saveur, salée d'abord, puis ardente, comme si l'on se mettait de l'éther sur la langue, laisse un arrière-goût amer et désagréable qui disparaît lentement. L'eau mère renferme, à un degré extrême de concentration, les principes solubles des sources dont le chlorure de sodium s'est séparé en se cristallisant. Le brome et l'iode s'y montrent en proportion variable ; mais les bromures surtout y dominent.

Voici le terrain déblayé. Quelques mots encore, avant d'arriver à la description des sources, sur la Préparation aux eaux, les Soins pendant la cure et le Traitement consécutif.

PRÉPARATION AUX EAUX; SOINS PENDANT LA CURE; TRAITEMENT CONSÉCUTIF.

On était autrefois dans l'usage de soumettre les malades qu'on envoyait aux eaux à un traitement préparatoire des plus énergiques: je ne puis mieux faire, pour donner une idée de ce traitement, que de citer le passage suivant d'une lettre que Boileau écrivait de Bourbon-l'Archambault[1] à Racine (21 juillet 1687) : « J'ai été purgé, saigné; il ne manque plus au-
« cune des formalités prétendues nécessaires pour prendre les
« eaux. La médecine que j'ai prise aujourd'hui m'a fait, à ce
« qu'on dit, tous les biens du monde, car elle m'a fait tomber
« quatre ou cinq fois en faiblesse, et m'a mis en état qu'à peine
« je me puis soutenir. C'est demain que je dois commencer le
« grand œuvre, je veux dire que demain je dois commencer à
« prendre les eaux. » Or, remarquons que ce ne fut point

---

1. Ce fut Fagon qui prescrivit à Boileau, *atteint d'une extinction de voix*, les eaux de Bourbon-l'Archambault : d'où je serais tenté de conclure que, sous Louis XIV aussi, on pouvait être fort habile médecin et se tromper cependant dans le choix d'une eau minérale.

par suite de quelque circonstance particulière à sa santé que Boileau fut soumis à ces diverses épreuves. Non. C'étaient, comme il le dit lui-même, autant de *formalités prétendues nécessaires*, et par conséquent aucun malade ne pouvait en être affranchi. Quant au *grand œuvre*, on ne saurait nier que ce ne fût effectivement quelque chose d'assez sérieux, puisque nous lisons dans d'autres passages de ses lettres « qu'il prend tous « les matins douze verrées d'eau, plus pénibles encore à « rendre qu'à avaler, lesquelles lui ont, pour ainsi dire, tout « fait sortir du corps, sauf la maladie pour laquelle il les « prend. » Ce qui le tourmente le plus, c'est l'insomnie qui lui est imposée de par la Faculté. « Je n'ai plus d'appétit, « dit-il ; je traîne les jambes plutôt que je ne marche ; mais je « n'oserois dormir, bien que je sois toujours accablé de som- « meil.... Pourvu que je ne m'endorme point, on me laisse « toute liberté de lire et même de composer.... Je suis tout « étourdi par l'effet des eaux, sans qu'il me soit permis de « sommeiller un moment[1]. » On lui avait promis, n'en dou- tez pas, « qu'à peine il auroit goûté des eaux, il se trouveroit « tout renouvelé, et avec plus de force et de vigueur qu'à l'âge « de vingt ans. » (Il en avait alors cinquante). Ce qui n'em- pêcha pas qu'au bout de six semaines de traitement il quittait Bourbon, « aussi muet qu'auparavant », se plaignant des eaux tout en se louant des médecins « qui étaient plus occupés à « leurs malades que ceux de Paris, et qui leur consacraient « plus de temps. » Semblable compliment est-il jamais sorti de la bouche de nos baigneurs ?

Bornons là ces citations, car elles suffiront et au delà pour faire ressortir les inconvénients et les abus de ces pratiques empiriques. Est-ce à dire que toute préparation aux eaux mi- nérales soit chose qu'il faille toujours négliger ? Ce serait tom- ber dans un autre extrême presqu'aussi regrettable. Voici, à cet égard, les règles que je crois pouvoir poser.

Quand un malade doit prendre les eaux plus spécialement en boisson, s'il existe de l'inappétence, des saburres, de la constipation, et que les eaux prescrites soient plutôt resser- rantes que laxatives, une purgation est en quelque sorte de rigueur. En effet, comme les eaux n'agiront dans ce cas qu'à la condition qu'elles seront absorbées, vous aiderez puissamment

---

1. Quoi de plus absurde que cette privation forcée de sommeil chez un ma- lade qui en avait, au contraire, infiniment plus besoin que tout autre, pour tempérer l'action beaucoup trop énergique des eaux !

à leurs bons effets en déblayant les voies par lesquelles l'absorption s'opérera. Devra-t-on, au contraire, user plus particulièrement du bain et de la douche, que toute votre attention se dirige vers l'appareil circulatoire. Pour peu que le pouls vous paraisse plein, résistant, que les traits accusent une trop forte coloration, n'hésitez pas à recourir à quelque émission sanguine. Si vous négligiez ce moyen, la fièvre thermale pourrait, à un certain moment, dépasser le but que vous vouliez simplement atteindre, et, autant il vous eût été facile, au début, de lui imprimer une sage direction, autant ensuite il vous sera difficile de la faire retrocéder. Une autre précaution qu'aucun malade ne devrait omettre, c'est, pendant les quelques jours qui précèdent le départ, de mener une vie douce, calme, tranquille. « Quand vous arrivez aux eaux, disait Ali-« bert, faites comme si vous entriez dans le temple d'Esculape; « laissez à la porte toutes les passions qui ont agité votre âme « ou tourmenté votre esprit. »

Pourquoi est-il d'usage de ne fréquenter les eaux que pendant l'été? Plutarque nous apprend que, de son temps, on préférait au contraire « le printemps et l'automne » (ὁ περὶ τὸ ἔαρ καὶ τὸ φθινόπωρον) dans la crainte des trop fortes chaleurs. Tibulle veut même « qu'on s'abstienne complétement des eaux « pendant la canicule : »

> Unda sub æstivum non adeunda canem.

Je ne vois, je l'avoue, aucun motif plausible de réformer à cet égard nos pratiques actuelles que justifie la température modérée de nos climats. Seulement je voudrais que la plupart de nos thermes eussent, en plus de la saison d'été, une saison d'hiver. N'est-ce pas en hiver que vous voyez les maladies de poitrine, les rhumatismes, les affections de la peau et tant d'autres états morbides se développer ou s'accroître? Ce serait, par conséquent, l'époque la plus opportune pour recourir à la médication hydrominérale. Or c'est précisément celle où presque tous nos établissements sont fermés.

Je suppose le baigneur rendu près de la source. A dater de ce moment, il ne s'appartient plus : il n'appartient plus au médecin qui l'a envoyé : c'est uniquement du médecin des eaux qu'il relève, et c'est à sa seule direction qu'il lui faudra se confier désormais.

Sans doute cette substitution d'un médecin à un autre médecin est chose extrêmement regrettable, d'autant plus que tout malade aime à confondre le médecin avec l'ami, se flattant, non sans motifs, que la sollicitude du premier se fortifiera encore par l'attachement du second. Pour remédier, autant que possible, à ces inconvénients, il est essentiel que tout médecin joigne à sa consultation des renseignements circonstanciés sur le tempérament de son client, et sur les moyens qui, chez lui, réussissent d'habitude ou échouent; mais ne pas aller plus loin. Vouloir indiquer d'avance combien de verres seront bus, combien de douches ou combien de bains seront pris, c'est s'exposer à commettre de graves méprises, *car on ne peut jamais savoir*, a priori, *comment telle eau sera supportée par tel malade*. C'est, en même temps, placer le médecin des eaux dans la position la plus fausse, obligé qu'il sera souvent ou de contrôler l'ordonnance qui lui aura été apportée, ou, s'il l'a fait exécuter, de donner au traitement une direction en dehors de ses propres inspirations. Que les baigneurs, de leur côté, évitent de commettre la moindre imprudence. Les uns boivent avec excès, persuadés que leur soulagement futur doit se mesurer à la quantité d'eau minérale qu'ils absorbent; d'autres font abus de la douche, ou prennent des bains trop prolongés, ou bien les répètent trop souvent. Il n'en faut quelquefois pas davantage pour compromettre plus ou moins le succès de la cure.

Cette manie d'outre-passer les doses a été, de tout temps, le défaut des baigneurs. Pline s'en plaignait déjà. « Bon nombre « de malades, dit-il, se font gloire de rester plusieurs heures « de suite dans des bains très-chauds, ou de boire l'eau miné- « rale outre mesure, ce qui est également dangereux. » Pline a raison. Seulement il ajoute : « J'ai vu de ces buveurs dont la « peau était tendue au point de recouvrir leurs bagues, parce « qu'ils ne pouvaient rendre la quantité d'eau qu'ils avaient « avalée. » (*Vidi jam turgidos bibendo, in tantum ut annuli tegerentur cute, quum reddi non possit hausta multitudo aquæ.*) Pline a-t-il réellement vu cela ? Ne tombe-t-il pas bien plutôt ici lui-même dans l'exagération qu'il reproche si justement aux autres?

— Voici la cure terminée. Le baigneur quitte les eaux et rentre sous la direction de son médecin habituel; seulement cette transition réclame de même certains ménagements. Nous avons vu que l'action des eaux minérales se continue pendant quelque temps après qu'on en a interrompu l'usage. Cette action consécutive, qu'on invoque quelquefois, j'en conviens, pour dissimuler des insuccès, n'est souvent, au contraire, qu'un complément nécessaire de la cure; par suite, elle exige une très-grande circonspection de la part des malades, ceux-ci n'étant que trop portés à croire qu'avec le dernier verre d'eau doit cesser tout régime.

Quand on voit l'étude réelle et consciencieuse des eaux si universellement négligée, tandis que, de toute part, des milliers de prospectus leur attribuent avec fracas des guérisons impossibles, on est tenté de répéter avec Fodéré : « Si, au lieu « d'enchérir sur les éloges que l'on a prodigués aux eaux mi- « nérales, un praticien voulait se donner la peine de dire le « mal qu'elles ont occasionné, il rendrait un plus grand service « à la science et à l'humanité, ainsi qu'aux bains eux-mêmes, « qu'en découvrant encore quelque nouveau miracle produit « par les eaux. »

ORDRE ET DISTRIBUTION DES MATIÈRES.

Dans quel ordre allons-nous décrire les sources minérales ? Leur distribution par familles, d'après les caractères chimiques que nous leur avons assignés, pourrait être utile comme point de ralliement; mais, nous le savons déjà, elle ne saurait fournir les éléments d'une classification véritable. Ajoutons que la nécessité où l'on se trouverait, si on la prenait pour règle, de décrire en bloc toutes les eaux ferrugineuses, toutes les eaux alcalines, toutes les eaux sulfureuses, etc., lesquelles, au contraire, sont disséminées dans divers royaumes, forcerait le lecteur à passer à tout instant d'une contrée à une autre contrée, sans qu'il pût jamais se fixer nulle part. Or, une semblable méthode d'exposition serait d'autant moins à sa place dans un livre du genre de celui-ci que, négligeant les liens topographiques qui relient entre eux les divers établissements thermaux, elle nous priverait des distractions du voyage que nous regardons précisément comme un des plus puissants auxiliaires de la médication hydrominérale.

Ces motifs me justifieront, je pense, d'avoir préféré le classement par contrées à toute autre méthode. Je vais donc, procédant géographiquement, étudier les diverses eaux minérales de la même localité, quelles que soient les analogies ou les différences de leur composition. Seulement je signalerai en même temps les caractères fournis par l'analyse, afin de rattacher, *autant que possible*, chacune de ces sources à la division à laquelle elle doit chimiquement appartenir. De cette manière, nous aurons concilié tout à la fois les exigences de la science et l'ordre des descriptions : j'y vois, de plus, l'avantage de donner une idée nette et précise des richesses de chaque pays en eaux minérales.

Si je m'abstiens de publier les analyses *in extenso*, c'est qu'en mentionnant, comme on le fait d'habitude, jusqu'aux moindres substances que l'on présume être contenues dans les eaux, il semble qu'on ait plutôt pour but de parler aux yeux qu'à l'esprit. N'avons-nous pas montré jusqu'à l'évidence toute l'inanité de ce luxe de chimie? Indiquer la caractéristique des sources, c'est-à-dire l'élément salin ou gazeux qui prédomine dans chacune, me paraît une mesure plus rationnelle et plus simple ; j'ajouterai, beaucoup plus pratique, notre attention ne devant plus être distraite par l'énumération de substances qui, jusqu'à présent du moins, sont pour nous sans signification rationnelle. D'ailleurs, en procédant de la sorte, nous ne ferons qu'adapter à l'étude des eaux la marche heureusement suivie depuis longtemps à l'égard des plantes médicinales. Ne se contente-t-on pas, par exemple, de signaler le quinine, la strychnine et la morphine comme l'élément essentiel du quinquina, de la noix vomique et du pavot, sans se préoccuper des autres principes secondaires qui s'y rencontrent?

Voici maintenant dans quel ordre seront décrites les matières. Je passerai successivement en revue les établissements thermaux de la France, de la Suisse, de la Belgique, de l'Allemagne et de l'Italie, consacrant à la description de chacun une notice d'une étendue proportionnée à son importance. Chaque notice sera précédée de quelques lignes d'itinéraire, dans le but d'épargner aux malades les désagréments et les ennuis de toute nature que j'ai éprouvés dans mes voyages, faute précisément de renseignements circonstanciés. Du reste, la nouvelle Carte des eaux que j'ai dressée moi-même, et dont j'ai, avec un soin tout particulier, dirigé l'exécution, permettra de reconnaître, d'un simple coup d'œil, la position de chaque source, ses relations avec les villes voisines, sa nationalité et ses moyens d'accès.

J'entremêlerai ces descriptions de quelques détails sur les Cures de petit-lait, sur celles de raisin et autres fruits, ainsi que sur certaines Exhalaisons spontanées du sol qui rendent quelquefois autant de services à la médecine que les eaux elles-mêmes; puis j'étudierai, dans autant de traités à part, les Bains de mer et l'Hydrothérapie.

Nos documents ainsi utilisés, j'aborderai l'histoire des diverses maladies que les eaux sont appelées à guérir, mettant en regard de chacune les noms de la source la mieux appropriée à son traitement. Ai-je besoin d'ajouter que ce Traité thérapeutique constituera la partie capitale de mon Guide? Autant dire même qu'il en sera le couronnement, car je réaliserai ainsi, avec conscience sinon avec bonheur, la pensée qui m'a toujours guidé depuis que je m'occupe d'hydrologie, à savoir : « faire de ce livre une œuvre éminemment pratique. »

Il est un chapitre entièrement neuf que j'ai cru devoir joindre à cette nouvelle édition, c'est celui qui a trait aux Stations d'hiver, celles-ci étant souvent l'utile complément de la médication thermale et quelquefois même pouvant y suppléer,

Enfin, je reléguerai, à la fin du volume, à titre de récréation littéraire, mon travail sur le « Voyage de Montaigne aux eaux minérales d'Italie. »

Tel est le plan qui m'a paru le meilleur. Il diffère peu de celui que j'ai adopté dans mes précédentes éditions, et la faveur avec laquelle on l'a généralement accueilli n'est pas un des moindres motifs qui m'engagent à le conserver.

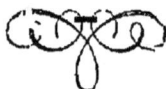

EAUX MINÉRALES

LA FRANCE.

Les eaux minérales, par l'immense extension qu'elles ont prise dans ces derniers temps, intéressent au même titre la santé et la fortune publiques. En effet, les nombreux baigneurs qui, chaque année, y affluent de toute part, soit dans un but d'hygiène, soit dans l'espoir d'y trouver la guérison ou le soulagement de leurs maux, emportent avec eux un abondant numéraire qui, versé dans le pays, contribue puissamment à sa prospérité et à sa richesse. « Les eaux fondent les villes, » (*aquæ condunt urbes*), disaient avec raison les anciens. C'est ainsi que vous en verrez s'élever dans des contrées qui, par leur caractère sauvage ou leur isolement, semblaient ne devoir comporter d'autres abris que de chétives masures. Que seraient, sans leurs eaux, Bagnères, Cauterets, Luchon, Baréges, Saint-Sauveur, Bonnes et le Mont-Dore ? C'est au point que partout où l'on rencontre, au sein des montagnes, un village ou une cité florissante, on est presque sûr d'y rencontrer en même temps une source minérale.

La France, sous ce rapport, est un des pays les plus favorisés de l'Europe. Il est à regretter seulement que la plupart de nos sources soient inaccessibles aux malades indigents. J'ajouterai que, dans les endroits mêmes où des bains gratuits leur sont administrés, il est rare que ces bains soient organisés d'une manière convenable, l'eau qui les alimente ayant presque toujours servi déjà à d'autres malades. Boerhaave disait : « Les « pauvres sont nos meilleurs clients, puisque c'est Dieu qui se « charge du payement des honoraires. » Comparez ces paroles si belles et si simples aux bruyants manifestes de nos modernes philanthropes.

2

Voici maintenant dans quel ordre nous allons passer en revue les différentes eaux qui sourdent sur notre territoire :

En premier lieu, les établissements du Midi, puis successivement ceux du Centre, de l'Ouest, du Nord, de l'Est et de la Savoie, pour terminer par quelques mots sur les sources minérales de la Corse. Si nous nous abstenons de décrire celles de l'Algérie, c'est que, malgré leur incontestable valeur thérapeutique, elles n'offrent point encore un aménagement suffisant pour que nous puissions y diriger nos malades.

I

SOURCES DU MIDI DE LA FRANCE.

A cette section appartiennent les eaux minérales des Pyrénées. Ces eaux, par leur nombre, leur importance, et j'ajouterai leur homogénéité, méritent d'avoir sur toutes les autres la préséance. Elles étaient, pour la plupart, connues des Romains, qui y ont laissé, comme partout, de splendides monuments de leur passage. Chez presque toutes, le soufre est l'élément prédominant. Elles jaillissent soit du granit, soit des schistes de transition, plus rarement des calcaires métamorphosés. Leur saveur est franchement hépatique et leur température, en général, assez élevée. Aucune ne contient assez d'acide carbonique libre pour être réputée gazeuze ; ce qu'on avait pris pour de l'acide carbonique est de l'azote plus ou moins mélangé d'oxygène, quelquefois même de l'azote pur. Enfin, toutes ou à peu près renferment de la barégine.

La barégine est une substance azotée qui se dépose au fond des réservoirs sous la forme d'une masse limpide, le plus souvent incolore, tremblante comme de la gelée et se putréfiant facilement. Soumise à l'action d'une chaleur intense, elle se carbonise à la manière des matières animales, et dégage des vapeurs empyreumatiques. Il est difficile d'indiquer au juste la nature intime de cette substance, qui communique aux eaux leur onctuosité et peut-être d'autres propriétés plus importantes encore qui nous échappent.

Les premières sources des Pyrénées que l'on rencontre en venant de Paris, sont situées sur la lisière de la chaîne ; ce sont : Dax, Cambo et Saint-Christau. Un mot sur chacune avant de pénétrer au cœur même de la montagne.

DAX (Landes).

Sources alcalines chaudes.

Itinéraire de paris a dax. — Chemin de fer de Bordeaux et Perpignan jusqu'à Dax même : 18 heures. — *Débours* : 82 fr.

Parmi les nombreux voyageurs qui s'arrêtent à cette station pour prendre les voitures de correspondance des autres bains, très-peu se doutent qu'il existe, dans la ville même de Dax, une magnifique source saline, dont il était déjà fait mention anciennement, alors que les autres eaux, aujourd'hui si vantées, étaient encore perdues dans la montagne. En effet, Dax s'est successivement appelé *Aquæ Tabellinæ*, puis *Aquæ Augustæ*, par allusion à la source minérale qui a de tout temps constitué sa plus précieuse richesse. Cette source, dite Fontaine-Chaude, qu'on reconnaît de loin au nuage de vapeur qui s'en exhale, sourd par plusieurs griffons dans un vaste bassin quadrangulaire, d'où elle se distribue au dehors par neuf robinets de cuivre. Sa température est de 60 degrés, son odeur nulle ainsi que sa saveur, sa minéralisation tellement faible qu'on n'y a constaté, par litre, que 0gr,475 de sels alcalins, à base surtout de magnésie et de chaux. Enfin elle fournit, par heure, près de 200 mètres cubes d'eau parfaitement limpide.

Ces diverses circonstances expliquent l'immense parti que la classe pauvre sait en tirer, chacun venant y puiser librement et à toute heure pour ses usages domestiques et culinaires. Malheureusement, les diverses industries ont également la faculté de l'utiliser sur place; d'où il résulte que les abords en sont souillés par des dépôts de toute nature et le plus souvent immondes. Aux délicats, on répond qu'Auguste fit tout exprès le voyage de Rome à Dax pour y conduire sa fille Julie, *abandonnée des médecins*. Celle-ci, ajoute-t-on, se trouva tellement bien des eaux qu'elle voulut, par reconnaissance, qu'une des portes de la ville prît et gardât son nom. Et, comme preuve, on fait remarquer qu'il existe actuellement, à Dax, une porte qu'on appelle la porte *Julia*. Est-ce bien là un argument sans réplique? Pour moi, je m'en contente, et j'accepte, les yeux fermés, le voyage et la guérison, si toutefois on veut bien me concéder que les eaux n'étaient pas alors dans l'état où nous les voyons aujourd'hui.

Il existe à Dax plusieurs autres sources. La principale a été grossièrement enchambrée dans un des fossés de la ville, près

de la belle avenue qui conduit à la station du chemin de fer.
Là sont disposées, sous une espèce de hangar, quelques baignoires de sapin. Les gens du pays y viennent aussi prendre
des bains de boue, car on a creusé dans la terre, détrempée
par l'eau thermale, plusieurs trous où l'on peut s'asseoir et
même s'étendre : ces bains, j'allais dire ces cloaques, sont, assure-t-on, souverains contre le rhumatisme, seulement il faut
un certain courage pour y avoir recours.

Telle est actuellement la triste condition des eaux minérales
de Dax. Je comprends que la Fontaine-Chaude, par l'immense
économie de combustible qu'elle procure aux habitants, reste
distraite du domaine médical, ou du moins que l'on 'se contente, comme on le fait aujourd'hui, d'y administrer quelques
bains de baignoire. Mais pourquoi ne pas tirer un parti plus
sérieux de la source des Fossés? Elle se prêterait d'autant
mieux à l'établissement d'un casino, que l'emplacement qu'elle
occupe est spacieux et voisin des remparts, convertis depuis
peu en promenade publique : ajoutons que le climat de cette
partie de la France n'est pas moins remarquable par sa douceur
que par sa salubrité.

Cambo (Basses-Pyrénées). — *Source sulfureuse tiède.* —
Pour l'étranger qui arrive à Bayonne, une excursion à Cambo
est chose aussi obligée qu'une excursion à Biarritz. Et, en effet, comment résister quand on entend vanter sur tous les tons
les agréments de la route, la diversité des paysages, la magni-
ficence de la végétation, l'efficacité merveilleuse des eaux, et
jusqu'à la somptuosité de leur aménagement? Je me rendis donc
à Cambo, qui n'est qu'à deux heures de Bayonne.

En réalité, Cambo et le chemin qui y conduit occupent une
des vallées les plus gracieuses de la lisière des Pyrénées. Quant
à la partie balnéaire, c'est tout différent. Elle est représentée
par une simple douche et quelques baignoires qu'alimente une
source à peine sulfureuse, presque froide et d'une action thérapeutique à peu près nulle. A quelques pas plus loin, jaillit
un maigre filet d'eau ferrugineuse froide, fort insignifiant également, dont le principal mérite est d'être relié à la source
sulfureuse par une avenue plantée de superbes arbres. Enfin,
ce qu'on appelle pompeusement l'établissement thermal mérite
à peine le nom d'hôtel. J'admets donc volontiers que les touristes fassent de Cambo l'objet d'une de leurs pérégrinations
favorites, surtout à cause de la perspective de s'y approvisionner d'excellent chocolat; mais je comprendrais moins facilement qu'on y envoyât des malades sérieux.

Saint-Christau (Basses-Pyrénées). — *Sources sulfureuses froides.* — Ce sont des eaux toniques et reconstituantes, qu'on emploie avec avantage contre les affections cutanées. Elles renferment, en plus du soufre, du cuivre, du fer et un peu d'arsenic. C'est à la présence de ces métaux qu'on attribue leurs bons effets, à l'état d'eau pulvérisée, dans le traitement de certains engorgements de l'œil et des paupières. Elles n'ont, à vrai dire, été visitées jusqu'à présent que par des baigneurs de la localité.

EAUX-BONNES (Basses-Pyrénées).

Sources sulfureuses chaudes.

Itinéraire de paris aux eaux-bonnes. — Chemin de fer de Bordeaux et Mont-de-Marsan jusqu'à Aire : 21 heures 18 min. Voitures d'Aire aux Eaux-Bonnes : 9 heures. — *Débours* : 100 fr.

Les Eaux-Bonnes sont situées dans la vallée d'Ossau, au pied du pic du Ger, près du village d'Aas et à 4 kilomètres de Laruns. On y accède par une très-belle route; seulement il faut gravir une côte longue et rapide. Cette disposition sur une hauteur est une circonstance heureuse comme salubrité; car, bien que resserré dans une gorge étroite, l'air circule et se renouvelle facilement, d'où résultent des conditions hygiéniques que l'on chercherait vainement dans la plupart des vallées. Le village se compose d'un assez grand nombre d'hôtels; il n'y a pas de lieu spécial pour les réunions. A l'extrémité de la vallée se trouve l'établissement thermal. Ce petit édifice, dont j'avais vu l'aménagement si défectueux, a reçu depuis peu d'importantes améliorations.

La Source-Vieille est la seule qui alimente la buvette. C'est à elle que les Eaux-Bonnes doivent leur réputation : aussi tout ce que nous dirons de ces eaux se rapporte-t-il exclusivement à cette source.

A sa sortie du sol, l'eau est claire, limpide et onctueuse au toucher. Elle répand une odeur d'œufs couvis bien prononcée. Sa saveur est douceâtre et très-peu désagréable; c'est à peine si elle laisse un arrière-goût hépatique : aussi les malades la boivent-ils sans aucune répugnance. Sa température est d'environ 32° C. Cette source, dont la minéralisation est si peu en rapport avec son action médicinale, paraît renfermer, d'après les récentes analyses de M. Filhol, 0^{gr},016 de sulfure de so-

dium, par litre. Elle se distingue de la plupart des autres
sources sulfureuses de la chaîne par sa faible alcalinité, moins
de silice et une proportion plus considérable de sulfate de chaux,
de barégine et de chlorure de sodium.

L'action très-énergique de ces eaux, prises en boisson, exige
la plus grande circonspection dans leur dosage. Les limites
extrêmes sont de deux cuillerées à bouche à trois verres, dont
deux dans la matinée et un avant le dîner. Il survient habituellement, dans les premiers jours de la cure, de l'agitation, de
l'insomnie, une sorte d'exaltation de tout le système nerveux,
comme par les effets du café; la force musculaire semble ac-
crue; le pouls est plein, le visage coloré, l'appétit impérieux;
il y a en même temps de la constipation, quelquefois, au contraire, du dévoiement avec pincements d'entrailles et coliques
sourdes. Puis enfin tout se régularise, et il ne reste qu'un sentiment plus prononcé de bien-être.

Voilà, très-sommairement, les principaux effets des Eaux-
Bonnes sur l'ensemble de l'organisme. Quant à l'influence subie
par l'appareil respiratoire, influence qui constitue la spécialisation de ces eaux, je me contenterai de reproduire l'article
que Darralde, l'ancien inspecteur, avait rédigé tout exprès pour
mon *Guide*. Cet article a d'autant plus de valeur aujourd'hui,
que c'est le seul document émané de notre regretté. confrère,
et que les travaux qui ont paru depuis n'ont fait que confirmer
sa manière de voir. C'est donc lui maintenant qui va parler :

« Les Eaux-Bonnes, comme toutes les eaux sulfureuses de
« la chaîne, ont une action excitante et révulsive qui se traduit
« par une activité plus grande imprimée aux fonctions géné-
« rales, surtout à celles de la peau. Mais, indépendamment de
« cette action, elles en possèdent une substitutive et locale qui,
« bien que se faisant sentir sur tous les points engorgés, se con-
« centre plus particulièrement cependant sur les affections des
« organes thoraciques : de là un caractère de spécificité qu'on
« ne rencontre dans aucune autre source. Cette spécificité
« d'action modifie diversement la plupart des phénomènes sté-
« thoscopiques essentiels qui se trouvent exaspérés dans cer-
« tains cas, amoindris dans d'autres, de telle sorte que, s'il
« fallait conclure immédiatement d'après les changements sur-
« venus, les Eaux-Bonnes seraient jugées contradictoirement
« et souvent exclues du traitement des maladies de l'appareil
« respiratoire. Et cependant l'expérience prouve que c'est pré-
« cisément pour le traitement de ces affections qu'elles jouis-
« sent d'une efficacité tout à fait exceptionnelle. C'est que la

« perturbation momentanée qu'elles apportent, loin d'être un
« mal, doit, au contraire, avoir une part réelle aux transfor-
« mations qui conduiront à la guérison; mais cette perturba-
« tion mettra deux à trois mois pour parcourir ses diverses
« phases. C'est donc seulement après ce laps de temps qu'on
« peut être fixé définitivement sur les résultats réels de la
« cure.

   « Mais, si l'excitation est ici la règle, il s'en faut de beau-
« coup que ses degrés soient toujours les mêmes chez chaque
« malade. Voici à cet égard ce qu'apprend l'observation :

   « Les phénomènes développés par les eaux sur les affections
« chroniques des organes respiratoires ne sont, d'habitude,
« que la reproduction de ceux qui caractérisaient ces mêmes
« affections quand elles se trouvaient encore à leur période
« d'invasion; par conséquent, les eaux ramènent momentané-
« ment les choses à leur état primitif. L'inflammation a-t-elle
« été intense, légère ou insensible, attendez-vous à ce que les
« eaux éveilleront des manifestations correspondantes; il y a
« plus, que ce soit la marche suivie autrefois par la maladie
« elle-même qui vous serve pour la gradation du traitement
« sulfureux. On saisit tout de suite la valeur et l'application
« de ces remarques. En effet, supposons que vous vous obsti-
« niez à vouloir faire produire aux Eaux-Bonnes des phéno-
« mènes inflammatoires, alors que ces phénomènes n'avaient
« point primitivement existé d'une manière accentuée, vous
« pourrez compromettre la guérison qui, en l'absence de ces
« phénomènes, eût été tout aussi sûrement obtenue.

   « Les Eaux-Bonnes, comme toutes les eaux sulfureuses,
« peuvent être utilisées pour le traitement d'une multitude
« d'affections diverses. Toutefois nous allons indiquer seule-
« ment les maladies auxquelles il est d'usage d'en limiter l'em-
« ploi. Ce sont : la pharyngite, la laryngite, la phthisie à tous
« les degrés, la bronchite, l'asthme, la pneumonie chronique
« et la pleurésie.

   « PHARYNGITE. — C'est dans la pharyngite que les phéno-
« mènes d'excitation locale sont plus directement mis en relief
« par les eaux, et, à cet égard, nous envisagerons séparément
« la pharyngite simple et la pharyngite granulée.

   « *Pharyngite simple.* — Dans la pharyngite simple, les sen-
« sations aiguës (picotement, constriction, chaleur, gonflement
« des tissus) qui avaient caractérisé la période d'invasion de
« la maladie, reparaissent, par l'effet des eaux, avec une rapi-
« dité extrême : ainsi il est rare que, dès la première semaine,

« ces sensations ne soient pas déjà notablement appréciables.
« Elles persistent à ce degré pendant deux ou trois jours, puis
« elles vont en s'affaiblissant; vous en profiterez pour aug-
« menter la dose de l'eau, afin de les reproduire d'une manière
« graduellement plus marquée. De semblables recrudescences
« d'excitation locale se répètent de la sorte à deux ou trois
« reprises, pendant le cours du traitement; enfin elles dispa-
« raissent pour ne plus revenir, emportant avec elles la mala-
« die dont elles étaient simplement l'expression.

« *Pharyngite granulée.* — La pharyngite granulée, qui est
« ordinairement symptomatique d'une affection de la peau,
« éprouve les mêmes effets des Eaux-Bonnes que la pharyngite
« simple, c'est-à-dire que, quand il y a eu des phénomènes
« aigus, ces phénomènes se reproduisent avec plus ou moins
« d'intensité. Si, au contraire, les évolutions se sont faites
« d'une manière indolente et chronique, ces mêmes caractères
« persistent pendant toute la cure : bien entendu, cependant,
« l'excitation thermale se traduit par certains signes, tels que
« l'injection de la muqueuse et le gonflement des granulations;
« seulement les malades en ont à peine la conscience. Quant
« au résultat, il peut, aussi bien dans les cas où la réaction est
« vive que dans ceux où elle est à peine sensible, aboutir à la
« guérison.

« Quelques personnes ont cru qu'il était avantageux de diri-
« ger sur le siége même des granulations des topiques plus ou
« moins stimulants ou des douches d'eau sulfureuse, afin d'ac-
« croître l'excitation thermale quand elle est faible, ou de la
« développer quand elle n'est pas apparente. C'est, en général,
« une pratique pour le moins inutile : en voici la raison.

« Indépendamment des motifs d'abstention que nous venons
« de donner, l'inconvénient de semblables moyens est de com-
« pliquer les choses de telle sorte que vous ne pouvez plus
« ensuite faire la part de ce qui appartient soit à l'action des
« eaux, soit à l'application des topiques. Le traitement se trouve
« dès lors forcément paralysé. Comment, par exemple, doser
« les eaux du moment que l'excitation, qui devait vous servir
« de mesure et de guide, est subordonnée à des influences étran-
« gères? N'êtes-vous pas exposé à attribuer aux topiques ce
« qui est le fait des eaux ou aux eaux ce qui est le fait des to-
« piques? En vain répondrait-on qu'il convient de réserver
« l'emploi de ces moyens pour le cas où les eaux sont sans effet
« sur les granulations, car la ténacité de celles-ci dépend
« beaucoup moins de l'état même de la muqueuse que de la

« diathèse herpétique répandue dans l'économie. Vous courez
« ainsi les risques de provoquer une excitation trop forte, la-
« quelle, vous mettant dans l'obligation de renoncer aux eaux
« ou du moins d'en réduire les doses, vous prive du seul re-
« mède qui eût triomphé du mal local, car, seul, il eût neu-
« tralisé l'élément diathésique.

« LARYNGITE. — Il en est de la laryngite absolument comme
« de la pharyngite pour ce qui a trait à l'excitation localisée
« que produisent les Eaux-Bonnes. Vous devez, quant à la di-
« rection du traitement minéral, consulter les antécédents de
« la maladie et vous y conformer, de manière à ne reproduire
« que les phénomènes analogues à ceux qui l'avaient caracté-
« risée à son début. On comprend dès lors quelle réserve il
« convient d'apporter à l'administration des eaux. Dans les
« laryngites où la réaction franchement aiguë a manqué, il est
« rare que vous observiez autre chose, dans le courant de la
« cure, que des modifications de la voix correspondantes aux
« modifications, insensibles pour les malades, qu'éprouvent
« les tissus. Ainsi tantôt la voix se perd momentanément, d'au-
« tres fois, au contraire son timbre devenu plus net se raf-
« fermit. A cela se borne à peu près toute la crise apparente
« des eaux.

« PHTHISIE. — Commençons par mettre hors de cause la
« phthisie à marche aiguë. Cette forme, qui est en général
« celle de la phthisie accidentelle non circonscrite, serait sin-
« gulièrement aggravée par les Eaux-Bonnes, si l'on avait re-
« cours à ces eaux pendant la période d'acuité. En effet, les
« Eaux-Bonnes, par leur action élective sur les organes de la
« poitrine, activeraient plus que toute autre eau sulfureuse le
« travail inflammatoire dont ces organes sont le siége, travail
« qui constitue la gravité extrême de l'affection. Il faut donc,
« avant tout, combattre cet état aigu par les traitements appro-
« priés. Une fois qu'on s'en est rendu maître, on peut avec sécu-
« rité user des Eaux-Bonnes, à la condition qu'on apportera la
« plus grande réserve dans le dosage de ces eaux, dans la
« crainte de réveiller l'état phlegmasique dont le retour pour-
« rait tout compromettre.

« S'agit-il, au contraire, de ces phthisies à marche lente,
« passive, atonique, qui reconnaissent comme point de départ
« une diathèse particulière aux tempéraments strumeux,
« diathèse le plus souvent congénitale, ou mieux héréditaire ;
« s'agit-il encore d'une de ces phthisies fortuitement déve-
« loppées chez des individus que leur constitution en aurait

« certainement garantis, si elle n'eût été debilitée par des mala-
« dies longues, un mauvais régime, un climat insalubre, des
« excès de toute nature, en un mot, par l'une ou l'autre de ces
« causes qui appauvrissent le sang et énervent l'économie : les
« eaux, dans ce cas, loin d'être nuisibles, doivent être regar-
« dées comme le remède par excellence. C'est au point qu'on
« peut établir qu'il n'existe pas de limite à leur puissance
« curative. Ainsi, que la phthisie, soit au premier, au second
« ou même au troisième degré, vous ne devez pas désespérer
« des eaux, du moment que l'*ensemble de l'organisme se trouve*
« *encore dans de bonnes conditions de conservation.* En effet, le
« dépôt tuberculeux n'est ici qu'un épiphénomène exprimant
« un état plus général : la preuve, c'est que vous rencontrez
« simultanément le même produit morbide dans d'autres
« appareils encore que l'appareil respiratoire. Or les Eaux-
« Bonnes agissent ici tout à la fois en reconstituant l'état
« dynamique général, et en faisant tout spécialement sen-
« tir leur action sur la poitrine, par conséquent sur les
« points mêmes où le mal s'est plus directement localisé.
« Voici, quant à ce dernier mode d'influence, les principaux
« symptômes que l'on observe.
« Comme règle, les signes stéthoscopiques sont tout d'abord
« exagérés par l'usage des eaux. Ainsi le craquement sec qui
« caractérise le premier degré de la phthisie devient plus ac-
« centué ; mais, après avoir subi cette évolution, il devient au
« contraire plus vague, et même il peut cesser complétement.
« Dans la phthisie au second degré, c'est-à-dire à craquement
« humide, ces modifications stéthoscopiques sont rendues
« plus appréciables encore. En général, le timbre humide
« s'exaspère momentanément aussi, mais bientôt il va en
« rétrogradant au point de prendre la forme sèche que
« nous savons appartenir au premier degré de la phthisie : les
« choses peuvent même ne pas en rester là, et vous verrez
« quelquefois la forme sèche disparaître à son tour. Si la ma-
« ladie est plus avancée encore, que, par exemple, elle ait
« atteint le troisième degré, gardez-vous de déclarer pour
« cela le mal nécessairement incurable. Pour porter un pro-
« nostic avec quelque certitude, il faut consulter avant tout
« l'état général, car seul il donne la mesure exacte des res-
« sources de l'économie. Aussi, dans beaucoup de cas préten-
« dus désespérés, verrez-vous, sous l'influence des Eaux-
« Bonnes, la respiration tubaire avec gargouillement être
« successivement ramenée au craquement humide, puis au

« craquement sec. Cependant il n'est pas rare que la respira-
« tion conserve définitivement le caractère bronchique dans
« les endroits qu'occupait l'agglomération tuberculeuse. Cette
« persistance du souffle ne prouve rien contre la guérison,
« puisqu'en même temps la santé se rétablit plus ou moins
« complétement. Elle confirme seulement ce qu'apprend l'a-
« natomie pathologique, à savoir : que la portion de poumon
« qui a été désorganisée par la maladie reste désormais indu-
« rée et moins perméable. De même vous pourrez entendre,
« pendant des années, le souffle caverneux chez les phthisiques,
« entièrement guéris d'excavations tuberculeuses. C'est que
« ces excavations se guérissent à leur manière, c'est-à-dire
« que leurs parois cessent de sécréter sans que leur cavité
« s'efface. L'auscultation vous indique simplement ici qu'il y
« a une portion du poumon qui manque, mais non que la par-
« tie restante n'est pas saine.

    « Il n'y a donc aucun obstacle radical à la guérison de la
« phthisie, fût-elle parvenue au troisième degré ; seulement la
« lésion locale ayant atteint, dans ce dernier cas, une gravité
« beaucoup plus intense, on ne saurait la prendre non plus en
« considération trop sérieuse.

    « En effet, après la diathèse, cause première de la phthisie,
« c'est le tubercule qui doit le plus éveiller et fixer notre at-
« tention. Il est acquis à la science qu'une fois formé, il a une
« existence, une marche et une terminaison qui lui sont tout
« à fait propres. C'est, si l'on veut, un mal local greffé sur un
« état général, mais ce mal local s'est développé occasion-
« nellement, en s'accompagnant d'un travail plus ou moins
« inflammatoire. Il faut donc, comme pour la pharyngite,
« veiller à ce que l'action localisée des eaux ne réveille l'in-
« flammation que dans une certaine mesure. Dès l'instant que
« cette mesure est atteinte, vous devez mitiger ou suspendre
« l'emploi des eaux, insister sur les adoucissants et, s'il est
« besoin, recourir aux révulsifs directs. Je dis révulsifs et non
« émissions sanguines, car l'état diathésique les contre-in-
« dique très-formellement en ce que, sous prétexte d'abattre
« l'inflammation en excès, elles appauvriraient encore le sang
« déjà trop peu riche, et, par conséquent, agiraient dans le
« sens même de la diathèse tuberculeuse qu'il importe de ne
« jamais perdre de vue un instant. En procédant autrement,
« vous feriez évanouir le bénéfice péniblement obtenu par
« l'action des eaux et par les traitements accessoires.

    « Quant au mode du travail par lequel s'opère la résolution

« du tubercule, c'est là plutôt un point de doctrine que de
« pratique et d'ailleurs ce ne serait pas maintenant le moment
« de le discuter. Tout ce qu'on peut dire de positif à cet
« égard, c'est que la transformation sous forme crétacée est
« excessivement commune par l'usage des Eaux-Bonnes. Ainsi
« vous verrez, chez des phthisiques en voie de guérison,
« l'expectoration se modifier de telle manière, qu'ils finiront
« par cracher du plâtre plus ou moins liquide ou à l'état sec.
   « L'hémoptysie, comme chacun sait, est un des accidents
« de la phtihsie qui inspirent le plus d'effroi aux malades. Or
« les Eaux-Bonnes ont-elles réellement le triste privilége d'en
« favoriser le retour ou même de le provoquer de toutes
« pièces? Il suffit, pour répondre à cette question, de se rap-
« peler ce que nous avons dit de la facilité extrême avec
« laquelle les types primitifs se reproduisent sous l'influence
« de l'action excitante de ces eaux. Si donc des crachements
« de sang ont eu lieu déjà, on doit redoubler de précautions
« dans le dosage de l'eau minérale, de peur de les voir se ré-
« péter. Remarquons toutefois que l'hémoptysie s'observe
« plutôt chez les individus pléthoriques, d'ailleurs bien consti-
« tués, que chez ceux qui portent le cachet du tempérament
« chloro-anémique. Or, comme c'est pour ceux-ci que les Eaux-
« Bonnes devront être plus spécialement réservées, il en ré-
« sulte ce fait, en apparence paradoxal, que ce qu'on appelle
« une belle constitution convient moins, pour l'action de ces
« eaux, qu'une constitution plus débile. Dans ce dernier cas,
« en effet, il n'y a pas les mêmes motifs pour que les eaux
« convenablement administrées déterminent d'hémorrhagie
« vers le poumon, lorsque surtout rien de semblable n'est sur-
« venu pendant la période d'évolution des tubercules.
   « BRONCHITE. — Les phénomènes de la bronchite sont en
« général exagérés pendant la première phase du traitement
« sulfureux, mais il est rare que la bronchite elle-même résiste
« à une saison d'eaux, du moment que la maladie est simple.
« Quand elle se complique d'anhélation, en général celle-ci
« disparaît avec la bronchite, excepté dans le cas où l'anhéla-
« tion est produite par la présence d'un emphysème; alors la
« part qui appartient à l'emphysème persiste, car les Eaux-
« Bonnes n'ont aucune prise sur cette dernière affection.
   « ASTHME. — Dans l'asthme nerveux comme dans l'asthme
« symptomatique d'une phlegmasie des bronches, vous verrez
« fréquemment les malades être pris de crises dès les premiers
« jours de leur arrivée aux eaux. Cela tient très-positivement

« à l'élévation barométrique de la localité, laquelle est de
« 780 mètres, car il suffit de les faire descendre dans la vallée,
« à Laruns ou à Louvie, par exemple, pour que ces crises
« cessent et qu'ils se retrouvent promptement en état de re-
« prendre leur cure. Dans quelques cas, il faut qu'ils aillent
« jusqu'à Pau. Lors même que les malades peuvent supporter
« d'emblée le séjour de Bonnes, il est rare que le bénéfice du
« traitement soit appréciable pour eux au moment du départ.
« Souvent ils ont encore une certaine anxiété en respirant,
« mais celle-ci se dissipe aussitôt qu'ils arrivent dans la plaine,
« et alors ce n'est plus seulement une amélioration momenta-
« née, c'est le signal d'une guérison définitive.

« Dans l'asthme nerveux, les choses se passent très-diver-
« sement suivant la nature de l'affection. Nous maintenons,
« en effet, que, de même que pour toute maladie nerveuse, il
« existe deux espèces d'asthmes, des asthmes par excès de ton
« et des asthmes par défaut de ton ; or, ceux qui appartiennent
« à la première catégorie sont rarement soulagés par les Eaux-
« Bonnes, tandis que ceux qui appartiennent à la seconde sont
« généralement guéris.

« PNEUMONIE CHRONIQUE. — L'engorgement plus ou moins
« étendu du poumon qui caractérise la pneumonie chronique,
« éprouve, de même, par l'action des eaux, une période d'ag-
« gravation momentanée. Il y a plus d'anxiété et plus d'oppres-
« sion : puis à ces signes d'excitation locale succède une
« résolution progressive, et le tissu pulmonaire reprend
« promptement sa perméabilité, à la condition toutefois que
« l'induration soit exempte de toute complication tubercu-
« leuse. Cette complication est malheureusement trop fré-
« quente, surtout quand l'induration réside au sommet du
« poumon. Or les tubercules, quelque disséminés qu'ils soient,
« ne restent jamais isolés complétement : on peut même dire
« qu'ils constituent autant de noyaux fluxionnaires qui entre-
« tiennent, dans toute la portion de parenchyme environnante,
« un véritable état pneumonique. Comment dans ce cas agi-
« ront les Eaux-Bonnes? Elles feront disparaître l'engorge-
« ment concomitant, mais, en même temps, elles mettront les
« tubercules à nu, de telle sorte que ce qu'on aurait pu
« prendre pour une pneunomie simple deviendra manifeste-
« ment une pneumonie tuberculeuse. Par contre, il arrivera
« plus d'une fois aussi que là où l'on avait annoncé une tuber-
« culisation du sommet, les eaux, en dissipant l'engorgement,
« prouveront qu'il n'y avait pas de tubercules.

« Et qu'on ne croie pas que de semblables méprises soient
« rares. Loin de là, elles se commettent tous les jours, et j'a-
« jouterai qu'il est souvent impossible, à l'aide seule de nos
« moyens actuels d'investigation, de pouvoir les éviter. En
« effet, l'auscultation et la percussion vous apprennent bien, à
« certains signes connus de tout le monde, qu'une portion
« quelconque du poumon est indurée dans telle étendue et à
« telle place, mais elles seront impuissantes à spécifier la na-
« ture même de cette induration. Il faut alors s'en rapporter
« à l'état général, lequel n'a pas toujours de signification bien
« positive. C'est précisément dans ces cas douteux que les
« Eaux-Bonnes, en faisant ainsi la part de ce qui appartient soit à
« l'engorgement, soit aux tubercules, constituent une pierre
« de touche infaillible : aussi ont-elles réformé souvent des
« diagnostics portés par des notabilités médicales.

« PLEURÉSIE CHRONIQUE. — Les épanchements pleurétiques,
« même compliqués de dépôts pseudo-membraneux, sont en-
« core du ressort des Eaux-Bonnes. Sous l'influence de l'exci-
« tation provoquée par ces eaux, un puissant travail s'établit
« dans la cavité de la plèvre, de telle sorte que les fausses
« membranes sont graduellement résorbées en même temps
« que l'épanchement. Si celui-ci est considérable et de date
« ancienne, il ne pourra disparaître qu'à la condition que les
« eaux auront préalablement ramené l'affection à son acuité
« première : aussi verrez-vous se reproduire tous les signes de
« la pleurésie aiguë, y compris même le point de côté. Le
« traitement consiste alors à faire intervenir les vésicatoires
« largement appliqués sur la poitrine, suspendant momentané-
« ment l'usage intérieur des eaux, lequel sera repris plus tard,
« lorsque la période d'aggravation aura été combattue. Sous
« l'influence de cette médication à la fois révulsive et spéci-
« fique, la fièvre tombe, la plèvre se dégage et la convales-
« cence se poursuit heureusement. »

Telle est l'action thérapeutique des Eaux-Bonnes, formulée
par Darralde lui-même. J'aurai du reste l'occasion de revenir sur ces questions dans la partie de cet ouvrage où je
traiterai d'une manière générale de l'action comparative des
diverses eaux sur les maladies de poitrine.

Comment maintenant expliquer cette spécificité d'action des
Eaux-Bonnes? Est-ce seulement à la minime proportion de
soufre qu'elles contiennent qu'il faut l'attribuer? Il y a certainement là quelqu'autre agent qui nous échappe. Sans cela, on
ne saurait comprendre que certaines sources des Pyrénées,

quoique beaucoup plus sulfureuses, produisent cependant des effets bien moindres sur l'appareil pulmonaire. Les Eaux-Bonnes sont, à mon sens, un des exemples les plus frappants de l'impuissance de la chimie à expliquer l'action thérapeutique des eaux.

On fait peu usage des bains aux Eaux-Bonnes. Darralde ne les employait jamais dans la phthisie ni dans l'asthme, mais seulement dans la pharyngite, la laryngite et dans certaines périodes de la pleurésie : encore préférait-il les demi-bains aux bains entiers.

Une saison aux Eaux-Bonnes dure habituellement de trois à quatre semaines : il est souvent nécessaire de faire prendre deux saisons de suite, à la condition toutefois que l'excitation causée par la première ait eu le temps de se dissiper.

Comme la plupart des malades sont atteints des mêmes affections lesquelles ne diffèrent entre elles que par leur degré d'intensité, le genre de vie des eaux est à peu près le même pour tout le monde. Ainsi le matin, vers huit heures, on va boire à la source : à dix heures, le déjeuner. L'usage où l'on est de manger aux tables d'hôte permet de régler, pendant le repas, les promenades et les distractions de la journée. Dès midi le village est désert : tout ce qui est un peu valide se répand dans les environs, au kiosque, aux cascades, dans les délicieux sentiers de Grammont et de Jacqueminot ; les plus robustes tentent les grandes excursions. L'exercice du cheval est très en faveur aux Eaux-Bonnes, le léger ébranlement qu'il communique aux poumons devant rendre plus facile et plus libre le cours du sang dans leur parenchyme : seulement l'allure sera réglée sur l'état sanitaire du cavalier. Vers quatre heures, tout le monde est de retour, car il faut de nouveau aller boire l'eau minérale : on dîne à cinq. Les malades déploient comme au déjeuner un formidable appétit qu'ils satisfont sans scrupules, ce que du reste ils peuvent faire impunément par suite du surcroît d'activité imprimé aux fonctions digestives. Après le dîner, l'habitude est de se rendre à la promenade horizontale.

Cette ravissante promenade, qui domine la vallée de Laruns, suit dans ses contours le flanc de la montagne dans la direction des Eaux-Chaudes. Elle offre aux personnes trop faibles pour gravir les rampes un peu roides, un sentier sablé, des bancs pour s'asseoir, et un vaste horizon que l'œil parcourt et où l'air circule avec plus de liberté. Comme elle n'est point plantée d'arbres, l'absence d'ombrage en éloigne les malades pendant le jour : aussi est-ce la promenade favorite du soir;

mais à peine la fraîcheur de la nuit commence-t-elle à se faire
sentir, que toute cette population, bien que munie de vêtements chauds, disparaît comme par enchantement. C'est que
l'action des eaux rend la peau halitueuse, et que le moindre
refroidissemeut pourrait avoir les plus graves conséquences.

Darralde prescrivait fréquemment les bains de mer comme
complément de la cure, ces bains étant parfaitement appropriés aux tempéraments strumeux que nous avons dit prédis-
poser aux tubercules. Beaucoup de malades vont passer l'hiver à Pau, dont nous aurons à apprécier le climat en parlant
des stations hivernales. Il est du reste un motif autre encore
que le climat qui les y attire, c'est la proximité des Pyrénées,
où ils se trouvent en quelque sorte tout arrivés pour l'époque
où l'on prend les eaux.

TRANSPORT (*Source-Vieille*). — Bordeu disait : « Nos eaux
sont comme les habitants de nos montagnes ; elles ne quittent
pas volontiers leur patrie ; quand cela leur arrive, elles
changent bientôt de caractère. » Il est vrai que, sous cette
forme, elles agissent moins spécifiquement sur le poumon ; cependant elles rendent encore d'importants services dans le
traitement des affections pulmonaires. La dose doit rarement
dépasser un verre le matin.

EAUX-CHAUDES (BASSES-PYRÉNÉES).

Sources sulfureuses chaudes.

ITINÉRAIRE DE PARIS AUX EAUX-CHAUDES. — Même itinéraire que pour les
Eaux-Bonnes, dont elles sont distantes d'une demi-heure.

L'accès en était autrefois aussi périlleux que celui des Eaux-
Bonnes. Ainsi il fallait gravir une montagne escarpée, le Hou-
rat, au sommet de laquelle on traversait un étroit défilé, taillé
à vif dans le roc, pour redescendre ensuite par une pente très-
rapide. Mais aujourd'hui une belle et large route, d'un travail
réellement merveilleux, longe le gave, et aboutit directement
aux bains. Le village occupe le prolongement de la vallée
d'Ossau qui, dans cet endroit, forme une gorge sombre et d'un
aspect des plus sauvages. Les maisons sont adossées à la montagne ; sur les bords du gave s'élève l'établissement thermal,
l'un des plus beaux des Pyrénées.

Les sources, toutes sulfureuses et au nombre de six, sont :

	Tempér.	Gram.	
Baudot.........	27° C.	0,008	sulf. de sodium.
L'Aressecq......	25°	0,008	
Minvielle.......	11°	0,004	
Le Clot.........	36°	0,009	
L'Esquirette.....	34°	0,008	
Le Rey.........	33°	0,009	

Ces sources, malgré l'épithète de *chaudes* par laquelle on les désigne, ont une température beaucoup moins élevée que la plupart des autres sources des Pyrénées. Aussi est-il besoin, pour les administrer en bains et en douches, de les soumettre à un réchauffement préalable.

Trois sources, Baudot, l'Aressecq et Minvielle, ne sont soumises à aucun aménagement spécial. Les trois autres sont distribuées tant bien que mal dans l'établissement. Singulière destinée! A l'époque où les princes de Navarre, suivis d'une cour brillante, fréquentaient les Eaux-Chaudes et en faisaient chaque année un rendez-vous de distractions et de plaisirs, il n'y avait pour édifice thermal que de misérables masures, et pour chemins que des sentiers dangereux. Aujourd'hui que l'accès en est si facile et qu'on y trouve un certain luxe de bâtiments, ces mêmes eaux sont presque entièrement délaissées, bien que rien ne prouve que leur action thérapeutique ait changé.

Sans doute elles ne peuvent rivaliser avec certaines sources des Pyrénées qui modifient bien plus profondément nos tissus, mais il n'est pas toujours nécessaire de provoquer des effets aussi puissants. Dans beaucoup de circonstances, il faut éviter toute espèce de surexitation et s'attacher d'emblée à calmer et à adoucir : c'est alors que les Eaux-Chaudes, à cause peut-être de leur très-faible sulfuration, peuvent rendre de réels services.

On les emploie en bains avec succès contre certains rhumatismes, plutôt musculaires qu'articulaires, caractérisés par une grande irritabilité, et chez lesquels l'élément nerveux joue un grand rôle : elles exposent moins à réveiller les phénomènes fébriles. On les a beaucoup vantées également contre la névralgie. J'ignore pourquoi Bordeu les appelle « fortes et fougueuses ; » elles ne le deviennent que quand on les prend avec excès, et alors elles ont cela de commun avec la plupart des sources minérales.

Mais ce qui constitue en quelque sorte le triomphe des Eaux-Chaudes, c'est leur aptitude toute particulière à congestionner l'utérus et par suite à rétablir la menstruation. Ainsi, il est très-

commun de voir chez des jeunes filles chlorotiques les règles reparaître au bout de douze à quinze jours d'usage de ces eaux :
sous ce rapport, les Eaux-Chaudes agissent souvent mieux que
les sources ferrugineuses.

La principale clientèle de ces eaux consiste aujourd'hui dans
les malades des Eaux-Bonnes qu'on y envoie prendre des bains
et des douches. Sans cet appoint, elles seraient à peu près
désertes.

A peu de distance des Eaux-Chaudes se trouve la fameuse
Grotte de ce nom, qui passe à juste titre pour une des curio-
sités les plus remarquables de la chaîne des Pyrénées.

PENTICOUSE (Espagne).
Sources alcalines tièdes.

Faisons une simple excursion aux bains de Penticouse, village espagnol situé dans le haut Aragon, à quelques milles de la
frontière française. Il ne saurait, bien entendu, entrer dans
mon sujet d'en donner une histoire détaillée, puisque je ne parlerai point des établissements thermaux de l'Espagne, leur organisation étant encore par trop primitive. Cependant l'importance de ces sources, ainsi que la quantité de malades qui s'y
rendent chaque année, me paraissent de nature à me faire par-
donner cette digression que légitimera, je l'espère, l'intérêt de
son caractère médical.

Pour aller des Eaux-Chaudes à Penticouse, vous ne mettrez
pas moins de dix heures, car il faut ménager les chevaux. On
passe par Gabas, la Case de Broussette, et l'on franchit la frontière par l'endroit appelé *port* d'Anéou, au delà duquel vous
ne tardez pas à rencontrer la douane espagnole qui vous soumet, vous et vos montures, aux formalités les plus minutieuses.
Bientôt vous traversez Salient, petit bourg dont l'aspect offre
un cachet tout particulier ; puis enfin vous arrivez au village de
Penticouse.

Mais les eaux minérales ne se trouvent pas au village même :
il faut aller les chercher à une lieue et demie plus loin. Jusque-
là le chemin de la montagne était plutôt monotone que pénible.
A partir du village, il vous faut suivre des sentiers non frayés,
à travers une gorge affreuse, appelée à juste titre l'escalier (*el
escalar*), sur les bords d'un gave effrayant, et au milieu d'une
nature aussi tourmentée que le Chaos de Gavarnie. Brisé de fatigue, vous cherchez vainement quelques traces d'êtres vivants,

lorsque tout à coup, au détour d'un rocher, la scène change. Voici un cirque spacieux, un lac, des cascades, quelques maisons, toute une population sur pied.... Vous êtes aux bains de Penticouse.

Il y a trois sources principales qu'on appelle, je ne sais pourquoi, *sources du Foie, des Dartres* et *de l'Estomac*, car elles n'exercent aucune spécificité d'action sur les organes qu'elles désignent. Je ne parlerai que de la première, qui est la seule pour laquelle on vienne prendre les eaux de Penticouse.

La source du Foie est captée dans un petit bâtiment au frontispice duquel se trouve gravée cette encourageante inscription : *Templete de la salud.* L'eau en est claire, limpide, sans saveur ni odeur : température, 26° C. Elle contient seulement quelques traces de sulfate et de carbonate de chaux. Recueillie dans un verre, elle est d'abord très-transparente, puis elle se trouble légèrement; des bulles nombreuses la traversent avec effervescence et viennent éclater à sa surface : elle reprend ensuite sa limpidité première. Le gaz qui s'échappe ainsi est de l'azote pur.

La source du Foie ne sert qu'à la boisson. Son action est éminemment sédative, ce qu'il faut peut-être attribuer aux quantités considérables d'azote qu'elle renferme. On la prescrit avec succès dans les phthisies commençantes, les catarrhes bronchiques et pulmonaires, certaines hémoptysies, surtout quand il existe des signes de pléthore et de congestion active vers la poitrine. Sous ce rapport, elle réussit précisément dans les circonstances où les Eaux-Bonnes seraient contre-indiquées.

Une propriété toute particulière à l'eau du Foie, c'est la merveilleuse facilité avec laquelle l'estomac la supporte : j'en bus sept à huit verres dans l'espace d'une heure, sans éprouver la moindre pesanteur ni le moindre sentiment de satiété. Les malades la prennent habituellement à la dose de quinze à vingt verres par jour, sans qu'elle produise d'autre effet sensible que d'abattre l'éréthisme, de diminuer la toux et de tempérer la circulation.

C'est donc seulement à cause de la vertu que possède la source du Foie de calmer d'emblée, que nous enverrons, dans quelques cas très-rares, des malades à Penticouse. Quant aux touristes des Eaux-Bonnes et des Eaux-Chaudes, ce voyage continuera d'être l'excursion de rigueur, surtout avec le retour à Cauterets par le Mercadau. Que leur importe les fatigues, les dangers et les ennuis de la route ! On ne saurait acheter trop cher la jouissance de fouler la terre d'Espagne et de s'élever à 8500 pieds au-dessus du niveau de la mer. D'ailleurs, avec un peu d'imagination et de complaisance, Salient deviendra Grenade, Penticouse l'Alhambra, et la population en guenille une fière tribu des derniers Abencerrages.

CAUTERETS (Hautes-Pyrénées).

Sources sulfureuses chaudes.

ITINÉRAIRE DE PARIS A CAUTERETS. — Chemin de fer de Bordeaux jusqu'à Tarbes : 48 heures. Voitures de Tarbes à Cauterets par Pierrefitte : 5 heures. — *Débours : 100 francs.*

La petite ville de Cauterets est située à l'extrémité d'une vallée pittoresque qu'entourent de hautes montagnes. Ses maisons sont propres, bien bâties, et en assez grand nombre pour pouvoir contenir trois mille étrangers à la fois.

Les principales sources minérales sont au nombre de douze. Leur chaleur varie depuis 30° jusqu'à 55° C. et leur sulfuration depuis 0gr,0055 jusqu'à 0gr,0308 de sulfure de sodium. Elles sont très-alcalines et non moins riches en matière organique. Leur extrême diversité fournit au médecin des ressources thérapeutiques nombreuses et variées. Il est seulement à regretter que plusieurs d'entre elles, et spécialement la Raillère, ne jaillissent pas dans la ville même; on a obvié, il est vrai, à cet inconvénient par l'amélioration des voies d'accès et l'établissement de services réguliers d'omnibus et de chaises à porteurs.

Nous diviserons les sources de Cauterets en deux groupes, suivant qu'elles se trouvent à l'est ou au midi.

SOURCES DE L'EST.

Ces sources sont au nombre de six : César, les Espagnols, Pause-Nouveau, Pause-Vieux, le Rocher et Rieumizet.

César, les Espagnols. — Ces sources ont leur griffon sur un point assez élevé de la montagne appelée *Pic du Bain*, et de là elles sont conduites par un aqueduc de 100 mètres, construit à fleur de terre, jusqu'à l'établissement thermal, où elles sont aménagées. La source de César a une température de 46° C. et contient :

	Gram.
Sulfure de sodium.............	0,024
Chlorure de sodium.............	0,071

La source des Espagnols ne diffère de celle de César qu'en ce qu'elle est moins sulfureuse et moins chaude.

Quant à l'établissement, dont l'architecture est gracieuse, bien qu'un peu massive, il renferme vingt-quatre cabinets de bain, dont douze avec douches particulières, deux cabinets de grandes douches très-puissantes, qu'on peut administrer chaudes ou tempérées, ou faire alterner de manière à obtenir les douches dites *écossaises*, qui jouent un rôle si important dans la médication de Cauterets. Il y a en outre des cabinets pour bains de pieds, une salle d'inhalation et une salle de pulvérisation. Cette dernière va être l'objet d'une réorganisation devenue indispensable par suite du nombre, de plus en plus grand, de malades qui se rendent à Cauterets pour des affections du pharynx, du larynx et des bronches.

Les sources de César et des Espagnols, qui sont les plus minéralisées de cette station, s'appliquent surtout en bains et en douches; elles conviennent particulièrement pour les rhumatismes, les affections de la peau, principalement à forme eczémateuse, les scrofules et la syphilis constitutionnelle. Ces sources, comme toutes les eaux sulfureuses un peu puissantes, ne doivent être prescrites aux personnes irritables qu'avec une certaine réserve et en en surveillant avec soin l'application. L'eau que l'on boit de préférence est celle de César. Il est de remarque qu'elle réussit tout spécialement dans le traitement du catarrhe pulmonaire chronique, surtout chez les vieillards, et dans celui de l'asthme.

Pause-Nouveau. — J'ignore pourquoi on continue de donner le nom de *Pause* à cette source, puisque Pause véritable a disparu pendant les fouilles pratiquées pour le captage de César et que Pause actuel n'est qu'un diverticulum de cette dernière source. D'ailleurs, le bâtiment où il est aménagé laisse beaucoup à désirer dans son installation.

Pause-Vieux. — Cette source, qui a bien réellement une existence à elle, ne diffère de celles de César et des Espagnols que par deux degrés de moins dans sa température et une sulfuration un peu moindre également. Aussi la préfère-t-on généralement pour les dermatoses encore à l'état sub-aigu.

Rieumizet. — C'est pour me conformer à l'usage que je range cette source parmi les eaux sulfureuses, car c'est une eau désulfurée qu'on ne fait intervenir que pour tempérer, par ses caractères négatifs, l'action des eaux véritablement médicinales.

Le Rocher. — Cette source, qui a une température de 38° C.

et une sulfuration à peu près insignifiante, puisqu'elle n'est que de 0^{gr},009, n'était pas encore aménagée lors de ma dernière visite à Cauterets. Je ne peux donc en parler que d'après ce qui m'en a été dit. Or, il paraît que, soit seule, soit associée à l'eau de Rieumizet, elle rend de grands services dans le traitement des névroses et aussi des affections utérines. Son action est essentiellement sédative. Sous ce rapport, elle remplace avec avantage la source de Bruzaud, disparue déjà depuis plusieurs années.

SOURCES DU MIDI.

Il y en a six : la Raillère, le Petit-Saint-Sauveur, le Pré, Mahourat, le Bois et les Œufs.

La Raillère. Cette source, la plus renommée de Cauterets, est située à vingt minutes de la ville, dans un joli bâtiment qui renferme une buvette et vingt-neuf baignoires. C'est la première source qu'on rencontre en se dirigeant vers le sud. L'eau en est abondante, limpide, onctueuse au toucher, d'une saveur douceâtre : sa température est de 39° C. Elle contient :

	Gram.
Sulfure de sodium	0,018
Chlorure de sodium	0,060

Une autre source, parfaitement identique à celle-ci comme sulfuration, mais dont la température n'est que de 34° C., se distribue de même aux cabinets de bains. Elle sert à ramener la Raillère à une température moins élevée.

On prescrit la Raillère comme la Source-Vieille des Eaux-Bonnes, dans les affections catarrhales et tuberculeuses des voies respiratoires; seulement l'action de ces deux eaux diffère par certains caractères qu'il me paraît essentiel de faire ressortir.

Les eaux de la Raillère sont beaucoup moins excitantes que les Eaux-Bonnes : elles exposent surtout bien moins que celles-ci à l'hémoptysie. Il faut sans doute en chercher la cause dans leur différence d'activité respective; mais peut-être aussi devra-t-on mettre en ligne de compte le mode d'administration de l'eau minérale elle-même. Nous avons vu qu'aux Eaux-Bonnes on se baigne fort peu; à la Raillère, au contraire, la température de la source et son abondance permettent qu'on fasse un usage journalier des bains et des demi-bains. Pour ceux-ci, qui sont le plus fréquemment employés, le malade est assis dans la baignoire, la poitrine et les bras couverts de flanelle, l'eau arrivant jusqu'à l'ombilic. En appelant ainsi le sang à la peau et vers la région sous-diaphragmatique, on tempère le mouvement fluxionnaire que l'usage intérieur de l'eau minérale détermine du côté des organes pectoraux. N'est-ce pas là un motif suffisant pour rendre l'hémoptysie plus rare? J'ai été heureux de voir cette opinion, que j'ai exprimée depuis longtemps, partagée par M. le docteur Bonnet de Malherbe, médecin consultant à Cauterets, qui a fait de ces eaux une étude si judicieuse et si complète.

La Raillère est une précieuse source pour certains malades qui ne peuvent boire les Eaux-Bonnes, même aux doses les plus minimes; mais, comme elle renferme plus de barégine, elle est quelquefois plus lourde à l'estomac.

Nous trouvons ici un nouvel exemple des utiles renseignements que la médecine vétérinaire peut fournir à la médecine humaine. En effet, tous les ans on amène à Cauterets un certain nombre de chevaux atteints de bronchites chroniques très-opiniâtres, avec inappétence, diarrhée, amaigrissement et spermatorrhée ruineuse. Ce sont surtout des étalons des haras de Tarbes et de Pau. Ces animaux boivent avec une grande avidité les eaux de la Raillère, et, au bout d'une huitaine de jours, les digestions s'améliorent, la toux se dissipe, les forces reviennent, l'embonpoint augmente et les pertes séminales elles-mêmes finissent par disparaître. Voudra-t-on encore ne voir là qu'une simple affaire d'imagination?

Le Petit-Saint-Sauveur; le Pré. — Ce sont de petites eaux, aménagées chacune dans un bâtiment spécial et consacrées, la première, au traitement des maladies nerveuses et utérines, la seconde, au traitement des affections rhumatismales légères. Il serait bien à désirer qu'on améliorât leur installation.

Mahourat. — Cette source est située en face de la belle cascade de ce nom. Sa température est de 49° C. et sa sulfuration de 0gr,013. Comme elle est d'un accès assez difficile et fatigant pour beaucoup de malades, on a construit une nouvelle buvette au pont de Benquès, ce qui évite l'ascension un peu rude à laquelle on était autrefois condamné. Cette source jouit d'une grande réputation dans le traitement des dyspepsies et surtout des gastralgies. Elle réunit chaque année toute une colonie d'Espagnols. On l'associe avec avantage à l'eau de la Raillère, quand cette dernière source pèse un peu à l'estomac.

L'eau de Mahourat n'est employée qu'en boisson et il serait

impossible d'y former un établissement ; car, ainsi que l'indique son nom de *Mahourat* ou mieux de *Mauhourat*, elle jaillit dans un *mauvais trou*. C'est pourtant là qu'une consultation restée célèbre, par cette circonstance surtout qu'elle émanait de l'auteur d'un Traité d'hydrologie[1], avait envoyé le doyen de la Faculté, Orfila, *pour qu'il y prît des bains!*

Le Bois. — Excellente source, qui malgré son éloignement rend d'importants services dans le traitement des rhumatismes nerveux et de la sciatique. On se propose de la réorganiser de manière à la rendre plus accessible aux malades.

Les Oeufs. — Cette magnifique source qu'une incurie inexplicable avait laissée si longtemps se perdre, sans emploi, dans les eaux du gave, a été, de la part de M. Jules François, l'objet d'intelligents captages qui vont permettre de l'utiliser sur une très-grande échelle. Sa température est de 52^0 C., sa sulfuration de $0^{gr},016$. Quant à son débit, il n'est pas inférieur à 585 000 litres par vingt-quatre heures, c'est-à-dire qu'il dépasse celui de toutes les sources de Luchon réunies. Aussi le splendide édifice que l'on construit tout exprès pour elle offrira-t-il, quand il sera terminé, tout l'outillage et tous les perfectionnements de l'hydrologie moderne. La piscine natatoire n'aura pas moins de 160 mètres carrés de superficie. Ce sera la plus belle qui existe en Europe.

Telles sont les sources de Cauterets. Il résulte de leur diversité d'action qu'elles résument à peu près toutes les propriétés des autres eaux de la chaîne, de telle sorte qu'un médecin qui voudrait conseiller une eau sulfureuse à son malade, sans trop savoir quelle station préférer, pourrait l'adresser à Cauterets avec la presque certitude qu'il y trouverait quelque eau à sa convenance. N'en concluez pas toutefois qu'elles puissent remplacer toujours les autres sources des Pyrénées. Non : celles-ci ont des caractères propres qui font que, dans certains cas, elles sont les seules qui conviennent.

Une puissante compagnie, composée pour la plupart de riches capitalistes, a pris récemment à ferme les eaux de Cauterets pour une durée de trente ans. Si on en juge par les travaux projetés et ceux qui sont déjà en voie d'exécution, elle aura bientôt fait de cette station trop longtemps négligée une station modèle.

1. Cet auteur était Alibert. Nouvel exemple des mécomptes auxquels on s'expose et l'on expose les autres, quand on décrit les eaux minérales d'après les prospectus et, surtout, sans les avoir visitées.

Transport (*César*, *la Raillère et Mahourat*). — Jusqu'à présent les eaux de Cauterets étaient réputées peu propres à l'exportation. Il résulte au contraire des travaux de MM. Filhol et Reveil qu'elles possèdent une remarquable stabilité; seulement leur embouteillage exige une surveillance et des soins particuliers. C'est ce qu'a parfaitement compris M. Broca, directeur des établissements de la compagnie concessionnaire. Aussi ces eaux sont-elles peut-être aujourd'hui celles de toute la chaîne qui se conservent le mieux. J'ai eu maintes fois l'occasion de les prescrire avec succès à mes malades.

SAINT-SAUVEUR (Hautes-Pyrénées).

Sources sulfureuses chaudes.

Itinéraire de Paris a Saint-Sauveur. — Chemin de fer de Bordeaux jusqu'à Tarbes : 18 heures. Voitures de Tarbes à Saint-Sauveur par Pierrefitte : 6 heures. — *Débours :* 102 fr.

Deux défilés partent de Pierrefitte; celui de droite conduit à Cauterets, celui de gauche à Saint-Sauveur. Je n'essayerai pas de décrire cette dernière route audacieusement taillée dans le roc, qu'elle brise quand elle ne peut s'y appuyer, soutenue par des voûtes escarpées qui surplombent le torrent, passant sept fois d'une rive à l'autre, sur autant de ponts de marbre, pour trouver des pentes moins rebelles. Comme perspective, elle laisse seulement apercevoir, au milieu de cette affreuse gorge, un point étroit du firmament et le lit du gave qu'on entend mugir, alors que l'œil ne saurait en sonder la profondeur. Nulle habitation, nulle trace de culture; de toutes parts des montagnes arides, déchirées, schisteuses, dont la cime est blanche et ardue comme des glaciers.

A mesure qu'on approche de Luz, le double rempart formé par les montagnes s'élargit, la végétation reparaît, les champs se peuplent et s'animent; bientôt enfin, comme au sortir d'un cauchemar, on se trouve transporté au milieu d'un ravissant paysage. C'est la vallée de Luz. Pour aller à pied du bourg de Luz au village de Saint-Sauveur, il ne faut que quinze à vingt minutes ; on traverse le gave sur un joli pont de marbre.

Saint-Sauveur est situé, et en quelque sorte suspendu à mi-côte de la montagne de Laze. Ce n'est qu'en entamant le rocher avec la mine qu'on a pu creuser un emplacement suffisant pour y bâtir le village actuel, lequel n'est formé que

d'une seule rue. La source jaillit de l'autre côté de cette rue et
en face de l'établissement où elle est portée par des conduits
souterrains; elle est claire, limpide, onctueuse au goût et au
toucher. Sa température au griffon est de 34° C. : elle contient 0^{gr},0217 de sulfure de sodium. Quant à l'établissement
thermal, c'est un péristyle disposé en rectangle, orné de colonnes corinthiennes et offrant un charmant coup d'œil sur
le gave de Gavarnie qu'il surplombe : autour de la terrasse se
trouvent vingt cabinets de bain, deux douches ascendantes et
une buvette.

Les eaux de Saint-Sauveur donnent à la peau une sensation
onctueuse. Elles conviennent dans le traitement des névralgies
et en particulier des névralgies faciales et sciatiques. Vous les
verrez surtout faire merveille dans ces affections nerveuses,
mal définies, qui sont l'apanage des personnes du monde, et
que ne connaît pas l'ouvrier, dont la sensibilité se fortifie ou
s'émousse à de pénibles labeurs.

Le eaux de Saint-Sauveur sont souveraines pour les maladies de matrice; c'est même là, à vrai dire, ce qui constitue
leur spécialité. Sous l'influence des bains, des douches ascendantes et de quelques injections vaginales, vous verrez disparaître ces engorgements et ces granulations du col qui s'accompagnent si souvent de flueurs blanches et du relâchement des
ligaments. L'ancien inspecteur, Fabas, me disait, que « la plupart des malades y laissent leur pessaire en guise d'*ex-voto*. »

Les affections des voies urinaires se trouvent bien également
des eaux de Saint-Sauveur; on associe alors la boisson aux
bains. Ces eaux réussissent surtout dans les affections catarrhales de la vessie pour lesquelles les eaux salines seraient
inefficaces ou même irritantes; elles rendent les urines plus
douces, plus abondantes, et modifient la vitalité de la muqueuse, dont elles ramènent la sécrétion à ses conditions normales. Enfin elles peuvent encore être utiles pour favoriser la
résolution de certains engorgements de la prostate.

Les eaux de Saint-Sauveur, bien que très-chargées de barégine, sont en général assez bien supportées par l'estomac, ce
qu'il faut attribuer sans doute à la quantité de gaz azote
qu'elles contiennent, et qu'on voit se dégager dans le verre en
petillant.

L'établissement thermal ne possède qu'une source. On
trouve à quelques minutes du village et sur la hauteur qui le
domine, une autre source sulfureuse, dite de la Hontalade,
qui a 22° C. de chaleur, et 0^{gr},019 de sulfuration. Em-

ployée avec avantage dans les gastralgies, elle est pour Saint-Sauveur ce que Mahourat est pour Cauterets. On y a organisé des douches et des bains qui, vu la température un peu basse de la source, agissent surtout comme médication hydrothéra-pique. N'oublions pas non plus de mentionner son salon. C'est une ressource d'autant plus précieuse pour les baigneurs que la municipalité, trouvant sans doute que la nature s'était montrée assez prodigue de ses dons envers cette station, a cru jusqu'à présent ne devoir rien faire pour l'agrément des étrangers.

BARÉGES (Hautes-Pyrénés).

Sources sulfureuses chaudes.

Itinéraire de Paris a Baréges. — Chemin de fer de Bordeaux jusqu'à Tarbes : 18 heures. Voitures de Tarbes à Baréges par Pierrefitte : 7 henres. — *Débours :* 105 fr.

Baréges est situé à sept kilomètres de Luz, sur la rive gauche d'un gave impétueux, le Bastan, dans une vallée étroite et sau-vage. Son hospice civil, son hôpital militaire, ses thermes de construction toute récente, représentent de beaux bâtiments. Le pic d'Ayré, recouvert de hêtres vigoureux, protége le vil-lage contre la chute des neiges et des glaces : aussi une an-cienne loi, aujourd'hui tombée en désuétude, punissait-elle de mort l'imprudent qui aurait osé porter la cognée dans cette espèce de bois sacré. Il serait d'autant plus à désirer qu'on y veillât, que, du côté opposé de la vallée, où manquent ces remparts naturels, on achève les travaux d'endiguement desti-nés à arrêter les avalanches.

Baréges ne possède aucun monument ancien. Sa renommée, toute moderne, est due au voyage de Mme de Maintenon, qui, en 1675, y conduisit le duc du Maine[1] par les sentiers étroits

---

1. Ce fut Fagon qui, ayant entendu parler avec grand éloge des eaux de Ba-réges, en conseilla l'usage au duc du Maine. Il fut chargé par le roi de l'ac-compagner à ces eaux. « M. Fagon, écrivait le jeune duc à Mme de Mon-« tespan, m'échauda hier au petit bain; j'espère qu'il sera plus modéré une « autre fois et que je ne crierai pas tant. Je me baigne dans les bains les « jours qu'il fait frais, et dans ma chambre les jours qu'il fait chaud. » Le prince aurait pu dire *notre* chambre, car il n'y en avait qu'une seule pour lui et Mme de Maintenon, son lit étant vis-à-vis de celui de sa gouvernante et la baignoire tout à côté dans la même pièce. Le mobilier était à l'avenant; il se composait d'une table, d'une armoire et d'un fauteuil de bois, le tout fabriqué à Baréges par les artistes de l'endroit.

et tortueux du Tourmalet, les seuls alors qui fussent abordables. Le jeune prince était un peu lymphatique et avait un commencement de pied bot. Les eaux fortifièrent sa constitution, sans guérir la difformité, mais elles furent surtout fort utiles à Mme de Maintenon, puisque la grâce et le charme des *bulletins* qu'elle adressait à Louis XIV préparèrent les voies de son étonnante fortune.

Les sources de Baréges, au nombre de dix, jaillissent dans l'établissement. Ce sont :

	Tempér.	Gram.	
Le Tambour........	45° C.	0,040	sulfure de sodium.
L'Entrée..........	41°	0,037	
Polar.............	38°	0,023	
Bain neuf.........	37°	0,034	
Le Fond...........	36°	0,024	
Dassieu...........	35°	0,023	
Genecy............	32°	0,022	
La Chapelle.......	31°	0,020	
Bordeu............	30°	0,019	
Saint-Roch........	30°	0,017	

Ces diverses sources alimentent vingt et un cabinets de bain, trois douches et deux buvettes. L'eau en est d'une parfaite limpidité. Il s'en échappe une très-légère odeur d'œufs cuits, bien différente par conséquent de celle des eaux de Baréges factice. Quant à sa saveur, Bordeu la trouvait « douce et onctueuse, comme celle d'un morceau de sucre qui serait imprégné de quelque acide léger. » J'avoue qu'elle m'a bien plutôt paru fade et nauséabonde.

Le soufre que renferment les eaux de Barèges a cela de très-remarquable qu'il jouit d'une grande fixité. Notons également que la température de ces eaux n'étant ni trop basse ni trop élevée, permet leur emploi immédiat. Disons enfin que comme les griffons naissent dans les réservoirs mêmes, lesquels sont adossés aux cabinets de bain, l'eau coule directement de ces griffons dans la baignoire avant d'avoir subi la moindre altération dans sa chaleur ou dans ses principes constituants.

Autrefois ce qui frappait tout d'abord en arrivant à Baréges, c'était moins encore l'aspect sauvage de la contrée que l'aménagement par trop primitif des sources. Heureusement le nouvel édifice thermal répond mieux à la juste célébrité des eaux et à l'affluence des malades qui s'y rendent des pays les plus lointains. Les piscines ne sont plus ces affreuses étuves qui m'avaient tant choqué. Mais ce qu'on n'a pu réformer, c'est la provenance de l'eau qui les alimente. Ainsi, pour la piscine civile comme pour la piscine militaire, cette eau n'est autre que celle qui a déjà servi aux bains de baignoire et aux douches ; il y a en plus, il est vrai, pour la piscine militaire, un filet d'eau vierge, mais la piscine civile en est actuellement privée [1]. Quant à la piscine dite des pauvres, on ne soupçonnerait jamais, à son élégante disposition, qu'elle n'est que le déversoir des deux autres et que, par conséquent, l'eau qui s'y rend en est à sa *troisième édition*.

Les douches sont au nombre de deux. La grosse douche, qu'alimente la source du Tambour, est une nappe d'eau assez volumineuse, qui s'échappe d'un robinet ouvert à hauteur d'épaule pour tomber continuellement dans une petite pièce qu'elle transforme en une sorte d'étuve. Le malade s'assied sous la douche et la reçoit sur les endroits affectés. Comme elle n'a pas plus d'un mètre d'élévation, son action, d'ailleurs si puissante, dépend beaucoup moins de la force de la chute que de la température de l'eau, de son volume et de ses principes minéralisateurs. La petite douche est alimentée par la même source que la grosse douche ; mais elle se trouve un peu plus éloignée du griffon ; aussi sa chaleur est-elle moindre d'un degré. Tout le monde se sert des mêmes douches, lesquelles ne sont à la disposition du service militaire que pendant le tiers du temps.

Les eaux de Baréges sont éminemment stimulantes et toniques. Elles conviennent surtout aux constitutions lymphatiques et scrofuleuses. S'il existe des signes de pléthore, abstenez-vous-en ou du moins surveillez-les d'autant plus que, souvent, elles ont paru porter leur action sur la circulation cérébrale. Il n'est cependant pas prouvé, quoiqu'on l'affirme, qu'elles aient causé la mort de Bordeu [2].

Les eaux de Baréges sont souveraines dans le traitement des vieilles blessures. Ce sont aujourd'hui les véritables eaux d'*arquebusade* (nom qu'on donnait autrefois aux Eaux-Bonnes), et peu de corps étrangers, soit projectiles, soit séquestres, résistent à leur action expulsive. Il ne faut pas désespérer de l'ac-

1. M. le Dr Vergès, le médecin le plus consulté de Baréges, a fait jusqu'ici de vains efforts pour faire restituer à la piscine civile le filet d'eau vierge qu'elle recevait autrefois et qui en serait l'utile complément.
2. On le trouva, un matin, mort dans son lit, ce qui fit dire à Mme du Deffand : « La mort avait tellement peur de Bordeu qu'elle l'a frappé pendant son sommeil. »

tion curative de ces eaux parce que le corps étranger paraîtra trop volumineux ou enchatonné trop profondément dans les chairs; rien ne semble devoir limiter leur action; et je ne parle pas seulement des blessures faites par les projectiles de guerre: les accidents par cause externe, les chutes, les contusions ayant amené des suppurations intarissables, l'exfoliation ou la carie des os, la dénudation des tendons, en obtiennent aussi d'excellents effets.

Ces eaux rendent encore de grands services contre les paraplégies essentielles, les vieilles entorses, les rétractions musculaires et tendineuses, les cicatrisations incomplètes, les roideurs articulaires et les engorgements consécutifs aux fractures et aux luxations. Enfin, elles jouissent d'une réputation méritée dans le traitement des dermatoses, des maladies syphilitiques invétérées et des intoxications par l'abus du mercure.

On les emploie surtout sous forme de bains et particulièrement de bains de piscine. Seulement faut-il admettre, ainsi qu'on l'affirme très-sérieusement à Baréges, que ces dernières doivent une partie de leurs vertus à cette circonstance même que l'eau qui les alimente n'est plus précisément vierge? C'est, à mon avis, prendre trop bien les choses, et je ne vois pas quel grand bénéfice l'eau minérale peut retirer d'une semblable pérégrination dans les baignoires, ni l'avantage des emprunts qu'elle peut y faire.

Ce n'est que depuis Bordeu qu'on fait usage de l'eau de Baréges à l'intérieur. La source du Tambour est celle qui fournit à la buvette.

Par le fait de l'excitation souvent excessive que provoquent les bains et les douches, on peut se trouver obligé de ne les prendre que tous les deux jours, ou même de suspendre de temps à autre le traitement. Ceci explique pourquoi la durée moyenne d'une cure est de cinq à six semaines; chez quelques malades même elle est de deux mois. C'est dans les cas de cette nature qu'on fait quelquefois intervenir utilement les bains de la source Barzun, distante d'un kilomètre, qui sont légèrement calmants, mais sans action thérapeutique bien sensible. J'ai plus de confiance dans l'eau de la source du Fond.

Le séjour de Baréges est médiocrement divertissant, d'autant plus que le personnel des baigneurs prête peu aux récréations de salon. Vous ne rencontrez dans les rues et sur les promenades que béquilles, écharpes, houppelandes, chaises à porteurs; tristes préliminaires pour des réunions dansantes et animées.

A Baréges, l'époque pendant laquelle on peut prendre les

eaux est plus courte que dans les autres établissements des Pyrénées, à cause des rigueurs du climat. Il faut même, pendant l'été, se tenir bien en garde contre les variations et les accidents atmosphériques, car souvent, à une chaleur étouffante, succédera brusquement, et dans la même journée, un froid glacial. Toutefois, ce n'était pas une raison pour le docteur Gasc d'appeler Baréges « la Sibérie de la France. »

TRANSPORT (*source de la Douche*). — Ces eaux se conservent bien. Peu usitées à l'intérieur. Utiles en lotions dans certaines maladies de la peau.

BAGNÈRES-DE-BIGORRE (HAUTES-PYRÉNÉES).

Sources salines chaudes.

ITINÉRAIRE DE PARIS A BAGNÈRES-DE-BIGORRE. — Chemin de fer de Bordeaux jusqu'à Bagnères-de-Bigorre même : 18 heures 50 minutes. — *Débours :* 95 fr. 50 cent.

L'étranger qui arrive à Bagnères-de-Bigorre ne saurait se lasser d'admirer les sites qui entourent la ville, son climat si favorisé et la ville elle-même. Veut-il s'expliquer le bien-être et l'aisance qui semblent régner de toutes parts, il reconnaît bientôt que la principale richesse des habitants consiste dans les eaux minérales. Celles-ci, en effet, sont aussi remarquables par leur extrême abondance que par leur thermalité. Aussi Bagnères peut-il être considéré comme la métropole des bains des Pyrénées.

Les sources de Bagnères ont une température qui varie depuis 20 jusqu'à 65 degrés. Quant à leur minéralisation, elle est faible. Ainsi la Reine, qui est la plus riche de toutes, ne contient que $2^{gr},513$ de principes fixes, dont $1^{gr},730$ de sulfate calcaire. Les autres sels sont des carbonates à base de chaux, de magnésie, de silice et de fer. Enfin elles sont toutes notablement arsénicales.

Le nombre des sources minérales qui jaillissent à Bagnères est considérable. Il y en a près de trente, disséminées un peu de tous côtés. Les Thermes de la ville en possèdent sept; les autres sources sont autant de propriétés particulières; enfin, à mi-côte et au milieu d'une ravissante promenade, se trouve une eau ferrugineuse froide, dite source d'Angoulême, que minéralise le crénate de fer. Je crois inutile de donner la liste détaillée de ces sources, car on en découvre tous les jours de nouvelles. D'ailleurs, comme elles offrent toutes des caractères thérapeutiques à peu près communs, c'est au point de vue médical qu'il importe particulièrement de les étudier.

Les diverses sources de Bagnères sont plus ou moins fortifiantes et toniques. Elles conviennent surtout aux personnes mélancoliques, affaiblies par les chagrins ou les veilles, aux gens de lettres, de cabinet, et à tous les hommes livrés à des professions sédentaires. Elles sont fort utiles aussi dans l'anémie, la chlorose et dans ces orages qui accompagnent si fréquemment la puberté. C'est là également que vous adresserez ces jeunes femmes pâles et délicates, que des couches réitérées ou les soins laborieux du ménage ont jetées dans une sorte de débilité générale, et qui ont tout à la fois besoin de l'action réconfortante des eaux et de l'air vivifiant des montagnes.

Mais, parmi ces sources, il en est quelques-unes qui, en même temps qu'elles remontent les forces de l'organisme, agissent de plus comme médication sédative : telles sont tout particulièrement le Foulon et Salut.

La source du Foulon se distingue entre toutes par l'absence presque absolue de sels ferrugineux et calcaires. Sa faible minéralisation, jointe au degré de chaleur le plus favorable (33° C.), en fait une eau calmante par excellence. Aussi est-elle beaucoup recherchée et l'emploie-t-on avec le plus grand succès dans les névralgies rhumatismales, les chorées, les palpitations nerveuses, et dans certaines affections de la peau pour lesquelles les eaux sulfureuses, même celles de Saint-Sauveur, seraient trop actives. Ce que je dis des propriétés adoucissantes du Foulon est également applicable à la source de Salut dont la température, depuis les nouveaux captages, est de 33° C. Le bain a également pour effet de tempérer le système nerveux, de ralentir la circulation et de calmer les irritations cutanées; il convient aussi dans certaines affections utérines, caractérisées par l'exaltation de la sensibilité. Le baigneur se trouve, à Salut comme au Foulon, placé au milieu d'une température toujours égale, l'eau arrivant directement et à sa chaleur native dans la baignoire, de manière à y entretenir un courant sans cesse renouvelé.

Mais, tandis que l'eau du Foulon n'est employée qu'en bains, celle de Salut est, de plus, utilisée pour la boisson. Elle modifie sous cette forme la vitalité de la muqueuse digestive, en abat l'éréthisme, et rétablit sa tolérance pour les aliments. Son action se porte en même temps sur l'ensemble de l'appareil urinaire ; aussi tous les auteurs ont-ils vanté ses bons effets dans la gravelle et dans certains catarrhes de la vessie.

Disons en passant que l'avenue qui mène de Bagnères à Salut constitue une ravissante promenade.

Une source dont on fait également grand usage, est celle de Lasserre; cette eau, prise à la dose de cinq ou six verres, purge quelquefois assez franchement. Après Lasserre, c'est à la source de la Reine que l'action laxative paraît être la plus prononcée.

Je n'ai point parlé encore de sources sulfureuses. Serait-ce que Bagnères-de-Bigorre n'en posséderait aucune? La présence dans une eau minérale d'un peu de gaz sulfhydrique, reconnaissable à l'odorat plus encore qu'à l'analyse, ne suffit pas pour faire ranger cette source dans la classe des eaux sulfureuses. Il faut d'autres caractères : il faut surtout que le soufre prédomine assez pour communiquer à l'eau des vertus spéciales, que ne possèdent pas les autres eaux. Or, aucune source de la localité ne me paraît être dans ce cas. J'en excepte, bien entendu, la source sulfureuse de Labassère : mais, ainsi que nous allons le voir, elle n'est pas originaire de Bagnères même; elle y a simplement droit de bourgeoisie.

Quant à ce qui a trait au mode d'administration des sources salines, elles sont utilisées dans divers établissements appartenant l'un à la ville, les autres à des particuliers. Celui de la ville, le seul qui doive nous occuper, consiste en un vaste bâtiment, tout de marbre, adossé à la montagne d'où viennent les sources qui s'y distribuent. Ces sources sont au nombre de sept, savoir : le Dauphin, la Reine, Roc-de-Lannes, Saint-Roch, le Foulon, le Platane et les Yeux. Sous le péristyle se trouve la buvette de l'eau de la Reine. A l'intérieur sont disposés les bains, les douches, le vaporarium, les appareils hydrothérapiques, tout cela parfaitement entendu et organisé sur une très-vaste échelle. Enfin, aux étages supérieurs, sont les grands réservoirs d'approvisionnement et de réfrigération. N'oublions pas de mentionner la galerie des fêtes où se réunit chaque soir l'élite des baigneurs, et qui forme ainsi l'utile complément de la médication thermale.

Tel est Bagnères-de-Bigorre. Je ne connais pas de bain, même en Allemagne, où la nature et l'art aient plus fait pour en rendre le séjour délicieux. Pourquoi donc allons-nous si souvent, par ignorance ou par mode, chercher la santé au delà de nos frontières, alors qu'elle s'offre à nous ni moins assurée ni moins riante, sur le sol même de la patrie?

LABASSÈRE (HAUTES-PYRÉNÉES).
Source sulfureuse froide.

ITINÉRAIRE DE PARIS A LABASSÈRE. — Le même que pour Bagnères-de-Bigorre.

La source de Labassère jaillit à 12 kilomètres de Bagnères, mais elle est employée à Bagnères même : c'est une source froide. La quantité de sulfure de sodium qu'elle contient, par litre, est de 0^{gr},046. Cette source est donc une des plus sulfureuses des Pyrénées : c'est en même temps une des plus riches en chlorure de sodium et en matière organique.

L'eau de Labassère n'est employée que transportée, et il serait difficile d'y construire un établissement. On en fait un très-fréquent usage à Bagnères pour le traitement des affections catarrhales ou tuberculeuses du poumon et des bronches. Comme c'est une eau fort active, il faut en commencer l'emploi par des doses excessivement faibles qu'on ne doit élever ensuite qu'avec une extrème précaution ; toutefois il est à remarquer qu'elle expose beaucoup moins au crachement de sang que d'autres sources de la chaîne.

C'est à la buvette de Théas que se distribue l'eau de Labassère, au moyen d'un appareil des plus ingénieux qui a pour effet de la soustraire au contact de l'air extérieur et, par suite, d'assurer sa parfaite conservation. Cette buvette, créée en 1850, est devenue un des établissements les plus importants de Bagnères et des Pyrénées.

L'eau de Labassère constitue, pour certains estomacs, un excellent digestif. Aussi, en même temps qu'elle modifie la circulation et la vitalité pulmonaires, aide-t-elle à réparer les forces générales par l'activité qu'elle imprime à la nutrition.

TRANSPORT. — Des expériences ont prouvé que l'eau de Labassère conserve, même pendant des années, son titre sulfuré et son action médicinale. Cette *stabilité* la place à la tête des eaux sulfureuses d'exportation.

Capvern (Hautes-Pyrénées). — Petit village situé à 22 kilomètres de Bagnères et à 28 de Tarbes. Il y a deux sources minérales, d'une température de 23° C., renfermant, par litre, 2^{gr}, 084 de sels. Ce sont des sulfates et des carbonates de magnésie, de soude, de chaux et de fer. On emploie ces eaux en boisson, bains et douches. M. le docteur Montagnan dit en obtenir d'excellents effets contre la gravelle, la goutte, les obstructions viscérales et ces débilités organiques où il s'agit de re-donner du ton à l'ensemble de l'économie.

BAGNÈRES-DE-LUCHON (HAUTE-GARONNE).

Sources sulfureuses chaudes.

ITINÉRAIRE DE PARIS A BAGNÈRES-DE-LUCHON. — Chemin de fer d'Orléans et Toulouse jusqu'à la station de Montréjeau : 20 heures, 35 min. Voitures de cette station à Bagnères-de-Luchon : 3 heures. — *Débours :* 110 fr.

La ville de Luchon, appelée par les Romains *Aquæ balnea-riæ Luxonienses*, est bâtie au milieu d'une des plus magnifiques vallées des Pyrénées. Le quartier neuf, ou cours d'Étigny, re-présente une longue avenue plantée de quatre rangées de tilleuls que bordent des habitations destinées à loger les baigneurs, mais à des conditions parfois exorbitantes. La population de ces contrées est en général remarquablement belle ; seulement, comme pour rendre le contraste plus frappant, vous rencon-trerez dans la vallée ces espèces de monstres appelés *cagots*, qui rappellent tout à fait les crétins de la Suisse. Leur aspect inspire un sentiment de pitié mêlé d'horreur. Ce front fuyant, ce visage large et aplati, ces mâchoires entr'ouvertes, ces yeux hébétés et sans concordance, ce cri guttural, tout enfin, jusqu'à cet abominable goître qui, chez plusieurs, descend au milieu de la poitrine, annonce une dégradation profonde du physique et du moral. Heureusement la race en diminue chaque jour, et elle finira probablement par s'éteindre.

C'est à l'extrémité méridionale de l'allée d'Étigny et au pied de la montagne de Super-Bagnères que jaillissent les sources de Luchon. Elles sont au nombre de 48, mais quelques-unes ne représentant que de simples filets d'eau, on les associe à d'autres sources analogues dont le rendement est plus consi-dérable.

L'établissement thermal, d'une architecture singulièrement lourde, a été construit sur l'emplacement d'anciens bains ro-mains. Il se compose de huit pavillons dans lesquels ont été distribués les cabinets de bain, les douches, les piscines[1] et les bains de vapeur. Une inscription placée à l'intérieur de chaque pavillon indique le groupe de sources qui l'alimentent. Voici le nom, la température et la sulfuration de ces groupes :

[1]. L'eau qui alimente les deux petites piscines vient en partie des salles de douches où *elle a déjà servi une première fois à d'autres malades.* Voilà de ces licences balnéaires que nous avons déjà signalées à Baréges.

		Tempér.	Sulfure de sodium.
1er groupe.	Bosquet............	38° C.	0,031 gr.
	Bordeu............	42°	0,039
2e groupe.	Étigny	41°	0,033
	Ferras.............	38°	0,018
3e groupe.	Blanche	37°	0,016
	Reine............	44°	0,031
	Grotte inférieure.......	55°	0,063
4e groupe.	Richard supérieur.......	48°	0,047
	Richard inférieur........	38°	0,021

Chaque groupe, composé ainsi de sources de forces différentes, se distribue dans les baignoires par des robinets séparés, de telle sorte que, suivant la manière dont on opère les
mélanges, on rend le bain ou plus faible ou plus fort. Il y a
120 baignoires; chacune a sa douche. Il y a, en plus, les
grandes douches occupant des cabinets à part et alimentées par
les réservoirs réunis de Bayen, de la Grotte supérieure, d'A-
zémar et de Bordeu. C'est sur les griffons mêmes des sources
que se trouvent les étuves. Enfin il y a le *humage* ou aspiration directe des vapeurs sulfureuses, que je n'ai vu employer
nulle part ailleurs qu'à Luchon.

Voilà pour la médication externe. Les buvettes sont de
même distribuées en quatre groupes ainsi qu'il suit :

Dans l'établissement :

		Tempér.	Sulfure de sodium.
1er groupe.	Les Romains..........	47° C.	0,051 gr.
	Ferras inférieure n° 1...	34°	0,052
	Ferras inférieure n° 2...	39°	0,039

Hors de l'établissement :

2e groupe.	Grotte supérieure......	53°	0,044
	Reine...........	49°	0,054
	Blanche............	39°	0,022
3e groupe.	Ferras ancienne......	28°	0,004
	Enceinte.........	42°	0,058
	Ferras nouvelle......	31°	0,011
4e groupe.	Pré n° 3..........	40°	0,031
	Pré n° 2..........	44°	0,058
	Pré n° 1...........	51°	0,078
	Pré n° 1, refroidi......	22°	0,071

Les sources de Luchon, examinées au point d'émergence,

exhalent une odeur prononcée d'œufs couvés ; leur saveur est franchement hépatique. Quant à leur alcalinité, elle est due, presque en entier, d'après M. Filhol, au sulfure de sodium.

Les sources, à la sortie de la roche, sont limpides et incolores. Quelques-unes conservent indéfiniment leur transparence ; mais la plupart, sous l'influence de l'air, prennent une teinte laiteuse ou verdâtre. Il résulte de ces décompositions que l'eau des principales sources de Luchon devient riche en sulfite et en hyposulfite, c'est-à-dire en sels dont elle offrait primitivement à peine des traces.

Les eaux de Luchon, bien que plus sulfureuses au griffon que celles de Baréges, le sont en réalité moins aux lieux d'emploi. Nous savons que cela tient à ce que ces dernières ont bien plus de fixité. Ainsi, par exemple, elles ne fournissent pas d'incrustations sulfureuses, tandis qu'à Luchon il suffit de soulever le couvercle des sources pour en apercevoir de considérables : c'est surtout à la source de la Reine que s'opère cette sublimation.

On est généralement dans l'usage de décrire les eaux de Luchon comme étant des eaux fortement excitantes et, par conséquent, comme ne pouvant convenir aux tempéraments impressionnables ; cela est vrai, mais dans une mesure moindre qu'on ne serait tenté de le croire et que je ne l'avais établi moi-même.

Au premier rang, comme force, se placent la Reine et la Grotte supérieure ; puis viennent Richard supérieur et Blanche ; enfin, les sources qui, sans pouvoir être réputées calmantes, impressionnent le moins vivement l'organisme, sont Bosquet, Étigny, Bordeu et Ferras. Il est bien entendu cependant que cette gradation dans l'effet des eaux est subordonnée aux idiosyncrasies individuelles.

Les eaux de Luchon conviennent dans la plupart des cas où celles de Baréges sont indiquées. Ainsi on les ordonne contre les affections rhumatismales chroniques, la diathèse scrofuleuse et ses manifestations si variées, les engorgements glanduleux, les ulcères, les fistules, les rétractions tendineuses et les diverses maladies du tissu osseux, spécialement les caries et les nécroses. Certaines paraplégies essentielles, surtout quand elles se lient à la débilité générale, sont de même améliorées ou guéries par ces eaux, à la condition toutefois qu'il n'existe aucune trace d'affection aiguë vers la moelle épinière, et qu'on n'usera de la douche sur les reins qu'avec réserve.

Il paraît prouvé que certaines maladies de la peau gué-

4

rissent mieux à Luchon qu'ailleurs. Ce sont, au premier rang, les dermatoses secrétantes, telles que les eczèmas et les impétigos. Au contraire, les dermatoses non secrétantes, et en particulier le psoryasis et l'icthyose, se montrent plus rebelles. Notons la propriété qu'ont ces eaux d'arrêter la marche progressive de l'éléphantiasis des Grecs, pendant tout le temps qu'on en fait usage. C'est dans les cas de cette nature qu'il est souvent utile d'associer au bain l'action des étuves.

Si je n'ai pas parlé de cette variété des affections cutanées qu'on désigne sous le nom de *syphilides*, c'est qu'elles ne sont que le symptôme d'une diathèse générale : par conséquent, je ne puis, pour ce qui s'y rattache, que renvoyer à mon Traité de la Syphilis qui se trouve à la fin de cet ouvrage.

Enfin, il existe un certain nombre d'autres états morbides pour lesquels les eaux de Luchon pourront être utilement conseillées. Ce sont : Les cachexies résultant de l'intoxication saturnine ou mercurielle, les engorgements passifs du col utérin, certaines incontinences d'urine, les pertes séminales, l'impuissance virile, les divers accidents consécutifs à l'abus des boissons, aux excès vénériens ou à l'onanisme[1].

L'activité des eaux de Luchon oblige les malades à remplacer de temps en temps l'eau sulfureuse par ce qu'on appelle les *bains émollients*. Ces bains sont préparés avec une forte décoction de plantes et de racines grasses qui croissent dans la montagne, et qui leur communiquent des propriétés adoucissantes.

Qui n'a entendu vanter le séjour de Luchon? Il offre aux personnes moins valides de tranquilles promenades et surtout cette délicieuse allée d'Étigny dont l'animation, pendant la saison thermale, rappelle celle de nos boulevards. Les plus robustes tentent les grandes excursions au lac d'Oo, à la vallée du Lys et au port de Vénasque, d'où l'on aperçoit la Maladetta avec ses immenses glaciers. Malheureusement, la vie à Luchon est chère, très-chère même. Quand arrive surtout le fort de la saison, les prétentions des hôteliers atteignent des proportions exorbitantes, de même que, pour obtenir à ce moment un bain ou une douche à des heures convenables, il faut passer par les exigences des gens de service, qui se montrent à cet égard leurs trop dignes émules. Voilà sans doute de regrettables abus : mais comment y remédier?

---

1. Consulter, pour plus de détails sur l'action thérapeutique de ces eaux, l'excellent traité de l'inspecteur actuel, M. Lambron.

Encausse (Haute-Garonne). — *Sources alcalines tièdes.* — Le village d'Encausse est situé à quelques kilomètres de Saint-Gaudens. Là se trouvent deux sources minérales, d'une température de 18 à 22° C., limpides, sans odeur et presque sans saveur. Elles contiennent, par litre, environ 3^{gr},074 de sels calcaires et magnésiens : le sulfate de chaux y entre pour 2^{gr},139. Leur action est légèrement purgative. On les a particulièrement vantées contre les fièvres intermittentes rebelles, et j'y ai vu s'opérer de remarquables cures. Il est seulement à regretter que leur installation soit restée si primitive.

Aulus (Ariége). — *Sources alcalines tièdes.* — On traverse pour s'y rendre le petit village d'Ercé, près duquel eut lieu, il y a quelques années, un duel assez étrange. Un journalier, nommé Ramut, revenait, à la tombée de la nuit, de couper du bois dans la montagne, lorsque, au détour d'un fourré, il fut attaqué à l'improviste par un ours monstrueux. N'ayant pour toute arme que sa hachette, il s'en servit avec tant d'habileté et de bonheur qu'après une lutte terrible, il parvint à tuer l'animal. Les personnes avides d'émotions, mais d'émotions sans dangers, peuvent du reste se passer très-facilement la fantaisie d'une rencontre avec des ours. Elles n'ont pour cela qu'à aller au petit village d'Ustou, distant de quelques kilomètres. Là elles verront circuler en pleine liberté bon nombre de ces animaux qui, loin d'avoir rien d'effrayant, les charmeront au contraire par leur gentillesse, leurs pas cadencés et leurs grognements caressants. Ustou est en effet la grande université où l'on apprivoise et où l'on façonne la plupart des ours qui vont ensuite faire les délices de nos foires et de nos parades.

Mais occupons-nous d'Aulus, où nous avons pris le temps d'arriver. La source est située au pied de la montagne de *las Costos*, à 400 mètres du village. Sa température est de 20° C. L'eau en est limpide, inodore et d'une saveur assez franchement amère. Elle contient, par litre, 2^{gr},665 de sels, formés en grande partie de sulfates de chaux et de magnésie. C'est par conséquent une minéralisation plus insignifiante encore que celle d'Encausse. Et cependant ces eaux jouissaient, il n'y a pas longtemps encore, d'une réputation de spécificité dans le traitement des vieilles syphilis ! Aujourd'hui on n'en parle presque plus, et il ne s'y rend à peu près personne.

Audinac (Ariége). — *Sources alcalines tièdes.* — Ces eaux offrent avec celles d'Aulus et d'Encausse la plus complète analogie de composition et probablement de propriétés. Il y a deux sources, d'une température de 21° à 22°. L'une, appelée source des Bains, a été captée dans un élégant bâtiment qui renferme quinze baignoires et trois douches; l'autre, désignée sous le nom de source Louis, est exclusivement employée en boisson. Elles ne sont fréquentées que par les gens du pays.

USSAT (Ariége).

Sources alcalines chaudes.

ITINÉRAIRE DE PARIS A USSAT. — Chemin de fer du Midi jusqu'à Foix: 23 heures 20 min. Voitures de Foix à Ussat : 2 heures. — *Débours :* 98 fr.

Ussat est situé sur la grande route de Foix à Ax, et au centre d'une étroite vallée que dominent des montagnes arides et nues jusqu'à leur sommet. Au milieu de cette vallée coule l'Ariége. La source minérale occupe, à l'extrémité du village, la rive droite du fleuve. Cette source, qui a précisément le degré de chaleur voulu pour le bain, se répartit entre quarante-quatre baignoires, disposées dans un bel établissement formé d'un rez-de-chaussée, lequel mesure plus de 100 mètres de longueur. Or, comme il n'y a qu'un seul canal de distribution pour toute l'eau minérale, celle-ci perd graduellement, en chemin, de son calorique, de manière à arriver moins chaude aux baignoires les plus éloignées. De là une échelle décroissante permettant d'administrer les bains à une température dont le maximun est 36° et le minimum 28° C.

Il n'y a ni piscine ni vaporarium. Quant aux douches, elles sont si mal organisées qu'elles méritent à peine ce nom.

Les eaux d'Ussat sont limpides, un peu onctueuses au toucher, sans odeur ni saveur. D'après M. Filhol, elles ne renferment, par litre, que 1gr,276 de sels alcalins à base de chaux et de magnésie, mais surtout de chaux.

Quelle liaison, je vous le demande, pourrez-vous établir entre cette composition des eaux et les maladies du système nerveux qu'elles sont appelées à guérir? Aucune absolument. C'est donc, comme toujours, à l'observation seule qu'il faut s'en rapporter. Celle-ci a appris que les bains d'Ussat exercent une action sédative et adoucissante. On les conseille principalement aux femmes contre certaines perturbations nerveuses dont il est aussi difficile de préciser le siége que d'analyser le caractère. Aujourd'hui on les appelle névroses; autrefois c'étaient des vapeurs. Quels que soient les noms par lesquels on les désigne, leur existence n'est pas toujours le produit de l'imagination ; souvent elles constituent des maladies très-réelles qui réclament et méritent toutes nos sympathies.

Ces bains sont prescrits encore avec succès contre certaines affections de la matrice, et plus particulièrement, d'après le docteur Bertillon, contre les engorgements, les déviations et les chutes de cet organe. Elles réussissent de même à provoquer et à régulariser le retour des menstrues. Enfin les personnes qui se livrent aux travaux de cabinet, celles que des études prolongées ou une contention d'esprit trop habituelle ont jetées dans une sorte de surexcitation nerveuse, se trouvent bien également de ces bains.

Le séjour d'Ussat n'est rien moins que récréatif. Ce ne sont pourtant pas les éléments de distraction qui y manquent ; les promenades sont belles, les excursions aux fameuses Grottes pleines d'intérêt, et la plupart des hôtels possèdent de spacieux salons. Ce qui manque à Ussat, comme à la plupart de nos thermes, c'est cette propreté, cet entretien de toutes choses, ces mille petits riens que vous ne rencontrez, à vrai dire, qu'aux bains d'Allemagne et qui leur donnent sur les nôtres une supériorité plus apparente que réelle.

AX (Ariége).

Sources sulfureuses chaudes.

Itinéraire de Paris a Ax. — Chemin de fer du Midi jusqu'à Foix : 23 heures 20 min. Voitures de Foix à Ax : 4 heures. — Débours : 104 fr.

Ax, du mot *aqua*, est une petite ville d'autant mieux nommée que, d'une part, elle est traversée par trois torrents, l'Ariége, l'Ascou et l'Orlu, et que, d'autre part, cinquante-huit sources minérales jaillissent dans son étroite enceinte. Ces sources, les seules qui doivent nous occuper, appartiennent à la classe des eaux sulfureuses, et coulent pour la plupart sur la voie publique. Aussi est-on tout d'abord très-désagréablement frappé d'une odeur d'œufs couvis répandue dans l'atmosphère, odeur qui vous suit partout, dont tous les objets sont imprégnés, et que vous retrouvez jusque dans les aliments qu'on sert sur vos tables. Cette dernière particularité pourra paraître une exagération. Rien de plus exact cependant ; pour vous en rendre compte, il vous suffira d'aller sur la place de l'Hôpital. Là vous verrez, comme à Dax, toutes les ménagères de la ville venir nettoyer leurs légumes à la source des Canons, laquelle a 75 degrés de chaleur, puis emporter les provisions d'eau sulfureuse nécessaires pour les divers usages de la cuisine, même pour le potage[1] et le thé. Sur cette même place vous serez promptement initiés aux principaux mystères de la charcuterie. Ainsi voilà, près des deux sources du Rossignol (77° C.), l'estrade où l'on saigne les porcs, le cuvier où on les échaude, la pierre où on les plume, l'étal où on les dépèce, puis enfin le bassin où on lave leurs « entrailles palpitantes » (*trementia viscera*). Il me semble que les amateurs de couleur locale auront de quoi se montrer satisfaits, à moins peut-être que, par un raffinement de civilisation, ils n'eussent préféré que pareil spectacle fût soustrait à leurs regards.

A côté de ces sources industrielles, il en est un beaucoup plus grand nombre exclusivement réservées aux usages de la médecine. Ces dernières, dont la température varie entre 24° et 75° C., ont été disposées par groupe de 12 à 15, répartis un peu arbitrairement entre trois établissements qui sont : le Couloubret, le Teich et le Breilh. Je n'ai rien à dire de ces établissements, si ce n'est que le premier laisse tout à désirer et que l'organisation des deux autres est passable : dans chacun on donne des bains et des douches.

Les eaux d'Ax se rapprochent beaucoup de celles de Luchon par leurs propriétés physiques et chimiques. C'est aussi le sulfure de sodium qui les minéralise; seulement la dose en est moindre. La source Bayen, par exemple, qui est la plus sulfureuse de Luchon, contient, par litre d'eau, 0gr,077 de sulfure, tandis que la source du Rossignol inférieur, qui est la plus sulfureuse d'Ax, n'en contient que 0gr,042. Dans les diverses sources de ces deux localités, le soufre est également volatil et décomposable. Remarquons toutefois que les eaux de Luchon blanchissent beaucoup plus que celles d'Ax. Celles-ci auraient plutôt quelque tendance à bleuir : je dis quelque tendance, car le phénomène est infiniment peu prononcé. Ainsi, la fameuse source *bleue*, dont on parle tant, ne m'a paru devoir sa légère teinte opaline qu'à certains reflets de lumière dépendant du jour sous lequel on la regarde, et surtout de l'état plus ou moins azuré du firmament.

---

1. En fait de potages, en voici un dont on m'a donné la recette : Coupez du pain par tranches minces que vous frotterez d'ail et imbiberez d'huile ; ajoutez la quantité voulue de sel et de poivre, puis arrosez le tout d'eau sulfureuse bien chaude. Vous aurez de la sorte un mets exquis : seulement, si j'en juge par mes impressions, il faut, pour l'apprécier, un peu d'habitude. C'est du reste le déjeuner classique de tout habitant d'Ax.

Les eaux d'Ax sont des eaux excitantes qui réussissent d'autant mieux que l'affection a perdu tout caractère aigu. On les a surtout vantées dans le traitement du rhumatisme articulaire, de la scrofule et des maladies de la peau. A ce point de vue encore, elles offrent une grande analogie avec celles de Luchon et elles ne leur sont nullement inférieures. Seulement, chose bizarre ! tandis que Luchon, qui ne dispose que de très-peu d'eau minérale, a voulu à tout prix avoir des piscines, Ax, où il eût été si facile d'en établir de magnifiques, en utilisant tout simplement une fraction de l'eau qui se perd, n'en possède aucune. Même incurie pour ce qui touche au bien-être et à l'agrément des baigneurs. J'ai cru comprendre que, déclinant à cet égard toute initiative, on fondait uniquement des espérances sur le concours plus que problématique des capitaux étrangers. C'est là, je le crains bien, un fâcheux calcul qui empêchera de longtemps encore cette station thermale de prendre, parmi les autres bains des Pyrénées, la haute position que l'abondance, la richesse et la thermalité de ses sources sembleraient devoir lui assigner.

Escaldes (Pyrénées-Orientales). — *Sources sulfureuses chaudes.* — Ces thermes, qui touchent presque à la frontière d'Espagne, se composent de trois corps de bâtiments juxtaposés en amphithéâtre et désignés par les noms de bains Giralt, bains Merlat et bains Colomer. Les baignoires y sont au nombre de dix-huit; il n'y a pas de douches, du moins de douches sérieuses. L'eau des bains est fournie par deux sources principales, dont l'une marque 41° C. et l'autre 32°. Ces sources contiennent $0^{gr},011$ de sulfure de sodium. Quant à leur action thérapeutique, nous n'en savons autant dire rien, aucun travail un peu complet n'ayant encore été publié sur ces eaux.

Escaldes, par le personnel des baigneurs qui s'y rendent et la langue qu'on y parle, est moins un bain français qu'un bain espagnol. Mon arrivée y produisit même une certaine sensation, car, depuis bien des années, on ne se rappelait pas y avoir vu un malade ni un médecin de Paris. Et cependant la vie y est si facile, si bonne, si peu dispendieuse que, comparativement aux autres bains des Pyrénées, c'est un vrai pays de Cocagne : par malheur, comme tous les pays de Cocagne, il est situé beaucoup trop loin.

Saint-Thomas et **Olette** (Pyrénées-Orientales). — *Sources sulfureuses chaudes.* — Ce sont, à tous égards, des eaux remarquables qui, dans une contrée moins riche en sources

sulfureuses, seraient susceptibles d'utiles applications. Si je les
mentionne simplement ici, c'est qu'elles n'ont encore d'intérêt
que pour les personnes de la localité.

MOLITG (Pyrénées-Orientales).

Sources sulfureuses chaudes.

Itinéraire de paris a molitg. — Chemin de fer de Bordeaux et Toulouse
jusqu'à Perpignan : 23 heures. Voitures de Perpignan à Molitg : 5 heures.
— *Débours* : 118 fr.

Molitg est relié à Prades par une charmante route plantée
de jeunes arbres, laquelle, après avoir franchi la Tet sur un
beau pont, longe en serpentant le gave de Castellar, et conduit, en moins d'une heure, aux bains. Ceux-ci se trouvent près
de la route, à un kilomètre avant le village. Ils représentent
un petit groupe de bâtiments construits, à mi-côte, dans une
gorge tellement escarpée, qu'il a fallu faire jouer la mine pour
en faciliter l'emplacement et l'accès. Depuis Anglada, on les
désigne communément sous le nom de *Bains de délices*.

Bains de délices! Voilà de ces dénominations ambitieuses qui
nuisent souvent plus qu'elles ne servent à qui s'en décore, par
la difficulté même de les justifier. Je n'eus donc rien de plus
pressé que de demander un bain. Or l'immersion dans l'eau me
fit éprouver, par sa douceur et son onctuosité, une sensation
pleine de charmes : la peau glisse sous la main comme si elle
était enduite d'une substance oléagineuse. C'est au point qu'on
se croirait volontiers le jouet de quelque illusion sur la nature
du liquide au milieu duquel on est plongé : on dirait une huile
émulsionnée. Et cependant l'eau sulfureuse de Molitg ne fournit
à l'analyse aucun élément qui lui appartienne en propre et
dont la présence rendrait compte de ces caractères exceptionnels. Comme toutes les autres sources de la chaîne, elle est simplement minéralisée par le sulfure de sodium; la dose n'en est
même que de 0^{gr},014 par litre. Sans doute elle possède le principe gélatineux connu sous le nom de glairine ou de barégine;
mais, en cela encore, elle n'est pas plus favorisée que la plupart des autres sources, que Baréges, par exemple, dont le
contact sur la peau ne produit aucune impression du même
genre. Nouvel exemple de l'impuissance de la chimie à expliquer la composition intime des eaux! Par une particularité non
moins singulière, des cinq ou six sources qui jaillissent à Mo-

litg, une seule, la source Llupia[1], possède ce délicieux velouté. C'est ainsi, qu'on me pardonne la comparaison, que dans certains vignobles où le même sol produit les mêmes ceps, vous constaterez des différences très-sensibles dans le bouquet et l'arôme des divers crus qu'on y récolte.

Cette source a son griffon dans l'établissement même. Limpide à sa sortie de la roche, elle ne tarde pas, par son exposition à l'air, à prendre une teinte louche, légèrement ardoisée, provenant de ce qu'un peu de soufre s'est précipité. Sa température native, qui est de 38° C, n'en marque plus que 34 ou 35 aux lieux d'emploi; elle se trouve ramenée de la sorte au point le plus convenable pour le bain. Ajoutons que son rendement suffit pour entretenir dans les baignoires un courant sans cesse renouvelé, lequel, pendant toute la durée de l'immersion, conserve intacts ses éléments sulfureux.

Ce que j'ai dit de l'action de la source Llupia sur la peau suffit pour faire comprendre que ce soit aux maladies de cette membrane que s'adresse sa spécialité thérapeutique. Malheureusement nous sommes à peine renseignés sur le genre de dermatoses dont elle triomphe. On a noté seulement qu'après une excitation passagère, l'éréthisme du derme se calme, que ses sécrétions se modifient, et que sa vitalité se trouve graduellement ramenée à des conditions meilleures. Il m'a paru que les maladies cutanées qui cèdent dans ce cas avec le plus de promptitude, sont l'eczéma, le psoriasis, l'impétigo et le lichen.

Molitg possède une trentaine de baignoires; sur ce nombre, la moitié tout au plus sont alimentées par la source Llupia. Ne négligez donc jamais de demander de l'eau de cette source, puisque c'est à elle seule que se rapportent les effets physiologiques et thérapeutiques dont nous venons d'indiquer sommairement quelques-uns des caractères.

Les malades, il y a quelques années encore, étaient obligés de demeurer au village même, de telle sorte qu'il leur fallait, chaque jour, faire un quart de lieue à pied pour venir prendre leur bain. Aujourd'hui ils logent dans l'établissement. C'est là sans doute un progrès; mais combien il s'en faut encore, au point de vue du confortable, que la bonne tenue de ces thermes réponde aux mérites de la source qu'on y exploite!

Vinça (Pyrénées-Orientales). — La beauté du paysage, beaucoup plus que l'importance des eaux, vous fera visiter Vinça, situé seulement à une heure de Prades. Là jaillissent plu-

1. Son nom lui vient du marquis de Llupia, seigneur de Molitg, qui, en 1786, s'occupa le premier de l'aménagement de ces eaux.

sieurs sources sulfureuses qui, par leur basse température et leur faible minéralisation, m'ont paru offrir la plus grande analogie avec celles de Cambo. Elles sont, comme ces dernières, aménagées dans un très-petit bâtiment où les gens du pays viennent les boire et prendre des bains.

Vernet et **Amélie-les-Bains**. Ces thermes n'offrant d'intérêt que comme résidence d'hiver, nous en renvoyons l'étude au chapitre où il sera parlé des STATIONS HIVERNALES.

LA PRESTE (PYRÉNÉES-ORIENTALES).
Sources sulfureuses chaudes.

ITINÉRAIRE DE PARIS A LA PRESTE. — Chemin de fer du Midi jusqu'à Perpignan : 23 heures. Voitures de Perpignan à Arles : 3 heures. Depuis Arles jusqu'à la Preste, chemin de mulet ou voitures de montagne : 5 heures. — *Débours :* 130 fr.

Pour me rendre du Vernet à la Preste, je fis l'ascension du Pla-Guilhem, l'un des contre-forts du Canigou [1], ce géant des Pyrénées-Orientales. On m'avait beaucoup exagéré les difficultés du chemin. Je ne nie point qu'il y ait des passages escarpés, dangereux même, si l'on venait à être surpris par un orage, mais c'est l'histoire de toutes les ascensions de ce genre; d'ailleurs la conscience d'un péril volontairement affronté n'entre-t-elle pas plus tard pour quelque chose dans le charme des souvenirs? Je fus, du reste, favorisé par un temps magnifique. Il me fut même loisible de jeter en passant un coup d'œil sur la flore de ces contrées dont les espèces se succèdent et varient suivant les hauteurs que l'on atteint. C'est d'abord le trèfle des montagnes, dont la racine a une saveur si douce; ce sont ensuite les rhododendrons, la renoncule, puis la gentiane aux corolles azurées; dans les endroits récemment abandonnés par la neige croissent l'androsace et l'anémone; enfin vous cueillez au pied des rocs le siléné sans tige, et l'élégante saxifrage. On m'avait fait espérer, mais vainement, que j'apercevrais bondir sur les flancs du Canigou de joyeuses troupes d'isards. Je crains bien que l'isard des Pyrénées ne soit devenu aussi rare que le

---

1. Le Canigou a 2884 mètres, altitude énorme, bien que relativement faible, si on la compare à celle de plusieurs autres montagnes. Ainsi la Maladetta a 3574 mètres, le Mont-Blanc 4920, la plus haute des montagnes Rocheuses 5150, le Chimborazo 6660; enfin, d'après les calculs des astronomes, calculs qu'on m'excusera de ne pas avoir encore vérifiés, certaines montagnes de la lune auraient jusqu'à 8000 mètres d'élévation.

chamois des Alpes. Tous les voyageurs en parlent, combien peu en ont vu ! Comme compensation, mon guide me fit remarquer l'empreinte toute récente des pas d'un loup[1]. Au même moment passait près de nous une petite fille allant seule dans la montagne porter à son père, gardeur de troupeaux, la provision de la journée. Son insouciante sécurité, son isolement et avant tout la teinte écarlate de son chaperon me rappelèrent involontairement l'héroïne d'un de ces délicieux contes qui ont tant de fois attendri et captivé notre enfance. Heureuses les années où l'on ne sympathise encore qu'à des malheurs imaginaires !

La dernière partie de la route est moins intéressante et bien plus pénible ; car, quittant tout sentier frayé, on va gagner à travers monts et à travers champs l'extrémité de la vallée où se trouvent les bains de la Preste. Ces bains occupent le point culminant d'une gorge que parcourt avec fracas un petit torrent et qui n'a d'autre horizon que le rideau de rochers qui l'étranglent et la surplombent.

Il ressort de la disposition des lieux que l'établissement thermal ne pourra être, en tant qu'édifice, que fort peu de chose. Et, en effet, c'est un simple bâtiment accommodé tant bien que mal aux inégalités d'un terrain tourmenté, et pouvant loger tout au plus une trentaine de malades. Il y a plusieurs sources sulfureuses chaudes. La principale, appelée, je ne sais pourquoi, source d'Apollon, est captée dans l'établissement même. Elle alimente la buvette, deux ou trois douches, et un nombre suffisant de baignoires de marbre du pays. D'autres sources jaillissent près de la cascade que forme le torrent de la Cadene, l'un des affluents du Tech ; une d'elles s'élance du lit même du torrent, atteint une hauteur de près de deux mètres, puis retombe gracieusement en gerbe au milieu du courant où elle se perd.

Ces diverses sources ont une température de 43° à 45° C., et sont minéralisées par le sulfure de sodium : 0^{gr},004 seulement. Leur composition n'offre de remarquable qu'un excès d'alcalinité. Est-ce à cela qu'il faut rattacher leur spécificité thérapeutique? Toujours est-il qu'il y a longtemps qu'elles sont réputées guérir les affections des voies urinaires les plus opiniâtres et tout particulièrement la gravelle. La boisson est la forme sous laquelle elles sont administrées. On commence par

1. Les loups abondent dans cette partie des Pyrénées. On y en a tué sept l'année même de mon dernier voyage et cinq l'année suivante : par contre, il n'y a pas d'ours comme dans les montagnes de l'Ariége ou du moins ils ne descendent pas dans la vallée.

deux ou trois verres, le matin, pour arriver graduellement à huit ou dix, quantité qu'il est rare que l'on dépasse, encore bien que l'estomac les supporte à merveille.

Voici maintenant les principaux phénomènes que j'ai constatés comme résultant de l'emploi de ces eaux. L'urine augmente sensiblement de quantité, s'éclaircit peu à peu et ne tarde pas à offrir une légère réaction alcaline. En même temps, elle charrie du sable; mais bientôt la sortie de ce sable se trouve suspendue, et les choses restent stationnaires pendant quatre ou cinq jours. Souvent alors des douleurs assez vives se manifestent du côté des lombes, douleurs accompagnées d'insomnie, d'agitation et de fièvre; le malade reconnaît avec anxiété les prodromes d'une colique néphrétique : heureusement, avant qu'elle éclate, du sable ou plutôt du véritable gravier apparaît de nouveau dans les urines, et, à mesure qu'il s'échappe, une sorte de détente ramène le calme au sein de l'organisme. Telles sont, dans la grande majorité des cas, les diverses évolutions de la cure.

Les eaux de la Preste offrent donc des ressources qu'il ne faut pas dédaigner, alors surtout que les autres eaux ont été impuissantes à guérir.

LE BOULOU (Pyrénées-Orientales).

Sources alcalines froides.

Itinéraire de paris au boulou. — Chemin de fer de Bordeaux et Toulouse jusqu'à Perpignan : 23 heures. Voitures de Perpignan au Boulou : 2 heures. — *Débours :* 114 fr.

Pour se rendre de la Preste au Boulou on traverse Amélie-les-Bains. Vous ne verrez sur votre route d'un peu intéressant que le pont de Céret, le plus curieux sans contredit de l'ancienne France. Ce pont, tout de pierre, n'a qu'une seule arche, mais cette arche, d'une hardiesse et d'une légèreté incomparables, s'élance d'un rocher à l'autre en décrivant au-dessus du torrent une gigantesque arcade que je ne puis mieux comparer qu'à une sorte d'arc-en-ciel. La distance de la clef de voûte au niveau des eaux est de 33 mètres. C'est de cette hauteur que fut précipité, en 1854, un habitant de Céret, du nom de Castran, au moment où il traversait le pont, debout sur sa voiture de foin. Il en fut quitte pour un bain de surprise et une simple fracture de l'avant-bras promptement consolidée.

Les sources minérales du Boulou sont au nombre de trois [1], toutes d'un rendement excessivement faible. L'eau en est froide, limpide, petillante ; sa saveur atramentaire et lixivielle fait déjà pressentir qu'elle contient du fer et des sels alcalins. En effet, M. Béchamp, dans une récente analyse, y a trouvé, par litre, 3^{gr},321 de carbonate de soude et 0^{gr},013 de carbonate de fer. Il y a constaté également une très-notable quantité de gaz acide carbonique libre.

Ce sont donc des eaux alcalines de premier ordre, qui ont leur place à côté de celles de Vichy et qui, de plus, se rapprochent des sources ferrugineuses. C'est ce qui explique pourquoi les malades qui s'en trouvent le mieux sont précisément ceux auxquels les sources purement alcalines ou purement ferrugineuses ne réussiraient pas, à cause du caractère trop exclusif de leur agent minéralisateur.

Il y a, au Boulou, un petit établissement thermal qui a été récemment l'objet de notables améliorations. Sans doute, les bains et les douches laissent encore à désirer, mais ne perdons pas de vue que, la boisson formant la base du traitement, la médication externe a moins d'importance.

Il est d'autant plus à regretter que le Boulou soit peu connu encore comme station thermale, que la douceur exceptionnelle de son climat permet aux baigneurs d'y venir suivre leur cure pendant l'hiver. Par exemple, je ne leur promets pas de bruyantes distractions ; mais, en revanche, quel endroit fut jamais plus fertile en souvenirs de toute nature ? Ces souvenirs sont tels, qu'il me paraît impossible que nous quittions les Pyrénées sans en avoir donné une rapide esquisse.

POMPÉE, CÉSAR, ANNIBAL AUX PYRÉNÉES.

Sur ce sommet qui regarde le Boulou, et où, du côté de l'Espagne, vous voyez se dresser si fièrement le fort de Belle-garde, s'élevait plus fièrement encore, il y a dix-neuf siècles, le trophée [2] que Pompée y avait fait construire en honneur de ses victoires sur Sertorius. Hélas ! quelques années plus tard,

1. On vient de découvrir une quatrième source dite *source du milieu* dont l'analyse n'est pas encore achevée, mais qui paraît être plus ferrugineuse et moins alcaline que les deux autres.
2. Ce trophée consistait en une tour qui, dans le moyen âge, fut convertie en citadelle pour la défense du *summum pyrenæum*. Les Maures la détruisirent en partie, et Vauban en fit disparaître les dernières assises pour élever sur son emplacement le fort de Bellegarde, qui commande le défilé par lequel l'Espagne communique avec la France.

5

Pompée, vaincu à Pharsale, allait tragiquement mourir sur les
rivages de l'Égypte, et ses deux fils, poursuivis par le vainqueur, reprenaient cette même route des Pyrénées dont chaque
étape rappelait la gloire de leur père. César les atteignit
bientôt à Munda : il battit et dispersa leur armée, tua l'un des
frères, mit l'autre en fuite, puis ne croyant plus avoir d'ennemis a redouter, il se dirigea vers Rome où l'attendait, au
contraire, une fin si cruelle. Il s'était flatté, comme son rival,
de laisser dans les Pyrénées des traces durables de son passage,
et, par ses ordres, un autel (*ara*) avait été édifié non loin du
trophée de Pompée. Pourquoi un autel? César rêvait-il déjà
les honneurs de l'apothéose? Toujours est-il qu'il ne reste rien
de ces deux monuments, rien, pas même des ruines... *Etiam
periere ruinæ.*

Remontons plus loin encore dans l'histoire. Un siècle et demi
avant ces mémorables luttes de César et de Pompée, un général
dont l'audace égalait seule la prodigieuse habileté, franchissait
ces mêmes montagnes, traversait les Gaules, pénétrait en Italie
par les Alpes, battait les Romains dans quatre batailles rangées, menaçait Rome elle-même, puis, trahi par les siens plus
encore que par la fortune, terminait par le poison, sur la terre
étrangère, une vie que n'abritait plus suffisamment l'égide du
malheur [1] ; j'ai nommé Annibal. Or, c'est bien ici, c'est dans
cette partie de l'ancienne province romaine de Narbonne, que
le héros de Carthage mit pour la première fois, en quittant
l'Espagne, le pied sur notre territoire. C'est par le défilé que
vous apercevez dans la direction de Bellegarde qu'il fit pénétrer
ses victorieuses phalanges. Voilà ce qui m'a paru très-évidem-
ment ressortir du récit des historiens comparé à l'état actuel
des localités. « Annibal, raconte Tite-Live, quitta Carthagène
au printemps qui suivit la prise de Sagonte, et se dirigea vers
les Pyrénées en longeant le littoral. Il passa ainsi entre Étoville
et la mer, traversa l'Èbre sur trois points à son embouchure,
puis, après avoir soumis les peuples de la Tarraconaise, arriva
au pied d'une gorge (*fauces*) qui unit la Gaule aux Espagnes ;

---

1. La même année (183 ans avant J. C.) vit mourir également dans l'exil
deux autres grands capitaines, Scipion, le vainqueur d'Annibal à Zama, et
Philopœmen, qu'on a surnommé le *dernier des Grecs*. Le poison dont se servit
Annibal était renfermé dans le chaton d'une bague qu'il portait constamment
sur lui. « Ce fut un simple anneau, dit Juvénal, qui vengea les Romains de la
défaite de Cannes et de tant de sang répandu : »

 Cannarum vindex et tanti sanguinis ultor
 Annulus!

mais, avant de s'y engager, il en confia la garde à l'un de ses plus habiles lieutenants. Ainsi protégé contre toute surprise, il franchit les Pyrénées avec ses troupes et vint camper près de la mer, à Illibris [1].

Il suffit de jeter les yeux sur la carte pour comprendre que la gorge désignée par Tite-Live ne peut être autre que le défilé de la Massane, appelé autrefois *Clausura*, que commande maintenant le fort de Bellegarde. En effet, ce défilé est le point de la chaîne où les Pyrénées ont le moins d'élévation ; il est rapproché de la mer, dont Annibal tenait, pour des raisons faciles à comprendre, à ne jamais s'écarter ; il s'ouvre directement dans la Tarraconaise, aujourd'hui la Catalogne, et communique par une voie facile et large avec Illibris, qui n'est autre que la ville actuelle d'Elne (*magnæ quondam urbis tenue vestigium*). Enfin, c'était par ce même défilé que, longtemps avant l'invasion d'Annibal, passait la route stratégique romaine dont le Boulou (*stabulum* d'Antonin) était la clef. L'armée carthaginoise avait donc tout intérêt à prendre cette direction, puisque, indépendamment de la facilité plus grande du chemin, elle évitait les embûches que les populations indigènes « d'une extrême férocité » (*ferocissimæ gentes*) auraient pu lui tendre, si elle se fût engagée dans des sentiers non frayés. Aussi remarquons que Tite-Live, pas plus que Polybe ou Cornélius Nepos, ne laisse nulle part entendre que des obstacles provenant soit de l'ennemi, soit de la configuration du sol, aient retardé la marche d'Annibal dans les Pyrénées, tandis qu'il entre dans les plus minutieux détails sur les difficultés de toute nature qu'il rencontra dans les Alpes et qu'il ne put vaincre qu'à force d'héroïsme et de génie [2]. C'est

---

1. Ce fût à Illibris, près de Port-Vendres, qu'Annibal entra en pourparlers avec les chefs gaulois retranchés à *Ruscinum* (d'où l'on a fait Roussillon), et que fut signé le traité par lequel il obtint de traverser librement leur territoire. Il dut faire valoir comme principal argument son armée qui se composait alors de 80 000 hommes d'infanterie, de 12 000 de cavalerie et de 120 éléphants. L'histoire a conservé l'article du traité par lequel il fut convenu que « les « femmes seraient seules juges dans les délits commis à leur préjudice par les « Carthaginois. »

2. Rien de plus dramatique que toute cette partie du récit de Tite-Live. Certains détails ont même paru se rapprocher du roman ; tel est surtout l'épisode relatif à la *dissolution des rochers par le vinaigre*. Mais d'abord l'historien a-t-il réellement dit cela ? Je vais citer textuellement ses propres paroles : « Parvenue au sommet des Alpes, l'armée commençait à descendre la montagne du côté de l'Italie, lorsque sa marche se trouva tout d'un coup arrêtée « par un « rocher placé en travers de l'unique voie qui fût praticable » (*rupes per quam via una esse poterat*). Annibal fit entourer ce rocher d'un bûcher gigantesque, formé de troncs d'arbres et de branches qu'on coupa dans le voisinage et auxquels on mit le feu. Grâce à un vent violent qui s'éleva, ce ne fut bientôt

là encore ce qui explique pourquoi trois mille Carpétans, qui devaient faire partie de l'expédition et avaient même déjà suivi l'armée dans les Gaules, rebroussèrent chemin pour rentrer en Espagne, dès qu'ils surent qu'Annibal se dirigeait sur Rome. « Ils étaient, dit Tite-Live, moins effrayés de la guerre que de la barrière infranchissable des Alpes » (*Non tam bello moti quam insuperabili Alpium transitu*).

Arrêtons-nous à notre tour. Il est des barrières aussi que nous ne devons pas franchir, et si parfois quelque digression nous est permise, ce n'est que comme simple délassement et à la condition qu'elle ne nous détournera pas de l'objet spécial de nos études. Quittons donc, bien qu'à regret, Annibal et les Pyrénées pour continuer notre tour de France.

Castéra-Verduzan (Gers). — *Source sulfureuse et source ferrugineuse froides.* — L'établissement thermal de Castéra-Verduzan est un vaste édifice situé au milieu d'un fertile et riant vallon, à égale distance de Condom et d'Auch. L'air y est vif et pur, le climat tempéré. Les sources sont au nombre de deux : une sulfureuse et une ferrugineuse. Température : 19° C. D'après les analyses de M. Filhol, la source sulfureuse

qu'un immense brasier. « La pierre devenue ardente, on la désagrége avec du vi-« naigre versé à sa surface; puis on brise avec le fer et avec des coins ce « que l'incendie a calciné » (*ardentia saxa infuso aceto putrefaciunt; ita torri-dam incendio rupem ferro et clivis pandunt*).

Qu'y a-t-il donc là de si invraisemblable? Où donc surtout est-il question de cette fameuse « dissolution des rochers » dont on s'est tant diverti? D'abord Tite-Live ne désigne qu'un seul rocher. Ensuite le mot *putrefaciunt*, pris même dans le sens le plus littéral, ne peut signifier autre chose que *rendre friable*, sans quoi on ne s'expliquerait pas la nécessité où l'on se trouva de faire intervenir le fer et les coins. Ajoutons enfin que, tous les jours, dans nos expériences de laboratoire, nous désagrégeons ou, pour parler le langage de la chimie moderne, nous *étonnons* les pierres les plus dures, telle que le silex et le granit, en les plongeant à l'état d'incandescence dans l'eau froide; opère-t-on sur le marbre, et il abonde dans les Alpes, le vinaigre ou tout autre liquide acide agit de plus comme mordant chimique. Cessons donc de poursuivre de nos plaisanteries et de nos sarcasmes un fait que Juvénal lui-même, malgré ses profondes défiances de l'histoire, où il ne voit que mensonge (*historia mendax*), n'a pas osé contester : « Il brisa, dit-il, les rochers et fendit la montagne avec du vinaigre. »

Diducit scopulos et montem rumpit aceto.

D'ailleurs Archimède était contemporain d'Annibal; c'est dire qu'à cette époque les sciences physiques brillaient d'un incomparable éclat. Or, tandis que le défenseur de Syracuse brûlait la flotte romaine à l'aide de procédés que la physique avoue, après toutefois les avoir niés, pourquoi le général carthaginois n'aurait-il pas fait appel à la même science pour triompher des obstacles qui lui barraient le chemin de Rome ?

est minéralisée par le gaz sulfhydrique et le sulfure de calcium, la source ferrugineuse par le carbonate de fer : mais l'une et l'autre dans des proportions très-faibles. Ces sources sont employées en bains et en douches ; on les boit habituellement aussi, le matin, à la dose de trois ou quatre verrées, coupées avec du lait.

La source sulfureuse est employée avec avantage dans les affections rhumatismales, les maladies de la peau, les gastralgies, la gravelle et les catarrhes bronchiques et pulmonaires. Quant à la source ferrugineuse, on lui attribue, indépendamment de la tonicité de son action, une sorte de spécificité dans le traitement des anciennes fièvres intermittentes.

Barbotan (Gers). — *Boues sulfureuses.* — Village à un kilomètre de Casaubon, 2 de Cause et 4 de Mésin. Les sources minérales sont nombreuses et éparses dans la vallée ; leur température varie de 32 à 38⁰ C. Elles exhalent une légère odeur de gaz sulfhydrique. On emploie beaucoup moins l'eau minérale que les boues. Très en vogue autrefois, elles sont complétement oubliées aujourd'hui.

Alet (Aude). — *Sources alcalines tièdes.* — A deux heures de Carcassonne et au milieu d'une charmante vallée, se trouve la petite ville d'Alet, dont les sources minérales ont fait beaucoup parler d'elles dans ces derniers temps. Ces sources, légèrement tièdes et à peine minéralisées, appartiennent à la classe des eaux alcalines calcaires. L'eau en est limpide, un peu gazeuse, sans odeur ni saveur aucune. Elle est très-facilement supportée par l'estomac : d'où l'utilité qu'on lui a reconnue dans la dyspepsie. Il existe à Alet un petit établissement thermal assez complet.

Rennes (Aude). — *Sources ferrugineuses chaudes.* — Village situé dans une gorge de montagnes peu élevées, à 24 kilomètres de Carcassonne et 50 de Perpignan. On y compte cinq sources ferrugineuses, dont trois thermales et deux froides. La plus importante s'appelle le Bain-Fort : c'est aussi la plus chaude ; elle marque 40⁰C. Elle contient, par litre, 0ᵍʳ,031 d'oxyde de fer carbonaté et sans doute crénaté. Ce sont des eaux franchement toniques, qu'on prend tout à la fois en boisson, en douches et en bains. On utilise également l'eau salée qui provient de la rivière de Salz, laquelle baigne les murs de l'établissement thermal : ajoutée aux bains, cette eau, qui est fortement chlorurée, leur communique plus d'activité.

Campagne (Aude). — *Sources salines sulfatées tièdes.* — Entre Limoux et Quillan, sur les bords de l'Aude, jaillissent

les sources de Campagne. Il y en a trois, d'une température
de 26° à 27° C. Leur minéralisation est excessivement faible :
0^{gr},767 par litre. Ce sont des sulfates et des carbonates calcaires
ainsi que des sels de fer. Ces eaux sont utiles dans la chlorose,
le catarrhe vésical, la gravelle, les gastralgies et certains engorgements consécutifs aux fièvres intermittentes.

LAMALOU (Hérault).

Sources ferrugineuses alcalines chaudes.

Itinéraire de paris a lamalou. — Chemin de fer du Midi, embranchement
de Béziers, jusqu'à la station de Bédarieux : 22 heures. Voitures de cette
station à Lamalou : 40 minutes. — *Débours :* 108 fr.

Il y a quelques années encore, les eaux de Lamalou étaient
à peine connues de nos baigneurs, non pas parce qu'elles figu-
raient depuis trop peu de temps dans la grande famille hydro-
logique, car l'une d'elles, Lamalou-l'Ancien, avait déjà fait ses
preuves depuis plus de deux siècles, mais les moyens d'accès
étaient trop difficiles et le voyage trop long pour qu'on osât en
affronter les fatigues. Aujourd'hui, au contraire, que ces eaux
sont reliées à tous nos grands centres par une double ligne de
chemins de fer, la ligne de Lyon et celle d'Orléans, la vogue
s'en est emparée. Cette vogue ne pourra même qu'aller en augmentant, car elle repose sur des titres très-sérieux.

Les eaux de Lamalou jaillissent dans un vallon d'un aspect
agréable que limitent des montagnes couvertes jusqu'à leur
sommet de vignes et de châtaigniers. Elles appartiennent à la
classe des eaux ferrugineuses alcalines; de plus, par une exception assez rare dans les eaux de cette classe, elles sont thermales. Les différentes sources en exploitation ont toutes, à peu
de chose près, la même composition et les mêmes caractères
physiques. L'eau en est claire, limpide, d'une saveur atramentaire franche, avec un arrière-goût acidule. Elles ont été captées dans trois établissements placés à peu de distance les uns
des autres, et désignés par les noms de Lamalou-l'Ancien, La-
malou-lè-Haut et Lamalou-du-Centre.

Lamalou-l'Ancien. — C'est, ainsi que l'indique son nom,
le plus ancien des trois, le seul même à qui Lamalou doive sa
réputation; les deux autres ne remontent pas au delà de quinze
à vingt ans. La description que j'en avais donnée dans la précédente édition de mon *Guide*, et qui était la trop fidèle

image de ce que je venais de voir, n'aurait plus sa raison d'être aujourd'hui depuis les importants travaux qu'y a fait exécuter le propriétaire actuel, M. Paul Cère, ancien préfet d'Agen. Disons donc ce qu'est Lamalou-l'Ancien.

Trois sources l'alimentent. Ce sont : l'Ancienne Source, la source de l'Usclade et la source de la Buvette.

L'Ancienne Source, qu'on pourrait appeler la source mère, puisqu'elle était déjà célèbre avant que les autres ne fussent connues, jaillit dans une ancienne galerie de mines. Sa température est de $35°$C.; son rendement, de 161 mètres cubes d'eau par vingt-quatre heures; quant à sa minéralisation, elle est de $2^{gr},126$ par litre.

La source de l'Usclade s'échappe du sol par une série de petits griffons qui se réunissent dans une longue galerie souterraine, où elle représente un volume de 90 mètres cubes par vingt-quatre heures. Sa température atteint 44 degrés.

Enfin la source de la Buvette ne sert qu'à la boisson. Elle émerge dans la cour même de l'établissement, et offre, comme température et comme composition, la plus grande analogie avec les deux précédentes.

Un décret impérial, à la date du 1er août 1866, a déclaré ces sources « d'utilité publique. »

L'établissement thermal comprend quatre piscines, dont deux moyennes et deux grandes « dites de natation, » pouvant contenir chacune quarante personnes, des salles pour bains de baignoire, tout un arsenal de douches et une étuve pour l'inhalation des effluves minérales. Il forme corps avec un vaste hôtel où logent d'habitude les baigneurs. Cet hôtel se compose d'un double étage de longues galeries couvertes, ce qui permet de se rendre directement de sa chambre aux bains, ou dans toute autre partie de l'établissement. Si cette disposition donne un air quelque peu monastique à l'aspect des bâtiments, en revanche il en résulte de grands avantages pour les malades, surtout quand le temps est mauvais.

Les eaux de Lamalou-l'Ancien sont recommandées pour les divers rhumatismes et tout particulièrement pour le rhumatisme noueux, la chlorose, l'anémie et les affections utérines se rattachant à un appauvrissement du sang. Mais c'est le traitement des maladies nerveuses qui constitue et qu'on peut appeler leur spécialité. Vous verrez guérir à ces eaux des névralgies et des névroses, des paralysies de toute espèce, surtout celles qui tiennent à une affection de la moelle épinière et qui se traduisent par la perte du mouvement des membres inférieurs. Sous ce rapport, je les mets au premier rang des eaux les plus efficaces et les plus puissantes. Enfin ce sont les seules, du moins à ma connaissance, qui triomphent quelquefois de « l'ataxie locomotrice progressive. »

Le climat est tempéré à Lamalou, les pluies rares, et les montagnes environnantes forment un abri naturel contre les vents. Ces circonstances, jointes à ce que les galeries de l'hôtel des bains sont couvertes dans toute leur longueur, expliquent comment Lamalou-l'Ancien renferme tous les éléments d'une excellente station hivernale.

Lamalou-le-Haut. — C'est un établissement moderne, attenant à un spacieux hôtel et dont l'aménagement a été dans ces derniers temps l'objet d'importantes améliorations. Ce qui m'en plaît, c'est son site frais et ombragé, la fraîcheur et l'ombre étant choses un peu rares dans ces contrées. Il y a quatre belles piscines pour bain en commun ; quatre plus petites pour bains dits « de famille ; » des bains de baignoires et des douches. Deux sources les alimentent ; l'une, ancienne, qui a 30° C. ; l'autre, récemment forée, qui en a 34. Enfin plusieurs autres sources sont destinées à la boisson.

Ce que je viens de dire de la composition chimique et de l'action médicinale des sources de Lamalou-l'Ancien est parfaitement applicable à celles de Lamalou-le-Haut. Ce sont évidemment les mêmes eaux émergeant de la même nappe souterraine. Les différences ne portent que sur les quelques particularités.

Ainsi les sources de Lamalou-l'Ancien sont plus thermales que celles de Lamalou-le-Haut ; par contre, les sources de Lamalou-le-Haut sont plus ferrugineuses et plus gazeuses que celles de Lamalou-l'Ancien ; de là certaines conséquences pratiques qu'il est facile de pressentir.

Lamalou-l'Ancien devra être préféré toutes les fois qu'il s'agira de stimuler vivement l'organisation, l'excès de calorique dont ces eaux sont pénétrées devant imprimer aux mouvements vitaux un surcroît d'activité. Vous réserverez, au contraire, Lamalou-le-Haut pour ces cas où le système nerveux est très-impressionnable et le sang appauvri, une température moins élevée et une plus grande quantité de fer devant tout à la fois calmer et fortifier. Ce sont, comme on le voit, de simples nuances qui portent plutôt sur les susceptibilités individuelles que sur la nature même des eaux.

Lamalou-le-Centre. — Situé entre Lamalou-le-Haut et Lamalou-l'Ancien, ce troisième Lamalou est un peu effacé par

le voisinage et la vogue de ses deux puissants concurrents.
Disons toutefois que rien ne prouve qu'il leur soit inférieur,
soit comme installation balnéaire, soit au point de vue de la
table et des logements.

— Nous voilà maintenant suffisamment renseignés sur la valeur
thérapeutique du groupe de Lamalou. Ce sont des eaux d'une
efficacité exceptionnelle pour le traitement des maladies du
système nerveux et, en particulier, de la paralysie des membres
inférieurs et de l'ataxie locomotrice progressive. C'est au point
qu'elles n'ont réellement d'équivalent dans aucune de nos eaux
de France. Il y a bien, à l'étranger, Wildbad et Gastein; mais,
je l'ai déjà dit en parlant de leur histoire, j'ai vu plus d'une
fois Lamalou réussir là où ces eaux avaient échoué.

Avène (Hérault). — *Sources alcalines chaudes.* — Village
à 16 kilomètres de Lodève et de Bédarieux. Sa source minérale, dont la température est de 28° C., ne renferme, par
litre, que 0^{gr},327 de sels à base de soude, chaux et magnésie.
Cette eau est onctueuse au toucher. Employée en bains et en
douches, elle produit d'assez bons effets dans le traitement des
maladies cutanées qui affectent les individus irritables, et chez
lesquels les eaux sulfureuses auraient trop d'action.

Rieu-Majou (Hérault). — *Source ferrugineuse froide.* —
La source de Rieu-Majou, petit bourg de l'arrondissement de
Saint-Pons, est une eau ferro-gazeuse froide, d'une saveur
agréable et piquante. Elle contient par litre 0^{gr},031 d'oxyde
de fer et 0^{lit},739 de gaz acide carbonique libre. Son action
diurétique et digestive la rend utile contre l'engorgement des
viscères abdominaux. S'emploie surtout transportée.

BALARUC (Hérault).

Sources salines chlorurées chaudes.

ITINÉRAIRE DE PARIS A BALARUC. — Chemin de fer de Lyon jusqu'à Cette :
18 heures. De Cette à Balaruc : 45 minutes par la voie de terre, et une demi-
heure par le lac de Thau. — *Débours : 98 fr.*

Balaruc est un village agréablement situé sur les bords de
l'étang salé de Thau et vis-à-vis de Cette, qu'on aperçoit sur
la rive opposée. La source minérale jaillit dans une sorte de
presqu'île, et est renfermée, ainsi que les cabinets de bains,
de douches et d'étuves, dans un établissement par trop modeste. Il n'y a qu'une source, mais elle est extrêmement abon-

dante : elle jaillit dans une série de puits d'où on la dirige, à l'aide de pompes, dans deux réservoirs, pour la distribuer ensuite dans les diverses parties de l'établissement.

Ces eaux sont très-limpides, d'une saveur légèrement salée et piquante, sans être désagréable : température, 48° C. Elles laissent dégager de l'acide carbonique d'une manière intermittente. Il résulte des récentes analyses de MM. Béchamp et Gautier qu'elles renferment, par litre, 10^{gr},195 de principes sels, dont 7^{gr},45 de chlorure de sodium. Les autres sels sont des sulfates et des carbonates alcalins. On y a de plus constaté des traces de cuivre.

L'eau thermale de Balaruc a des propriétés excitantes, et convient de préférence aux tempéraments lymphatiques. Bue à faible dose, elle stimule assez vivement l'estomac; sept ou huit verres suffisent ordinairement pour produire un effet laxatif.

Le nom de Balaruc réveille tout de suite l'idée de paralysie. C'est qu'en effet ces eaux ont depuis longtemps la réputation de guérir les affections caractérisées par l'abolition du mouvement et de la contractilité musculaire. A l'époque où je publiai la première édition de cet ouvrage, les bains étaient pris dans les puits même de la source, dont la chaleur est excessive. Quant à la douche, son mode d'administration m'avait particulièrement frappé. J'empruntai au médecin-inspecteur, M. Rousset, la description suivante :

« Le malade est étendu tout de son long sur une paillasse,
« la tête tournée tantôt vers le plafond, tantôt du côté opposé,
« et suspendue sur un des puits de la source. Un homme de
« service, à l'aide d'un entonnoir, laisse tomber d'assez haut de
« l'eau immédiatement puisée à la source, pendant qu'un dou-
« cheur frictionne vigoureusement les tempes, les orbites, le
« cuir chevelu ainsi arrosés, et cela pendant quinze à vingt
« minutes, durant lesquelles le malade défend ses yeux et son
« nez avec ses mains placées en avant. »

C'était là certes une étrange manière de traiter les apoplectiques. Comment! voici un malade dont le cerveau a été labouré par une hémorrhagie, et vous irez, au lieu de donner au sang une autre direction, provoquer vers la tête une congestion artificielle! On ne procéderait pas autrement si l'on voulait créer des apoplexies de toutes pièces. Aussi, dès 1740, Astruc exprimait-il ses craintes à cet égard. Les faits cités par Leroy, Fouquet, Baumès, ne les ont que trop justifiées, et, dernièrement encore, Lallemant, que sa position à Montpellier avait mis à même d'être si bien informé, s'élevait contre une

Monestier (Hautes-Alpes). — *Sources salines sulfatées chaudes.* — A 15 kilomètres de Briançon. Ce sont de petites eaux d'une température de 30° à 45° C. que fréquentent les malades de l'endroit et ceux des communes limitrophes de l'Isère et du Piémont. On se baigne surtout dans des piscines. Ces eaux, qu'on prend également en boisson, ont une certaine efficacité dans le traitement des rhumatismes, des maladies de la peau et des engorgements strumeux.

Montmirail (Vaucluse). — *Sources salines sulfatées froides.* — A 15 kilomètres d'Orange. Deux sources minérales froides : l'une, sulfureuse, est d'un médiocre intérêt pour nous ; l'autre, saline sulfatée, désignée communément sous le nom d'*eau Verte*, mérite au contraire toute notre attention. Cette source, en effet, par une exception à peu près unique dans nos eaux de France, est bien franchement purgative. D'après les analyses de M. O. Henry, elle contient, par litre : 17^{gr},30 de sels, dont les sulfates de magnésie et de soude forment la base.

On l'a comparée, non sans quelque raison, aux eaux de Sedlitz et d'Epsom dont elle rappelle tout à la fois la composition chimique et les vertus médicinales ; il est à noter que sa saveur est moins désagréable. On emploie avec succès l'eau Verte dans les embarras gastriques, les constipations opiniâtres et les engorgements abdominaux. Il y a un établissement thermal bien tenu.

Neyrac (Ardèche) — *Sources alcalines chaudes.* — Neyrac est un bourg situé à 14 kilomètres d'Aubenas. On y trouve plusieurs sources ; mais une seule, dite source des Bains, est utilisée. Elle jaillit tout à fait trouble, à travers une couche de sable fin et d'humus. Sa température est de 27° C. Quelle est sa composition chimique? L'histoire des débats auxquels a donné lieu cette question est aussi piquante qu'instructive. Ainsi un pharmacien de Valence, M. Mazade, annonce tout à coup avoir découvert dans la source de Neyrac des substances métalliques inconnues jusqu'alors dans les eaux minérales, puis un autre pharmacien de Paris, M. Lefort, vient presque en même temps qualifier d'erronées les assertions de son collègue, prouvant avec non moins d'évidence que les eaux de Neyrac ne renferment pas un seul des métaux annoncés. Les choses en sont là aujourd'hui. Nouveau triomphe des analyses chimiques appliquées à l'hydrologie !

Quelle que soit du reste la composition réelle de ces eaux, on ne peut nier qu'elles soient utiles dans le traitement des maladies cutanées. Leur réputation à cet égard paraît même remonter jusqu'à l'époque des croisades, car on voit à Neyrac les vestiges d'une chapelle dédiée à saint Léger, patron de la Maladrerie.

VALS (Ardèche).

Sources alcalines froides.

Itinéraire de paris a vals. — Chemin de fer de Lyon jusqu'à la station de Privas par Livron : 18 heures. Voitures de cette station à Vals : 3 heures. — *Débours :* 78 fr.

On parle beaucoup depuis quelque temps des eaux de Vals; mais j'avoue que si je suis surpris de quelque chose, c'est qu'on ne s'en soit pas occupé plus tôt. Lorsque je les visitai, il y a cinq à six ans, je fus, je puis le dire, tout émerveillé de l'abondance des sources et surtout de la richesse de leur minéralisation. Ne sont-ce pas, avec les eaux de Vichy, les eaux les plus alcalines de l'Europe? Ajoutez à cela que le gaz acide carbonique dont elles sont saturées accroît singulièrement leur digestibilité. Enfin leur température basse les rend on ne peut plus propres à l'exportation. Aussi est-ce sous cette forme qu'elles se sont révélées et qu'elles viennent d'acquérir une vogue qui devra d'autant moins se ralentir qu'elle repose sur les titres les plus sérieux.

Le bourg de Vals est situé à trois kilomètres d'Aubenas, dans une très-jolie vallée qu'entourent les volcans éteints du Vivarais et que traverse la Volane, un des affluents de l'Ardèche. Il y a plusieurs sources, mais cinq seulement méritent une mention à part, comme résumant parfaitement les vertus de toutes les autres. Ce sont, par ordre de minéralisation :

	Gram.
Saint-Jean.	1,480 bicarbonate de soude.
Rigolette.	5,800
Précieuse.	5,940
Désirée.	6,040
Magdeleine	7,280

Notons la quantité de sels alcalins contenus dans cette dernière source : 7gr.280, par litre! Je n'en connais aucune ni à Vichy, ni ailleurs, qui atteigne un chiffre aussi élevé. Les autres sels sont surtout à base de chaux, d'alumine et de fer; ils portent la minéralisation de la Magdeleine à 9gr,248.

L'eau de toutes ces sources est d'une parfaite limpidité, et

d'une saveur alcaline et piquante qui en fait une boisson fort
agréable; qu'elle soit prise pure ou coupée avec du vin, on
peut longtemps en continuer l'usage sans que l'estomac s'en
fatigue. Quant au caractère de spécificité qu'on a voulu assigner
à chaque source contre telle ou telle maladie, je crains qu'il
n'y ait là un peu d'arbitraire.

Disons donc, d'une manière générale, que les eaux de Vals
conviennent dans les cas où la médication alcaline est indiquée.
Telles sont les hypertrophies du foie; les coliques hépatiques
avec ou sans calculs; les engorgements abdominaux; le catarrhe de la vessie; la gravelle, et tout particulièrement la gravelle rouge; la goutte, avec prédominance d'acide urique; le
diabète; l'albuminurie et les leucorrhées par laxité du col
utérin; mais c'est surtout dans le traitement des affections
des voies digestives qu'on les emploie avec le plus de succès.
La différence dans le degré de minéralisation de ces sources,
suivant la remarque de notre distingué confrère, M. le docteur
Tourrette, forme une sorte de *gamme* qui permet de les approprier aux tempéraments les plus divers comme les plus impressionnables.

Si je n'ai rien dit encore de la source de la Dominique, ce
n'est pas que je méconnaisse sa haute valeur médicinale. Loin
de là, je la regarde comme une des meilleures sources de Vals.
Seulement j'ai dû l'en distraire, car, au lieu d'être une eau alcaline, c'est une eau arsenicale.

Cette eau, employée avec les ménagements voulus, est souveraine contre toutes les asthénies qui se rattachent à une vi-
ciation du sang et des humeurs par les miasmes paludéens. Plus
d'une fois aussi elle a triomphé de fièvres intermittentes, rebelles jusqu'alors au sulfate de quinine lui-même. Enfin, M. le
docteur Tourrette dit en obtenir, chaque année, les meilleurs
effets contre certaines dermatoses, et tout spécialement l'acné
et l'impétigo.

Comment s'étonner qu'avec de pareilles ressources hydrominérales Vals ait reconquis, parmi nos établissements thermaux, la place qu'il y avait jadis occupée et dont on n'aurait
jamais dû le laisser déchoir?

Transport. (*Toutes les sources*) — Se conservent parfaitement.
Il s'en expédie aujourd'hui des quantités énormes tant en France
qu'à l'étranger. On fabrique également, avec le résidu des
sources, des *pastilles* analogues par leur composition et leurs
propriétés à celles de Vichy. Leur usage commence de même
à beaucoup se répandre.

CELLES (Ardèche).

Sources alcalines froides.

Itinéraire de paris a celles. — Chemin de fer de Lyon et Marseille jusqu'
la station de la Voulte, par Livron : 14 heures et demie. Voitures de cette
station à Celles : une demi l: ure. — *Débours :* 73 fr.

Celles est situé dans une vallée étroite et allongée, à 3 kilomètres du Rhône et à 5 des petites villes de Lavoulte et du
Pouzin, dont les hauts fourneaux attestent l'industrie métallur-
gique. Sept sources desservent l'établissement, mais deux seulement, le *Puits artésien* et la *Fontaine Ventadour*, méritent
une mention particulière. La première de ces sources a une
température de 25° C. ; elle contient, pour 1000 grammes d'eau,
$1^{lit},208$ d'acide carbonique libre, et $1^{gr},887$ de carbonate ou
de sulfate de soude, potasse et magnésie. Quant à la fontaine
Ventadour, elle diffère du Puits artésien par sa température
moindre et sa proportion plus faible de principes salins et
gazeux.

Mais il est un autre liquide médicamenteux sur lequel je
dois appeler l'attention, c'est celui qu'a obtenu M. Barrier, en
distillant dans une cornue à gaz des fragments concassés des
roches d'où s'échappent les sources. Le produit résultant de
cette distillation est limpide et d'une saveur astringente.
Analysé par M. Baudrimont, il a fourni, par litre, $0^{gr},425$ de
sels assez analogues à ceux des sources précédentes, sauf une
proportion plus grande de fer et de silice.

L'Eau des roches sert d'excipient aux différents sels artésiens et autres qui constituent la médication pharmaceutique
dont il nous faut maintenant nous occuper. Mais, je l'avouerai
tout d'abord, mon embarras pour formuler cette médication
est extrême, car il s'agit de maladies réputées, partout ailleurs,
plus ou moins incurables, telles que la phthisie, la scrofule confirmée et le cancer ; il s'agit également de méthodes que je n'ai
vu appliquer dans nul autre endroit qu'à Celles, et qui constituent une thérapeutique tout à fait à part. Essayons cependant
d'en donner une idée.

Phthisie. — Les phthisiques sont soumis aux prescriptions
suivantes : douches et boisson du Puits artésien ; inhalation et
bains de gaz acide carbonique ; frictions sur les principales surfaces absorbantes avec l'eau des Roches, additionnée de sels

La source Basse, qui est la plus employée, a une minéralisation considérable. Ainsi, l'analyse y constate, par litre, 6^{gr},07 de sels à base de sulfates calcaires et magnésiens. Cette source, assez franchement purgative, est utile surtout contre les engorgements abdominaux ; l'autre source, plus astringente, convient plutôt contre les flux muqueux et les hémorrhagies passives de l'utérus.

On utilise à Cransac, comme étuves naturelles, de petites niches creusées sur divers points de la montagne que domine le pic de Montet. L'air qu'on y respire est extrêmement chaud et chargé d'émanations sulfureuses. Les rhumatismes torpides se trouvent en général bien de leur emploi. Elles ont l'avantage sur beaucoup de bains de vapeur d'être beaucoup plus énergiques, et de ne renfermer aucun principe humide.

TRANSPORT. (*Les deux sources Richard.*) — Ces eaux supportent le transport sans altération appréciable. Mêmes doses et mêmes usages qu'à la source. Peu employées.

II

SOURCES DU CENTRE DE LA FRANCE.

Les eaux minérales du centre de la France se rencontrent surtout dans les anciennes provinces de l'Auvergne et du Bourbonnais, lesquelles représentent un massif à base granitique, percé par des porphyres secondaires et des roches volcaniques, et parsemé de lambeaux rudimentaires. Le nombre de ces sources est très-grand. Ces diverses conditions de gisement influent nécessairement sur leur température, qui est en général assez élevée ; chez quelques-unes même, elle est voisine de l'ébullition.

Tandis que les Pyrénées sont si abondamment pourvues d'eaux sulfureuses, le centre de la France en est à peu près complétement privé. En revanche, nous y trouverons des eaux salines de premier ordre qui méritent à tous égards d'appeler et de fixer notre attention. Les sels qui les minéralisent sont spécialement des sulfates, des bicarbonates, des chlorures et des silicates ; la base dominante est la soude, puis, après elle, la magnésie ; enfin le gaz le plus répandu, au point quelquefois de les saturer complétement, est l'acide carbonique.

ROYAT (Puy-de-Dome).

Sources alcalines chaudes.

ITINÉRAIRE DE PARIS A ROYAT. — Chemin de fer de Lyon par le Bourbonnais jusqu'à Clermont : 9 heures 1/4. Royat en est à 15 min. — *Débours :* 48 fr.

Je n'ai jamais visité la célèbre vallée de Tempé. Je ne la connais que par les récits enthousiastes des poëtes qui, très-probablement, ne l'avaient pas visitée plus que moi. Eh bien ! même en prenant à la lettre la description qu'il nous en ont laissée, je doute fort que la vallée de Royat lui soit de beaucoup inférieure. Là aussi vous trouvez une splendide nature, des eaux vives et murmurantes, des cascades, des grottes, de frais ombrages, tout ce qui peut, en un mot, charmer les yeux et prêter aux plus douces rêveries. Je sais bien que le mont Olympe est voisin de Tempé, et qu'Apollon, escorté des neuf sœurs, se plaisait à fouler en cadence ses sommets odoriférants. Mais le Puy-de-Dôme touche à Royat, et c'est sur ses hauteurs que Pascal découvrit la grande loi de la pesanteur de l'atmosphère. Or la solution d'un aussi admirable problème de physique ne peut-elle pas être opposée avec quelque avantage aux plus beaux triomphes de la chorégraphie ?

L'établissement thermal de Royat est situé à 15 minutes de Clermont, dans la partie la plus pittoresque de la vallée, et sur la rive droite du ruisseau de Tiretaine qui roule avec un certain fracas des eaux inoffensives. Vis-à-vis, et de l'autre côté du chemin, jaillit la magnifique source minérale avec un bouillonnement tumultueux qui la fait ressembler au Sprudel de Carlsbad. L'eau en est claire, limpide, légèrement écumeuse, d'une saveur atramentaire et piquante, avec un arrière-goût alcalin. Il résulte des analyses les plus récentes qu'elle contient, par litre, 5^{gr},588 de principes fixes dont 5^{gr},461 de carbonates alcalisés et 0^{gr},040 de carbonate de fer. Il y a, de plus, des traces d'arsenic et 0^{gr},377 de gaz acide carbonique libre.

Cette source a une température fixe de 35° C. et alimente 74 baignoires, 4 piscines, tout un arsenal de douches, 2 salles d'inhalation, 6 bains d'étuve et une buvette ; enfin l'eau se renouvelle sans cesse pendant le bain, formant de la sorte un véritable courant au milieu duquel le malade est plongé.

Les maladies qu'on traite avec le plus de succès à Royat sont l'asthme humide, le catarrhe bronchique et laryngé, les leu-

corrhées chroniques et les engorgements mous de l'utérus. La
goutte, le rhumatisme, les névroses, les paraplégies hystériques
en ont plus d'une fois aussi obtenu d'excellents résultats. Il en
a été de même de certaines dermatoses, telles que l'eczéma pru-
rigineux, le lichen et l'hyperesthésie cutanée.

Il existe sur la rive gauche de la Tiretaine une autre source
dite *Bain de César*, qui offre, avec celle que nous venons de
décrire, la plus complète analogie; seulement sa température
et sa minéralisation sont un peu plus faibles. Le petit bâtiment
fort humble où elle a été aménagée est particulièrement fréquenté par les malades qui redoutent la trop grande activité de
la source de Royat.

N'oublions pas non plus de mentionner l'établissement hydrothérapique, voisin des thermes, dont il forme un très-utile ap-
pendice.

Telle est cette délicieuse résidence de Royat. Pourquoi faut-il
que le séjour en soit si peu récréatif? Heureusement, à la
beauté des sites se joint l'intérêt des souvenirs. Ainsi sur les
hauteurs du mont Gergovia s'élevait la puissante forteresse que
défendait Vercingétorix et contre laquelle les légions de César
subirent leur premier échec dans les Gaules[1]. Un peu plus loin,
des débris de muraille et des grains de blé noircis par l'incendie, indiquent l'emplacement du château de Waïfre, duc
d'Aquitaine, que Pépin assiégea et détruisit en 768. Enfin, au
centre même du village, se dresse, intacte et respectée, la
petite église de Royat qui a eu aussi ses mauvais jours, à en
juger par les déchirures de ses créneaux démantelés. Son
attitude près de ces ruines n'est-elle pas tout à la fois un enseignement et un emblème?

Vic-sur-Cère (Cantal). — *Sources alcalines froides.* — Au
pied de la chaîne du Cantal et à 20 kilomètres d'Aurillac,
jaillit l'eau minérale de Vic. C'est une eau fortement gazeuse
qui minéralisent des sels alcalins et des sels ferrugineux :
3^{gr},109 des premiers et 0^{gr},050 des seconds. Sa composition
rappelle donc celle des eaux de Vichy avec cette différence,
toute à l'avantage de Vic, que la proportion beaucoup plus forte

---

1. De l'aveu même de César, le dernier assaut coûta aux Romains 700
hommes tués, parmi lesquels 46 centurions; la retraite de l'armée vers le pays
des Éduens (le Morvan), ressembla presque à une déroute. Mais bientôt
César reprit l'offensive. Il assiégea Vercingétorix dans Alésia, aujourd'hui
Sainte-Reine, le fit son prisonnier et en orna son triomphe. Peu de jours après,
le noble défenseur de l'indépendance gauloise était, par les ordres du sénat,
étranglé dans son cachot.

de fer corrige ce que les alcalins à haute dose ont toujours d'un peu énervant.

Les eaux de Vic sont souveraines contre l'anémie, la chlorose, les gastralgies, les embarras saburraux et ces débilités du gros intestin, que caractérisent, soit des flux muqueux, soit au contraire des constipations opiniâtres. Ces eaux, grâce au chemin de fer qui va incessamment les relier à Paris, me paraissent appelées à un brillant avenir.

Chaudes-Aigues (Cantal). — *Sources alcalines chaudes.* — La petite ville de Chaudes-Aigues est située et comme perdue dans une gorge sauvage, au pied des montagnes qui séparent l'Auvergne du Gévaudan. Ses eaux minérales offrent la plus parfaite analogie de composition et de propriétés avec celles de Dax : comme ces dernières, elles servent presque exclusivement aux usages culinaires et économiques. M. Berthier a calculé qu'elles tiennent lieu aux habitants d'une forêt de chênes d'au moins 450 hectares. Mais, tandis que les eaux de Dax n'ont que 63° C., ce qui est déjà une température fort respectable, celles de Chaudes-Aigues en marquent 84. A cela près, l'histoire chimique et médicale de ces deux stations se confond tellement, que la même description peut servir à toutes les deux. Je ne puis donc que renvoyer pour Chaudes-Aigues à ce que j'ai dit de Dax, à la page 27 de ce *Guide*.

MONT-DORE (Puy-de-Dôme).

Sources alcalines chaudes.

ITINÉRAIRE DE PARIS AU MONT-DORE. — Chemin de fer de Lyon par le Bourbonnais jusqu'à Clermont : 9 heures 1/4. Voitures de Clermont au Mont-Dore : 5 à 6 heures. — *Débours* : 55 fr.

La vallée du Mont-Dore est une des parties les plus curieuses et les plus pittoresques de l'ancienne Auvergne. Les soulèvements du sol, les cratères et les coulées de laves attestent que, dans des siècles reculés, ces contrées, aujourd'hui si paisibles et si fertiles, furent bouleversées par d'affreux cataclysmes. Aussi, le double chemin qui mène au Mont-Dore n'est-il pas moins fréquenté par les touristes que par les malades. Le village des bains est situé dans la vallée que traverse la Dordogne ; celle-ci n'est encore qu'un simple ruisseau, presque à sec en été et comme perdu au milieu d'un ravin rocailleux. C'est sur la rive droite, à la base de la montagne de l'Angle, que jaillissent les sources minérales. On en compte sept : une froide et six thermales.

La source froide, dite Fontaine de Sainte-Marguerite, a une saveur piquante et acidule qu'elle doit au gaz acide carbonique. Sa minéralisation est à peu près nulle ; sa température de 12° C. seulement. C'est une eau de table fort agréable, mais dont il faut se défier, car elle irriterait les poitrines délicates.

Les six sources thermales sont : le Grand-Bain, la source de César, la fontaine Caroline, le bain Ramond, le bain de Rigny et la fontaine de la Madeleine, aujourd'hui source Bertrand. Ces sources, dont la température oscille entre 42° et 46° C., sont aménagées dans l'établissement thermal, bel édifice, quoique d'une architecture un peu lourde, qui occupe l'emplacement même des sources. Il se compose de cinq divisions reliées entre elles par un hémicycle et des galeries couvertes, servant au besoin de promenoir. Là sont disposés les bains, les douches, les piscines et la buvette.

Près de l'établissement thermal a été construit, il y a quelques années, un bâtiment commode et élégant, spécialement affecté aux douches de vapeur, aux inhalations et à la pulvérisation. C'est une utile annexe qui fait du Mont-Dore une des stations balnéaires les plus complètes et les mieux entendues que j'aie encore visitées.

Les eaux du Mont-Dore sont limpides, incolores et fortement gazeuses. Elles n'ont pas d'odeur : leur saveur, légèrement acidule, puis salée, laisse un arrière-goût styptique assez désagréable. Exposées à l'air libre, elles se couvrent d'une mince pellicule irisée. Il résulte des analyses de Bertrand père, répétées récemment par M. Lefort, que ces eaux renferment des sels de soude, de chaux et de fer, dont la quantité varie de 2^{gr},80 à 3 grammes par litre. Qui ne voit qu'une semblable minéralisation est tout à fait impuissante à expliquer l'action si énergique de ces eaux ? Thénard y avait de plus constaté la présence d'environ 1 milligramme d'arséniate de soude. Enfin c'est au Mont-Dore que M. Scouttetten a préludé à ses prétendues découvertes de l'électricité dynamique des eaux.

Les *grands bains* ou bains à haute température constituent, pour quelques médecins encore, la médecine topique et particulière du Mont-Dore. Leur durée est nécessairement très-courte ; beaucoup de malades ne peuvent y rester plus de cinq ou six minutes, et encore éprouvent-ils quelquefois des syncopes, ainsi que l'attestent les flacons d'éther disposés par précaution tout près des cabinets. Ces bains, administrés dès le

début, auraient souvent l'inconvénient de déterminer des perturbations générales beaucoup trop vives. Aussi est-il prudent,
dans certains cas, de commencer par les bains tempérés du
Grand-Salon, qui sont même quelquefois les seuls que les malades peuvent supporter. Leur action consiste à stimuler doucement la peau, à la rendre halitueuse et à fortifier l'action
musculaire; cependant, quels que soient leurs bons effets, ils
sont loin, dans beaucoup de cas, d'avoir l'importance et l'efficacité des grands bains.

Les eaux sont bues à une température également très-élevée,
la source Bertrand, que nous avons dit être la plus chaude,
étant celle qui alimente la buvette : la dose en est de trois ou
quatre verres par jour. Ingérées dans l'estomac, elles sont rapidement absorbées, et elles impriment à la circulation une
nouvelle activité.

Sous l'influence de cette excitation tant interne qu'externe,
on voit souvent, du troisième au huitième jour, la fièvre thermale se déclarer. Presque toujours ensuite il se manifeste quelque phénomène critique du côté de la peau. C'est pour favoriser
le déplacement des fluides du centre à la périphérie qu'on fait
un si fréquent usage des bains de pieds. On emploie dans le
même but, quelquefois même jusqu'à satiété, la douche, le massage, les frictions, les bains d'étuve, en un mot, tout ce qui
tend à congestionner le derme, en dégageant les parties plus
profondes.

Quelles sont les maladies qui sont traitées au Mont-Dore
avec le plus de succès? Sidoine Apollinaire dit à propos des
Calentes Baiæ, que l'on présume être les mêmes eaux que celles
qui nous occupent : «Elles guérissent les phthisiques : »*Phthisiscentibus medicabiles.* Ainsi, dès le cinquième siècle, époque où
écrivait le savant évêque, les eaux du Mont-Dore avaient déjà,
contre les maladies de poitrine, la réputation dont elles jouissent aujourd'hui. Nul doute par conséquent que cette réputation ne repose sur quelque chose de très-fondé; seulement est-
ce bien la phthisie qu'elles sont aptes à guérir? J'en doute
fort, et en cela je suis parfaitement de l'avis de mon savant confrère, le professeur Boudant, dont la longue pratique de ces
eaux m'inspire la plus grande confiance. Je crois, comme lui,
que leur rôle se borne, et c'est déjà beaucoup, à arrêter les
progrès des tubercules, en dissipant les congestions dont ils
sont souvent le siége; enfin il n'est pas éloigné de penser que
les inhalations peuvent favoriser la cicatrisation des cavernes
pulmonaires.

En réalité les eaux du Mont-Dore conviennent spécialement pour le catarrhe du larynx, de la trachée et des bronches, surtout si on peut supposer qu'il existe dans la constitution quelque diathèse herpétique ou rhumatismale. Elles réussissent également contre la pleurodynie ou névralgie intercostale, les diverses espèces d'angines simples ou granuleuses, l'amygdalite et ces coryzas tenaces qui font que certaines personnes ont une sorte de «rhume de cerveau perpétuel.»

Quelques asthmatiques se trouvent bien aussi des eaux du Mont-Dore. Il est permis de supposer avec Thénard, que l'arsenic contenu dans ces eaux n'est pas entièrement étranger aux bons effets du traitement. Dioscoride disait déjà de ce puissant agent : « On le fait prendre en potion aux asthmatiques» (*asthmaticis in potione porrigitur*). De même, si l'on en croit Ettmuller, l'arsenic était au seizième siècle d'un usage vulgaire contre l'asthme. Enfin les travaux des modernes n'ont fait que confirmer en partie ces observations.

On comprend, d'après ce qui précède, que les eaux du Mont-Dore conviennent principalement aux personnes à fibre molle et à circulation languissante, chez lesquelles il s'agit de donner un coup de fouet à l'économie. Il est toutefois d'observation qu'elles ne réussissent pas aux tempéraments scrofuleux.

La durée d'une saison au Mont-Dore est de quinze jours à trois semaines, terme moyen ; prises plus longtemps, ces eaux auraient souvent le grave inconvénient de trop exciter.

Même dans ces limites, elles exigent une extrême surveillance Il est vrai que, sous ce rapport, elles sont favorisées entre toutes par leur personnel médical. Ainsi, en plus de l'inspection officielle, elles comptent plusieurs praticiens de mérite des résidences voisines. Il n'est pas jusqu'à la presse médicale de Paris qui n'y soit représentée par deux de ses membres les plus autorisés, MM. Brochin et Richelot.

Le séjour du Mont-Dore est bien plus agréable aujourd'hui qu'il ne l'était autrefois. Ainsi les grands salons de l'établissement que j'avais vus à peu près déserts, offraient, lors de ma dernière visite (1866), une animation et un entrain dont je fus fort étonné. Mais les véritables salons, ceux que préfèrent avec raison les baigneurs, sont les espèces de quinconces appelés, dans le langage du pays, « salons de Mirabeau, du Capucin, et « Mamelon vert. » Là circule sous la voûte des sapins qui les encadrent, un air vif, léger, balsamique. On vante un peu trop les cascades et les lacs qui m'ont paru peu de chose, surtout comparés à ceux de la Suisse : en revanche, je ne connais pas d'excursion plus intéressante que l'ascension du pic de Sancy, ce géant de l'Auvergne, avec son château du Diable, ses gorges d'Enfer, ses ravins et ses neiges éternelles. C'est de ses flancs que la Dordogne prend naissance par deux filets d'eau, la Dore et la Dogne, qui ne tardent pas à confondre leurs noms, en se perdant dans le même lit.

TRANSPORT. — Les soins extrêmes qui, dans ces derniers temps, ont présidé à l'embouteillage des eaux du Mont-Dore en même temps qu'ils en assuraient la conservation, en généralisaient de plus en plus l'emploi. Il s'en expédie aujourd'hui des quantités considérables. Les époques les plus favorables pour les boire sont novembre, mars, avril et juillet.

On prépare aussi des *pâtes* qui, soit par les sels qu'on y incorpore, soit par tout autre ingrédient, agissent comme calmant dans l'irritation des voies aériennes. Quant aux *pastilles*, si la thérapeutique a peu de chose à y voir, elles témoignent du moins en faveur de l'art du confiseur.

La Bourboule (Puy-de-Dôme). — *Sources salines chlorurées chaudes.* — C'est sur la rive droite de la Dordogne, à une demi-heure du Mont-Dore, que se trouve le petit village de la Bourboule où l'on compte aujourd'hui plusieurs beaux hôtels. Il y a quelques années encore, c'étaient d'abominables masures. Là jaillissent des sources minérales fort importantes, mais dont l'installation est restée par trop stationnaire : c'est au point qu'il faut un certain courage pour venir s'y baigner. On parle, il est vrai, d'une nouvelle compagnie qui y construirait enfin un établissement convenable. Mais quand ce projet se réalisera-t-il?

Les sources de la Bourboule, d'une température de 52° C. sont fortement minéralisées. Ainsi elles contiennent, par litre, 6^{gr},133 de principes fixes : ce sont des chlorures, des sulfates et des bicarbonates alcalins. Ajoutons que ce sont les eaux les plus arsenicales que l'on connaisse, la dose d'arsenic étant de 0^{gr},008. Quel plus puissant attrait aujourd'hui pour beaucoup de baigneurs !

Ces eaux ont une saveur franchement saline, avec un arrière-goût acide. Toniques et fortifiantes, l'estomac les supporte parfaitement. Elles réussissent très-bien dans le traitement de certaines maladies de la peau et plus particulièrement de l'eczéma; on les a vantées avec raison contre les affections scrofuleuses, même avec dégénérescence ; enfin le docteur Peironnet m'a dit les avoir vues triompher d'engorgements et d'épanchements articulaires réputés incurables.

SAINT-NECTAIRE (Puy-de-Dôme).

Sources alcalines chaudes.

Itinéraire de Paris a Saint-Nectaire. — Chemin de fer de Lyon par le Bourbonnais jusqu'à la station de Coudes. 10 heures 21 min. Voitures de cette station à Saint-Nectaire : 2 heures. — *Débours : 56 fr.*

L'itinéraire que je viens d'indiquer est le plus direct, mais les baigneurs qui voudront profiter de leur voyage pour visiter l'Auvergne, feront bien de prendre un détour et de revenir par la voie du Mont-Dore. Rien de plus curieux, de plus pittoresque que le chemin qui relie ces deux bains ; le coup d'œil du haut de la montagne qui domine la vallée de Murols offre surtout quelque chose de réellement féerique. Au centre, les ruines d'un vieux château féodal que surmonte son beffroi et auquel on serait tenté d'appliquer ces paroles du poëte :

Les malheurs n'avaient point abattu sa fierté.

Tout autour une série de cônes volcaniques qui semblent lui servir de cortége ; un peu plus loin un lac, le lac Chambon ; enfin, plus loin encore, et comme suspendu au-dessus de l'abîme, un rocher auquel se rattache une touchante légende :

« Une jeune paysanne, raconte-t-on, fut aimée de son
« seigneur. Surprise un jour par lui, elle n'hésita pas, pour
« sauver son honneur, à se précipiter du haut du rocher en
« implorant le secours de Marie. Sa voix fut entendue, car
« elle arriva doucement au fond du précipice. C'est en sou-
« venir de cet événement que la *Dent du Marais* s'appelle
« aussi le Saut de la Pucelle. »

Saint-Nectaire, où nous arrivons, est loin d'offrir une aussi splendide mise en scène. Le village a cependant assez bon aspect ; il est coquettement assis sur une colline ; au milieu se dresse sa vieille église romane, un des plus beaux monuments historiques de la contrée.

Les sources minérales sont nombreuses et abondantes. Il semble même que Saint-Nectaire soit bâti sur une sorte de bassin thermal, car il suffit de creuser le sol de quelques mètres pour obtenir de suite un nouveau griffon. La température de ces sources varie de 18 à 40° C., ce qui permet de les utiliser à l'état naissant, sans être obligé de les réchauffer ni de les refroidir pour les approprier à l'usage auquel on les destine. Limpides et transparentes à leur point d'émergence, elles prennent au contact de l'air une couleur légèrement louche. L'analyse y a constaté une moyenne de 7ᵍʳ,50 de sels alcalins, à base de soude, de chaux, de magnésie et de fer. C'est donc une minéralisation tout à fait remarquable par la nature et la dose de ses éléments fixes. Ajoutons que Thénard y a trouvé de l'arsenic en quantité très-sensible.

Ces eaux sont employées sous toutes les formes : bains à eau courante, bains de pied, douches générales, bains et douches de gaz acide carbonique, injections vaginales, etc. Les établissements sont situés aux deux extrémités du village; c'est pour les distinguer qu'on a divisé le village lui-même en Saint-Nectaire-le-Haut et Saint-Nectaire-le-Bas. Il s'en faut de beaucoup que leur installation soit complète. Je dois dire, toutefois, qu'à Saint-Nectaire-le-Haut, au-dessous et tout près de l'église, s'exécutent actuellement des travaux qui amèneront la création très-prochaine d'un bâtiment confortable. Il y aura une salle spéciale, consacrée uniquement au traitement des maladies des yeux.

N'oublions pas de mentionner la buvette, dite de la *Source Rouge*, à cause de la couleur des sels de fer qu'elle laisse déposer sur son passage. C'est un petit édifice fort élégant, près duquel accourt, chaque année, tout un essaim de jeunes filles, heureuses d'y retrouver les couleurs que leur a enlevées la chlorose ou l'anémie.

Les eaux de Saint-Nectaire conviennent pour les engorgements de la matrice, les leucorrhées atoniques, l'état lymphatique exagéré des adultes, et tout particulièrement des enfants; aussi une piscine, actuellement en construction, leur sera-t-elle exclusivement réservée. Leur efficacité est de même depuis longtemps reconnue contre les diverses formes de la scrofule, l'atonie des voies intestinales, la gravelle, le rhumatisme et les névralgies, surtout celles qui ont pour siége le grand nerf sciatique.

L'inspecteur actuel, le docteur Dumas-Aubergier, dont on ne saurait trop louer l'intelligente activité, en tire de plus un excellent parti dans le traitement de la conjonctivite granuleuse, des taies de la cornée et des blépharites chroniques. Il dirige, à cet effet, de petites douches à jets très-fins, mais pourtant animés d'une certaine force, sur la partie malade. Au besoin, il douche la muqueuse elle-même, ainsi que la cornée, en retournant les paupières, de manière à produire sur toute la face antérieure du globe de l'œil une véritable irrigation.

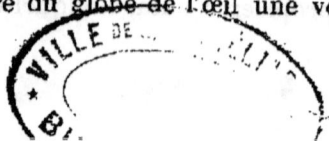

C'est le moyen le plus puissant de modifier tout à la fois la circulation et la vitalité de cet organe.

Le nombre des étrangers qui se rendent tous les ans à Saint-Nectaire, est beaucoup plus considérable que ne semble le comporter la vogue actuelle de ces eaux. C'est que beaucoup y sont attirés par la beauté du pays et par la renommée de ses incrustations. Celles-ci constituent pour les habitants toute une industrie qui était déjà connue des anciens.

« A Eurymènes, raconte Pline, les couronnes que l'on jette dans une certaine fontaine deviennent pierres; il en est de même des branches qu'on plonge dans les eaux des mines de Scyros. Le même fait s'observe à Perpérènes et dans une source chaude de l'Eubée. » Ovide, en sa qualité de disciple d'Apollon, veut de plus que « les Ciconiens aient un fleuve qui pétrifie les entrailles de ceux qui en boivent, de même qu'il revêt d'une couche de marbre les objets qu'on y dépose : »

Flumen habent Cicones, quod potum saxea reddit
Viscera, quod tactis inducit marmora rebus.

Heureusement, ces craintes ne devront pas arrêter les baigneurs, car si Apollon était médecin, il lui manquait ce qui manque également à bon nombre de nos confrères, des notions exactes sur les eaux minérales.

CHÂTEL-GUYON (Puy-de-Dome).

Sources alcalines chaudes.

Itinéraire de paris a chatel-guyon. — Chemin de fer de Lyon par le Bourbonnais jusqu'à Riom : 9 heures. Voitures de Riom à Châtel-Guyon : une demi-heure. — *Débours :* 47 fr.

Les eaux de Châtel-Guyon ne figurent dans aucune des éditions précédentes de mon *Guide*. Peut-être même n'en aurais-je rien dit dans celle-ci, si une circonstance tout à fait fortuite ne me les eût fait connaître, me prouvant ainsi, une fois de plus, que bien souvent en voyage on trouve ce qu'on ne cherchait pas, tandis qu'au contraire on ne trouve pas ce qu'on allait chercher. Ainsi, je venais de quitter Saint-Nectaire, encore tout impressionné du spectacle grandiose des ruines du château de Murols, lorsque, traversant Riom, j'eus l'idée d'aller visiter celles du vieux manoir du Châtel-Guyon, qui en sont

distantes de 7 kilomètres. Or, quelle ne fut pas ma surprise
ou plutôt ma déception de ne trouver ni traces ni vestiges de
ces ruines ! A leur place, une croix gigantesque, comme une
sorte d'emblème funéraire. En revanche, j'aperçus, à quelques
pas de là, un charmant établissement de bains dont je ne soup-
çonnais même pas l'existence.

Je dois dire, toutefois, à ma décharge, que cet établissement,
à l'époque où parut mon *Guide*, était encore dans un état par
trop primitif. Aujourd'hui, au contraire, que son installation
est complète ou du moins laisse bien peu à désirer, mon silence serait sans excuse.

Châtel-Guyon est un petit village situé au milieu d'un des
plus beaux sites de l'Auvergne, sur les confins de la riche vallée
de la Limagne. Ses sources minérales, en nombre considérable,
— plus de quatorze — ont une température qui oscille entre
24^0 et 55^0 C. Limpides et incolores à leur point d'émergence, elles finissent par prendre, au contact de l'air, une teinte
légèrement opaline. Leur odeur est nulle ; leur saveur, au contraire, est aigrelette, avec un arrière-goût un peu salé. Analysées par plusieurs chimistes, et en dernier lieu par M. Lefort,
elles ont offert, par litre, un peu plus de sept grammes de
sels, dont :

	gram.
Chlorure de soude, potasse et magnésie. . . .	3,013
Carbonates alcalisés.	3,597
Bicarbonate de fer.	0,054

Ce sont, comme on le voit, des eaux mixtes dont la composition tient tout à la fois des eaux chlorurées, des eaux alcalines et des eaux ferrugineuses.

Ces sources ont été captées dans un charmant petit établissement qui comprend vingt-deux baignoires, contenant chacune
un système de robinets placés au fond, qui permet d'augmenter
ou de diminuer à volonté la température du bain, avec le moins
de déperdition possible de gaz; il comprend, de plus, deux
vastes piscines, seize cabinets de bains avec tous leurs accessoires, deux salles spéciales pour douches ascendantes, dont
les réservoirs sont gradués avec soin quant à la capacité et la
température ; puis, enfin, un cabinet pour douches vaginales :
l'eau employée à cet effet est prise directement à une source
couverte à son point d'émergence, de sorte qu'elle ne perd rien
de ses éléments gazeux. Telle est la quantité d'eau dont on dispose que, baignoires et piscines, pendant toute la durée du bain,

sont traversées par de véritables courants émanés des griffons à leur chaleur native. C'est dans la cour d'entrée que se trouve la buvette.

Les eaux de Châtel-Guyon sont des eaux laxatives, bues à une faible dose, et purgatives, bues à une dose plus élevée. C'est là ce qui les rend pour nous précieuses entre toutes, la plupart de nos sources étant, au contraire, neutres ou même astringentes.

Les affections pour lesquelles on les conseille avec le plus de succès sont les dyspepsies et les flatuosités stomacales, surtout quand elles s'accompagnent de constipation; souvent, en pareil cas, quelques verres d'eau minérale pris le matin, à jeun, suffisent pour ramener la digestion à des conditions normales. Les engorgements du foie et de la rate, les obstructions mésentériques désignées vulgairement sous le nom de « carreau » s'en trouvent très-bien également. M. le docteur Chaloin, l'inspecteur actuel, cite même trois cas de kystes de l'ovaire qu'il aurait vu ainsi subir une sorte d'atrophie. Il dit les employer de même avec avantage contre la goutte, la gravelle, la chlorose et les divers flux utérins qui ont pour point de départ l'atonie. Enfin, il remarque, avec raison, que par la dérivation qu'elles provoquent vers l'intestin, elles sont éminemment aptes à prévenir toute tendance du sang à se porter au cerveau, tendance qui devient si souvent l'occasion d'accidents paralytiques.

Tels sont les principaux cas pour lesquels on prescrit les eaux de Châtel-Guyon. Ce sont, comme on le voit, les mêmes, à peu près, que ceux que l'on traite à Kissingen, dont notre station française me paraît être, à beaucoup d'égards, l'équivalent. Qui sait même si elle n'est pas destinée à nous affranchir en partie du tribut que nos baigneurs vont tous les ans payer à ces sources de la Bavière?

Rouzat (Puy-de-Dôme). *Sources ferrugineuses tièdes.* — A 7 kilomètres de Riom. Ce sont des eaux tempérées, contenant quelques bicarbonates alcalins et $0^{gr},036$ de carbonate de fer. Il y a un petit établissement thermal. On en obtient de bons effets dans les affections rhumatismales, les scrofules, la chlorose et l'anémie.

Châteauneuf (Puy-de-Dôme). *Sources calcaires chaudes.* — Le petit village de Châteauneuf est situé à 24 kilomètres de Riom. Ses sources minérales sont nombreuses et assez abondantes; mais vous n'y trouverez aucun établissement thermal un peu confortable. Ce sont des eaux alcalines d'une température qui oscille entre 15 et 38° C. Elles renferment par litre 3^{gr},524 de principes fixes, dont 1^{gr},352 de bicarbonate de soude. Les autres sels sont à base de chaux et magnésie. Ces eaux ont une action fondante et dépurative; mais elles ne sont fréquentées que par les malades de la localité.

VICHY (ALLIER).

Sources alcalines chaudes.

ITINÉRAIRE DE PARIS A VICHY. — Chemin de fer de Lyon par le Bourbonnais jusqu'à Vichy même : 8 heures 1/2. — *Débours : 40 fr. 90 c*[1].

Les personnes qui visitent Vichy aujourd'hui, après l'avoir vu, il y a dix ans, éprouvent la même surprise que celles qui visitent Paris, après être restées de même dix années sans le voir. On se croirait presque le jouet de quelque illusion. Ainsi la vieille cité thermale se trouve comme perdue au milieu des gracieuses villas et des splendides hôtels qui l'entourent de toutes parts ; là où l'Allier, par ses débordements périodiques, venait raviner le sol et y déposer d'insalubres alluvions, a surgi un parc délicieux avec ses eaux vives, ses allées sablées et ses verdoyants ombrages ; enfin les salons, hier encore si modestes et si humbles, sont remplacés aujourd'hui par un casino qui rivalise avec les plus beaux de l'Allemagne, si même il ne leur est supérieur. C'est que Vichy, ou plutôt le conseil d'administration de la Compagnie fermière[2] de l'établissement thermal, a

1. Il se rend à Vichy une telle affluence de baigneurs, de tous les coins de la France et de conditions si diverses, que je crois devoir emprunter au *Guide-Chaix* un complément de renseignements sur les prix du voyage :

PRIX.	1re cl.	2e cl.	3e cl.
De Paris...............	40 90	30 65	22 50
— Bordeaux...........	57 55	43 20	30 75
— Marseille...........	68 »	43 50	31 90
— Lyon....	20 60	15 45	11 35
— Strasbourg.........	76 85	57 65	42 25
— Nantes,............	64 95	48 70	35 75

2. La Compagnie fermière est constituée en société anonyme, au capital de cinq millions. Elle se compose des hommes les plus honorables que représente un conseil d'administration, lequel délègue tous ses pouvoirs à un directeur. Cette Compagnie, à en juger par les dividendes qu'elle donne à ses actionnaires, est aujourd'hui en pleine prospérité. C'est même à cette prospérité qu'elle doit d'avoir pu exécuter les immenses travaux auxquels nous venons de faire allusion.

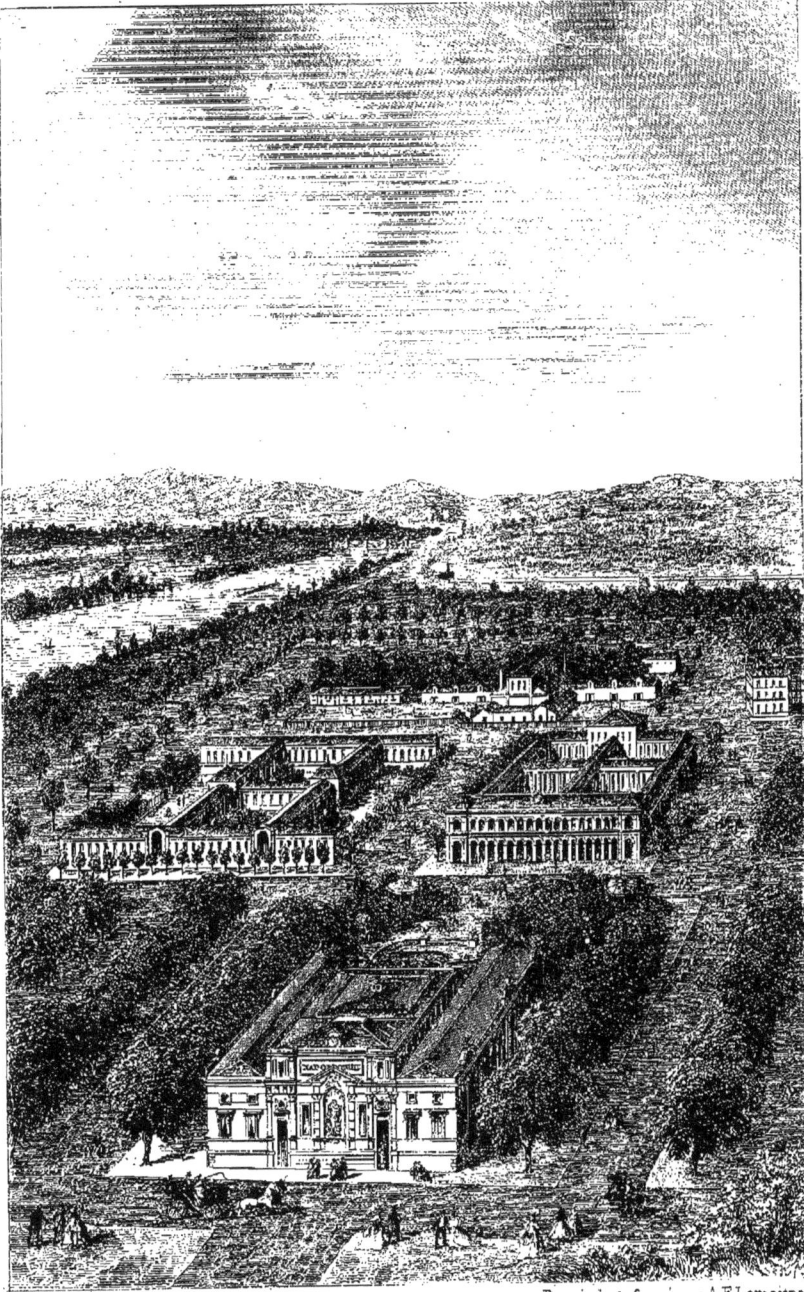

Publié par Victor Masson et fils. *Imprimé par Salmon.* Dessiné et gravé par A.F.Lemaître.

VICHY. VUE GÉNÉRALE DE L'ÉTABLISSEMENT.

parfaitement compris qu'une ville qui a eu l'heureux privilége
de devenir le *Bain impérial*, doit mettre tout en œuvre pour
devenir en même temps la métropole des établissements thermaux.

Ses sources, disons-le de suite, justifient entièrement, par
leur valeur intrinsèque, le choix du souverain. Ce sont, en
effet, les eaux les plus remarquables qui existent en Europe.
L'élément dominant est le bicarbonate de soude. J'indique,
dans le tableau suivant, leur température ainsi que la dose de
bicarbonate qu'elles renferment :

	Tempér.	Gram.	
Grande-Grille..........	42° C.	4,883	bicarb. soud.
Puits Chomel.	43°	5,001	—
Puits carré..........·.	44°	4,893	—
Lucas.	29°	5,004	—
Hôpital...............	31°	5,029	—
Célestins.	14°	5,103	—
Source du Parc........	22°	4,857	—
Source de Mesdames....	17°	4,016	—
Source d'Hauterive.....	15°	4,687	—
Source Lardy.........	23°	4,910	—
Source Larbaud.......	22°	4,850	—

Ces deux dernières sources sont des propriétés particulières;
les autres appartiennent à l'État. Toutes jaillissent à Vichy
même, excepté celle d'Hauterive, qui en est distante d'une
demi-heure et celle de Mesdames, de vingt minutes. La première ne sert qu'à l'exportation. Quant à la seconde, elle a été
amenée jusque dans la galerie des sources de l'établissement à
l'aide de conduites dites « forcées » qui la mettent ainsi à l'a-
bri de toute altération dans son parcours; elle forme le pendant de la Grande-Grille. Son caractère, notablement ferrugineux, explique la faveur dont elle jouit près des malades
auxquels le fer est indiqué.

Si, dans l'analyse des sources de Vichy, je n'ai mentionné
que le bicarbonate de soude, c'est qu'il est impossible d'indiquer quelle peut être la part d'action des autres éléments : cependant ils en ont une très-réelle. Dissolvez dans un litre d'eau
ordinaire la même quantité de sels alcalins que nous avons dit
exister dans un litre d'eau minérale, cette eau artificielle, lors
même qu'elle ne fatiguera pas l'estomac, ne saurait produire des
effets analogues à ceux que détermine l'eau naturelle. L'eau
de Vichy n'est donc pas une simple dissolution alcaline; il y a,
soit dans les principes révélés par l'analyse, soit dans d'autres

encore inaperçus, une combinaison qui nous échappe, mais dont nous ne devons pas pour cela méconnaître l'intervention.

L'eau de toutes les sources de Vichy est limpide et a une saveur lixivielle, nullement désagréable : celle des Célestins et de la source d'Hauterive est plutôt aigrelette et piquante. La grande quantité d'acide carbonique que ces sources renferment simule, en s'échappant, une véritable ébullition ; ce gaz est pur, bien qu'il s'y mêle habituellement une légère odeur d'hydrogène sulfuré. Il existe également dans ces sources une assez notable proportion de cette matière gélatineuse et filante qu'on rencontre dans la plupart des eaux minérales.

Maintenant que nous sommes suffisamment renseignés sur la composition des sources de Vichy, essayons d'établir quelles sont les modifications chimiques qu'éprouve l'économie par l'absorption d'une eau aussi fortement chargée de bicarbonate de soude.

Les divers liquides qui circulent dans nos vaisseaux, ceux qui en sortent, soit pour être rejetés au dehors, soit pour rentrer dans la circulation, présentent tous, dans l'état de santé, certains caractères que très-souvent la maladie modifie : c'est ainsi que telle sécrétion alcaline deviendra acide, et telle sécrétion acide deviendra alcaline. Or les eaux de Vichy ont pour effet à peu près constant, non-seulement d'augmenter l'alcalinité du sang et des autres liquides qui sont déjà naturellement alcalins, mais encore de rendre alcalines toutes les sécrétions naturellement acides. On comprend quelles seront les conséquences de ces métamorphoses et de ces espèces de conflits chimiques. Il est évident que toute maladie qui reconnaîtra comme point de départ ou comme principale manifestation une trop grande acidité des humeurs, sera puissamment influencée par l'eau de Vichy ; par suite, l'emploi bien dirigé de cette eau pourra constituer en pareil cas la meilleure thérapeutique.

Prenons garde, toutefois, de nous exagérer, comme on le fait trop souvent, la portée du rôle joué par la chimie. Ce rôle est évidemment secondaire, comparé à la manière dont l'agrégat minéral impressionne la vitalité.

Ceci posé, nous allons passer en revue les principaux états morbides contre lesquels les eaux de Vichy seront le plus utilement conseillées.

Maladies des voies digestives. — Toutes les fois qu'il y a dérangement de la digestion et que la susceptibilité de la muqueuse intestinale n'est pas trop vive, on peut recourir avec avantage aux eaux de Vichy. Sous ce rapport, les dyspepsies avec aigreur, ballonnement, flatuosités, s'en trouvent mieux que les gastralgies véritables. On commence, d'habitude, par la source de l'Hôpital : comme c'est celle qui contient le plus de matières onctueuses, son action plus douce, est, en général, très-bien supportée. Chez certains malades, une eau tout à fait froide, telle que celle des Célestins ou de Mesdames, convient mieux pour l'estomac. Ce n'est le plus souvent qu'après de véritables tâtonnements qu'on arrive à être définitivement fixé sur son choix.

Maladies du foie avec ou sans calculs. — Les eaux de Vichy font merveille dans la plupart des maladies du foie. En même temps qu'elles rendent la bile plus fluide, elles excitent la vitalité du parenchyme hépatique, activent la circulation dans les capillaires et communiquent plus de ressort à l'organe tout entier : aussi sont-elles éminemment toniques et *désobstruantes*. C'est surtout contre l'hypertrophie, sans productions accidentelles ni dégénerescence, qu'on doit le plus compter sur leurs excellents effets.

S'il y a complication de calculs biliaires, que penser des eaux de Vichy ? Nul doute qu'elles n'aient plus d'une fois favorisé la sortie de ces calculs, en stimulant la contractilité de la vésicule ou des canaux qui leur servent de réservoirs. Il semblerait même qu'elles seraient aptes à amener leur dissolution, si tant est, comme on croit l'avoir expérimentalement démontré, que la formation de ces calculs tienne à un défaut d'alcalinité de la bile. Les eaux, dans ce cas, agiraient en rendant à la bile la soude qui lui manque.

Engorgements abdominaux, suites de fièvres de marais. — Les engorgements de la rate, ceux du mésentère et de l'épiploon, qui reconnaissent une origine paludéenne, cèdent quelquefois d'une manière tout à fait inespérée à l'emploi bien dirigé de ces eaux. Ainsi s'expliquent les succès obtenus sur les fébricitants de nos armées d'Afrique, du Mexique et de Cochinchine, et sur ceux qui nous viennent en si grand nombre de l'étranger. Combien de malades, par exemple, l'Espagne ne nous envoie-t-elle pas tous les ans pour des affections de cette nature qui, après une cure de quelques semaines, retournent chez eux complétement guéris !

Affections de matrice. — Les bains, aidés surtout des irrigations faites avec l'appareil dont chaque cabinet pour dames est pourvu, triomphent facilement des engorgements chroniques de l'utérus. Je signalerai à cette occasion l'excellente monographie qu'en a publiée M. Villemin, inspecteur adjoint et l'un des médecins les plus consultés de Vichy.

Catarrhe vésical. — Les eaux de Vichy sont fréquemment conseillées contre le catarrhe chronique de la vessie. Mais, si ce catarrhe a déjà pris le caractère purulent et surtout s'il existe quelque altération de la prostate, vous vous trouverez beaucoup mieux de la douche ascendante que de la boisson. Souvent, en pareil cas, des eaux moins minéralisées ou simplement gazeuses seraient préférables.

Gravelle. — Les eaux de Vichy possèdent une efficacité incontestable contre cette forme particulière de gravelle qu'on appelle gravelle *rouge* ou d'acide urique. Leur action est quelquefois tellement rapide que, dès les premiers verres, les malades n'apercevant plus dans leurs urines de traces de graviers, se sont effrayés, dans la crainte que ceux-ci ne restassent emprisonnés au sein des organes; c'est qu'au contraire, ils avaient été instantanément dissous. On peut expliquer cette dissolution en disant que l'acide urique en excès s'est combiné avec la soude des eaux pour former un urate de soude, lequel a été entraîné avec les urines. Le plus souvent cependant l'eau de Vichy agit bien moins comme élément chimique que comme stimulant de l'appareil rénal. Dans ce cas, les graviers, au lieu de se dissoudre, sont simplement expulsés du tissu du rein, et charriés ensuite par les urines : aussi les malades les rendent-ils plutôt à la fin qu'au commencement de la cure, car il faut un certain temps pour qu'ils se détachent.

Goutte, rhumatisme. — Dans le travail qu'on lira plus loin sous le titre : *Du traitement de la goutte par les eaux minérales*, j'ai essayé de prouver que cette affection, étant une maladie essentiellement complexe, ne saurait être combattue par une seule eau, et que plusieurs espèces de sources, en tête desquelles se place Vichy, pouvaient être appelées à intervenir. Je me suis attaché surtout à bien spécifier celles qui paraissent le mieux s'adapter à chacune des formes prédominantes de la goutte. Je puis d'autant mieux renvoyer à ce travail que c'est précisément Vichy que j'ai eu en vue en l'écrivant.

Quant au rhumatisme dont la parenté avec la goutte me paraît avoir été singulièrement exagérée, Vichy ne convient, à vrai dire, qu'à cette forme mixte qu'on appelle « rhumatisme goutteux. »

Diabète sucré. — Le diabète est une affection beaucoup moins rare qu'on ne l'avait cru jusqu'à présent. Il se rend tous les ans à Vichy un certain nombre de diabétiques, surtout parmi les goutteux, chez lesquels la maladie a été très-long-temps méconnue. Or la plupart se trouvent parfaitement bien de l'usage de ces eaux : c'est au point que je n'en connais aucune autre qui, à cet égard, leur soit supérieure. Sur quel organe agissent-elles ? Il est probable que c'est sur le foie, les belles expériences de M. Cl. Bernard ayant appris que c'est dans le tissu même de ce viscère que se forme le sucre. Seulement, il n'est aucune maladie qui expose plus que le diabète aux récidives ; c'est au point qu'on ne peut jamais dire qu'on en soit radicalement guéri. Aussi est-il indispensable, une fois la cure de Vichy terminée, de continuer chez soi l'usage des eaux minérales, en combinant un régime suffisamment animalisé avec l'emploi du pain de gluten et l'exclusion plus ou moins absolue des substances sucrées ou féculentes.

Maladies de la peau. — Il est certaines maladies de la peau que les sources sulfureuses exaspèrent et qui se trouvent bien, au contraire, des sources alcalines ; telles sont, en particulier, l'acné et la couperose. Sans doute, on est moins souvent obligé de recourir à la médication thermale depuis que nous possédons la *Pommade sicilienne*, dont je crois avoir l'un des premiers, en France, fait connaître la merveilleuse efficacité [1]. Mais enfin, quand la pommade a échoué, il reste encore la ressource des eaux de Vichy, ressource que les femmes apprécient d'autant mieux que ces éruptions vont quelquefois jusqu'à former un véritable masque. Il est probable que les eaux alcalines agissent ici de deux manières : d'une part, comme topique contre l'altération propre du derme ; d'autre part, comme régularisateur du trouble organique dont cette altération peut n'être que le signe extérieur. Prunelle était dans l'usage de diriger les maladies de ce genre à la petite piscine de l'hôpital, à cause de la glairine que renferme en proportion plus sensible la source qui l'alimente. C'est encore aujourd'hui ce qui se pratique le plus généralement.

— On voit, par les détails dans lesquels je viens d'entrer, quel immense parti on peut tirer des eaux de Vichy dans le traitement d'une multitude d'affections, même les plus graves. Quant au choix à faire parmi les diverses sources, comme, en résumé, il n'en est aucune douée plus que les autres de propriétés spécifiques sur tel ou tel organe, on se laissera principalement guider par les susceptibilités de chaque tem-

1. *Toilette d'une Romaine au temps d'Auguste et Conseils à une Parisienne sur les cosmétiques.* 2e édition. Page 254. Hachette. Paris, 1866.

pérament. Bien entendu, les Célestins continueront d'être l'eau de prédilection des goutteux : seulement, que ceux-ci en usent avec plus de mesure qu'ils ne le font d'habitude, et qu'ils ne perdent pas de vue que, s'il est bon quelquefois d'alcaliniser la constitution, il est toujours dangereux de la saturer.

Le service des bains est aujourd'hui organisé à Vichy de manière à ne laisser presque rien à désirer; mais le nombre des baignoires, bien qu'il soit de plus de 300, pouvant donner par jour de 2300 à 2800 bains, est loin de suffire, surtout dans le mois de juillet, à l'affluence croissante des malades. Aussi les habitués de Vichy préfèrent-ils avec raison les mois de juin et de septembre. Ils évitent d'ailleurs ainsi les chaleurs caniculaires pendant lesquelles le docteur Lucas, l'un des inspecteurs qui ont le mieux connu ces eaux, avait pris le sage parti d'interdire les bains.

Les douches ont été de même entièrement remaniées. Elles sont installées d'une manière excellente, peut-être même trop luxueuse pour le rôle souvent secondaire qu'elles jouent dans le traitement de Vichy, rôle toutefois qui tend de jour en jour à prendre plus d'importance.

Enfin M. Willemin imagina, en 1858, d'utiliser pour bains et demi-bains l'acide carbonique pris sur les griffons de la source du Puits carré. Ces essais ayant réussi, on a installé dans une des parties de l'établissement tout un arsenal de bains et de douches du même gaz, de telle sorte que Vichy compte actuellement une précieuse médication de plus.

Un dernier renseignement à l'adresse des baigneurs. Si les hôtels sont pour la plupart confortables, les conditions modérées et la vie matérielle bonne, l'eau que l'on boit aux repas laisse en général beaucoup à désirer. Cette eau, qu'on pompe dans l'Allier à l'aide des immenses travaux exécutés, en 1863, par le gouvernement, en tête du nouveau parc, est sans doute moins minéralisée que celle des anciens puits, mais elle pèse encore à beaucoup d'estomacs. Aussi nombre de malades la remplacent-ils par les eaux gazeuses de Chateldon, qui sont, au contraire, une sorte de diminutif de celles de Vichy et que leur voisinage (19 kilomètres) permet d'avoir toujours fraîches et à bon marché.

Que dire maintenant du séjour et des distractions de Vichy? Son nouveau casino, placé dans l'axe de l'établissement thermal, avec sa magnifique terrasse toujours à l'ombre et dominant la promenade, avec ses salons de bal, de lecture et ses salons réservés pour dames, offre de telles ressources que, quand on aura eu achevé la « salle de restauration, » qui doit compléter l'ensemble des travaux imposés à la compagnie, Vichy n'aura plus rien à envier aux premiers bains de l'Allemagne, rien, pas même leurs théâtres ni leur orchestre[1]. Sans doute, Bade a sa vallée, mais Vichy a son parc, et, pour les personnes peu valides, la promenade sur un sol égal et sablé est encore le meilleur des exercices. Je ne nie pas que la vue de l'Allier dont le lit, en été, est presque entièrement à sec, ne nuise quelque peu aux charmes des tableaux : mais, patience. L'État fait précisément construire un barrage en aval du nouveau pont ; ce barrage, à la disette des eaux substituant l'abondance, transformera sur tout le parcours du parc la rivière en fleuve et le fleuve lui-même en un lac magnifique. C'est à ce moment surtout que nous serons d'autant plus en droit d'opposer Vichy à Bade que, grâce à ses puissantes sources minérales, la station française aura toujours quelque chose de plus à offrir aux visiteurs que le plaisir : c'est la santé.

— Nous connaissons maintenant les eaux de Vichy utilisées à Vichy même ; mais notre travail serait incomplet si nous en restions là. En effet, ces eaux, soit pures, soit réduites à l'état de sel, soit dissimulées en pastilles, sont expédiées, tant en France qu'à l'étranger, dans des proportions que je n'hésite pas à appeler formidables. Il est donc essentiel que nous les étudiions sous ces diverses formes.

Eau transportée. — Toutes les sources de Vichy supportent bien le transport. Il paraît toutefois que c'est la source d'Hauterive qui se conserve le mieux ; par contre, ce serait celle de l'Hôpital qui se conserverait le moins bien.

Le chiffre d'expédition des eaux de Vichy est tel qu'aucune autre eau n'en approche. Il a été, pour l'année qui vient de finir (1866), de 2 200 000 bouteilles ! Heureusement les sources donnent plus de 500 000 litres, par vingt-quatre heures. La progression peut donc continuer sans qu'il soit à craindre que les buveurs les tarissent, comme jadis les armées de Xerxès et de Cambyse tarissaient les fleuves où elles se désaltéraient.

Sels naturels de Vichy. — Lorsque, dans une des dernières éditions de mon *Guide*, je disais, à propos des sels extraits des eaux de Vichy : « C'est une grosse affaire qui commence, » je ne savais pas devoir être si bon prophète. Il s'en expédie

[1]. Des traités passés chaque année par la direction des fêtes avec nos meilleurs artistes, assurent leur présence à Vichy pendant la durée de la saison thermale.

aujourd'hui plus de 60 000 kilogrammes par an. Ce chiffre est
le digne pendant de celui des eaux transportées. Ce sont ces
sels qui sont connus dans le commerce sous le nom de *sels naturels de Vichy*. Mais, avant d'aller plus loin, on peut se demander si c'est bien réellement de Vichy qu'ils proviennent,
ou si la source dont on les a retirés n'aurait pas plutôt ses
griffons dans quelque officine de la rue des Lombards. A cela,
il n'y a qu'une chose à répondre. Un arrêté ministériel, qui
date déjà de 1857, rend obligatoire le contrôle de l'État sur
tout produit qui sort de l'établissement thermal de Vichy. Ce
contrôle est une garantie de la provenance des sels, comme
le poinçon de la monnaie est une garantie de la nature des
métaux. La question de *sincérité* est donc une question parfaitement jugée. Rien de moins, mais aussi rien de plus. Ainsi
l'État n'entend en aucune manière certifier la valeur thérapeutique de telle ou telle préparation ; il dit simplement : « Mon
contrôle assure que les produits vendus sous ce cachet sont
réellement extraits des sources qu'exploite la compagnie fermière de Vichy. »

Les sels naturels de Vichy se divisent en sels pour bains et
sels pour boisson.

Sels pour bains. — Voici comment on procède actuellement
pour l'extraction des sels destinés aux bains :

On a installé tout près des réservoirs des sources, de vastes
bacs de tôle où l'eau minérale est soumise, comme cela se pratique dans les salines, à l'action graduelle et prolongée de la
chaleur. Lorsqu'elle marque 34 ou 35 degrés à l'aréomètre,
on modère le feu, puis on commence à enlever les sels à mesure qu'ils se précipitent, opération que l'on continue jusqu'à
ce que le bac soit épuisé. Les sels ainsi obtenus représentent
des masses d'une cristallisation un peu confuse ou même tout
à fait fait amorphe. S'ils n'ont rien de bien flatteur à l'œil, en
revanche ils renferment tous les éléments essentiels de l'eau
minérale. Quand ils ont été suffisamment égouttés, puis saturés par le gaz acide carbonique pris aux sources, puis enfin bien
séchés, on les divise par rouleaux d'une capacité égale à la quantité de sels contenus dans un bain de Vichy : c'est sous cette
forme qu'ils sont livrés au commerce.

Sels pour boisson. — Les sels pour boisson, par suite des
soins spéciaux dont leur cristallisation est l'objet, ont une
beaucoup plus belle apparence que les sels pour bains. Ils représentent de petites roches, de petites montagnes de neige,
d'un aspect tout à fait appétissant. Mais « ne vous en rapportez

pas trop aux signes extérieurs. » (*Nimium ne crede colori.*) Ces
sels ne pourront jamais servir qu'à former une eau artificielle.
Or, je ne saurais trop le répéter, une eau artificielle ne rem-
placera jamais complétement une eau naturelle; celle-ci est la
seule eau réellement médicinale. Qu'ils soient supérieurs aux
simples bi-carbonates de soude du commerce, je le veux bien;
mais cela ne prouve pas qu'ils vaillent l'eau minérale elle-
même. Leur véritable emploi consiste dans la fabrication des
pastilles dites de Vichy.

Pastilles de Vichy. — Ces pastilles, où l'âcre saveur du sel
est dissimulée par la gomme adragante et le sucre ainsi que
par un agréable arome, représentent un excellent digestif que
les enfants eux-mêmes acceptent avec plaisir. Je sais qu'ils
leur préfèrent les *sucres d'orge*, légèrement alcalins, qui sortent
aussi de l'établissement thermal. Je les leur permets volontiers,
mais seulement à titre de friandise ou d'encouragement à une
cure plus sérieuse.

Les pastilles conviennent surtout pour les digestions difficiles et laborieuses qui s'accompagnent d'une sensation de
poids ou de barre vers l'épigastre; elles agissent de même, à
titre d'absorbant, dans ces dyspepsies flatulentes, que caractérise un dégagement de gaz dans l'estomac. La dose à laquelle
on les prend n'a rien de fixe; c'est aux malades eux-mêmes à
la régler d'après leurs propres observations.

Une visite à la grande usine de l'établissement est la promenade obligée de tout nouvel arrivant à Vichy. On assiste ainsi
aux diverses transformations que subit l'eau minérale pour se
changer en sels, et de sels en sucres d'orge ou en pastilles. Un
spectacle non moins curieux est celui qu'offre la buanderie,
magnifique établissement qui blanchit chaque jour, par l'emploi de la vapeur, près de 14 000 pièces de linge. Enfin on ne
saurait se faire une idée du mouvement et de l'activité qui
règnent dans les magasins d'emballage, situés près de la gare
du chemin de fer, pour l'expédition des nombreux produits
de Vichy qui partent pour aller inonder le monde entier. J'ai
dit le « monde entier. » C'est qu'en effet, j'y ai vu des caisses
préparées pour le Pérou, la Chine, le Japon et l'Australie.
C'est surtout à Vichy que l'art de l'emballeur doit déployer
ses ressources et au besoin ses arcanes, tant sont nombreuses
les péripéties auxquelles chaque envoi est exposé avant de
parvenir à sa destination!

Puisque la vogue de ces produits est telle, qu'ils pénètrent
aujourd'hui partout où le nom de Vichy est prononcé, on ne

lira pas, j'espère, sans quelque intérêt, surtout à l'étranger[1],
les instructions suivantes, qu'on peut intituler :

VICHY CHEZ SOI. — La manière de prendre les eaux de Vichy
loin de la source diffère un peu de ce qu'elle est à la source
même. Ainsi, au lieu de les boire à jeun et pures, on les boit
de préférence aux repas et coupées avec du vin rouge ou du vin
blanc. Le vin blanc a sur le vin rouge l'avantage de ne pas
troubler la transparence de l'eau ; il est vrai que ce trouble du
vin rouge, ne provenant que du dépôt de sa matière colorante,
l'eau ne perd rien de ses vertus médicinales.

Quelques personnes, au contraire, aiment mieux boire l'eau
de Vichy pure. Il est, à cet égard, une innovation, ou plutôt
une importation de l'Allemagne, que je dois d'autant moins
passer sous silence, qu'elle ne tardera sans doute pas à se généraliser dans nos grandes villes.

La compagnie de Vichy vient d'organiser, à son grand ma-
gasin de vente au détail du boulevard Montmartre, un arrivage
direct et quotidien de petits flacons d'eau minérale, d'une contenance d'un verre seulement, de telle sorte que les prome-
neurs et les gens affairés, à qui l'eau de Vichy est recommandée, entrent dans cette trinkhall, boivent l'eau de la source
qui leur est prescrite, puis s'en vont, se trouvant ainsi dispen-
sés de rentrer exprès chez eux. C'est une manière commode de
suivre sa cure sans se déranger. Ce nouveau mode d'administrer des eaux minérales a été accueilli avec faveur et réalise ce
que je disais tout à l'heure : *Vichy chez soi.*

En effet, bien que l'établissement de Vichy soit ouvert toute
l'année, peu de personnes sont tentées d'aller s'y installer en

---

1. C'est surtout aussi en vue de l'étranger que j'ai prié la Compagnie fermière de vouloir bien me donner le complément de renseignements que voici :

SÉJOUR A VICHY.

Le prix du séjour à Vichy varie entre 5 et 15 fr. par jour.
L'eau bue sur place est gratuite ; mais, emportée à domicile dans les hôtels,
elle se paye 30 centimes le litre.
Le prix des bains et douches est de 3 fr., 2 fr. et 60 cent. (linge compris).

EXPÉDITIONS.

Les *Eaux* s'expédient par caisses de 50 bouteilles ou 50 demi-bouteilles,
emballage gratuit, au prix de 30 francs, prises à Vichy et 35 francs, à Paris.
Une caisse pèse de 105 à 107 kilog.
Chaque bouteille contient un litre d'eau et est scellée d'une capsule, indiquant le nom de la source ainsi que le millésime du puisement. Elle est de
plus munie d'une étiquette portant ces mots imprimés dans le papier : *Propriété et Contrôle de l'État.*

hiver. Et, franchement, il y a là une perspective d'isolement telle, qu'à moins de nécessité absolue, je comprends qu'on s'en abstienne.

Mais tout le monde ne peut pas ainsi, à certaines heures, aller flâner au voisinage du boulevard Montmartre. Il faut se contenter alors, comme le font les malades de la province, de boire l'eau de Vichy chez soi, et d'ajouter aux bains les sels dont je parlais tout à l'heure, en se conformant aux prescriptions de son médecin, qui, plus que tout autre, est apte à en apprécier la dose et la convenance.

C'est, du reste, ce que sont obligés de faire aujourd'hui les habitants des contrées d'outre-mer qui ne peuvent venir à l'établissement thermal. Quel que soit leur éloignement, les eaux naturelles peuvent toujours leur parvenir, ainsi que les sels pour bains. Mais ces cures à distance, toutes supérieures qu'elles sont à celles dont le bicarbonate du commerce fait la base, ne vaudront jamais les cures à Vichy même ; car, pour en finir par une citation poétique avec des détails qui le sont médiocrement : « La vertu des eaux ne se rencontre qu'à la source où on les boit : »

> Dulcius ex ipso fonte hibuntur aquæ.

CONCENTRATION DES EAUX PAR CONGÉLATION. Si je n'ai point parlé de l'appareil Carré qui fonctionne tout près de Vichy, pour la concentration de l'eau de la source Larbaud par congélation, c'est que les résultats obtenus n'ont pas été jusqu'à présent ceux que semblait promettre la théorie. Mais il ne faut pas en conclure que le procédé soit mauvais. Je le crois au contraire excellent : seulement il a besoin, pour devenir pratiquable, d'importants perfectionnements.

Saint-Galmier et **Saint-Alban** (Loire). — *Eaux de table.* — Elle sont, comme toutes les eaux de cette classe, mousseuses, aigrelettes et piquantes. Mêlées au vin, elles constituent une boisson fort agréable. L'eau de Saint-Galmier a surtout le mérite de coûter très-peu cher.

Les *Pastilles* sont en boîtes de 500 grammes, scellées du contrôle de l'État. Elles sont expédiées au prix de 5 francs, *franco* dans toute la France.

Enfin les *Sels pour bain* sont dans des rouleaux de 250 grammes, au prix de 1 fr. le rouleau. — La Compagnie envoie vingt rouleaux pour 20 francs, *franco* dans toute la France.

NOTA. — La Compagnie de Vichy, par suite de ses relations avec les différentes sources, les fermiers et les propriétaires d'établissements thermaux, est en mesure d'expédier toutes les Eaux minérales, tant françaises qu'étrangères, aux meilleures conditions.

NÉRIS (Allier).

Sources salines chlorurées chaudes.

Itinéraire de paris a néris. — Chemin de fer d'Orléans et Moulins jusqu'à Montluçon : 9 heures 15 minutes. Voitures de Montluçon à Néris : 45 minutes. — *Débours* : 38 fr.

A en juger par les débris de son cirque et les ruines de ses anciens thermes, que décoraient soixante colonnes dont on a retrouvé des tronçons, il n'est pas douteux que Néris, qui n'est plus aujourd'hui qu'un simple bourg, n'ait été une ville opulente, à l'époque où les Romains dominaient dans les Gaules. Si même il fallait en croire quelques étymologistes, le mot *Néris* viendrait de Néron, triste patronage qu'aucun souvenir historique ne semble justifier. Ses sources sont enchambrées dans six puits, et produisent en vingt-quatre heures environ 1000 mètres cubes d'eau. C'est la source dite « Puits de la Croix » qui alimente la buvette.

Les eaux de Néris ont une température comprise entre 52° et 53° C. ; elles sont limpides et d'un goût un peu fade. Leur composition chimique, comme celle de la plupart des sources qui impressionnent plus particulièrement l'innervation, est tout à fait insignifiante. Ainsi, un litre du Puits de la Croix ne contient, par litre, que 1^{gr},250 de sels. Ce sont des bi-carbonates de soude et de chaux, des sulfates et surtout du chlorure de sodium.

L'établissement thermal de Néris est, sans contredit, l'un des plus beaux et des plus complets que j'aie vus en France et même à l'étranger. Il renferme quatre piscines, dont deux tempérées (32° à 34°) et extrêmement vastes, servent à la natation ; les deux autres chaudes (38° à 42°), mais d'une étendue moindre, servent aux bains partiels et de courte durée. Il y a cinquante-huit baignoires, disposées dans autant de cabinets, et munies de douches descendantes qui offrent toutes les variétés possibles de température. Indépendamment de ces douches, il en existe de toutes spéciales dans des compartiments à part : il y a de plus des salles pour bains de vapeur, massage, inhalation, puis enfin tout un outillage d'hydrothérapie.

N'oublions pas de mentionner le petit établissement appelé Bain des Pauvres, non plus que l'hôpital où logent les baigneurs indigents.

Les eaux de Néris passent généralement pour être calmantes d'emblée. C'est là une erreur. Leur action première est presque toujours, au contraire, plus ou moins perturbatrice : ce n'est qu'après une période d'orages, qui sans doute ne dépasse pas certaines limites, qu'arrive la période de sédation.

Ces eaux, qu'on emploie à peine en boisson, conviennent spécialement dans les·maladies nerveuses caractérisées par l'exaltation de la sensibilité et les troubles du mouvement. Telles sont : les névralgies faciales, sciatiques et intercostales, l'hystérie et certaines formes de chorée. C'est par l'emploi longtemps continué des bains de piscine qu'on parvient à calmer l'irritabilité générale et les spasmes. On comprend combien il importe de surveiller ici la température de l'eau minérale qui doit être plutôt un peu basse que trop élevée.

Vous verrez à Néris un certain nombre d'affections rhumatismales ou goutteuses, avec prédominance d'éréthisme nerveux. L'emploi de ces eaux et leur mode d'action seront les mêmes que dans les circonstances précédentes; mais, si l'affection est ancienne et qu'il soit nécessaire de la faire momentanément passer par un état subaigu, les petites piscines devront être préférées aux piscines de natation, que nous avons dit avoir une température moindre. On se trouve très-bien aussi, en pareil cas, de recourir à la douche, aux bains de vapeurs ou de faire intervenir l'hydrothérapie. M. le docteur Faure, l'inspecteur adjoint, m'a dit même avoir traité avec succès, par ces moyens, des névroses du cœur qui simulaient, à s'y méprendre, des affections organiques de ce viscère.

Les eaux de Néris rendent encore de grands services dans les affections utérines que caractérise l'exaltation de la sensibilité. Enfin, je les ai vues réussir dans certaines maladies de la peau, telles que l'eczéma rubrum, l'urticaire, l'impétigo et le lichen. Seulement, depuis le nettoyage des bassins, on n'a plus à sa disposition les conserves (*uva thermalis*) dont on se servait autrefois avec tant d'avantages pour fomentations.

Néris est un séjour triste. Ce ne sont pas cependant les éléments de distraction qui manquent, car l'établissement thermal possède un fort beau salon, et, parmi les baigneurs, un grand nombre appartiennent à l'élite de la société. C'est plutôt aux malades eux-mêmes qu'il faut s'en prendre, ou mieux au genre d'affections qui les conduit à ces eaux. Qui ne sait, en effet, que les souffrances nerveuses qui inspirent en général si peu de sympathie au vulgaire, trop enclin à n'y voir que des effets de l'imagination, sont, au contraire, les plus cruels de tous les maux ? Le bruit, l'agitation, la foule les exaspèrent; souvent il n'y a d'autres adoucissements possibles que le silence et la solitude.

BOURBON-L'ARCHAMBAULT (Allier).

Sources salines chlorurées chaudes.

Itinéraire de Paris a Bourbon-l'Archambault. — Chemin de fer d'Orléans et Moulins jusqu'à Souvigny : 11 heures 35 minutes. Voitures de Souvigny à Bourbon-l'Archambault : 1 heure. — *Débours :* 40 fr.

Les eaux de Bourbon-l'Archambault furent très en vogue sous Louis IX ; le roi lui-même y vint une ou deux fois. C'est de Bourbon que Boileau, Racine, Mme de Sévigné et tant d'autres personnages illustres datèrent si souvent leur correspondance. On allait alors à Bourbon comme on va aujourd'hui à Vichy. Combien les temps sont changés! Par suite d'un revirement du destin, ces mêmes eaux ne reçoivent plus de Paris que de rares malades, et, au delà d'un certain rayon, c'est à peine si elles sont connues. Aussi tout se ressent-il de cet abandon immérité. La ville n'est plus qu'un simple bourg, et les logements destinés aux baigneurs n'offrent pas maintenant le moindre confortable [1].

Il n'existe à Bourbon-l'Archambault qu'une seule source minérale chaude ; mais elle est extrêmement abondante. Température : 51° à 52° C. C'est une eau limpide, bien qu'elle tienne en suspension de petits corpuscules ressemblant à de l'ocre ; sa saveur, franchement salée, rappelle, comme celle de beaucoup d'autres sources, un assez mauvais bouillon de veau. Elle contient, par litre, 3gr,980 de sels, à base surtout de chlorure de sodium.

L'établissement thermal, qui a été refait sur un nouveau plan, renferme quarante baignoires, des douches variées, des salles d'étuves et plusieurs réservoirs réfrigérants.

Les eaux de Bourbon prises tant à l'intérieur qu'à l'extérieur, sont des eaux excitantes qui agissent sur l'ensemble de l'organisme sans exercer de spécialisation bien marquée. Quand, sous leur influence, la réaction devient trop vive, on est souvent obligé de recourir aux ventouses, ou plutôt aux *cornes*, comme on dit plus ordinairement. En effet, on se sert de cornes de

1. Il paraîtrait du reste que le séjour n'en a jamais été très-attrayant. Ainsi Boileau écrivait de Bourbon à Racine (13 août 1687) : « L'offre que vous me « faites de venir à Bourbon est tout à fait héroïque et obligeante; mais il « n'est pas nécessaire que vous veniez vous enterrer inutilement dans le plus « vilain lieu du monde, et le chagrin que vous auriez infailliblement de vous « y voir ne ferait qu'augmenter celui que j'ai d'y être. »

taureau amincies et souples, percées à leur pointe d'un petit trou auquel un homme adapte ses lèvres, pour produire le vide par de fortes inspirations; le vide opéré, le trou se trouve bouché par un morceau de cire préalablement introduit dans la bouche, puis poussé par la langue et fixé avec les dents. On peut porter l'action de ces ventouses jusqu'à la phlyctène, et soustraire par la scarification la quantité de sang voulue [1].

Ces eaux sont renommées contre les rhumatismes, la plupart des maladies des os ou des ligaments, les engorgements articulaires et les commencements d'ankylose. Elles conviennent surtout aux tempéraments scrofuleux. On les a vantées avec raison contre certaines paralysies d'origine traumatique ou rhumatismale. J'ai vu à l'hospice civile et à l'hôpital militaire des paraplégiques qui s'en trouvaient parfaitement; plusieurs même étaient en complète voie de guérison.

Mais on va plus loin à Bourbon. On prétend guérir rapidement les hémiplégies symptomatiques d'une hémorrhagie cérébrale, et même on pose en principe que, plus l'hémorrhagie est récente, plus grandes sont les chances de guérison. L'événement, ainsi que je l'avais prévu, n'a nullement confirmé ces assertions hasardées que repoussent, d'ailleurs, les lois les plus élémentaires de la physiologie. Je crois du reste qu'on est aujourd'hui beaucoup moins affirmatif.

On boit peu l'eau thermale de Bourbon. La plupart des malades font plutôt usage de la source ferrugineuse de Jonas. Cette source qu'un Suisse, appelé Jonas, découvrit vers la fin du XVIIe siècle, jaillit au sud-ouest de la ville, dans un petit bassin surmonté d'une sorte de campanile de zinc: son voisinage du jardin public en fait un but de promenade. Elle est froide, limpide et a une saveur d'encre très-prononcée; elle contient, par litre, environ 0^{gr},04 de crénate de fer.

La source de Jonas passe, dans tout le pays, pour être souveraine contre l'amaurose: son mode d'emploi est des plus simples. On remplit de cette eau un entonnoir garni d'une éponge, et on la laisse tomber goutte à goutte, d'une certaine hauteur, sur les yeux malades. La petite douche est répétée, chaque jour, pendant plusieurs minutes. On comprend que,

---

1. Ce procédé que j'avais cru nouveau était au contraire connu des anciens. Ainsi on lit dans Antyllus, cité par Oribase : « Le tirage des *ventouses en* « *corne* se fait sans feu; car elles sont percées d'un petit trou à leur partie « supérieure, et, pour les appliquer, il suffit d'aspirer fortement à travers l'ou- « verture de ce trou. Une fois la peau suffisamment gonflée, on le bouche im- « médiatement avec le doigt ou avec de la cire. »

par ses principes astringents et la légère commotion qu'elle
imprime au globe de l'œil, l'eau de Jonas puisse fortifier la vi-
sion et triompher de certaines conjonctivites ; mais il y a loin de
là à guérir de véritable amauroses.

Si le séjour de Néris est peu animé, celui de Bourbon-l'Archambault l'est moins encore. Il y a seulement une jolie promenade, avec une très-belle avenue de marronniers plantés par
Mme de Montespan [1], à peu de distance du vieux manoir
qui fut le berceau de la maison de Bourbon, et dont les ruines
offrent encore un caractère singulièrement grandiose.

Bourbon-Lancy (Saône-et-Loire.) — *Sources salines chlorurées chaudes*. — Les eaux de Bourbon-Lancy sont, depuis plusieurs années, tombées dans un tel abandon, qu'elles ne vivent
plus, en quelque sorte, que par les souvenirs qui les rattachent
à notre histoire. Ainsi, quand on a eu raconté que ce fut à ces
eaux que Catherine de Médicis, envoyée par son médecin Fer-
nel, vit cesser la stérilité dont elle était affligée depuis dix ans,
et que, par conséquent, elles ne durent pas être étrangères à
la naissance de Charles IX, on a tout dit ou à peu près sur
leur compte ; à peine ensuite fait-on une simple allusion à
leurs propriétés médicinales.

Les sources de Bourbon-Lancy sont au nombre de six.
Elles sont disposées à la suite les unes des autres, dans la vaste
cour de l'établissement, et captées chacune dans autant de bassins de marbre. La plus abondante et la plus chaude s'appelle
la *Lymbe;* une autre porte le nom de Fontaine de la Reine,
parce que c'est celle où Catherine de Médicis se baignait ; les
autres sources sont habituellement désignées par des numéros
d'ordre. Leur température varie de 28 à 56° C.

L'eau de ces diverses sources est limpide, sans odeur et sans
saveur marquée. Sa minéralisation est très-faible. Ainsi la
source de la Lymbe qui est la plus riche en sels n'en renferme
que 1^{gr},754, par litre ; ce sont des chlorures et des carbonates
alcalins.

Quelles sont les propriétés thérapeutiques de ces sources ? On
a publié si peu de chose sur Bourbon-Lancy, qu'il est difficile
de savoir au juste à quoi s'en tenir à cet égard. Elles paraissent

---

1. Mme de Montespan passa les douze dernières années de sa vie à Bourbon,
dans les pratiques religieuses. La nuit de sa mort, un cavalier entra brusquement dans sa chambre, saisit une clef qu'elle portait suspendue à son cou,
s'empara d'une cassette enfermée dans le tiroir d'un meuble, puis repartit en
toute hâte pour Paris, sans avoir proféré une seule parole.... C'était son fils,
le duc d'Antin. On n'a jamais su quel mystère recélait cette cassette.

agir dans les mêmes cas et de la même manière que les eaux de Néris avec lesquelles elles offrent beaucoup d'analogie.

Roche-Posay (Vienne). — A 22 kilomètres de la station de Châtellerault. Ce sont des sources froides que l'on présume être sulfatées, car l'analyse n'en a pas encore été régulièrement faite, mais qui, en tout cas, contiennent très-peu d'éléments salins. Il y a trois griffons dont les eaux vont se rendre à un réservoir commun qui alimente le petit établissement de bains. On se rend à la Roche-Posay pour les affections de la peau, les rhumatismes et les dyspepsies.

SAINT-HONORÉ (Nièvre).

Sources sulfureuses tièdes.

Itinéraire de paris a saint-honoré. — Chemin de fer du Bourbonnais par Nevers, jusqu'à la station de Cercy-la-tour : 6 heures 50 min. Omnibus de cette station à Saint-Honoré : une heure 1/2. — *Débours : 36 fr.*

Les eaux sulfureuses de Saint-Honoré, qui paraissent se rapporter à celles qu'on trouve anciennement décrites sous le nom de *Aquæ Nisinei*, sourdent près de Moulins-Engilbert, au pied des montagnes du Morvan, à la jonction du calcaire et du granit. Il y a quelque années encore, elles étaient comme perdues au milieu d'une prairie, et rien n'indiquait qu'elles eussent jamais été aménagées convenablement; mais des fouilles pratiquées par le propriétaire actuel, M. le marquis d'Espeuilles, ont fait découvrir à la profondeur de 5 mètres environ, les débris d'une vaste piscine romaine sur le griffon des sources [1]. C'est seulement en 1854 que, sous la direction de M. Jules François, on s'est occupé de la construction de l'établissement actuel dont la façade a 56 mètres de largeur et que décore un grand portique vitré. Le service des bains, des douches et des buvettes m'a paru très-bien entendu. L'inhalation y est pratiquée sur une grande échelle et avec beaucoup plus de succès qu'autrefois, grâce aux perfectionnements que l'inspecteur actuel, M. le docteur Collin, a si heureusement apportés dans la distribution des salles et la pulvérisation des eaux. Elle réussit surtout dans les affections pulmonaires qui ont pour point de départ le lymphatisme et le scrofule.

L'eau de Saint-Honoré est claire, limpide, d'une saveur dou-

[1]. On y a trouvé également, au milieu des décombres, plus de six cents médailles romaines à l'effigie des principaux empereurs.

ceâtre et hépatique ; elle exhale une légère odeur d'hydrogène
sulfuré. Sa température est de 26° à 28° C. Elle fournit par cinq
griffons particuliers la masse énorme de 900 mètres cubes d'eau
en vingt-quatre heures. Analysée sur les lieux mêmes par
M. O. Henry, elle a donné, par litre :

litr.

Acide sulfhydrique libre............ 0,070

gram.

Sulfure alcalin................... 0,003
Chlorure de sodium.............. 0,300

On a voulu établir, entre la composition chimique de ces
sources et celle de la Source-Vieille des Eaux-Bonnes, une analogie qui, surtout depuis l'analyse de cette dernière source
par M. Filhol, ne me paraît pas suffisamment justifiée. Mais
cela importe fort peu pour leur action médicinale. Or, il résulte
du témoignage des divers médecins qui se sont succédé à
Saint-Honoré, que ces eaux sont d'une efficacité réelle contre
les maladies cutanées, en particulier contre l'eczéma, l'impétigo et même le lichen. Elles conviennent aussi dans les leucorrhées et les engorgements passifs de l'utérus. Enfin leur
extrême digestibilité et leurs propriétés apéritives dissipent
facilement les saburres des premières voies.

Mais c'est le traitement des affections pulmonaires qui a
constitué de tout temps leur spécialité. D'après M. Collin,
d'accord en cela avec l'ancien inspecteur, Allard, il est très-
peu de catarrhes du larynx, de la trachée et des bronches
qui ne cèdent à l'emploi bien dirigé de ces eaux, surtout quand
ils se rattachent à la diathèse strumeuse si commune chez l'enfance. En sera-t-il de même pour la phthisie? Je ne serais pas
éloigné de croire qu'elles peuvent, en pareil cas, rendre également de très-réels services. Ainsi j'ai envoyé, il y a quelques
années, à Saint-Honoré un malade atteint d'un catarrhe bronchique des plus graves, que compliquait peut-être une tuberculisation commençante, lequel, arrivé mourant aux eaux, les
quitta dans l'état de santé le plus satisfaisant. J'aurais à peine
espéré pareil succès des Eaux-Bonnes.

Quand on songe que les eaux de Saint-Honoré sont les
seules eaux sulfureuses thermales du centre de la France et
qu'elles jaillissent dans une contrée aussi salubre que pittoresque, on comprend qu'elles aient la très-légitime ambition de
rivaliser prochainement avec les sources des Pyrénées dont
elles rappellent les vertus thérapeutiques.

POUGUES (Nièvre).

Sources alcalines froides.

ITINÉRAIRE DE PARIS A POUGUES. — Chemin de fer de Lyon, ligne du Bourbonnais, jusqu'à Pougues même : 5 heures. — *Débours :* 27 fr.

Pougues est situé à 11 kilomètres de Nevers. Il y a deux sources minérales ; l'une, dite de Saint-Marcel, ne contient pas de gaz acide carbonique et est réservée pour les bains ; l'autre, appelée source Saint-Léger, est au contraire fortement chargée de gaz et sert à la boisson : aussi est-ce celle-là surtout qu'il nous importe de connaître :

La source Saint-Léger est captée dans un puits à ciel ouvert ; elle a une température fixe de 12° C.; de grosses bulles d'acide carbonique viennent éclater à sa surface. L'eau qu'elle fournit en abondance a une saveur atramentaire et piquante. Analysée par MM. Boullay et Ossian Henry, elle a offert, par litre, 3gr,834 de sels alcalins dont 1gr,326 de bicarbonate de chaux. Les autres sels sont à base de magnésie et de fer. Enfin, on y a constaté la présence de l'iode.

C'est principalement en boisson qu'on fait usage des eaux de Pougues ; en général, l'estomac les supporte à merveille. Elles rendent d'importants services dans les maladies des voies digestives, surtout dans les dyspepsies qui accompagnent les états lymphatiques ou anémiques. On les conseille de même aux femmes chlorotiques, aux convalescents et aux individus épuisés par de longues maladies ou par un mauvais régime. A ce point de vue, elles ont sur les eaux de Vichy une supériorité incontestable. Je m'explique.

Les sels auxquels on doit prêter la principale somme d'action dans les eaux de Pougues, sont les carbonates de chaux et de magnésie. On sait en effet que, de tous temps, ces sels ont été employés avec le plus grand avantage contre les affections de l'estomac ou de l'intestin. Or, loin de pluidifier le sang, comme le font les sels de soude et de potasse, ils contribuent au contraire à le reconstituer. Ajoutons que cette action des eaux de Pougues est singulièrement favorisée par la quantité notable de fer[1] qu'elles contiennent.

1. C'est à la présence de ce fer qu'est due la coloration jaune-rougeâtre du dépôt que laissent les eaux de Pougues dans leur bassin ainsi que dans les bouteilles qui servent à l'exportation.

Vous n'en obtiendrez pas de moins bons résultats contre la gravelle; c'est au point qu'on leur attribue, dans ce cas, une véritable spécificité. Elles agissent tout particulièrement sur les fonctions du rein, auxquelles elles communiquent un surcroît d'activité qui a pour résultat l'expulsion des sédiments calculeux. Il ne saurait être question ici de ces décompositions chimiques dont on s'est plu à doter un peu gratuitement certaines eaux, et qui, fussent-elles prouvées, n'exerceraient leur action que d'une manière essentiellement temporaire. Non. Les eaux de Pougues attaquent le mal plus profondément dans sa racine, en s'opposant à la formation de nouveaux graviers; aussi sont-elles appropriées à toute espèce de gravelle.

On vient également à Pougues pour des affections catarrhales de la vessie. Les eaux déterminent, du huitième au dixième jour, un état sub-aigu, mais à cette exacerbation momentanée succède, en général, un mieux rapide.

L'action minérale est puissamment secondée par les pratiques hydrothérapiques, auxquelles est consacré un établissement dû à l'initiative du docteur Félix Roubaud. Je dois dire à ce sujet que notre confrère, après avoir été, pendant huit ans, l'inspecteur des eaux de Pougues, en a récemment pris la direction, plutôt médicale qu'administrative.

Enfin, il est question d'établir à Pougues des cures de petitlait, sur le modèle de celles qui existent en Suisse et en Allemagne.

L'établissement de Pougues qui n'était, il y a quelques années encore, qu'une chétive masure, sans air et sans espace, s'est entièrement transformé. On y trouve aujourd'hui un beau Casino, un théâtre, un parc bien dessiné; en un mot tout y est sur un pied très-confortable.

TRANSPORT. — Ces eaux se conservent parfaitement. Il s'en est expédié, l'année dernière (1866), près de 200 000 bouteilles, et je ne doute pas qu'avant peu ce chiffre n'ait plus que doublé. Leur emploi est le même qu'à la source.

N'oublions pas non plus de mentionner les *pastilles*[1] faites avec les éléments minéralisateurs des eaux. Plus toniques que celles de Vichy, elles conviennent de même, dans les dyspepsies et les embarras de la digestion. Enfin on leur attribue des vertus diurétiques.

---

1. Le dépôt central des eaux et des pastilles de Pougues se trouve au *Grand Entrepôt* de la rue Caumartin, 60, lequel contient un approvisionnement très-complet de toutes les eaux minérales, françaises et étrangères. C'est, sans contredit, un des dépôts de Paris qui m'inspirent le plus de confiance.

Saint-Denis (Loir-et-Cher). — Il existe à Saint-Denis, à une demi-heure de Blois, trois sources ferrugineuses froides qui sont : la source Médicis, la source Henri IV et la source Reneaulme. D'après l'analyse de M. O. Henry, ces sources renferment, par litre, $0^{gr},056$ de crénate et carbonate de fer. Elles conviennent dans tous les cas où il s'agit de relever les forces de l'économie en reconstituant le sang lui-même. On y a récemment organisé un établissement hydrothérapique.

III

SOURCES DE L'OUEST DE LA FRANCE.

Cette partie de la France est presque entièrement déshéritée d'établissements thermaux. Elle n'en possède à vrai dire que deux, celui de Bagnoles et celui de Château-Gonthier, et encore ces établissements n'ont-ils qu'une importance tout à fait secondaire. Aussi en donnerai-je plutôt un aperçu qu'une description véritable.

Bagnoles (Orne). — *Sources alcalines un peu tièdes.* — Cet établissement est situé sur les confins du Maine et de la Normandie, dans une vallée très-pittoresque, voisine de la magnifique forêt d'Andaine. Les sources minérales, au nombre de trois, fournissent en abondance une eau incolore, onctueuse, presque sans saveur, d'où s'exhale une faible odeur de gaz sulfhydrique; cependant l'analyse n'a pu y faire découvrir l'existence du soufre. Autant dire même qu'elle n'a donné encore aucun renseignement sur leur composition réelle.

On fait usage des eaux de Bagnoles en boisson, bains, douches et étuves; mais il faut en élever artificiellement la température, car leur chaleur native atteint à peine 25° C. On vient d'y construire une magnifique piscine, « la plus belle du monde » disent les prospectus. Mais comme l'eau qui l'alimente vient des griffons, sans réchauffement préalable, elle perd son peu de calorique en chemin, de telle sorte qu'on y prend des bains tout à fait froids.

Ces eaux, d'après les recherches de M. le docteur Bignon, conviennent surtout dans les dyspepsies. On y traite encore avec succès les rhumatismes nerveux, les névralgies et les maladies de la peau caractérisées par l'éréthisme.

Il n'y a pas de village près des sources : le plus voisin est celui de Couterne, distant de 3 kilomètres. Les malades logent dans la maison des bains, où tout a été convenablement disposé pour les recevoir et pour administrer les eaux.

Château-Gonthier (Mayenne). — *Sources ferrugineuses froides.* — A trois heures et demie de Laval. Il y a un établissement où l'on trouve tout ce qui constitue la médication balnéaire : bains, douches, étuves, hydrothérapie, etc. L'action de ces eaux est apéritive et tonique. Elle conviennent dans toutes les affections caractérisées par la débilité.

IV

SOURCES DU NORD DE LA FRANCE.

Les sources que renferme cette région n'appartiennent qu'à deux classes d'eaux minérales, les sulfureuses et les ferrugineuses. Quelques-unes, depuis l'adjonction de la banlieue, se trouvent comprises dans l'enceinte même de Paris ; d'autres font simplement partie de son bassin ; enfin les autres en sont plus ou moins distantes, et se trouvent disséminées sur divers points de nos départements du nord.

Passy (Seine). — *Sources ferrugineuses froides.* — Limpides à leur point d'émergence, ces eaux se recouvrent promptement d'une pellicule irisée et précipitent un sédiment ocreux. Leur saveur est amère, styptique, avec un arrière-goût de plâtre, tout à fait désagréable. Elles renferment, par litre, 0^{gr},412 de sulfate de peroxyde de fer. Cette énorme quantité de fer, jointe à l'absence complète de gaz, les rend d'une digestion difficile. Aussi est-il rare qu'on boive l'eau telle qu'elle s'échappe du sol. Ce n'est qu'après qu'elle a séjourné pendant quinze jours ou trois semaines dans de grands vases de terre, où elle forme un abondant résidu, qu'elle est livrée à la consommation. Sans doute, alors, elle n'a plus de saveur désagréable ; mais en revanche elle a perdu tout son fer. D'après M. O. Henry, l'eau de Passy *dépurée* diffère peu de l'eau de fontaine. Aussi ne compte-t-elle que de rares buveurs.

Auteuil (Seine). — *Sources ferrugineuses froides.* — Ce sont des eaux assez analogues à celles de Passy ; seulement, en plus du fer, elles contiennent un peu de manganèse. L'estomac les

supporte en général très-bien. Il y avait autrefois un petit établissement de bains près de la source, mais il a été fermé
faute de baigneurs.

ENGHIEN (Seine-et-Oise) [1].

Sources sulfureuses froides.

Il est de ces endroits privilégiés dont le nom seul éveille
dans l'esprit les idées les plus riantes et les perspectives les
plus gaies. Mme de Sévigné admirant, pendant son séjour
à Vichy, les paysages environnants qui n'offrent rien cependant que de très-ordinaire, écrivait à sa fille : « Le pays seul
« me guérirait. » Qu'aurait-elle dit si elle eût daté ses lettres
d'Enghien ! « Là se présente aux regards le plus magnifique,
« le plus attrayant, le plus gracieux des spectacles. Tout y
« charme, tout y retient, tout y séduit. Un site délicieux, un
« lac proportionné au paysage, des maisons élégantes et variées
« dans leur construction, des jardins admirablement dessinés ;
« partout des fleurs, des arbres, des promenades, de l'ombre,
« de beaux effets de lumière, quelque chose qui rappelle le
« pays le plus heureux, le climat le plus favorisé. »
Cette description que j'emprunte à Réveillé-Parise, n'est
point le rêve d'une imagination poétique : c'est un tableau
fidèle de ce qui existe réellement. En effet, tel est Enghien, si
même ce n'est davantage. Toutefois, je dois le dire, l'établissement dans lequel étaient aménagées les eaux qui vont nous
occuper, était tout à fait indigne, par son caractère un peu
trop primitif, et de la contrée et des eaux elles-mêmes. Heureusement de nouveaux bains, construits avec une rare magni-
ficence et, ce qui vaut mieux, avec une parfaite entente de tous
les perfectionnements de l'hydrologie moderne, ont remplacé
les anciens bâtiments. On y a joint tout un arsenal d'appareils
hydrothérapiques, qui sont peut-être ce que j'ai vu de plus
complet en ce genre. Aussi ne saurait-on, sans injustice, refuser à Enghien le premier rang parmi nos stations thermales
les meilleures et les plus complètes.
Ses sources minérales ont considérablement augmenté de
volume et de nombre depuis les nouveaux captages dont elles

1. Il ne faut qu'une demi-heure pour se rendre de Paris à Enghien par la
ligne du Nord. La Ligne de l'Ouest y conduit également par l'embranchement
d'Asnières ; seulement le trajet dure quelques minutes de plus.

ont été l'objet. Une, entre autres, offre un rendement tel qu'on
a pu élever sur son griffon un nouvel établissement. C'est une
utile succursale, surtout au fort de la saison, de celui dont nous
venons de parler. L'installation balnéaire en est à peu près la
même ; seulement tout y est sur un pied plus modeste, ce qui
a permis d'apporter quelque adoucissement dans les tarifs.

Les eaux d'Enghien appartiennent à la classe des eaux sulfureuses. Il résulte des dernières analyses de MM. Ossian Henry
et Réveil, qu'elles renferment une quantité de soufre infiniment
supérieure à celle des sources les plus riches des Pyrénées.
Ne soyez donc pas surpris si elles peuvent, sans désavantage,
rivaliser avec elles par leur action médicinale.

Bues le matin, à la dose de deux ou trois verres, ces eaux
déterminent, chez quelques personnes, de la pesanteur à l'estomac : il faut alors en diminuer la quantité, les faire tiédir
légèrement, ou les couper avec du lait. Presque toujours on
associe les bains à la boisson : ces bains augmentent notablement l'énergie de l'enveloppe tégumentaire. Les douches
aident beaucoup aussi au traitement.

Les eaux d'Enghien, dans les premiers jours de leur emploi,
déterminent des phénomènes saburraux plutôt qu'une véritable fièvre thermale ; souvent, à cette période, un léger laxatif
est utile, d'autant plus que ces eaux constipent. Elles conviennent surtout aux tempéraments lymphatiques ou scrofuleux,
notamment chez les sujets pâles, étiolés, dont le sang est appauvri.

Deux classes de maladies surtout constituent leur spécialité.
Ce sont les maladies de poitrine et les maladies de peau.

Maladies de poitrine. — Nous comprenons sous ce nom les
diverses affections si variées et si multiples, qui ont pour siège
l'appareil respiratoire, depuis la laryngite la plus simple jusqu'à la lésion pulmonaire la plus compliquée. Non pas que
les eaux d'Enghien aient une égale efficacité pour toutes ;
seulement il n'en est aucune qui ne soit de leur ressort. Ces
eaux, par leur proximité de Paris, sont le rendez-vous de
prédilection des avocats qui peuvent ainsi venir, tous les matins, boire et se baigner aux sources mêmes, puis retourner
au palais défendre l'innocence et quelquefois, hélas ! faire
acquitter le crime. Vous y rencontrerez, pour les mêmes motifs, nombre d'artistes de nos théâtres que des engagements
impossibles à rompre, lors même qu'ils le voudraient, empêchent de quitter Paris, même momentanément et, qui cependant ont absolument besoin d'une médication sulfureuse.

Les eaux d'Enghien ont encore ce grand avantage pour les personnes forcées par état d'exercer leur larynx, qu'elles calment d'emblée la toux et l'enrouement, tandis que la généralité des eaux de la même classe les font au contraire passer par une période plus aiguë laquelle, il est vrai, emporte ensuite la maladie première.

Aussi ne saurais-je trop louer la direction de ces bains du soin tout particulier avec lequel elle vient de faire construire une nouvelle salle d'eau pulvérisée. Cette salle est d'autant mieux appropriée au traitement des maladies de l'appareil vocal, que la pulvérisation, quoi qu'on en ait dit, ne fait guère pénétrer la poussière aqueuse au delà du larynx : par conséquent le remède se concentre au foyer même du mal. Ajoutons que les eaux d'Enghien sont de toutes les eaux sulfureuses, celles qui, réduites ainsi en nuage ou en poudre, conservent le mieux leurs principes élémentaires.

Maladies de peau. — Ce sont, avons-nous dit, avec les maladies de poitrine, celles dont les eaux d'Enghien triomphent le plus sûrement. On comprend très-bien, du reste, que le soufre qui les sature doive exercer une action puissante sur la vitalité du derme, de manière à ramener graduellement cette vitalité à des conditions normales ; c'est ainsi que sous leur influence, ou peu de temps après leur emploi, vous verrez disparaître des eczémas, des impétigos, des lichens, des pityriasis et autres éruptions d'une ténacité non moins désespérante. Inutile d'ajouter qu'il faut, en pareil cas, combiner la boisson avec le bain, car il ne s'agit pas simplement de combattre une lésion locale, mais bien de neutraliser une diathèse répandue dans l'universalité des tissus.

De ce que les eaux d'Enghien conviennent tout spécialement pour ces deux ordres d'affection, n'allez pas en conclure qu'elles ne puissent être utiles pour d'autres maladies. Que de fois les ai-je vues réussir dans le rhumatisme, les engorgements articulaires, les rétractions tendineuses, les paralysies, les altérations du tissu osseux et les cachexies syphilitiques ! Une partie de ces succès doit être rapportée à la douche du grand établissement qui, comme chute et comme outillage, peut être citée comme un modèle. Enfin, les eaux d'Enghien offrent de plus l'avantage que les baigneurs qui les fréquentent ou qui y résident, peuvent continuer de recevoir les soins de leur médecin de Paris. Or, ces eaux agissant avant tout sur l'ensemble même de l'économie, on comprend que celui-là sera le plus apte à en diriger l'emploi, qui sera le mieux renseigné sur la nature du tempérament et les précédents de santé de son malade. C'est pour faciliter cette continuation de rapports de client à médecin, que six grandes salles de consultation ont été disposées à l'intérieur même du grand établissement.

Puisque l'occasion se présente de citer de nouveau le grand établissement, je demanderai comment il se fait que la direction des bains n'ait pas encore songé à y installer une saison d'hiver. Jamais local ne fut mieux approprié pour une cure de ce genre. J'ajouterai que, l'hiver étant la saison où les maux de gorge sont les plus fréquents, c'est le moment ou jamais de recourir aux inhalations d'eau en vapeur ou pulvérisée.

Si les sources d'Enghien ne nous offrent ni inscriptions votives, ni mosaïques, ni bronzes, ni vestiges d'antiquité, la vallée où elles jaillissent est remplie d'intéressants souvenirs. Parmi ces souvenirs, il en est qui touchent de bien près à la médecine. Ainsi c'est à Sannois, à quelques minutes d'Enghien, que Magendie avait sa maison de campagne : c'est là qu'il est mort. Ceux qui ont eu comme moi le privilége d'être admis dans son intimité, se rappelleront toujours avec bonheur la bienveillance de son accueil, le charme de son esprit et l'abandon de ses entretiens.

TRANSPORT. — Ces eaux se conservent bien. Employées dans les mêmes cas et aux mêmes doses que les Eaux-Bonnes.

PIERREFONDS (OISE).

Sources sulfureuses froides.

ITINÉRAIRE DE PARIS A PIERREFONDS. — Chemin de fer du Nord jusqu'à Compiègne : 1 heure 30 minutes. Voitures de Compiègne à Pierrefonds : 1 heure — *Débours :* 10 fr.

Le village de Pierrefonds, célèbre par les magnifiques ruines de son château fort, qui m'ont rappelé celles de Heidelberg et qui sont actuellement l'objet d'une complète restauration, est situé sur la lisière sud de la forêt de Compiègne. Ses sources minérales appartiennent à la classe des eaux sulfureuses calcaires. L'eau en est froide, limpide; sa saveur, franchement hépatique, n'a rien de désagréable. Analysée par M. Henry, elle a fourni par litre 0^{gr},0022 de gaz sulfhydrique libre.

Les propriétés thérapeutiques des sources de Pierrefonds sont en général celles de toutes les eaux sulfureuses. M. Sales-Girons, le médecin inspecteur, dit en obtenir les meilleurs effets dans la bronchite catarrhale simple ou compliquée de

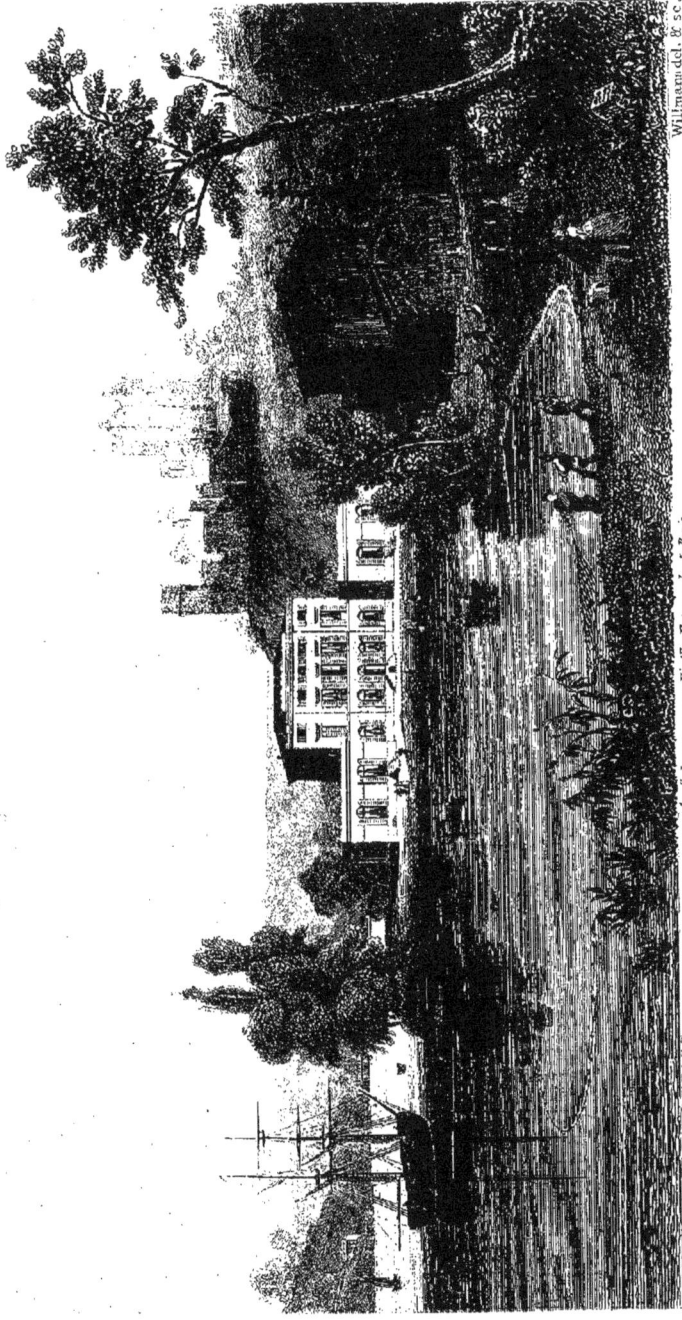

Public par Victor Masson et fils.

A. Salmon imp r. Vieille Estrapade. 9 Paris

Willmann del. & sc.

PIERREFONDS – LES – BAINS.

(PRÈS DE COMPIÈGNE.)

tubercules, la pharyngite granuleuse, certaines formes d'aphonie, l'asthme essentiel et la dyspepsie symptomatique des affections pulmonaires. Je comprends parfaitement que leur emploi soit limité à peu près aux maladies de poitrine ; mais ce que je m'explique moins bien, c'est que la pulvérisation en fasse presque tous les frais. Franchement, ces eaux valent mieux que cela, et je voudrais les voir un peu plus utilisées en bains et en douches. Il est vrai que je diffère essentiellement d'avis avec M. Sales-Girons, sur la valeur de la méthode à laquelle il a attaché son nom. Lui en fait la base de la médication thermale ; moi je lui attribue un rôle essentiellement secondaire. A ce compte, nous ne sommes pas près de nous entendre.

Les personnes qui ont vu Pierrefonds il y a quelques années et qui le visitent de nouveau aujourd'hui, sont frappées de la transformation qui s'est opérée dans l'aspect du pays. Sans doute la présence des baigneurs y a été pour beaucoup, mais il faut aussi faire la part du zèle et de l'intelligence de l'administration municipale. Sous ce rapport, son digne chef, le maire actuel [1], a montré qu'il savait parfaitement à quoi obligent les traditions de famille.

TRANSPORT. — Ces eaux se conservent bien. Mêmes propriétés et même mode d'emploi que les eaux d'Enghien ; seulement leur action m'a paru moins énergique.

FORGES (Seine-Inférieure),

Sources ferrugineuses froides.

ITINÉRAIRE DE PARIS A FORGES. — Chemin de fer jusqu'à Rouen : 2 heures 45 minutes. Voitures de Rouen à Forges : 5 heures. — *Débours :* 18 fr.

Forges est un bourg du département de la Seine-Inférieure. Ses sources minérales, au nombre de trois, jaillissent à côté les unes des autres. Ce sont : la Cardinale, la Royale et la Reinette, dénominations qui se rattachent au séjour que firent à Forges le cardinal de Richelieu, Louis XIII et Anne d'Autriche. Jamais sources ne reçurent un plus glorieux baptême, si tant est, comme on l'affirme, qu'elles aient contribué à la naissance de Louis XIV. On objectera peut-être qu'elles ont mis près de cinq ans à opérer, puisque le voyage à Forges eut

1. M. Auguste Cottenet. C'est le fils de l'ancien maire du 1er arrondissement de Paris qui y a laissé de si excellents souvenirs que, pour tous, ces souvenirs sont restés des regrets.

lieu en 1633, et la naissance de Louis XIV en 1638..., seulement. Mais ne sait-on pas que les eaux ont une action consécutive? Tout ce qu'on pourrait dire ici, c'est que cette action est quelquefois singulièrement lente à se manifester.

Les sources de Forges sont des eaux ferrugineuses froides. Le fer s'y trouve à l'état de crénate et d'apocrénate dans les proportions suivantes :

	gram.
Cardinale	0,098
Royale	0,067
Reinette	0,022

On fait principalement usage de ces eaux à l'intérieur. On commence d'habitude par la Reinette, puis on passe à la Royale, pour arriver enfin à la Cardinale. Peu de malades peuvent supporter pure cette dernière source. En combinant l'eau de la Reinette et celle de la Cardinale, c'est-à-dire la source la plus faible et la source la plus forte, on obtient en général de ce mélange de très-bons résultats.

C'est le matin, à jeun, immédiatement après le lever, que les malades doivent descendre aux fontaines pour prendre les eaux. Celles-ci sont d'une digestion lente, quelquefois même difficile, probablement à cause du peu de gaz qu'elles renferment : aussi doit-on mettre une demi-heure d'intervalle entre chaque verre, ne pas en boire plus de quatre ou cinq, et faire de l'exercice dans l'intervalle.

Les eaux de Forges conviennent dans toutes les affections caractérisées par la faiblesse des tissus, la langueur des fonctions et le peu d'activité des mouvements organiques ; elles redonnent du ton et de la vie aux principaux viscères. La chloro-anémie, les dyspepsies, les diarrhées séreuses par inertie de l'intestin, sont heureusement modifiées par l'emploi de ces eaux. Quelquefois aussi elles justifient leur ancienne renommée, en triomphant de la stérilité, surtout lorsque celle-ci dépend de l'atonie de l'appareil utérin, du relâchement des muqueuses, ou de la persistance du flux leucorrhéique.

Près des sources s'élève l'établissement thermal où se trouvent plusieurs cabinets pour bains et douches. Il y a aussi un salon de réunion, mais on le fréquente très-peu. C'est à Forges surtout que les personnes auxquelles il faut des distractions calmes et paisibles seront sûres de rencontrer ces conditions à un degré qui dépassera leurs espérances.

SAINT-AMAND (Nord).

Boues sulfureuses tièdes.

ITINÉRAIRE DE PARIS A SAINT-AMAND. — Chemin de fer du Nord jusqu'à la station de Raismes : 5 heures. Voitures de cette station à Saint-Amand : 3/4 d'heure. — *Débours : 29 fr.*

La ville de Saint-Amand, située à 12 kilomètres de Valenciennes, est moins connue par ses eaux que par ses boues minérales. Celles-ci constituent une sorte de terreau élastique composé de trois couches différentes : la première est une tourbe argileuse, la seconde un lit de marne, et la troisième un silex fin, uni à du carbonate de chaux. A travers cette dernière couche suintent une infinité de petites sources sulfureuses qui délayent les couches supérieures et les font passer à l'état de boue.

Les bains sont disposés dans un vaste bassin divisé en quatre-vingts loges, larges de 1 mètre chacune et profondes d'environ 1 à 2 mètres. Ces petits compartiments sont rangés tout près les uns des autres, et remplis d'une boue semi-liquide dans laquelle les malades doivent s'immerger. La plupart ne prennent que des bains partiels ; d'autres s'y plongent jusqu'au menton. Comme l'eau minérale y afflue sans cesse, le trop-plein s'échappe au dehors ; il n'en est pas de même des boues, lesquelles restent emprisonnées dans le même carré. Chaque malade a le sien, qu'il loue pour lui seul, et dans lequel il a seul le droit de se baigner. Tout carré a de plus un numéro, de telle sorte qu'on peut, comme pour certains fauteuils académiques, connaître le nom de ses prédécesseurs.

Les boues exhalent une forte odeur sulfureuse et marécageuse. Analysées par M. Caventou, elles ont produit, sur 100 parties de matières séchées et incinérées, 90 de silice et 10 des substances suivantes : carbonate de chaux, peroxyde de fer, alumine, carbonate de magnésie et oxyde de manganèse. Les gaz sont l'acide carbonique et l'hydrogène sulfuré.

La température native des boues n'étant que de 23° à 24° C., on est obligé de l'élever artificiellement au degré convenable pour les bains[1]. Ces bains provoquent souvent vers la peau une légère éruption, laquelle paraît n'exercer qu'une influence

---

1. C'est là la grande difficulté, le mode de caléfaction actuelle ne communiquant pas une chaleur suffisante au bain.

secondaire sur le traitement. Ils produisent de très-bons effets dans l'atrophie des membres, les rétractions musculaires, les foulures, la roideur des articulations, certaines paraplégies et les affections rhumatismales. Ils ont plus d'une fois réussi à rappeler à l'extérieur des virus cachés ou des humeurs répercutées. Enfin, on vante leur efficacité contre ces engorgements passifs du foie, qui résistent si souvent aux médications les mieux dirigées.

Indépendamment des boues, il existe à Saint-Amand quatre sources sulfureuses thermales : la Fontaine Bouillon, le Pavillon-Ruiné, la Petite-Fontaine et la Fontaine de l'Évèque d'Arras. Utilisées en bains et en douches.

Provins (Seine-et-Marne). — *Source ferrugineuse froide.* — Petite ville située à 48 kilomètres de Meaux. Sa source minérale, dite de *Sainte-Croix*, est une eau ferrugineuse froide qui contient, par litre, 0^{gr},07 d'óxyde de fer. Utile, comme toutes les eaux de cette classe, dans la débilité causée par un appauvrissement du sang ou des humeurs.

V

SOURCES DE L'EST DE LA FRANCE.

Les sources minérales de cette partie de notre territoire jaillissent pour la plupart au milieu des montagnes; mais ces montagnes ne représentent point, comme celles de l'Auvergne, d'anciens volcans éteints : au lieu de laves et de scories, elles sont couvertes d'une riche végétation et de frais ombrages. C'est dans les Vosges, l'Alsace et le Dauphiné que se rencontrent les sources les plus importantes et les plus nombreuses.

Sermaize (Marne). — *Source alcaline froide.* — Situé sur la limite de la Champagne et de la Lorraine, Sermaize possède une source minérale froide qui, par sa composition et ses propriétés médicinales, rappelle à certains égards l'eau de Contrexéville. Cette source nommée, je ne sais pourquoi « Fontaine des Sarrasins » contient, par litre, 1^{gr},533 de principes fixes, où prédominent le bicarbonate de chaux et le sulfate de magnésie. C'est une eau laxative et diurétique utilement conseillée dans les engorgements abdominaux et la plupart des affections des voies urinaires.

BOURBONNE (Haute-Marne).

Sources salines chlorurées chaudes.

Itinéraire de paris a bourbonne. — Chemin de fer de Mulhouse jusqu'à la station de la Ferté : 7 heures 30 minutes. Voitures de cette station à Bourbonne : 1 heure et demie. — *Débours :* 38 fr.

Bourbonne est une petite ville agréablement située à l'extrémité du département de la Haute-Marne, sur le plateau et le versant d'une colline à pente douce, que domine dans le lointain la chaîne des Vosges. Ses sources minérales sont au nombre de trois, savoir : la Fontaine-Chaude, le Puisard et la source de l'Hôpital militaire. Leur température varie de 63 à 65° C. L'eau de ces diverses sources est inodore et parfaitement limpide : sa saveur, salée et amère, laisse un arrière-goût désagréable. Quant à sa composition chimique, MM. Mialhe et Figuier y ont trouvé, par litre, 7^{gr} 746 de sels, dans lesquels le chlorure de sodium entre pour 6^{gr} 164. Les autres sels sont des sulfates de chaux et de magnésie.

L'établissement des bains n'est rien moins que monumental, encore bien que sa façade soit ornée de quatre colonnes d'ordre toscan, d'un seul bloc chacune, provenant des carrières du pays. Il comprend deux bâtiments séparés et parallèles. L'un, de construction ancienne, s'appelle le Vieux-Bain : il est consacré aux hommes. L'autre, d'un aspect plus moderne, a le nom de sa destination : c'est le Bain des Dames. Ces deux bains renferment soixante-neuf baignoires, six piscines, dont deux grandes et quatre petites, et sept cabinets de douches.

On prend peu les eaux de Bourbonne à l'intérieur; deux ou trois verres le matin sont, dans la plupart des cas, une quantité très-suffisante. Autrefois, on en buvait bien davantage. Ainsi, je lis dans un petit opuscule publié par le docteur Juy, en 1738 : « On voit souvent des personnes difficiles à émouvoir prendre « jusqu'à *soixante* et *quatre-vingts* verres de ces eaux, dans la « matinée, sans en être aucunement gonflées. » Il me semble pourtant qu'un peu d'émotion et de gonflement seraient bien excusables en pareil cas. Du reste, l'inspecteur adjoint, M. Magnin, qui a publié un bon travail sur Bourbonne, m'a cité des faits presque aussi extravagants, qui prouvent la parfaite tolérance de l'estomac pour ces eaux.

Les bains et les douches constituent en grande partie la médication de Bourbonne ; aussi est-ce sous cette double forme qu'il importe surtout d'étudier l'emploi de ces eaux.

Le bain, à la température assez élevée où on le prend d'habitude, détermine, dans les premiers moments de l'immersion, une sensation agréable de chaleur et une sorte de bien-être par tous les membres. Mais bientôt il semble que toute la surface cutanée se resserre sur elle-même, comme si elle venait de subir le contact d'une liqueur astringente. C'est que les eaux de Bourbonne, au lieu d'avoir le caractère onctueux de la plupart des sources minérales, communiquent, au contraire, à la peau une tonicité voisine de la rudesse.

On donne habituellement la douche après le bain. Pour la recevoir, le malade se couche sur un lit formé par une toile fortement tendue à l'aide d'un châssis : la tête de ce lit est brisée et à charnière, afin de pouvoir s'élever ou s'abaisser à volonté. Ces douches sont très-fortes, leur chute ayant une hauteur de sept mètres ; elles aident puissamment à l'action du bain.

Les eaux de Bourbonne ainsi administrées possèdent une très-grande activité. Il y a plusieurs ordres d'affections qu'elles sont spécialement réputées guérir : en tête se placent les paralysies. Il ne saurait être question ici, pas plus qu'à aucune eau thermale, des paralysies symptomatiques d'une lésion du cerveau, de la moelle épinière ou des cordons nerveux, mais seulement de celles qui se rattachent à l'atonie et à la faiblesse ; or on obtient quelquefois les cures les plus remarquables.

Les plaies d'armes à feu se trouvent très-bien également de l'emploi des eaux de Bourbonne. Ces eaux, en rétablissant la circulation des fluides, facilitent le dégorgement des trajets fistuleux, et communiquent aux muscles qui avoisinent leurs parois plus de souplesse et de contractilité : aussi favorisent-elles puissamment la sortie des esquilles et des divers corps étrangers que les projectiles entraînent si souvent avec eux dans les chairs.

Ces eaux conviennent encore dans la contracture des membres, les fausses ankyloses, les coxalgies commençantes, les caries, les nécroses et toutes les formes de la scrofule.

Il est une autre propriété des eaux de Bourbonne qu'on a, tous les jours, l'occasion de constater sur des soldats arrivant d'Afrique, c'est que ces eaux guérissent les engorgements des viscères de l'abdomen, consécutifs aux fièvres intermittentes. Quelquefois même elles font cesser l'accès lui-même, alors qu'on avait inutilement employé le sulfate de quinine et les préparations arsenicales. Rappelons, à ce sujet, que les eaux de Bourbonne renferment beaucoup de chlorure de sodium, et que ce sel est envisagé par quelques médecins comme un véritable fébrifuge.

L'hôpital militaire, plus important que l'établissement civil, renferme les mêmes malades à peu près que celui de Baréges, ces deux établissements étant tout spécialement destinés au traitement des blessures et de leurs complications.

Le séjour de Bourbonne est sérieux. Il y a bien dans l'établissement civil quelques salles de réunion, mais les eaux éprouvent trop pour qu'on ait l'esprit dirigé vers les plaisirs bruyants : d'ailleurs les affections qu'on traite à Bourbonne réclament pour la plupart le repos et la tranquillité.

PLOMBIÈRES (Vosges).

Sources alcalines chaudes.

ITINÉRAIRE DE PARIS A PLOMBIÈRES. — Chemin de fer de Mulhouse, embranchement de Port-d'Atelier, jusqu'à la station d'Aillevillers : 10 heures. Voitures de cette station à Plombières : 1 heure. — *Débours :* 45 fr.

La petite ville de Plombières est située dans une vallée profonde, sur la limite méridionale du département des Vosges, et est dominée, dans la direction de l'ouest à l'est, par de hautes montagnes qui la serrent étroitement. Une espèce de torrent, l'Eau-Gronne, la traverse dans toute sa longueur, mais ses eaux sont en partie recouvertes par une voûte qui les dérobe aux regards. Le climat de Plombières est tempéré et salubre, bien que les vicissitudes atmosphériques y soient brusques et les orages d'une extrême fréquence.

Les eaux de Plombières sont claires, transparentes, douces au toucher, sans saveur comme sans odeur; elles ont une température qui varie de 50 à 75°. Leur minéralisation est autant dire nulle. Ainsi elle ne contiennent, par litre, que $0^{gr},283$ de principes fixes, par conséquent, moins que l'eau de Seine. Ce sont surtout des silicates de soude, de chaux et de magnésie, ainsi que des traces d'alumine, d'arsenic et de fer.

Les sources de Plombières sont très-nombreuses. Elles étaient désignées, autrefois, chacune par un nom particulier et étaient employées isolément; mais, depuis les travaux du thalweg, elles se confondent pour aboutir à un commun réservoir. Qu'est-ce que c'est que le thalweg?

On désigne ainsi un immense tunnel creusé, tout récemment, à travers les atterrissements des sources et d'anciens captages romains. Là sont disposés par ordre, sur une longueur de plus de cinq cents mètres, les tuyaux qui recueillent les eaux et ceux qui les transportent. Je ne connais rien de plus curieux qu'une visite de cette galerie aux flambeaux. On céderait même volontiers au charme de ses contemplations, n'était l'atmosphère embrasée qu'on y respire. Heureusement un escalier vous conduit, en quelques marches, à l'étage supérieur dans un lieu relativement frais, qu'on dirait, à son cachet antique, une salle transportée d'Herculanum ou de Pompéia : c'est l'ancien vaporarium des Romains. Ancien, ai-je dit ; mais tel est son parfait état de conservation que tout, jusque dans ses moindres détails, semble ne dater que d'hier. Ces gradins, ce dallage, ces murs ne portent-ils pas l'empreinte, fraîche encore, de la population romaine qui vient de s'y baigner? Voilà le robinet de bronze qui a fourni l'eau; c'est la même clef; c'est la même source [1]. Celui qui pénétra le premier dans cette salle, miraculeusement échappée aux ravages des barbares, dut se croire le jouet d'une de ces féeries, si chères à l'enfance, où l'on représente les objets endormis pendant cent ans à la même place. Seulement ici le sommeil avait duré quinze siècles !

En même temps qu'on mettait la dernière main aux travaux du thalweg, on construisait le Bain Napoléon, vaste bâtiment disposé suivant l'axe de la vallée et bordé de deux hôtels symétriques qui en complètent l'ensemble. Les piscines occupent une partie du rez-de-chaussée; les bains et les douches l'autre partie et tout le premier étage; à l'étage supérieur se trouvent les bassins qui les alimentent : enfin, on a organisé dans le sous-sol des étuves, des salles d'inhalation et tout un arsenal hydrothérapique.

Sur le versant opposé de la colline, et à mi-côte, se dresse une espèce de petit fort qui n'est autre que le grand réservoir où l'on fait arriver l'eau des sources du thalweg, puis d'où elle repart pour aboutir au Bain Napoléon. Une machine à vapeur dirige, par un ingénieux jeu de pompe, ce double mouvement des eaux, et assure de la sorte la régularité du service balnéaire. Seulement, pourquoi faire voyager ainsi l'eau minérale à gauche d'abord, puis ensuite à droite, au lieu de la conduire di-

---

1. « Le robinet de la source portait encore la clef qui servait à le mouvoir, « mais il était fermé. Il nous fut possible de le faire tourner dans sa boîte et « il s'en échappa aussitôt un fort volume d'eau présentant la température tout « à fait exceptionnelle de 73 degrés. »   JUTIER.

rectement aux lieux d'emploi? C'est contraire aux principes les plus élémentaires de la balnéologie, car il est d'observation qu'une source perd d'autant plus de son efficacité qu'elle parcourt une plus grande longueur de tuyaux.

Si le Bain Napoléon est le bain le plus important de Plombières, le Bain Romain en est le plus élégant. C'est un charmant pavillon situé au centre de la ville, sur l'emplacement d'une piscine romaine. Il est éclairé par un dôme vitré, et son pavage, tout de marbre, peut être échauffé à volonté par le calorique même des eaux. Il y a vingt-quatre cabinets de bains; chaque cabinet est spacieux, élégant et muni d'une douche, avec les ajutages nécessaires pour les injections. Le Bain Romain est un agréable rendez-vous de promenade quand le temps est pluvieux.

Enfin, il existe à Plombières quatre autres établissements qui sont : le Bain Impérial, le Bain Tempéré, le Bain des Capucins et le Bain des Dames. Leur aménagement n'offre rien d'important à noter.

Nous avons dit que les diverses sources aboutissent à un réservoir commun, chose que je suis loin d'approuver, car on a détruit de la sorte les caractères distinctifs qui constituaient la spécificité de chacune. Trois seulement ont conservé leur captage à part; ce sont : la source du Crucifix, celle du Bain des Dames et la source ferrugineuse froide, dite source Bourdeille. Ces sources servent à la boisson; mais c'est surtout dans l'emploi des bains que consiste la médication de Plombières.

Ces eaux, sous quelque forme qu'on les prenne, et sauf le cas d'abus, restent dans la limite de la tonicité sans arriver à l'excitation. Elles peuvent causer, il est vrai, dans les premiers jours, un peu d'agitation, d'insomnie, ainsi que des phénomènes saburraux, mais rarement elles provoquent la fièvre thermale. Quelles sont maintenant les affections contre lesquelles elles devront être plus particulièrement conseillées?

Si, parmi les eaux minérales, il en est une qui agisse directement sur l'intestin, cette eau est Plombières. Ainsi, les dyspepsies, suivant la remarque de M. le docteur Liétard, cèdent quelquefois, comme par enchantement, à son emploi bien dirigé. Mais c'est surtout contre les anciennes diarrhées que son action est, on peut le dire, héroïque. M. le docteur Lhéritier m'a cité le cas d'un malade qui était atteint depuis longtemps d'une espèce de flux dysentérique, et chez lequel un seul bain amena spontanément la cessation de toute garde-robe. Le plus souvent, cependant, le mieux ne se dessine que vers le cinquième ou le

sixième bain. Cette action des eaux explique pourquoi beaucoup
de femmes dont la constipation constitue en quelque sorte l'état
normal, sont obligées de recourir, pendant leur cure, à la douche ascendante. N'est-ce pas là le motif pour lequel c'est à
Plombières que de semblables douches ont été instituées pour
la première fois?

On vante beaucoup aussi ces eaux dans les irrégularités de la
menstruation, caractérisées par un défaut de vitalité de l'utérus,
dans les leucorrhées par atonie, et dans la stérilité dépendante
de la même cause. Elles sont de même utilement conseillées
pour diverses affections nerveuses, telles que la migraine, les
névralgies sciatiques ou faciales, la chorée et certaines paraplégies par irritation de la moelle.

Enfin le rhumatisme nerveux et même goutteux, certaines
dermatoses conservant encore un état subaigu, pourront également être traités avec avantage à ces eaux.

Le séjour de Plombières offre d'agréables distractions; il y a
surtout de fort jolies promenades. Quant aux habitants, ils ont
conservé quelque chose de l'innocence des montagnes : et cependant leur principale industrie consiste dans la fabrication
de ces couteaux-poignards et de ces cannes à ressort, armées
d'un dard intérieur, dont la vente est si justement défendue à
Paris. Mais à Plombières, tous ces objets sont librement exposés
dans les magasins dont ils constituent l'ornement inoffensif.
Quel plus bel éloge des mœurs de ces contrées!

LUXEUIL (Haute-Saône).

Sources alcalines et sources ferrugineuses chaudes.

Itinéraire de Paris a Luxeuil. — Chemin de fer de Mulhouse jusqu'à la
station de Saint-Loup : 9 heures 40 minutes. Voitures de cette station à
Luxeuil : 1 heure 1/2. — *Débours* : 45 fr.

Luxeuil est situé au pied de la chaîne des Vosges, dans une
plaine délicieuse qu'arrosent deux cours d'eau, le Breuchin et
la Lantène. Si on en juge par les ruines de ses anciens thermes,
Luxeuil dut égaler et même surpasser Plombières en magnifi-
cence. Du reste, la destinée de ces deux bains offre une curieuse analogie. Détruits l'un et l'autre par Attila, une restauration simultanée est venue leur rendre leur antique splendeur, tout en imprimant à chacun un cachet particulier. Ainsi,
tandis que tout est grandiose dans le nouveau Plombières, tout,

au contraire, respire l'élégance, je pourrais dire la coquetterie dans le nouveau Luxeuil. Je n'ai vu nulle part ailleurs une telle profusion de glaces, de colonnes, de sculptures;

Ce ne sont que festons, ce ne sont qu'astragales.

Chaque compartiment représente un boudoir. J'avoue qu'un peu plus de sévérité dans l'ornementation et l'ameublement me paraîtrait mieux en rapport avec la destination de l'édifice. Il est vrai que les femmes constituent la principale clientèle de ces bains et cela justifie tout.

Depuis les nouveaux captages pratiqués à Luxeuil, on y compte dix-huit sources minérales; mais toutes ne sont pas encore utilisées. Voici le nom et la température des plus importantes : Grand-Bain, 56° C.; sources des Cuvettes, 44°; Bain Gradué, de 35° à 38°; Bains des Fleurs, 38°; Eau savonneuse, 30°; Bain des Dames, 47°; Bain des Bénédictins, 37°; source d'Hygie, 29°; Fontaine des Yeux, 29°; source Ferrugineuse, 28°. Ces diverses sources ont été aménagées dans un magnifique établissement qui vient d'être remanié et agrandi. Il renferme sept divisions dont les noms ont été empruntés à celui des griffons qui les alimentent. Quant au service balnéaire, il comprend 60 cabinets de bain, 48 grandes douches, 30 douches vaginales, 6 piscines et plusieurs étuves.

L'eau de ces sources, à l'exception de la source ferrugineuse dont nous parlerons à part, est limpide, inodore, légèrement onctueuse au toucher; sa saveur, à peine appréciable, laisse un arrière-goût d'astriction. Il résulte des analyses les plus récentes que la source du Bain des Dames, qui est la plus minéralisée, contient, par litre, 1^{gr},164 de chlorure, de sulfate et de carbonate alcalin. C'est donc à peu près la même minéralisation qu'à Plombières.

La source Ferrugineuse, malgré sa faible thermalité, constitue l'une des plus précieuses acquisitions qu'ait faites Luxeuil, et celle qui, à mon sens, intéresse le plus l'avenir de la localité. Cette source renferme comme principes essentiels, 0^{gr},027 de phosphate et d'arséniate de fer.

Je crois inutile de donner la description détaillée du bâtiment qu'on vient de construire pour son appropriation balnéaire. Qu'il me suffise de dire que c'est peut-être le plus gracieux édifice de ce genre qui existe en Europe.

Il résulte de cette diversité de minéralisation que la thérapeutique peut trouver dans l'emploi des eaux de Luxeuil les ressources les plus variées. Ainsi vous conseillerez l'eau alcaline pour les gastralgies et les dyspepsies, les rhumatismes avec prédominance de l'élément nerveux, les sciatiques, l'hystérie et les leucorrhées symptomatiques d'un engorgement utérin. Vous réserverez, au contraire, l'eau ferrugineuse pour les cas où il s'agit de refaire le sang et de réveiller la vitalité à l'aide d'un traitement tonique et reconstituant. On se trouve bien en général d'associer l'eau alcaline à l'eau ferrugineuse, faisant prédominer celle-ci ou celle-là, suivant la nature des indications qu'il s'agit de remplir.

Le séjour de Luxeuil est agréable, son climat sain, ses promenades nombreuses et variées. La ville elle-même sera visitée avec intérêt. Ainsi l'abbaye, dont il reste des ruines imposantes, fut une des plus célèbres du moyen âge, et elle est également une des plus riches en souvenirs. C'est là qu'après la mort de Clotaire III, fut enfermé Ébroin, le terrible maire du palais, lequel, rendu plus tard à la liberté, exerça sur ses ennemis de si cruelles représailles.

Bains (Vosges). — *Sources alcalines chaudes.* — Ce sont de petites eaux plutôt hygiéniques que médicinales, qui ont le double mérite de relever les forces et de calmer le système nerveux. Il y a deux établissements thermaux ; l'un appelé Bain de la Promenade et l'autre Bain Romain. Ce dernier est d'une remarquable élégance. Mais la vogue qui s'est emparée de Plombières et de Luxeuil fait que ces eaux ne comptent plus aujourd'hui que de très-rares visiteurs. Qu'il me suffise donc de leur avoir accordé une simple mention.

Bussang (Vosges). — A 28 kilomètres de Remiremont. Il y a deux sources dont une seulement d'utilisée. L'eau de cette source est froide, limpide, d'une saveur aigrelette, avec un arrière-goût atramentaire. D'après les analyses de M. Henry, elle contient, par litre, 0^{gr},017 de carbonate de fer et 0^{lit},410 d'acide carbonique ; elle est de plus très-notablement arsenicale.

L'eau de Bussang tient le milieu entre les eaux gazeuses et les eaux ferrugineuses ; elle convient dans les circonstances où les premières seraient trop faibles et les secondes trop fortes. Il est d'autant plus à regretter qu'il n'y ait pas d'établissement près de la source, que cette eau supporte très-mal le transport. Celle, par exemple, dont nous faisons usage à Paris est tout à fait insignifiante. Presque tout le fer qu'elle tenait en dissolution s'est précipité sur les parois et au fond du vase, où il forme un dépôt ocracé ; si l'on n'aperçoit point ce dépôt, c'est que les bouteilles sont de verre de couleur.

CONTREXÉVILLE (Vosges).

Sources alcalines froides.

ITINÉRAIRE DE PARIS A CONTREXÉVILLE. — Chemin de fer de Mulhouse, embranchement de Chaumont à Toul, jusqu'à la station de Neufchâteau : 8 heures. Voitures de cette station à Contrexéville : 1 heure 1/2. — *Débours : 35 fr.*

Contrexéville doit toute sa célébrité à une seule et unique source, la source du Pavillon, qui vient d'être déclarée «d'utilité publique.» C'est sans doute cette sécurité pour l'avenir qui a engagé les nouveaux propriétaires à ne reculer devant aucune dépense pour la soumettre à un nouveau captage, et à élever sur son griffon un nouvel établissement tout à fait digne de sa haute valeur médicinale.

Le petit village qui ne se composait, hier encore, que de chétives masures, compte aujourd'hui plusieurs hôtels fort confortables, en tête desquels se trouve celui qui fait partie de l'établissement. Tout le pays lui-même a été, on peut le dire, transformé, grâce aux soins d'une municipalité active et éclairée. Enfin on vient de créer à Contrexéville une direction de poste et un bureau télégraphique.

L'eau de la source du Pavillon est une eau alcaline, légèrement ferrugineuse : température, 12⁰ C. Sa saveur fraîche et un peu atramentaire laisse un arrière-goût styptique. Exposée à l'air, cette eau conserve toute sa transparence : seulement sa surface se recouvre d'une pellicule irisée. Elle dépose dans le bassin qui la reçoit, ainsi que dans le canal d'écoulement, un enduit rougeâtre.

Analysée par M. O. Heury, elle a fourni, par litre, 2ᵍʳ,871 de principes fixes. Ce sont surtout des sulfates et des carbonates à base de chaux, de soude et de magnésie.

Qui dit « Contrexéville », dit « gravelle. » C'est en effet le traitement de cette maladie qui constitue la spécialité de ces eaux. Voici comment on en fait usage.

On les boit, le premier jour, à la dose de deux ou trois verres, le matin à jeun. Les jours suivants, on en augmente le nombre, qu'on porte insensiblement jusqu'à douze ou quinze verres; quelques personnes vont à vingt et même trente, sans en être nullement fatiguées. Pendant les derniers jours, on doit en diminuer la dose, de manière à finir par cinq ou six verres.

Arrivées dans les premières voies, ces eaux sont rapidement absorbées. Leur présence dans le système vasculaire se traduit par l'accélération du pouls, la fréquence de la respiration et l'activité plus grande de toutes les excrétions, spécialement des urines et des selles. Elles sont éminemment diurétiques : quelques heures suffisent, après leur ingestion, pour qu'elles soient élaborées par les reins et expulsées au dehors. Or, circonstance importante, on retrouve ensuite presque intacts, dans les urines, la plupart de leurs principes minéralisateurs.

Indépendamment de ces phénomènes d'élimination, les eaux de Contrexéville semblent exercer une action directe sur la matière lithique elle-même. M. le docteur Legrand du Saulle, qui manie ces eaux avec l'expérience et l'autorité que lui donne une pratique de plus de dix ans, m'a fait voir des graviers sortis par l'urèthre, sur lesquels on remarque des sillons irréguliers et des dépressions inégales, indiquant leur érosion. Mais qu'on n'aille pas en conclure que, si on arrive quelquefois à favoriser ainsi l'expulsion des graviers on parviendra de même à dissoudre des pierres dont le volume serait en disproportion notable avec le diamètre des voies naturelles. Qu'arrive-t-il en pareil cas ? L'eau minérale use la surface du calcul, en détache des parcelles, mais surtout elle s'attaque au mucus qui dissimulait ses aspérités : or, avant que le noyau même du calcul soit entamé, son écorce, si je puis m'exprimer ainsi, devient inégale et âpre, de manière à blesser la vessie et à provoquer d'assez vives souffrances. Ainsi, certains malades venus à Contrexéville sans se douter qu'ils eussent la pierre, en ont éprouvé, au bout de quelques jours, les premières atteintes. Ce ne sont pas les eaux qui la leur ont donnée ; elles ont seulement décelé son existence. Il faut alors en suspendre immédiatement l'usage ; comme l'espèce de roulement auquel le calcul serait soumis dans la vessie fatiguerait et irriterait l'organe, on ne saurait non plus recourir trop tôt au broiement chirurgical.

Les eaux de Contrexéville diffèrent de celles de Vichy par deux points essentiels. D'abord, elles conviennent à toute espèce de gravelle, et non, comme Vichy, à une seule, attendu que ces eaux agissent plutôt par une sorte d'irrigation répétée que par des combinaisons chimiques ; ensuite, loin de faire disparaître la pierre ou d'en masquer la présence, en revêtant sa surface d'un enduit soyeux, ainsi qu'on l'observe à Vichy, elles exaspèrent ses symptômes, souvent même en donnent le premier et utile éveil.

Contrexéville jouit d'une efficacité incontestable dans les affections catarrhales de la vessie, les engorgements de la prostate, certains rétrécissements de l'urètre, et agit comme médication préventive de la pierre chez les personnes qui ont subi l'opération de la lithotritie.

La goutte, surtout la goutte atonique, est encore une des affections qui se trouvent le mieux de l'intervention de ces eaux. « Si quelqu'un, a dit l'un des anciens inspecteurs, pouvait douter de la consanguinité de la gravelle et de la goutte, il faudrait lui prescrire une saison d'observation à Contrexéville. Il ne tarderait pas à se convaincre que, d'une part, la goutte est presque toujours compliquée de gravelle ou alterne avec elle, et que, d'autre part, la gravelle est la crise la plus efficace de la goutte. Contrexéville s'enorgueillit à bon droit d'une phalange fidèle d'anciens habitués, dont quelques-uns font remonter à vingt ans les titres de leur confiance, et qui se proclament non pas soulagés mais guéris par ses bienfaisantes eaux. »

L'action de l'eau de Contrexéville sur l'intestin est laxative sans être débilitante. Presque tous les buveurs éprouvent de deux à six garde-robes. Du reste, ces évacuations ne diminuent en rien la quantité d'urine, qui paraît même quelquefois dépasser celle de la boisson. Il semblerait qu'une telle abondance d'eau minérale ingérée dans l'estomac dût fatiguer, et, comme on dit, *noyer* ce viscère : presque toujours, au contraire, l'appétit augmente notablement, et les digestions deviennent plus rapides et plus faciles.

Les bains et les douches n'avaient joué jusqu'à présent qu'un rôle secondaire à Contrexéville, faute probablement d'une installation convenable. Maintenant qu'ils ont été réorganisés sur une très-grande échelle avec tous les perfectionnements de l'hydrologie moderne, ils entrent au contraire pour une part très-grande dans le traitement. En même temps que les bains déterminent une détente générale, la douche dirigée sur les lombes imprime à la région des reins un léger ébranlement qui a pour effet de favoriser l'arrivée des graviers dans la vessie et par suite leur expulsion au dehors.

Un des grands avantages du traitement de Contrexéville, c'est qu'on puisse loger dans l'établissement même où l'on suit la cure. Les appartements ne manquent pas d'élégance et la table est irréprochable. Joignez à cela la proximité d'un parc magnifique que parcourent des eaux vives et qu'ombragent des arbres séculaires, lequel offre dans la journée des promenades faciles et sans fatigue. Quant à ceux qui préfèrent les grandes excursions, ils trouvent, dans l'hôtel même, des voitures et au besoin des omnibus de famille à leur disposition. Enfin, quand arrive le soir, les salons s'animent peu à peu, mais cette animation dépasse rarement ce qu'on est convenu d'appeler la « vie de château », sauf les jours où quelque artiste en renom vient faire exhibition de ses talents, et les dimanches qui sont régulièrement consacrés aux bals et aux fêtes. C'est ainsi que les heures et les journées se passent plus vite peut-être qu'on n'avait osé l'espérer.

TRANSPORT. (*Source du Pavillon.*) — Depuis qu'on a introduit à Contrexéville le système d'embouteillage usité à Vichy, l'eau se conserve très-bien[1]. Aussi son emploi s'est-il généralisé dans une proportion considérable, surtout de la part des personnes atteintes de maladies des voies urinaires.

VITTEL (Vosges).

Sources alcalines et sources ferrugineuses froides.

ITINÉRAIRE DE PARIS A VITTEL. — Même itinéraire que pour Contrexéville, dont Vittel est distant d'une demi-heure.

Parmi les diverses eaux minérales qui se partagent aujourd'hui la clientèle des baigneurs, vous en trouverez peu qui n'aient été connues des anciens. On dirait même qu'une sorte de défaveur pèse sur celles qui ne peuvent justifier de quelques débris de piscine romaine, ou de quelque inscription votive en l'honneur des nymphes et des naïades. Il est cependant des sources d'origine ou du moins d'exploitation toute moderne qui ont échappé à ces exigences : en tête se place Vittel.

Les eaux minérales de Vittel jaillissent à quelque distance du village de ce nom, au milieu d'un parc qui réunit les meilleures conditions d'hygiène, et d'où l'œil jouit d'une vue ravissante sur la chaîne la plus accidentée de Vosges. Ces eaux sont froides et comptent de nombreux griffons. Si trois sources seulement sont utilisées, c'est que leur rendement suffit et au delà à toutes les exigences du service. Chacune de ces sources possède une

---

1. Pour éviter toute substitution et toute fraude de la part des débitants, s'assurer, avant de se servir de la bouteille, que l'étiquette apposée sur le verre et la capsule sur le bouchon, portent bien : *Source du Pavillon.* Du reste la compagnie de Contrexéville a établi à Paris, rue de la Michaudière, 23, près le boulevard des Italiens, une maison de vente non-seulement de l'eau du Pavillon, mais de toutes les autres eaux minérales. Cette maison se charge également de donner toute espèce de renseignements aux malades qui se rendent à Contrexéville.

minéralisation un peu différente, de telle sorte que vous trouvez réunies dans une même enceinte trois espèces d'eaux qui permettent de donner à la médication thermale une plus grande variété. Ces sources sont : la Grande source, la source Marie, et la source des Demoiselles.

1° *Grande source.* — Cette source est située à l'extrémité de la belle galerie couverte qui sert de promenoir quand le temps est pluvieux ou le soleil trop ardent. Elle est reçue, à son point d'émergence, dans une vasque circulaire creusée dans un bloc unique de grès bigarré. Analysée par M. Henry, elle a offert, par litre, 1^{gr},739 de principes fixes dont les bicarbonates de magnésie et de fer constituent l'agrégat essentiel. L'eau de la Grande source offre donc une composition sensiblement analogue à celle de Contrexéville, sauf que la première contient plus de magnésie que la seconde, et la seconde plus de chaux que la première.

2° *Source Marie.* — Située à quelques pas de la précédente, elle a été fort bien aménagée dans un bassin hexagonal que renferme un pavillon de même forme. Son mode d'écoulement offre une assez singulière intermittence. Ainsi, toutes les quarante secondes, elle fait entendre un bruit sourd et profond qu'accompagne un fort bouillonnement, puis tout rentre dans l'ordre pour recommencer ensuite avec une parfaite régularité. C'est la plus minéralisée des trois. L'élément prédominant est le sulfate de magnésie, ce qui explique pourquoi elle est plus laxative.

3° *Source des Demoiselles.* — Cette source, probablement pour qu'elle justifiât son titre, a été captée avec une sorte de coquetterie dans un élégant kiosque qu'entoure un parterre de fleurs. C'est une excellente eau ferrugineuse qui renferme, par litre, 0^{gr},040 de bicarbonate et de crénate de fer. On y rencontre de plus les mêmes éléments fixes que dans les autres sources de Vittel ; elle tient le milieu, pour la proportion de ces éléments, entre la Grande source et la source Marie.

L'eau de ces diverses sources est très-fraîche et très-limpide. Sa saveur un peu astringente varie nécessairement, suivant que tel ou tel principe y prédomine ; ce sont là, du reste, de simples nuances : dans aucune elle n'est désagréable.

On emploie cette eau en boisson, en bains et en douches, mais surtout en boisson. Il n'en est peut-être aucune pour laquelle l'estomac ait une tolérance si parfaite ; c'est ce qui explique son succès contre la dyspepsie.

La Grande source de Vittel que nous avons dit offrir tant

d'analogie de composition avec celle de Contrexéville, s'en rapproche de même par la nature des affections qu'on y traite. La goutte et, en particulier, la goutte atonique, se trouve remarquablement bien de son emploi. Il en est de même des diverses espèces de gravelles [1], ces eaux agissant beaucoup plus sur la vitalité des organes que sur la partie chimique des humeurs. Enfin j'en ai obtenu d'excellents effets contre le catarrhe vésical et ces engorgements de la prostate qui en sont si souvent la cause ou la complication.

Les autres sources de Vittel, indépendamment de l'appoint qu'elles apportent à la Grande source, ont aussi, par le fait de leur spécificité propre, une clientèle à part. Ainsi les hypertrophies du foie et de la rate, les calculs biliaires, les obstructions viscérales, les constipations opiniâtres se trouvent généralement bien de la source Marie. Vous verrez de même la source des Demoiselles produire les meilleurs résultats dans l'anémie, la chlorose, les flux utérins, en un mot dans la plupart des débilités organiques. Ce qui différencie cette source des autres eaux ferrugineuses, et doit souvent la faire préférer, c'est que son action sur l'intestin est laxative au lieu d'être astringente.

Ainsi donc je ne m'étais pas mépris en annonçant un des premiers, dans cet ouvrage, que les eaux de Vittel constituaient à tous égards une précieuse acquisition pour la thérapeutique. Sans doute, il reste encore à faire pour que leur aménagement réponde à leur importance. Si toutefois j'en juge par les progrès qu'elles ont réalisés dans ces derniers temps et dont j'ai été tout récemment m'assurer sur les lieux mêmes, elles peuvent dès maintenant rivaliser avec nos premiers établissements thermaux.

TRANSPORT (*toutes les sources*). — Ces eaux se conservent remarquablement bien. Il est vrai qu'on en surveille avec un soin tout particulier l'embouteillage, et qu'on a fait subir aux bouchons une préparation qui les empêche de réagir chimiquement sur l'eau minérale. Leur mode d'emploi est le même qu'à la source et leur action thérapeutique n'en diffère pas essentiellement.

Enfin on utilise, en l'incorporant dans des dragées ou du chocolat, une poudre ocracée presque impalpable qu'on a décou-

---

1. M. le docteur Patézon, médecin inspecteur de Vittel, m'a fait voir une collection complète de graviers rendus par des malades qui prenaient les eaux, lesquels graviers offrent toutes les variétés possibles de forme, de volume et de composition, et sont de même érodés à leur surface. Nouvelle preuve de l'analogie parfaite des eaux de Vittel et de celles de Contrexéville.

verte dans le parc même, presque au niveau du sol. Cette
poudre n'est autre qu'un résidu des sources ferrugineuses.

NIEDERBRONN (Bas-Rhin).

Sources salines chlorurées froides.

ITINÉRAIRE DE PARIS A NIEDERBRONN. — Chemin de fer de Strasbourg jusqu'à
Niederbronn même : 12 heures 40 minutes. — *Débours :* 60 fr.

Niederbronn est un bourg considérable situé au centre d'une
ravissante vallée qui m'a rappelé celle de Baden-Baden. Les
sources, au nombre de deux, proviennent d'un réservoir commun. Elles jaillissent à 20 mètres l'une de l'autre, au milieu
d'un petit parc, et sont renfermées chacune dans un joli bassin
de pierre de taille, qu'on croit être d'origine romaine.

À sa sortie de terre, l'eau minérale est d'une parfaite limpidité : mais elle ne tarde pas à prendre, dans ses bassins, une
teinte louche et jaunâtre. Elle a une saveur saline, suivie d'un
arrière-goût un peu fade : l'odeur en est presque nulle ; on l'a
assez bien comparée à celle de l'argile humide.

La température de ces deux sources est de 18⁰ C. : ce sont
donc des eaux presque tout à fait froides. Elles appartiennent à
la classe des eaux salines chlorurées. Un litre renferme 4ᵍʳ,784
de sels dont 3ᵍʳ,070 de chlorure de sodium. Les autres sels sont
à base de soude, de chaux, de magnésie et de fer.

On se propose surtout à Niederbronn de provoquer des effets
laxatifs. C'est même la base de la médication ; mais tous les malades n'y ont pas la même aptitude. Il faut en moyenne de
cinq à six verres de la source, pris à jeun, pour procurer une
ou deux selles liquides.

Les eaux de Niederbronn sont surtout recommandées pour
les maladies chroniques de l'abdomen qui reconnaissent comme
caractère essentiel l'inappétence, la lenteur et la difficulté des
digestions, le ballonnement du ventre avec sentiment de tension et de plénitude, la constipation et certains engorgements
hémorrhoïdaux.

L'absence à peu près complète de fer fait qu'on peut les prescrire, comme médication dérivative, aux hémiplégiques, par
suite d'apoplexie ; encore faut-il attendre qu'un certain temps
se soit écoulé depuis l'accident.

Les eaux de Niederbronn paraissent convenir encore pour
d'autres affections. M. Kuhn, l'habile et consciencieux inspec-

teur, cite plus particulièrement l'hypertrophie du foie, les calculs biliaires, les engorgements tant lymphatiques que scrofuleux, certaines maladies cutanées et la plupart des affections rhumatismales.

Il n'y a pas d'établissement spécial pour les bains : ceux-ci se prennent, comme à Baden-Baden, dans les hôtels et les maisons particulières, où l'on trouve également des douches.

Niederbronn laisse infiniment à désirer pour ce qui est fêtes et réunions : c'est même un séjour fort triste. Mais où rencontrer ailleurs une nature plus belle, des promenades plus variées, des excursions plus intéressantes ?

Soultzmatt (Haut-Rhin). — *Eaux de table.* — Ces eaux, voisines de Colmar, constituent une boisson agréable, particulièrement utile pour les estomacs paresseux.

Chatenois (Bas-Rhin). — *Sources salines chlorurées froides.* — Chatenois, simple bourg de l'arrondissement de Schelestadt, renferme deux sources minérales d'une composition identique. L'eau de ces sources a une couleur légèrement laiteuse; son odeur est hépatique, sa saveur salée; sa température de 18° C. Elle contient, par litre, 4^{gr},214 de principes fixes, dont 3^{gr},200 de chlorure de sodium. L'eau de Chatenois, prise en boisson et en bains, fortifie tout l'organisme, et provoque parfois une éruption miliaire. On l'emploie surtout contre l'asthénie.

SALINS (Jura).

Eaux mères.

Itinéraire de paris a salins. — Chemin de fer de Dijon et Dôle jusqu'à Salins : 9 heures 25 minutes. — *Débours : 45 fr.*

La petite ville ou mieux la longue ville de Salins, car elle représente une seule rue qui s'étend sur une longueur de près de 4 kilomètres, est située au fond d'une gorge du Jura, désignée autrefois, à cause de son importance stratégique, sous le nom de Porte des Bourgognes. Deux forts perchés en regard l'un de l'autre sur les hauteurs et séparés par une sorte de gave nommé la Furieuse, bien qu'en été son aspect soit des plus pacifiques, sont tout ce qui reste aujourd'hui des anciennes fortifications de Salins.

Il existe à Salins deux ordres de sources : les unes, naturelles; les autres, artésiennes. Celle qui alimente l'établissement est une source naturelle, contenant, par litre, 29^{gr},993 de principes fixes, dont 27^{gr},416 de chlorure de sodium. Les autres sels sont à base de chaux, potasse et magnésie.

Les eaux de Salins représentent une médication tonique et reconstitutive qui doit surtout son efficacité à l'eau-mère provenant des salines. La partie réellement médicinale de cette eau-mère est le bromure de sodium, lequel y entre dans la proportion de 2^{gr},700, pour 1000 grammes.

A Salins, comme dans tous les bains où l'on emploie les eaux-mères à titre de médication adjuvante, la scrofule est la maladie qu'on traite avec le plus de succès. Et, par scrofule, nous comprenons également toutes les formes du lymphatisme exagéré.

L'action thérapeutique des eaux est fréquemment secondée par l'hydrothérapie qui a été organisée à Salins sur une très-grande échelle. On y a recours surtout pour les constitutions torpides chez lesquelles la réaction se ferait difficilement à la température ordinaire du bain. C'est que l'eau tout à fait froide est souvent le plus énergique de tous les stimulants.

Les affections caractérisées par le lymphatisme et la scrofule ne sont pas les seules que j'aie vu traiter avec succès à Salins. Le scorbut, la rachitisme, la cachexie vénérienne, certaines dermatoses, les engorgements atoniques de l'utérus, l'aménorrhée, etc., éprouvent encore d'heureux effets de ces eaux. Ce sont du reste à peu près les mêmes indications que pour les bains de mer dont elles rappellent d'ailleurs assez bien la composition.

Il y a un beau casino, trop beau même, car les prix y sont un peu élevés. Aussi les personnes obligées de compter avec leurs dépenses, préfèrent-elles loger dans les hôtels qui avoisinent les bains.

Guillon (Doubs). — *Sources sulfureuses froides.* — Ces eaux jaillissent dans une belle vallée du Cusancin, à quelques kilomètres de la station de Baume-les-Dames. On les prescrit surtout pour les névralgies, les roideurs articulaires, les maladies cutanées et les cachexies syphilitiques. Il y a un établissement thermal très-complet.

Charbonnière (Rhône). — *Sources ferrugineuses froides.* — Commune de l'arrondissement de Lyon, à 8 kilomètres de cette ville. Il y a deux sources ferrugineuses froides, lesquelles contiennent, par litre, 0^{gr},041 de carbonate de fer. Elles sont réputées pour le traitement des dyspepsies, de la chlorose et des affections strumeuses. L'eau dite *source Laval*, alimente une buvette et plusieurs baignoires.

URIAGE (Isère).

Sources sulfureuses tièdes.

ITINÉRAIRE DE PARIS A URIAGE. — Chemin de fer de Lyon jusqu'à la station de Gières-Uriage : 14 heures. Omnibus de cette station à Uriage : 40 minutes. — *Débours : 73 fr.*

S'il est un pays qui réunisse à l'intérêt des souvenirs[1] la beauté des sites, ce pays est le Dauphiné. Quelle splendeur et en même temps quelle opposition dans les paysages! Si j'osais dire ma pensée tout entière, j'affirmerais que nos Alpes françaises l'emportent à certains égards sur les Alpes helvétiques, et je ne voudrais d'autre preuve que la route qui mène à Uriage, la longue chaîne de montagnes que vous parcourez jusqu'à Grenoble et de Grenoble aux bains déroulant successivement à vos yeux un rapide et brillant panorama, où les merveilles de l'art le disputent aux merveilles de la nature.

Uriage n'est ni un bourg ni un hameau; c'est une agglomération de bâtiments d'un bel aspect, qui ont tous pour objet le service des eaux et des baigneurs, et qui, chacun dans leur genre, sont parfaitement appropriés à leur destination.

Il y a deux sources minérales : l'une ferrugineuse, qu'on emploie en boisson dans les cas où le fer est indiqué; l'autre, tout à la fois sulfureuse et saline. Cette seconde source, qui est la seule à laquelle Uriage doive sa réputation, est la seule également dont nous ayons ici à nous occuper. Ce n'est qu'après le percement de plusieurs galeries souterraines, dont la dernière a 300 mètres de longueur, qu'on est parvenu à la capter définitivement. Elle jaillit d'un rocher schisteux, au milieu de terrains d'alluvion; des tuyaux la prennent au griffon, puis vont la distribuer dans les diverses parties de l'établissement thermal.

Cette source a 27° C., température insuffisante pour son emploi à l'extérieur : aussi l'élève-t-on artificiellement au moyen de lentilles de fonte remplies de vapeur, qui sont disposées à

---

1. Parmi ces souvenirs, celui de la terrible administration du connétable de Lesdiguières ne me paraît pas devoir s'effacer de sitôt de l'esprit des habitants. Ainsi c'est presque en tremblant qu'on me montra sculptées sur le fronton de son château de Vizille, une tête d'homme et une truite côte à côte dans un plat. C'était, à ce qu'il paraît, l'ingénieux emblème par lequel il indiquait aux amateurs de pêche de quel prix il faisait payer un poisson pris sans autorisation dans ses viviers.

CONSTANTIN JAMES. Guide aux eaux minérales.

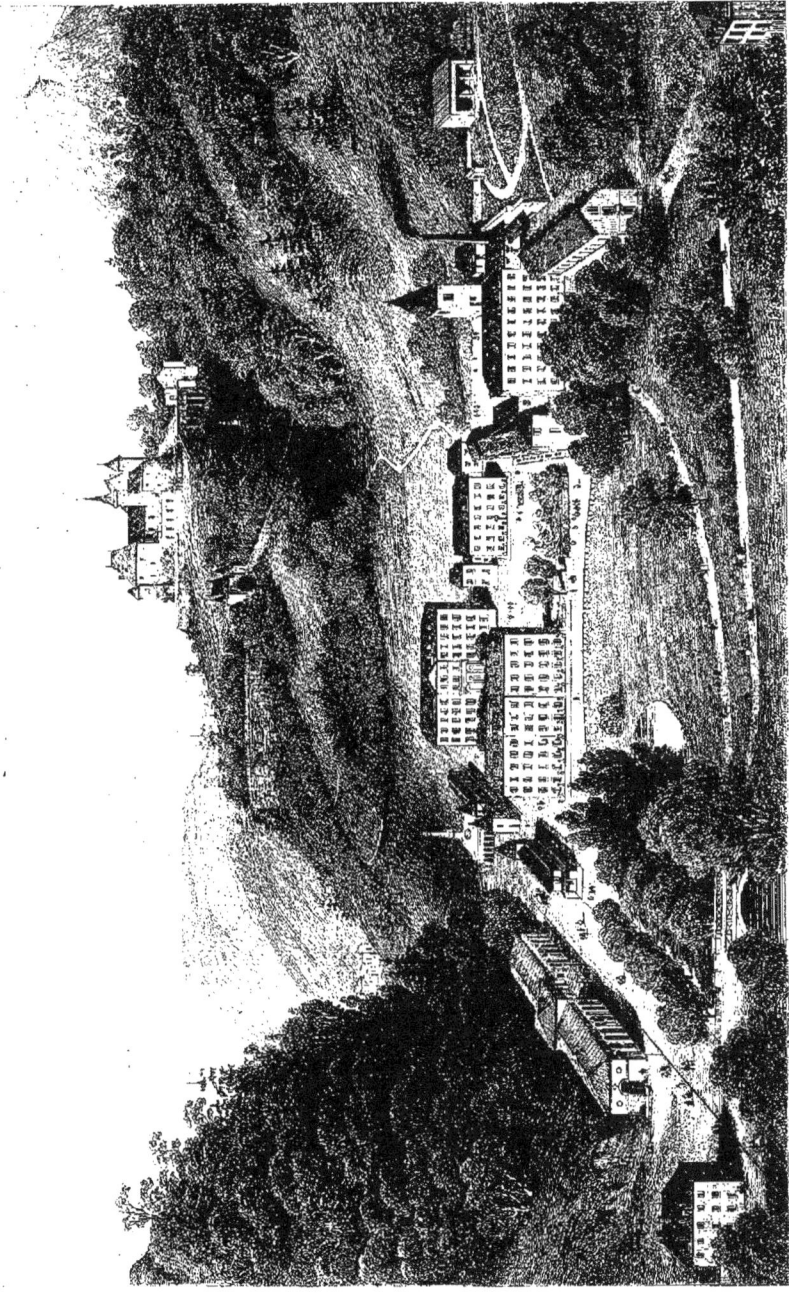

Publié par Victor Masson et fils.

A. Salmon, imp. (Taille Boucrépade, 5, Paris.

Dessiné et Gravé par E. Wormser.

URIAGE (ISÈRE)

la partie inférieure des réservoirs d'eau minérale. Un fait curieux à noter, c'est qu'on a découvert, parmi les ruines de l'ancien bain romain, si riches en *ex-voto* et en divers objets d'art, un chauffoir destiné évidemment aux mêmes usages. D'après M. Chevalier, c'est le seul exemple de ce genre qui ait été rencontré jusqu'ici dans les thermes anciens, où l'on n'employait d'ordinaire que les eaux suffisamment chaudes par elles-mêmes, preuve certaine de l'importance que les Romains attachaient à la valeur thérapeutique de l'eau minérale d'Uriage.

Cette eau est limpide à sa sortie du rocher. Mais, à l'approche des orages et autres perturbations atmosphériques, elle se trouble par la précipitation d'une partie de son soufre. La cause a-t-elle disparu, elle reprend sa limpidité première.

Il se dégage de cette eau une forte odeur d'hydrogène sulfuré. Sa saveur est hépatique et salée, avec un arrière-goût amer. Quant à sa composition chimique, elle est très-remarquable et même tout à fait à part. Ainsi il résulte de la récente analyse de M. J. Lefort, qu'elle contient, par litre, 7° °,344 de gaz sulfhydrique et 10^{gr},426 de sels. Ces sels sont surtout des chlorures, des carbonates et des sulfates à base de potasse, de soude et de chaux. C'est une des sources les plus minéralisées que nous ayons en France. On comprend qu'avec une réunion de semblables éléments, Uriage doive exercer sur l'économie une action aussi puissante que variée.

Bue à la dose de trois à six verres, cette eau détermine des évacuations promptes, faciles, sans malaise d'aucun genre. Elle agit aussi comme un utile dépuratif dans les maladies humorales ; elle agit également à la manière des médications révulsives par le mouvement fluxionnaire qu'elle provoque et entretient vers l'intestin. Seulement, si on en buvait avec excès, elle deviendrait facilement irritante.

En bains, l'eau d'Uriage réunit la double action des eaux chlorurées et des eaux sulfureuses : aussi convient-elle plus spécialement aux tempéraments lymphatiques. La durée du bain est habituellement d'une heure ; quelquefois cependant on peut la prolonger jusqu'à deux heures et même au delà, quand il s'agit d'affections rebelles et tenaces. C'est dans ces cas qu'elle provoque quelquefois la *poussée*, mais avec moins d'intensité et de fréquence qu'à Loëche.

Les douches sont parfaitement organisées à Uriage. Il en est de même des bains et des fumigations de vapeurs sulfureuses. J'y ai vu également des salles d'inhalation d'eau pulvérisée,

sur un bon modèle. Enfin on administre à Uriage comme à
Allevard des bains de petit-lait.

Telles sont les eaux d'Uriage. On le voit, rien n'a été omis
pour ajouter à la vertu intrinsèque de ces eaux les ressources
fournies par l'artifice de leur emploi. Avant d'indiquer les
maladies contre lesquelles elles sont employées avec le
plus d'avantage, nous dirons d'une manière générale que leur
action tonique et réconfortante s'applique surtout aux cas où
l'organisme est plus ou moins débilité. Ainsi les jeunes enfants
d'une constitution délicate qui ont été soumis à une mauvaise
alimentation ; les jeunes filles auxquelles, aux approches de la
puberté, la séve fait défaut ; les femmes du monde, les jeunes
hommes, les vieillards eux-mêmes qu'ont épuisés des fatigues
exagérées, trouveront à Uriage une énergie nouvelle et des
provisions de force pour l'avenir. Gardons-nous toutefois de
rapporter aux eaux seules tous les mérites du succès ; l'air pur
et vivifiant de la vallée n'y saurait être non plus complétement
étranger. Sous ce rapport et sous d'autres encore, les bains
d'Uriage ne sont pas sans quelque analogie avec les bains de
mer.

Au premier rang des maladies proprement dites auxquelles
conviennent les eaux d'Uriage, se placent les affections cutanées, particulièrement celles qui revêtent la forme eczémateuse.
Mais, tandis que les eaux simplement sulfureuses, telles que
Baréges ou Luchon, produisent, au début du traitement, une
vive stimulation de la peau, celles d'Uriage, au contraire,
calment presque toujours d'emblée, ce qu'il faut sans doute
attribuer à l'action sédative et un peu astringente des chlorures.
Il faut également faire la part de la boisson, dont l'effet laxatif
prévient la trop vive congestion du derme. Ce n'est qu'après
les premiers bains que cette surface s'irrite ; et encore l'irritation est-elle habituellement légère et d'une assez courte durée.

Nous avons dit que les eaux d'Uriage sont spécialement appropriées au tempérament lymphatique : elles conviennent de
même pour les scrofules, soit que le mal siége simplement à la
peau (tubercules, ulcérations), soit qu'il ait envahi les membranes muqueuses (ophthalmie, coryza, otite), soit enfin qu'il
s'attaque de préférence au système osseux (caries, nécroses, tumeurs blanches). Quelquefois même elles triompheront de l'engorgement tuberculeux des ganglions lymphatiques.

Les affections de l'utérus que caractérise la déviation de cet
organe ou le relâchement de ses ligaments, certaines gastralgies saburrales, les embarras bilieux, les paraplégies essen-

tielles et, en général, les névroses liées à la débilité de l'appareil cérébro-spinal, trouvent à Uriage du soulagement, souvent même la guérison. Si je n'ai point parlé de la chlorose, du rhumatisme, de la syphilis et de diverses autres maladies diathésiques, c'est que les eaux d'Uriage, tout en étant appropriées à leur traitement, n'offrent pas d'avantages marqués sur les autres sources thermales de la même classe.

L'inspection des eaux est confiée à M. le docteur Doyon qui en a fait une étude très-complète.

C'est dans les hôtels, voisins de l'établissement, que logent les baigneurs. Ils ont de plus à leur disposition des chalets dits de famille qu'on y a installés tout récemment.

La journée est consacrée aux promenades et aux excursions, qu'on peut facilement varier chaque jour, tout en restant dans un rayon assez rapproché. Surtout n'oubliez pas d'aller admirer au vieux château la collection de tableaux et objets d'histoire naturelle que M. de Saint-Ferriol[1] y a rapportés de ses voyages. Quant aux distractions proprement dites, tous les soirs, principalement le dimanche et le jeudi, on donne dans les salons de l'établissement des bals ou des concerts.

Uriage, qui n'est qu'à une heure de l'ancienne capitale du Dauphiné et qui y est relié par de nombreux omnibus, réunit ainsi les ressources d'une grande ville à la salubrité de la vie champêtre.

La Motte (Isère). — *Sources salines chlorurées froides.* — Le vieux château de La Motte, transformé aujourd'hui en établissement thermal, est situé à 32 kilomètres de Grenoble, au sommet d'un mamelon que dominent de toutes parts des montagnes abruptes. La source minérale se trouve à 2 kilomètres de là, au fond d'un effrayant entonnoir qui sert de lit au cours tumultueux du Drac. Elle jaillit par deux griffons qui ne sont évidemment que les orifices d'une même nappe souterraine. On se sert, pour faire arriver l'eau jusqu'à l'établissement, d'une pompe à double système qui, par la simplicité de son jeu, m'a paru un vrai chef-d'œuvre hydraulique.

Les eaux de La Motte, d'une saveur salée et un peu amère, renferment par litre 7^{gr},44 de principes fixes, dans lesquels le chlorure de sodium entre pour plus de la moitié. Les autres

---

1. M. le comte Louis de Saint-Ferriol est, à vrai dire, le créateur d'Uriage, dont les bains, fréquentés aujourd'hui de tous les coins de l'Europe, n'offraient avant lui que des ruines. Peut-être aurait-il reculé devant les immenses travaux que leur restauration nécessitait, si, à ses goûts d'artiste, ne s'étaient joints les sentiments de la plus haute philanthropie.

sels sont des sulfates et des carbonates alcalins. Ces eaux, qu'on emploie surtout en bains et en douches, sont indiquées contre l'atonie des viscères, l'engorgement œdémateux des membres, les roideurs articulaires, certaines paralysies et cette classe de lésions si nombreuses et si variées qui dépendent de la scrofule. Malgré leur valeur très-réelle, elles ne sont fréquentées aujourd'hui que par quelques malades des environs.

ALLEVARD (Isère).

Sources sulfureuses froides.

ITINÉRAIRE DE PARIS A ALLEVARD. — Chemin de fer de Lyon à Chambéry jusqu'à la station de Goncelin : 14 heures 45 minutes. Voitures de cette station à Allevard : 1 heure 1/4. — *Débours* : 76 fr.

Le bourg d'Allevard est connu, depuis longtemps, par ses forges d'acier, et, depuis peu d'années seulement, par sa source sulfureuse froide ; aussi son aspect est-il essentiellement industriel. La source jaillit sur la rive gauche et jusque dans le lit même du torrent de Bréda, où elle est puisée par quatre corps de pompes aspirantes et foulantes que met en jeu une roue hydraulique. Analysée par Dupasquier, elle a offert par 1000 grammes d'eau, $0^{lit},024$ de gaz acide sulphydrique libre.

Les maladies qu'on traite plus particulièrement aux eaux d'Allevard sont : les laryngites, les catarrhes bronchiques et pulmonaires, la phthisie, l'asthme, en un mot les principales affections qui s'attaquent à l'appareil respiratoire.

Bien qu'on administre ces eaux sous toutes les formes, c'est l'inhalation qui constitue leur cachet thérapeutique. Celle-ci est pratiquée, dans trois grandes salles, au moyen de cuvettes disposées de telle sorte que l'eau tombe en se brisant du plateau supérieur dans celui qui est au-dessous, puis successivement jusqu'au dernier. L'atmosphère de la pièce se sature ainsi d'émanations sulfureuses froides, dont l'analyse n'a pas encore précisé les doses, mais qui doivent être assez considérables, à en juger par l'odeur qui vous saisit en entrant. Ce sont ces émanations que les malades viennent chaque jour respirer dans la salle pendant un temps qui varie, suivant les cas, depuis quelques minutes jusqu'à une heure et même plus.

Presque toujours on combine la boisson avec l'inhalation. On commence par un quart de verre le matin, puis on en augmente graduellement les doses, de manière à atteindre deux ou trois verres dans la journée ; peu de malades pourraient en supporter davantage.

Sous l'influence de ces moyens, il n'est pas rare de voir la toux diminuer, l'expectoration prendre un meilleur caractère, le pouls perdre de sa fréquence et la peau de sa chaleur. Les eaux d'Allevard ne seraient donc pas sans quelque analogie avec celles de Weilbach et de Penticouse. C'est surtout à l'élément catarrhal de l'affection qu'elles s'adressent pour le modifier. Peuvent-elles également, ainsi qu'on l'a affirmé avec tant d'assurance, triompher du tubercule lui-même? C'est ce que je suis loin d'admettre. Je sais qu'on fait sonner bien haut la quantité d'iode que la source d'Allevard contiendrait ; mais où donc a-t-on vu que l'iode soit le spécifique du tubercule ? Autant dire que ce métalloïde, dont on s'est si follement engoué depuis quelque temps, est une panacée universelle. D'ailleurs, de récentes analyses ont prouvé que les eaux d'Allevard sont au contraire infiniment peu iodées : j'avoue, du reste, que ces résultats négatifs tendraient plutôt à accroître qu'à diminuer ma confiance dans l'efficacité de ces eaux.

Je n'ai rien à dire des bains ni des douches, si ce n'est qu'il est fort heureux qu'on soit rarement obligé d'y avoir recours, car ils sont très-mal organisés.

Si le séjour d'Allevard est un peu triste, en revanche, le pays environnant offre des beautés de premier ordre. Glaciers, cascades, rochers à pic, ruines féodales, tout parle aux yeux, à l'esprit, aux souvenirs. Quel plus magnifique panorama que celui dont on jouit du haut de la montagne de Brame-Farine ! Sans doute ses sommets sont un peu pénibles à gravir, mais la facilité toute pittoresque avec laquelle vous en opérerez la descente en traîneau, vous fera promptement oublier les fatigues de l'ascension.

VISITE A LA GRANDE-CHARTREUSE.

Au moment de quitter le Dauphiné, dont nous venons d'étudier les seules eaux minérales qui, par leur importance, méritent une mention particulière, faisons trêve un instant à nos travaux, et dirigeons nos pas vers la Grande-Chartreuse. La variété sainement appliquée n'est-elle pas, surtout pour les baigneurs, une excellente condition d'hygiène ? D'ailleurs, nous nous écarterons à peine de notre itinéraire, puisque Grenoble,

qui sert ici de centre à nos excursions thermales, n'est qu'à
peu de distance du célèbre monastère. Deux routes principales
mènent de cette ville à la Grande-Chartreuse : l'une par Saint-
Laurent-du-Pont, l'autre par le Sappey. La première étant
la plus généralement suivie, c'est d'elle seulement que nous
parlerons.

On met environ trois heures pour se rendre en voiture de
Grenoble à Saint-Laurent-du-Pont. Le chemin offre une succession de paysages d'une extrême variété ; à l'entrée surtout
de la vallée de Voreppe, le panorama est magnifique. Une
montée rapide vous conduit ensuite au col de la Placette, puis
vous redescendez, par une pente plus douce, au village de
Saint-Laurent-du-Pont. Là commence la partie la plus intéressante du voyage, celle qu'on appelle le Désert.

Le Désert ! À ce nom, l'imagination, devançant ce que l'œil
s'attend à découvrir, se représente une steppe aride et désolée, un sol tourmenté, des sentiers perdus, quelque chose, en
un mot, d'indéfini qui s'harmonise avec le silence et les austé-
rités du cloître. Or, tel n'est plus aujourd'hui l'aspect de la
contrée. Sans doute, la nature y abonde toujours en admirables
sujets d'étude pour le peintre, d'inspiration pour le poëte, de
contemplation pour quiconque sait voir et sentir ; mais tout y
offre également l'empreinte du génie de l'homme. Ainsi vous
pénétrez dans une gorge sauvage au fond de laquelle mugit
un torrent dont les eaux, utilisées par l'industrie, sont devenues les forces motrices de puissantes usines. Une large route,
tantôt taillée dans le roc, tantôt portée par de gigantesques
arceaux, s'ouvre audacieusement à travers une double chaîne
de montagnes que couvre une végétation vigoureuse ; les fleurs
elles-mêmes y offrent un éclat de coloris dont le botaniste
s'étonne. Cette route, construite pour l'exploitation des forêts
qui perdent ainsi chaque jour de leur cachet primitif, reçoit
pendant la belle saison une vie toute nouvelle par la foule des
visiteurs qu'un sentiment pieux ou un simple motif de curiosité dirige vers le monastère. Seulement, tenez-vous sur vos
gardes quand vous entendrez retentir la cognée au-dessus de
votre tête ; bientôt quelque arbre roulera de rocher en rocher,
et ses débris viendront peut-être joncher la place où vous
alliez porter vos pas[1]. À mesure qu'on remonte le torrent,
l'espace entre les montagnes s'élargit, revêtant un caractère

---

1. Vous êtes averti du danger par cette inscription courte mais significative :
« *Criez et passez vite.* »

de plus en plus grandiose. Enfin, au détour d'un bois, on se trouve tout à coup au pied de sombres murailles d'où ne sort aucun bruit annonçant une demeure habitée : c'est la Grande-Chartreuse.

L'ensemble des bâtiments, d'une architecture austère mais sans unité, donne l'idée de plusieurs ermitages distribués isolément bien que réunis dans une commune enceinte. Vous entrez. L'hospitalité la plus cordiale accueille tout étranger ; il n'est pas de soins et de prévenances dont on ne l'entoure. Je ne décrirai pas ces immenses cloîtres *où l'on n'entend que le silence ;* cette église où, la nuit comme le jour, les religieux s'assemblent pour prier ; cette salle du chapitre où sont rangés les portraits des cinquante premiers supérieurs de l'Ordre, et de remarquables copies de la galerie de Lesueur, retouchées, dit-on, par le peintre lui-même. Ce sont là des sujets qui empruntent leur intérêt principal aux lieux mêmes où ils se trouvent. Je préfère dire simplement avec Ducis : « J'ai vu la « solitude terrible où saint Bruno vint s'établir avec ses com-« pagnons, il y a plus de huit cents ans. J'ai vu son désert, « sa fontaine, sa chapelle, la pierre où il s'agenouillait devant « ces montagnes effrayantes, sous les yeux de Dieu. J'ai visité « toute la maison ; j'ai causé avec l'un des solitaires dans sa « cellule. Tout m'a fait un plaisir profond et calme. Les agi-« tations humaines ne montent pas jusque-là. »

Tout étranger, nous l'avons vu, reçoit dans le monastère l'accueil le plus hospitalier. Cependant les femmes ne sont jamais admises dans l'enceinte même des bâtiments. La règle, à cet égard, est inexorable, et, aux yeux de beaucoup de personnes, son extrême rigueur a même quelque chose d'un peu trop absolu.

Si j'osais prendre sur moi de justifier ici ce qui n'a pas besoin de l'être, car nos critiques, pas plus que nos éloges, n'ont rien à voir avec la discipline monastique, je dirais que cette exclusion est maintenant encore pour les chartreux une puissante sauvegarde. En effet, que n'insinue-t-on pas sans cesse contre les prétendus mystères de la vie des cloîtres? Combien d'écrivains, demandant au scandale un succès que ne leur eût pas mérité leur talent, vont chercher dans le sanctuaire des couvents les tristes héros de leurs romans licencieux! Or, du jour qu'il a été établi qu'aucune femme, si élevé d'ailleurs que fût son rang, si éminente même que fût sa vertu, ne pourrait franchir le seuil de la Grande-Chartreuse, la calomnie non plus n'osa point y pénétrer. Mettez donc de côté

toute récrimination puérile envers ces pieux anachorètes.
Simples locataires aujourd'hui de la maison qui fut le berceau
de leur ordre, réduits à ne plus être que les fermiers d'un sol
qui était leur patrimoine légitime et dont un décret de la Con-
vention les a indignement spoliés, aucune épreuve ne leur a
manqué jusqu'à présent. Et cependant, grâce aux ressources
fournies par la liqueur qui porte leur nom, ils continuent
d'être, comme par le passé, la providence de toutes les infortunes. Puisse rien ne venir troubler désormais leur paisible
retraite! Non, ils ne sont pas inutiles à la société ces hommes
qui, fidèles depuis tant de siècles à la sainteté de leur mission,
édifient par leurs exemples, secourent par leurs aumônes, in-
tercèdent par leurs prières, justifiant ainsi chaque jour ces
paroles si simples et si nobles qui furent appliquées à leur
ordre : « Il ne fut jamais reformé, car il ne fut jamais déformé »
(*Nunquam reformatus, quia nunquam deformatus*).

BAINS DE VAPEUR TÉRÉBENTHINÉS.

J'avais depuis longtemps déjà entendu parler des bains de
vapeur térébenthinés qui s'administrent dans quelques départements du midi de la France, et des excellents effets qu'on en
obtient contre certaines affections; mais, fidèle à mon système
de ne décrire les choses qu'après les avoir vues et étudiées sur
place, j'ai dû attendre, pour parler de ces bains, que j'eusse
été les visiter. Je me suis donc rendu dans les principales localités où l'on en fait usage; aujourd'hui je me crois suffisamment renseigné pour pouvoir en donner un aperçu exact.

C'est dans la Drôme que cette médication semble avoir pris
naissance. Depuis plus d'un siècle déjà, les ouvriers occupés
à extraire la résine des fours qui servent à sa fabrication
avaient remarqué que ceux d'entre eux qui étaient sujets à des
douleurs ou à des catarrhes s'en trouvaient promptement débarrassés, par le fait de la température très-élevée à laquelle
les soumettait leur rude travail de chaque jour. Mais les guérisons avaient beau se multiplier, le récit n'en avait pu franchir
les confins de la montagne jusqu'au moment où le docteur Che-
vandier en fit l'objet d'une intéressante publication. Depuis
lors cette méthode s'est étendue et vulgarisée, grâce surtout
aux travaux de MM. Benoît, Rey, Maurin et Macario. Voici
comment elle est le plus généralement appliquée :

Représentez-vous un four[1] souterrain construit en pierres réfractaires, dans lequel on entretient pendant la nuit un feu ardent qu'on éteint le lendemain pour le remplacer par des copeaux de résine (*Pinus sylvestris*). La vapeur balsamique que le rayonnement du four en dégage, arrive dans des boîtes d'encaissement circulairement juxtaposées, où les malades se tiennent, et dont on gradue la température au moyen d'un registre qu'on ouvre ou qu'on ferme à volonté. Ces malades éprouvent tout d'abord une sensation de chaleur tout à fait incommode, suffocante même ; mais, à mesure que la sueur paraît, le malaise se dissipe, au point de faire bientôt place à un agréable sentiment de bien-être. D'habitude, au bout d'une demi-heure, la peau ruisselle et le corps semble être en pleine ébullition : c'est le moment de sortir du bain. Les malades, soigneusement enveloppés de couvertures, vont se mettre au lit, qu'ils ne quittent que quand la transpiration a cessé.

Il est une particularité de ce traitement qui m'a surtout frappé, c'est la facilité singulière avec laquelle nos corps peuvent supporter les températures les plus élevées. Ainsi, la chaleur de ces bains est en moyenne de 50° à 60° C.; chez quelques malades même, elle peut être portée à 70°, 80° et 90°, sans qu'il en résulte pour eux le moindre inconvénient. J'aurai du reste l'occasion de revenir sur ces questions de physique médicale, à propos des ÉTUVES de l'Italie.

Les affections contre lesquelles les bains de vapeur térébenthinés sont employés avec le plus de succès, sont les anciens rhumatismes tant musculaires qu'articulaires, certaines paralysies d'origine arthritique, la goutte ou plutôt l'endolorissement et l'état œdémateux qui lui succèdent, les névralgies, surtout les névralgies sciatiques, puis enfin les catarrhes bronchiques et pulmonaires. Ces bains paraissent agir tout à la fois par la dérivation qu'ils produisent vers la peau en la congestionnant, et par les modifications qu'apporte au fonctionnement des muqueuses l'absorption du principe balsamique de la résine. Quelquefois on aide à leurs effets en faisant intervenir l'hydrothérapie ; les malades alors se jettent, au sortir de l'étuve, dans un bassin d'eau froide : cette immersion est presque toujours

1. Il est peu de nos confrères, je présume, qui sachent ce qu'est un four à poix. C'est une cavité ovoïde, profonde de deux mètres, large d'un mètre et demi, où les copeaux de pin sont soumis à la distillation. La principale occupation des ouvriers consiste à tasser ces copeaux par couches au fond du four, et cela sous une température extrêmement élevée.

suivie d'une réaction instantanée et très-vive. La durée moyenne d'un semblable traitement est de 25 à 30 jours.

VI

SOURCES DE LA SAVOIE.

La réunion de la Savoie à la France a augmenté d'une manière très-notable nos richesses hydrominérales. D'abord nous n'avions pas de sources réellement iodurées : maintenant, au contraire, nous possédons la plus remarquable de toutes, celle de Challes. Puis Aix, Marlioz, La Caille et Saint-Gervais, ont apporté un très-brillant appoint à notre magnifique groupe sulfureux des Pyrénées. Enfin Evian, par sa faible alcalinité, constitue, dans certains cas, un utile succédané de Vichy. Ai-je besoin d'ajouter que, par la possession de cette province, nous n'avons plus rien à envier à la Suisse de ces beautés naturelles qui ont tant d'attrait pour les touristes?

AIX (SAVOIE).

Sources sulfureuses chaudes.

ITINÉRAIRE DE PARIS A AIX. — Chemin de fer de Lyon par Mâcon et Culoz jusqu'à Aix même : 13 heures. — *Débours :* 65 fr.

Aix est une assez jolie ville, située à trois lieues de Chambéry, dans une vallée agréable que borde, du sud au nord, une double chaîne de montagnes. Son climat est doux et tellement salubre, que, par un privilége bien rare en Savoie, vous ne rencontrez à Aix ni crétinisme ni goître. Cette ville remonte à une haute antiquité; on l'appelait *Aquæ Gratianæ,* du nom de l'empereur Gratien. A en juger par les monuments qui restent, ses bains avaient, sous la domination romaine, une importance considérable, qu'après de nombreuses vicissitudes ils ont recouvrée aujourd'hui. Nulle part vous ne trouverez un service médical plus complet, et le casino, où la roulette n'étale plus heureusement ses scandales, peut rivaliser avec les plus beaux du Rhin.

Les eaux thermales d'Aix forment deux sources principales :

l'une, dite de Soufre, l'autre, d'Alun, bien qu'elle n'en contienne pas un atome. Toutes les deux fournissent, par vingt-quatre heures, l'énorme volume de 4 millions 500 mille litres d'eau. Cette eau d'une température de 46° à 47° C., est d'une limpidité parfaite; elle exhale une odeur d'œufs couvis très-prononcée. Jusque dans ces derniers temps la source de Soufre était la seule réellement sulfureuse, par suite du mauvais captage de la source d'Alun; mais, depuis les importants travaux dont celle-ci a été l'objet, elles le sont l'une et l'autre à peu près autant; elles marquent environ 4 degrés au sulfhydromètre.

Aix a énormément gagné à son annexion à la France, les faveurs et les subventions ayant plu sur ses thermes comme cadeau de joyeux avénement. On y compte aujourd'hui : six piscines de natation, dont une exclusivement consacrée aux maladies de la peau, et où l'on prend le bain prolongé comme à Loëche; trente-deux cabinets de bains; six étuves, avec tout un arsenal de douches, savoir : quatorze grandes douches à deux doucheurs; dix-huit à un seul; dix douches révulsives; quatre douches ascendantes et d'autres douches encore en cercle, pharyngiennes et de pulvérisation. La douche, on le voit, est la grande spécialité d'Aix. Rien du reste ne saurait égaler l'extrême habileté de ceux qui l'administrent. Vous vous croiriez presque en Orient, où les premiers doucheurs, assure-t-on, ont été se former.

Les eaux d'Aix, sous quelque forme qu'on en fasse usage, exercent sur l'homme sain comme sur l'homme malade une action excitante : elles accélèrent le pouls, appellent la chaleur à la peau, et déterminent un mouvement fébrile qui se termine d'habitude par des évolutions critiques. En général, on boit peu ces eaux; ce sont les pratiques externes qui forment la partie essentielle du traitement.

Autrefois Aix se faisait remarquer par l'exagération de ses méthodes de douches, de bains et de sudation. Il y avait même une étuve appelée l'*enfer*, dont j'ai d'autant mieux gardé le souvenir que son atmosphère embrasée faillit me suffoquer. Mais la médication s'y est humanisée, grâce surtout à l'initiative de l'inspecteur actuel, le docteur Vidal, qui a fait de ces eaux une étude aussi complète que consciencieuse.

Les maladies contre lesquelles vous conseillerez les eaux d'Aix avec le plus de succès sont, en tête de toutes, les rhumatismes. Elles réussissent tout particulièrement contre la forme appelée rhumatisme *gommeux*, que caractérise une sorte de tuméfaction spongieuse, crépitant sous le doigt comme de la gelée épaisse. Cette affection, plus commune en Angleterre et en Hollande que chez nous, est traitée à Aix par la douche en arrosoir et les bains de vapeur, combinés avec une compression méthodique et les pommades iodurées.

Les maladies atoniques de la peau, les accidents traumatiques, tels que fausses ankyloses, rétractions tendineuses, atrophie musculaire, nécroses, caries, trajets fistuleux, etc., éprouveront de bons effets de ces eaux. Il en sera de même des paralysies partielles, ainsi que des paralysies plus ou moins générales qui se rattachent à la débilité des centres nerveux, mais sans complication d'aucune altération organique. Vous verrez également à Aix un assez grand nombre de *syphilides* : et, sous ce nom, nous désignons les accidents consécutifs, quel que soit leur aspect, dans lesquels le virus vénérien joue un rôle. C'est surtout contre les formes squammeuses et tuberculeuses que ces eaux paraissent agir avec le plus d'efficacité. Quant à leur mode d'emploi, je ne puis que renvoyer au mémoire de M. Vidal [1], mémoire qu'il m'est interdit de louer, car il y est parlé en termes beaucoup trop flatteurs de mes propres travaux.

On obtient encore les meilleurs résultats des eaux d'Aix dans les affections de la matrice caractérisées par la leucorrhée, l'hypertrophie du col, les sécrétions pseudo-membraneuses, les indurations commençantes et les déviations.

Enfin, M. Berthier, médecin consultant près de ces eaux, m'a dit les avoir vues triompher de sciatiques tellement rebelles, qu'on avait fini par les regarder comme incurables.

Ces eaux sont appropriées principalement aux constitutions lymphatiques et scrofuleuses. Les bains de natation, dans un milieu aussi stimulant que l'eau des piscines, favorisent l'action musculaire; peut-être même, en aidant par cette espèce de gymnastique au développement de la cavité de la poitrine, pourront-ils quelquefois prévenir ou retarder la formation des tubercules.

Aix, par sa position géographique et son chemin de fer, est visité par presque toutes les personnes qui se rendent soit en Suisse, soit en Italie. Sa principale curiosité aujourd'hui est la grotte d'Alun. Il est impossible de ne pas être vivement impressionné à la vue de ces gigantesques excavations que l'eau thermale s'est creusées en déchiquetant la roche : les jours où on l'illumine et où ses échos répètent les accents d'un mélo-

---

1. *Lettre au docteur Constantin James* sur l'emploi des eaux d'Aix contre les accidents consécutifs de la syphilis. Chambéry, 1856.

dieux orchestre, cette grotte offre quelque chose de réellement féerique. Les antiquités romaines dont la ville est semée présentent de même un haut intérêt. Enfin les amateurs de souvenirs historiques trouveront à Aix le sujet de curieuses excursions : ainsi il paraîtrait que c'est par le mont du Chat, qui est vis-à-vis des bains, qu'Annibal, marchant sur Rome, opéra son premier passage dans le pays des Allobroges, l'an 440 avant l'ère chrétienne.

MARLIOZ (Savoie).

Sources sulfureuses froides.

ITINÉRAIRE DE PARIS A MARLIOZ. — Le même que pour Aix, dont Marlioz est à un quart d'heure de distance.

Les sources de Marlioz jaillissent en face de la ravissante colline de Tresserve, au milieu d'un parc dont on a su, par une distribution intelligente, faire très-heureusement ressortir les beautés et les accidents naturels. Ces sources, au nombre de trois, sont froides. D'après M. Bonjean, elle renferment, par litre, un peu de gaz sulfhydrique et 0^{gr}, 067 de sulfure de sodium. C'est à peu près la quantité contenue dans les eaux de Luchon, avec cette différence que, dans celles de Marlioz, l'élément sulfureux offre infiniment plus de fixité.

Marlioz est relié à Aix par un petit chemin de fer américain. Le voisinage de ces deux eaux est, pour l'une et l'autre, une même bonne fortune, en ce qu'elles peuvent se prêter une utile et mutuelle assistance. Ainsi, les eaux d'Aix sont très-peu appropriées à la boisson ; par contre, celles de Marlioz sont parfaitement supportées par l'estomac. Il en résulte que, dans certaines circonstances, les malades devront les associer, buvant des unes et se baignant dans les autres. Je dois dire toutefois qu'on vient de fonder à Marlioz un établissement de bains et de douches, qui rend ainsi beaucoup moins fréquente l'intervention des eaux d'Aix. On vient de plus d'y installer : 1° Une table à séance de pulvérisation, du dernier modèle, pour onze personnes, avec les ajutages de deux douches à *aquapuncture*; 2° un grand appareil à soixante-douze jets filiformes, disposés par groupes, et calculés de manière à pouvoir concentrer leur puissante action sur telle ou telle étendue de la peau. Je n'ai vu nulle part ailleurs rien d'aussi complet.

Les maladies pour lesquelles les eaux de Marlioz sont indi-

quées, sont celles qui ont trait à la médication sulfureuse, telles
que les dermatoses et les affections utérines. Mais leur « spécialité » s'adresse plus particulièrement aux maladies de l'appareil respiratoire; telles sont les laryngites granuleuses, les
bronchites catarrhales, l'asthme et la tuberculisation pulmonaire. Aussi les utilise-t-on surtout en inhalation.

On a construit à cet usage deux belles et vastes salles, au milieu
desquelles est disposé un jet d'eau sulfureuse qui, après s'être
brisé contre un disque de zinc, retombe dans une large vasque, d'où l'eau s'échappe en formant autant de petites chutes.
En même temps, et par le fait de cette extrême division, la plus
grande partie du soufre contenu dans cette eau se répand dans
l'atmostphère à l'état de gaz sulfhydrique. Vous reconnaissez
ce gaz à son odeur et à l'altération des métaux oxydables
qui ne tardent pas à prendre une teinte noire jusque dans les
porte-monnaies; sur les parois mêmes de la salle se dépose du
soufre en substance.

C'est là que les malades se réunissent pour suivre leur cure
d'inhalation. Les principaux phénomènes qu'on voit se manifester chez eux sont l'abaissement du pouls, la diminution de
la chaleur de la peau, une plus grande facilité de respirer,
tous les caractères, en un mot, d'une sédation graduelle et générale. Sans nul doute, l'eau prise en boisson entre également
pour quelque chose dans les bons effets du gaz; toutefois c'est
à ce gaz que doit en être rapportée la plus large part.

Souvent on adjoint aux eaux de Marlioz l'emploi des douches et des bains. On se propose de provoquer ainsi vers l'enveloppe cutanée une puissante diversion. Or, qui ne sait que
la médication révulsive est une des plus efficaces pour combattre les maladies des organes thoraciques, et prévenir les
congestions qui viennent parfois les compliquer d'une manière
si dangereuse? Ce genre de médication est d'autant plus indiqué à Marlioz que ce sont des eaux qui, comme celles de
Bonnes, auraient de la tendance à provoquer l'hémoptysie si,
au début surtout, on ne gardait pas une suffisante mesure dans
leur emploi et leur dosage.

Il est une innovation qu'on vient d'introduire à Marlioz et
que je ne puis qu'approuver, c'est celle qui a consisté à établir
des chambres de malades au-dessus des étables, de manière à
ce qu'on pût y respirer les émanations animales.

Enfin il existe maintenant, à Marlioz même, un hôtel très-
confortable où les baigneurs peuvent, tout à la fois, loger et
prendre leurs repas.

CHALLES (Savoie).

Sources sulfureuses et iodurées froides.

ITINÉRAIRE DE PARIS A CHALLES. — Chemin de fer de Paris à Chambéry par Mâcon et Culoz : 13 heures, 18 min. Voitures de Chambéry à Challes : une demi-heure. — *Débours :* 68 fr.

Voilà des eaux fort extraordinaires, je dirai même tout à fait uniques par l'étrangeté de leur minéralisation. En effet, elles renferment une quantité telle de soufre, qu'on pourrait presque les envisager comme une sorte d'essence d'eau sulfureuse. D'après M. Calloud, cette quantité est, pour un litre, de

gram.

Sulfure de sodium. 0,550

Si, comme l'a fait le même chimiste, on la compare à celle qui existe dans les principales eaux sulfureuses connues, on arrive aux proportions suivantes :

Bonnes est à Challes comme 1 à 30
Cauterets   —   1 à 22
Baréges   —   1 à 12
Labassère   —   1 à 11
Luchon   —   1 à 10

Il en résulte que l'eau la plus riche en soufre de tout le bassin des Pyrénées, l'est dix fois moins que l'eau de Challes. Ajoutons que cette dernière eau contient, en plus du soufre :

gram.

Bromure de sodium. 0,0100
Iodure de potassium. 0,0099

ainsi que des carbonates et des silicates alcalins. Il semblerait donc que, pour le classement chimique d'une pareille source, il fallût créer une catégorie à part.

Challes est situé à 4 kilomètres de Chambéry, et à deux cents pas environ de la grande route de Turin, dans un charmant vallon bordé de bois et entouré de prairies. La source a été captée avec un soin extrême au centre d'un petit pavillon. Elle fournit en abondance une eau fraîche, limpide, transparente, que traversent par intervalles de petites bulles d'azote. Sa saveur offre une légère amertume à laquelle on s'accoutume facilement. Quant à son odeur, elle est presque nulle au griffon ; ce n'est

que par la formation au contact de l'air d'un peu de gaz sulfhydrique, qu'elle trahit la présence du soufre.

La découverte des eaux de Challes ne remonte qu'à 1841.
Elle est due à M. le docteur Domenget qui, dans une de ses
herborisations matinales, fut frappé d'une odeur légèrement
sulfureuse s'échappant du sol. Il fit faire des fouilles, et bientôt
une source jaillit sous la pioche des ouvriers. Notre confrère,
non moins habile chimiste que médecin sagace, s'empressa
d'analyser l'eau qu'un heureux hasard mettait ainsi en sa possession ; il comprit, dès les premiers essais, qu'une source aussi
fortement minéralisée devait avoir une grande valeur médicinale. Des expériences furent tentées par ses soins, tant en ville
qu'à l'hôpital, et, privilége bien rare! les résultats justifièrent
toutes les prévisions que son ardente imagination [1] lui avait fait
augurer.

Bues le matin à la dose d'un ou deux verres et même davantage, ces eaux sont, en général, très-bien supportées par l'estomac. Comme l'embouteillage n'altère en rien leurs propriétés
essentielles, elles rendent loin de la source à peu près les mêmes
services qu'à leur point d'émergence.

Ce sont des eaux diurétiques et éminemment dépuratives.
Les affections humorales, et, avant tout, celles que caractérise
le vice herpétique, en éprouvent les meilleurs et les plus puissants effets : tels sont plus particulièrement l'eczéma, l'impétigo, l'acne rubrum, le psoriasis, le pityriasis, la teigne faveuse
et le porrigo decalvans. A Aix même, quand l'eau des sources
échoue contre certaines dermatoses trop rebelles, on se trouve
souvent bien d'en accroître l'activité en ajoutant au bain cinq
ou six litres d'eau de Challes. Quelques compresses imbibées de
cette même eau et appliquées sur des surfaces sécrétantes, ont
plus d'une fois également modifié avec avantage la vitalité du
derme et déterminé sa cicatrisation.

J'ai eu l'occasion de voir aussi les eaux de Challes faire merveille dans le traitement des vieilles affections syphilitiques,
alors même que l'abus des mercuriaux avait jeté la constitution
dans une véritable cachexie.

Et les affections liées au lymphatique ou aux scrofules, quel
immense bénéfice ne retirent-elles pas de l'emploi de ces eaux!
Qu'il me suffise de citer l'adénite cervicale et sous-maxillaire,

---

1. J'apprends à l'instant même (février 1867) la mort de M. Domenget, ce
Nestor des médecins de la Savoie. Je l'avais vu, il y a peu de temps encore, et
à ce moment ni l'esprit, ni la mémoire, ni le cœur n'avaient subi chez notre
regretté confrère la moindre atteinte des années.

les engorgements mésentériques, les tumeurs blanches, les abcès froids, certaines caries, l'ozène et ces ophthalmies purulentes qui se rattachent si souvent au rachitisme. Magendie [1] qu'on n'accusera certainement pas de partialité en faveur des remèdes, Magendie faisait grand cas des eaux de Challes. Je lui ai souvent entendu dire qu'elles constituaient un des meilleurs excipients de l'iode. Il les mettait bien au-dessus de l'huile de foie de morue et autres préparations du même genre plus ou moins nauséabondes.

Je n'entrerai pas dans plus de détails sur ces eaux, car je m'étais proposé non pas d'écrire leur histoire, mais simplement de l'esquisser. Il me reste à faire un vœu, c'est de voir s'élever près de la source un établissement plus digne d'elle, plus digne surtout de la société d'élite que le récit des cures qui s'y opèrent ne saurait manquer d'y attirer tous les ans.

TRANSPORT. — Nous avons déjà dit que ces eaux supportent le transport à merveille. Ce qui prouve que leur efficacité reste intacte, c'est que la plupart des guérisons obtenues l'ont été par des eaux transportées.

LA BAUCHE (SAVOIE).

Source ferrugineuse froide.

ITINÉRAIRE DE PARIS A LA BAUCHE. — Chemin de fer de Lyon à Grenoble jusqu'à la station de Saint-André-le-gaz : 13 h. 1/2 ; ou jusqu'à celle de Chambéry : 13 heures 18 min. Voitures de ces deux stations à la Bauche : 3 h. — *Débours* : 70 fr.

Je ne saurais mieux placer l'histoire des eaux de la Bauche qu'à côté de celle des eaux de Challes, car, en plus du voisinage de leurs griffons, les premières sont aussi riches en fer que les secondes le sont en soufre. Il y a toutefois cette différence que, tandis que les eaux de Challes ont une origine toute moderne, celles de la Bauche, au contraire, existaient déjà du temps des Romains, à en juger par les débris de murailles et les vestiges d'anciennes voies qui datent de cette époque. Mais c'est en 1862 seulement qu'un heureux hasard les fit retrouver.

---

1. Magendie, lors du voyage que nous fîmes ensemble en Italie, en 1843, visita la source de Challes et n'hésita pas à prédire au docteur Domenget que cette eau serait appelée à jouer un rôle très-important en thérapeutique. M. le vicomte Héricart de Thury, président de la commission des eaux minérales de France, a ausssi honoré de sa visite la source de Challes, en juin 1850. Ce savant géologue déclara que nulle part ailleurs il n'avait rencontré d'eau minérale aussi remarquable sous tous rapports que celle de M. Domenget.

Dès l'année suivante, elles furent analysées par deux chimistes distingués, MM. Calloud et Abbene, lesquels y trouvèrent par litre :

	Gram.
Bicarbonate de protoxyde de fer...	0,142
Crénate — ...	0,030

Il suffit de jeter un coup d'œil sur cette analyse pour voir que, parmi les sources ferrugineuses les plus célèbres, aucune ne dépasse ni même n'égale celle des eaux de la Bauche. Orezza, par exemple, qu'on cite avec raison comme le type des eaux de cette classe, ne renferme que 0gr,128 de fer. Enfin MM. Calloud et Abbene insistent beaucoup sur ce que les eaux de la Bauche sont en même temps alcalines, hyposulfitées et ammoniacales, circonstance qui, suivant eux, expliquerait leur extrême digestibilité.

Mais il est quelque chose qui vaut mieux encore que les données de la chimie, c'est l'observation clinique. Or, les divers médecins qui ont expérimenté l'eau de la Bauche, et le nombre aujourd'hui en est considérable, ont été unanimes à reconnaître qu'elle convient dans tous les cas où le fer est indiqué, soit comme médicament, soit comme agent hygiénique. Sa parfaite limpidité, sa saveur fraîche et modérément atramentaire font qu'elle est facilement acceptée pure, même par l'enfance, à la dose de plusieurs verres par jour; souvent encore on l'associe au vin comme boisson de table. Contrairement à la plupart des sources ferrugineuses, elle ne provoque ni ces constipations opiniâtres qui nuisent tant aux bons effets des eaux, ni ces états pléthoriques qui simulent bien plutôt les apparences de la santé qu'ils n'en constituent l'essence.

La Bauche est située au centre d'une des vallées les plus fertiles de la Savoie, sur le versant de la montagne le Signal, d'où l'œil embrasse un merveilleux panorama. Je ne connais pas d'endroit plus favorisé de la nature ni plus apte à l'installation d'une résidence thermale. On y trouverait de plus, dans l'abondance des eaux vives, toutes les ressources de la médication hydrothérapique.

Je ne saurais quitter ce qui a trait à la Bauche sans payer un juste tribut d'éloges au propriétaire de ces eaux pour le soin extrême avec lequel il a tenu, tout d'abord, à se faire renseigner sur leur valeur thérapeutique, et pour le désintéressement dont il a fait preuve dans la manière d'en vulgariser l'emploi.

trouvent dans leur emploi une utile médication. Il en est de
même des maladies de la peau.

En voilà assez, ce me semble, pour appeler sur cette résidence l'attention des médecins et des baigneurs. Ai-je besoin
d'ajouter qu'il ne s'y rend que de vrais malades? Ce n'est pas
que le séjour en soit triste; seulement il n'offre aucun de ces
plaisirs bruyants qui sont un attrait pour quelques-uns, et pour
d'autres, au contraire, un épouvantail. Ces derniers y trouveront une existence douce, calme, presque recueillie, les récréations champêtres les plus variées, des paysages accidentés, tout
ce qui repose, en un mot, des fatigues et de l'étiquette obligée
des grandes villes. Ils pourront aussi se livrer à d'intéressantes
recherches d'archéologie. Non loin des bains, passait une large
voie romaine; sur les hauteurs qui les surplombent se dressait
une des sept tours dont César parle dans ses *Commentaires*, et
« qu'il éleva pour dominer le cours des Usses, » (*septem turres
juxta Ussas ædificari jussit*); enfin le bain lui-même, par les
débris antiques qu'on y rencontre, prêterait facilement à de curieuses investigations.

SAINT-GERVAIS (Haute-Savoie).

Sources sulfureuses chaudes.

Itinéraire de paris a saint-gervais. — Chemin de fer de Lyon jusqu'à
Genève: 15 heures. Voitures de Genève à Saint-Gervais, par Sallanches :
6 heures. — *Débours : 82 fr.*

Situé au pied d'un des épaulements du Mont-Blanc, l'établissement thermal de Saint-Gervais occupe le fond d'un vallon
qui vient s'ouvrir dans la belle vallée de Sallanches, sur la
route de Chamounix. Un torrent impétueux, le Bonnant,
forme, en s'échappant d'une immense fracture de la montagne,
une magnifique cascade. C'est dans l'établissement, isolé de
toute habitation, que les malades logent et suivent leur cure.
Il leur serait difficile de demeurer au village même, car son
élévation de deux cents mètres au-dessus de la vallée en rend
l'accès incommode, en même temps que la fatigue qui en ré-
sulterait pourrait être préjudiciable au succès du traitement.
La découverte des eaux de Saint-Gervais ne remonte pas au delà
de l'année 1806.

Ces sources sont au nombre de cinq principales. Quatre se
trouvent dans un souterrain placé dans la cour, lequel est con-

verti en salle d'eau pulvérisée et d'inhalation des gaz qui s'échappent spontanément des griffons; ces gaz sont l'azote, l'acide carbonique et l'hydrogène sulfuré. Trois de ces sources sont destinées à l'usage externe, et la quatrième, qui est ferrugineuse, renferme en même temps le principe *laxatif* des trois autres sources; elle convient donc dans les divers cas où les préparations martiales sont indiquées.

La cinquième source, dite « source du Torrent, » jaillit à ciel ouvert, au pied même de la cascade; elle sert principalement à la boisson. L'eau de cette source est, comme pour les autres, limpide, onctueuse au toucher, d'une saveur sulfureuse et salée avec un arrière-goût d'amertume; elle dépose au contact de l'air, une notable quantité de barégine et de soufre. Sa constitution chimique la classe, ainsi que les trois autres, parmi les eaux minérales mixtes, car c'est une eau tout à la fois saline, sulfureuse, alcaline et sulfatée. D'après M. Grange, la source du Torrent contient, par litre :

		gram.
Sulfure de calcium.	....	0,023
Sulfate de soude.	....	2,821
Chlorure de sodium	....	1,794
Divers	....	0,408
		5,046

M. Grange y a constaté de plus une certaine quantité de gaz sulfhydrique libre, ainsi que des traces d'iodure et de brómure alcalins.

Les autres sources, dans le souterrain, offrent tout à fait la même minéralisation. Ces eaux ont en moyenne une température de 40° C.; c'est-à-dire qu'on peut les administrer d'emblée à leur chaleur native, sans caléfaction ni refroidissement préalable. Elles se prennent en bains, douches, injections, pluie et en boisson. Quatre à six verres bus le matin, à 20 minutes de distance, ou bien en fractions dans le courant de la journée, produisent un effet franchement laxatif; à petites doses espacées, elles seraient plutôt constipantes, tout en conservant leurs qualités stimulantes et dépuratives. Il est à noter que les sujets les plus impressionnables les supportent en général à merveille, ce qui dépend sans doute de ce qu'elles sont moins excitantes que les eaux exclusivement sulfureuses, et moins purgatives que les eaux exclusivement salines. Les eaux de Saint-Gervais conviennent dans les divers cas où une affection complexe réclame une médication complexe également : tels sont certains troubles des fonctions digestives, respiratoires, urinaires, coexistant avec un principe herpétique, manifeste ou latent; telles sont également certaines douleurs viscérales, alternant avec un principe rhumatismal goutteux plus ou moins vague.

Quant aux maladies spéciales contre lesquelles elles sont plus particulièrement utiles, ce sont, en première ligne, les éruptions folliculeuses de la peau, surtout la couperose, l'acné et quelques eczémas à l'état subaigu, que les eaux très-sulfureuses irriteraient, les affections du foie, les catarrhes pulmonaires et les constipations opiniâtres; enfin elles servent souvent à déceler l'existence du ver solitaire, dont elles contribuent de plus à favoriser l'expulsion.

On a créé récemment aux bains de Saint-Gervais un établissement hydrothérapique, qui se recommande autant par la qualité exceptionnelle de l'eau, que par le choix et la distribution des appareils; on vient aussi d'annexer à ces bains une belle maison de campagne, située au village même et où tout se trouve réuni, comme exposition et hygiène.

Saint-Gervais, dont la première impression attriste, est cependant un séjour où l'on se plaît et où l'on aime à revenir. La vie qu'on y mène, rappelle, par sa simplicité et ses épanchements, quelque chose de la vie de famille; on est toujours sûr d'y rencontrer bonne compagnie : d'ailleurs, l'espèce de contrôle que les baigneurs exercent involontairement les uns sur les autres, commande la retenue et la réserve, sans cependant exclure une douce intimité. Quant aux excursions et aux promenades, dont abonde la contrée et que favorise, entre toutes, son sol accidenté, qu'il suffise de rappeler que les bains de Saint-Gervais sont voisins de la délicieuse vallée de Sallanches, des aiguilles de Warens, du Mont-Blanc et à deux heures seulement de la mer de glace et autres mervellles de Chamonix.

EVIAN (Haute-Savoie).

Sources alcalines froides.

Itinéraire de Paris a Évian. — Chemin de fer de Lyon jusqu'à Genève : 15 heures. Voitures de Genève à Évian : 5 heures. (On peut aussi s'y rendre par le lac.) — Débours : 75 fr.

Évian est une petite ville bâtie en amphithéâtre, sur la rive savoisienne du lac de Genève qui en baigne les murs, et en face

de Lausanne, qu'on aperçoit sur la rive opposée. Son climat
est doux, son air salubre et sa situation ravissante; on y jouit
de la vue la plus magnifique sur le lac. Deux sources surtout
sont utilisées, chacune dans un établissement spécial; ce sont la
source *Cachat* et la source de *Bonne-Vie*. Telle est l'identité
de leur composition qu'il est évident qu'elles émanent du même
foyer souterrain.

L'eau d'Évian est froide : à peine 12° C. Son odeur est nulle
ainsi que sa saveur. Sa limpidité et sa transparence la font ressembler à la plus belle eau de roche; rapprochement que semble
autoriser sa minéralisation insignifiante. Ainsi l'analyse n'y a
constaté, par litre, que 0^{gr},225 de sels alcalins!

Sans vouloir refuser à cette eau le titre d'eau minérale, je
suis cependant obligé de reconnaître que son action sur l'économie, d'accord en cela avec sa nullité chimique, est tellement anodine, qu'on serait presque tenté de le lui contester.
Elle n'a réellement d'autre caractère physiologique appréciable
que la facilité merveilleuse avec laquelle l'estomac la supporte :
aussi est-elle surtout employée en boisson. Indépendamment
de l'eau bue à la source, la plupart des malades en prennent
aux repas, coupée avec du vin.

L'eau d'Évian agit comme un excellent diurétique dans les
engorgements de la prostate et les affections catarrhales de la
vessie et des reins, par l'espèce d'irrigation qu'elle entretient
à l'intérieur de ces organes. S'il existe de l'irritabilité vers l'appareil urinaire, elle devra être préférée aux sources de Vichy,
de Vittel et de Contrexéville, qui, en pareil cas, seraient beaucoup trop excitantes.

On emploie également l'eau d'Évian avec succès contre certaines gastralgies que les eaux acidules ou ferrugineuses ne feraient souvent qu'exaspérer, les affections du foie encore à l'état
subaigu, et les névroses où l'on se propose plutôt d'agir sur
l'imagination des malades que sur leur constitution proprement dite.

Enfin, à vingt minutes d'Évian et sur les bords du lac, est
une source ferrugineuse froide, appelée poétiquement fontaine
d'*Amphion*. Cette eau contient une notable proportion de fer
et quelques sels alcalins. Son action sur l'économie est aussi
énergique que celle des sources Cachat et de Bonne-Vie est peu
accentuée. Souvent on l'associe ou même on la substitue aux
eaux d'Évian, principalement vers la fin de la cure.

Transport. — Ces eaux ne s'altèrent pas sensiblement.
Comme elles n'ont aucune saveur et qu'elles ne décomposent

pas le vin, on peut en boire aux repas pour les mêmes affections qu'à la source.

VII

SOURCES DE LA CORSE.

La Corse, par son heureuse position géographique, son climat
si favorisé et la merveilleuse fertilité de son territoire, est un
pays magnifiquement doté par la nature. Aussi, combien ren-
ferme-t-elle de richesses méconnues ou inexploitées ! Pour ne parler que de ses eaux minérales sur lesquelles, d'après le vœu émis
par le Conseil général du département[1], j'ai été appelé à faire
un RAPPORT officiel dont j'extrais les passages qui vont suivre,
on trouverait difficilement ailleurs, dans une enceinte aussi circonscrite, des sources plus remarquables par leur abondance et
leur thermalité. Elles appartiennent surtout à la classe des eaux
sulfureuses; ce sont : Pietrapola, Puzzichello, Guitera, Caldaniccia et Guagno. Ces sources, à l'exception de Puzzichello, sont
chaudes. Il existe aussi en Corse plusieurs sources ferrugineuses froides; parmi ces dernières, je ne parlerai que de celle
d'Orezza, car, par son extrême importance, elle efface toutes
les autres ou les résume.

Pour aller de Paris en Corse, il faut de 40 à 42 heures, soit
20 heures en chemin de fer jusqu'à Marseille et le reste en
bateau à vapeur jusqu'à Ajaccio ou Bastia. Voilà du moins ce
qu'on vous promet ; mais la traversée exige habituellement
beaucoup plus de temps. Ainsi j'ai mis 32 heures pour aller
de Marseille à Ajaccio. Quant aux débours, ils sont d'environ 125 fr.

---

1. « On ne peut parvenir à connaître tout le parti qu'on peut tirer des
« eaux minérales, si elles ne sont étudiées sur les lieux par des hommes spé-
« ciaux, possédant les connaissances les plus étendues en hydrologie.
« Il semble au Conseil général que M. Constantin James, auteur d'un ouvrage
« remarquable ayant pour titre : GUIDE PRATIQUE AUX EAUX, pourrait entre-
« prendre cette étude avec succès, et que les résultats seraient d'une grande
« utilité pour la Corse et pour les malades du midi de la France.
« Il prie donc S. Exc. le Ministre de l'Agriculture et du Commerce d'engager
« le savant distingué dont il est parlé, à se rendre dans le département, afin
« d'y étudier l'action thérapeutique de toutes les eaux minérales, près des
« sources mêmes, et de publier ensuite le résultat de ses études et de ses expé-
« riences. » (Extrait du *Procès verbal des délibérations du Conseil général de
la Corse*, séance du 24 août 1853.)

PIETRAPOLA (Corse).

Sources sulfureuses chaudes.

La vallée de Pietrapola, située dans le canton de Prunelli, est comme encaissée au milieu de montagnes de l'aspect le plus varié et le plus pittoresque. Au centre de cette vallée se trouve un plateau d'où jaillissent les sources minérales. Celles-ci, appelées encore « sources de Fiumorbo », sont au nombre de dix, toutes sulfureuses, d'une température qui varie de 32° à 58° C. L'eau en est claire, limpide, d'une saveur et d'une odeur franchement sulfureuses.

Elle contient, par litre, environ 0^{gr},025 de sulfure de sodium et quelques sels alcalins, ainsi que des chlorures. Elle est riche en barégine.

L'établissement actuel comprend trois belles piscines pouvant contenir chacune trente-cinq à quarante personnes, douze cabinets de bain, munis de spacieuses baignoires, des douches et un vaste bassin de réfrigération. Tout à côté se trouve l'hôtel où logent les baigneurs.

Les eaux de Pietrapola sont indiquées dans les divers cas où il s'agit de tempérer la trop grande excitabilité du système nerveux. Dans certaines névralgies intermittentes non périodiques, elles éloignent les accès, rendent les crises moins douloureuses, et finissent le plus souvent par les faire disparaître. L'hystérie, la chorée, les spasmes, certaines névroses du col utérin, cèdent d'habitude aussi à l'action des bains pris à une température un peu basse.

Indépendamment des affections nerveuses, on y traite encore avec succès d'autres états pathologiques, surtout les maladies de la peau, les rétractions tendineuses, les caries, les nécroses et les accidents consécutifs de la syphilis.

PUZZICHELLO (Corse).

Sources sulfureuses froides.

Les eaux de Puzzichello sont situées près de Casaghianda, non loin du chemin de Ceinture qui longe la côte orientale de la Corse. Il y a deux sources principales, voisines l'une de l'autre, toutes deux froides (14° C.); leur saveur est styptique et nauséeuse. Elles renferment 0^{lit},030 de gaz acide carbonique libre et des carbonates alcalins. J'y ai trouvé de plus une matière bitumineuse particulière.

Puzzichello possède un établissement thermal comprenant dix-sept baignoires, une piscine, une douche ascendante, deux buvettes et une salle pour l'emploi du limon des sources.

Bue à la dose de plusieurs verres, cette eau purge légèrement dans les premiers jours; souvent aussi elle congestionne les plexus veineux du rectum, ou même elle provoque un flux hémorrhoïdal. Les bains sont presque toujours administrés conjointement avec la boisson. Leur action est tonique et pénétrante : elle se fait surtout sentir à la peau qui s'irrite, rougit et quel- quefois se couvre d'un exanthème véritable.

On traite avec succès à Puzzichello la plupart des maladies cutanées, surtout quand elles s'accompagnent d'ulcérations atoniques et serpigineuses. L'action des bains est puissamment secondée dans ce cas par l'application, sous forme de topique, du limon des sources pur ou incorporé dans de l'axonge. On en recouvre les surfaces dénudées, et bientôt celles-ci s'animent, se détergent et se cicatrisent.

Puzzichello n'est qu'à une petite distance d'Aleria. On visitera avec intérêt les ruines de cette antique cité, fondée par Sylla, et tant de fois ravagée par les divers peuples qui ont conquis la Corse sans la subjuguer.

Guitera (Corse). — *Sources sulfureuses chaudes.* — Ces eaux jaillissent en plein air, et, après avoir traversé deux bassins que je n'ose appeler piscines, elles vont se perdre dans le torrent. On les boit et l'on s'y baigne sans méthode. Rien de réglé dans la durée du traitement : on s'en va quand les provisions qu'on a eu soin d'apporter sont épuisées, car on n'aurait aucun moyen sur les lieux de s'en procurer de nouvelles. Enfin, il n'y a pas d'autres logements que les étroites cellules d'une chétive masure, ni d'autres lits que quelques planches juxtaposées où plusieurs malades s'entassent sur un même matelas. Et cependant on guérit !

Une source seulement est utilisée. L'eau qu'elle fournit en très-grande abondance a une température de 48° C. Elle exhale une odeur d'œufs couvis très-caractéristique. Sa limpidité est parfaite et sa saveur franchement sulfureuse. Jamais elle n'a été analysée. Quant à son action thérapeutique, elle semble se rapprocher de celle des eaux de Pietrapola.

Caldaniccia (Corse). — *Sources sulfureuses chaudes.* — A 12 kilomètres nord-est d'Ajaccio, au milieu du *Campo di loro*, et près des bords de la Gravona se trouvent plusieurs sources sulfureuses captées dans un réservoir commun qui sert à alimenter vingt baignoires. L'eau en est limpide, sa saveur hépatique et marécageuse. Température, 35°C. Quant au soufre, il s'y trouve à l'état de gaz sulfhydrique. Les bains constituent à peu près tout le traitement. Ils conviennent particulièrement aux personnes délicates et nerveuses, et agissent comme médication sédative. Toutefois, qu'on ne perde pas de vue que ce sont de *petites eaux* que les médecins d'Ajaccio prescrivent, moins à cause de leur valeur intrinsèque, qu'à titre de préparation à des eaux plus sérieuses.

GUAGNO (Corse).

Sources sulfureuses chaudes.

Les eaux de Guagno sont situées à 63 kilomètres d'Ajaccio, dans un vallon que traverse le Grosso, un des principaux affluents du Liamone. La route, dans quelques parties de son parcours, longe la mer. Elle est partout grande, belle, bien entretenue ; seulement il faut gravir, puis descendre plusieurs chaînes de montagnes à pentes très-roides. L'établissement thermal, qui comprend en même temps l'hôpital militaire, est alimenté par deux sources minérales réunies à leur point d'émergence : température, 52°C. Une partie de cette eau se rend directement aux douches ; l'autre partie se déverse dans deux vastes bassins d'où, après un refroidissement convenable, elle se distribue aux piscines et aux baignoires. Au milieu du bâtiment central se trouve la buvette. Cette eau exhale une faible odeur d'hydrogène sulfuré ; sa saveur est fade et nauséabonde. D'après M. Poggiale, elle ne renferme, par litre, que 0^{gr},024 de sulfure de sodium ; mais ces analyses auraient besoin d'être répétées.

Les eaux de Guagno sont utiles contre certaines affections cutanées, et en particulier l'eczéma et ses différentes formes. Les rhumatismes simples ou compliqués d'engorgements articulaires, les névralgies sciatiques s'en trouvent généralement bien. Il en est de même des paralysies, des blessures par armes à feu et des accidents consécutifs à la syphilis : sous ce rapport, ces eaux ne sont pas sans quelque analogie avec celles de Baréges.

Guagno est entouré de toutes parts de montagnes couvertes

de forêts grandioses, dont l'aspect sauvage et mystérieux impressionne d'autant plus vivement l'imagination qu'on est là, en quelque sorte, sur la terre classique des anciens bandits. C'est à Guagno qu'est né le plus célèbre d'entre eux, Théodore, dont les *exploits* défrayent encore aujourd'hui les veillées du soir et les légendes. Heureusement, grâce aux mesures adoptées dans ces derniers temps, le banditisme n'existe plus en Corse qu'à l'état de souvenirs.

OREZZA (Corse).

Sources ferrugineuses froides.

Les sources d'Orezza jaillissent dans le canton de Piedicroce, au fond d'une ravissante vallée et sur la rive droite du Fiumalto. L'eau petille et mousse en sortant; sa fraîcheur est extrême (14° C.). Analysée par M. Poggiale, elle a fourni par litre, 0^{gr},128 de carbonate de fer et 1^{gr},248 de gaz acide carbonique.

C'est donc une eau tout à fait remarquable comme composition chimique. Elle ne l'est pas moins sous le rapport médicinal. Ainsi, on en obtient les meilleurs effets dans la chloro-anémie, la leucorrhée, les hémorragies passives et les diarrhées chroniques par atonie de la muqueuse.

Transport. — Celles qu'on nous a expédiées jusque dans ces derniers temps étaient constamment troubles et floconneuses. Je suis heureux de constater qu'aujourd'hui elles se présentent dans des conditions de conservation un peu meilleures.

Erratum. — A l'article Vals (*page 86*), les cinq sources indiquées ne sont pas les seules qui méritent une mention à part. Il faut y joindre, par ordre de minéralisation : La *Marquise,* la *Souveraine,* la *Constantine,* la *Chloé,* la source des *Bains,* celle des *Con-*-*lescents,* les sources *Pauline,* puis enfin la source de *Saint-Louis* qui est arsénico-ferrugineuse. Il y a de plus un établissement de bains et d'hydrothérapie qui est à la veille d'un complet remaniement.

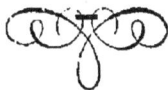

EAUX MINÉRALES

DE

LA SUISSE.

———————

Les touristes avides de surprises et d'émotions, ceux qui aiment les sentiers ravinés, les passages abrupts, les ascensions périlleuses ; ceux enfin pour lesquels la conscience du danger n'est souvent qu'un aiguillon du plaisir, devront se hâter de visiter les quelques contrées de la Suisse où le génie de l'homme ne s'est point fait sentir encore. Partout, en effet, dans les Alpes comme dans les Pyrénées, les sites les plus sauvages revêtent l'aspect de la civilisation. C'est ainsi qu'il y a quelques années à peine, le sac de nuit et le bâton ferré étaient l'accompagnement obligé de tout départ pour la Suisse. Maintenant, au contraire, vous faites presque toute la route, emporté par la vapeur : la locomotive a remplacé le classique mulet et le buffet des stations la table hospitalière des chalets. Telle n'a pas été sans doute l'Helvétie de vos rêves. Cependant la Suisse, vue ainsi à vol d'oiseau, a certainement aussi son charme et sa poésie ; d'ailleurs il reste encore certains asiles que le chemin de fer a respectés. Puis enfin, aurai-je le courage de le dire ? Si vous devez rapporter de vos pérégrinations dans les montagnes des souvenirs charmants et impérissables, je crains en revanche que vous n'y laissiez quelques-unes de vos illusions les plus chères. Ainsi défiez-vous, croyez-moi, des hôteliers, défiez-vous même des guides ; sans cela, dans la naïveté de leurs calculs et la bonhomie de leurs notes, ils se concerteront pour vous rançonner d'importance.

C'est que ce n'est plus en Suisse, c'est dans les idylles et les romans qu'il faut aller chercher aujourd'hui les mœurs pastorales. Vainement aussi demanderez-vous aux échos des vallées de vous redire les accents du *ranz des vaches*, cette mélopée nationale, qu'il était défendu de jouer en France devant les régiments suisses, car elle faisait fondre en larmes, déserter ou mourir de nostalgie ceux qui l'entendaient[1]. Hélas ! Elle n'existe autant dire plus que sur nos théâtres.

Ce sont là, j'en conviens, de légers incidents comparés à l'immense et légitime attrait qu'exercera toujours la perspective d'un voyage en Suisse. Il ne saurait entrer dans mon sujet de décrire les merveilles de ces ravissantes contrées : d'autres l'ont fait avant moi, et beaucoup mieux certainement que je ne le ferais moi-même. Cependant quelle étude plus intéressante, et en même temps plus fertile en observations instructives! Ces cascades, dont vous admirez la chute et le fracas, ces torrents qui bondissent, pleins d'écume, dans leur ravin rocailleux; ces glaciers, ces avalanches, ces lacs, ne sont pas de simples objets de curiosité, destinés seulement à récréer la vue : il y a là un but d'utilité. L'eau qui provient de la fonte des neiges est désagréable et d'une digestion difficile ; mais tourmentée sans cesse dans son cours, lancée dans l'atmosphère, brisée par les rochers, puis réunie dans des lacs, elle se combine avec l'air et dissout des substances minérales et organiques qui lui font perdre cette crudité qui la rendait malsaine.

Les phénomènes qui se passent à l'intérieur même du sol doivent être bien plus importants encore. C'est souvent au milieu des glaciers que jaillissent les sources les plus chaudes. Il faut donc que l'eau de ces sources, alimentée par la neige, filtre à travers des stratifications salines pour leur emprunter ses principes minéralisateurs ; il faut de plus qu'elle parvienne jusqu'aux entrailles de la terre pour y puiser la température élevée qu'elle présente en sortant. Je dois dire toutefois que cette explication du réchauffement des eaux n'est pas applicable à tous les cas. Ainsi, pourquoi les sources de Brig-Baden, en Valais, augmentent-elles tout d'un coup de 15 degrés, au moment où la fonte des neiges permet d'arroser les prairies qui les dominent? Il est évident que le calorique central n'a rien à voir ici, ces irrigations ne pouvant pénétrer au delà des couches superficielles du sol.

Nous n'avons point à suivre les eaux minérales dans leur migration souterraine, mais seulement à en indiquer les effets thérapeutiques : arrivons donc à leur étude.

1. On y chercherait vainement les accents énergiques capables de produire de si étonnants effets; c'est qu'il n'agissait point sur eux comme musique, mais bien plutôt comme signe mémoratif des montagnes où ils avaient passé l'heureux temps de leur enfance.

RHEINFELDEN (Argovie).

Eaux-mères.

Itinéraire de paris a rheinfelden. — Chemin de fer de Mulhouse et Bâle jusqu'à la station de Rheinfelden : 13 heures. Omnibus de cette station aux bains : 6 minutes. — *Débours* : 58 fr.

C'est depuis quelques années seulement que l'emploi des eaux-mères a été introduit en médecine, et déjà de tous côtés s'élèvent des établissements où les malades viennent réclamer les bénéfices de cette innovation thérapeutique. Cela se comprend. L'eau-mère n'est en définitive qu'une eau minérale portée à son plus haut degré de concentration, et dont on peut graduer la force à volonté, selon la susceptibilité organique de l'individu ou le caractère de l'affection qu'il s'agit de combattre.

D'habitude, l'eau-mère est ajoutée à l'eau de la saline qui l'a fournie, ainsi que cela se pratique à Nauheim et à Creuznach ; mais cette règle n'est point générale. A Lavey, par exemple, c'est l'eau d'une source sulfureuse qui lui sert de véhicule, et à Rheinfelden, l'eau d'un fleuve, celle du Rhin.

Le choix de l'eau que l'on combine avec l'eau-mère est loin d'être chose indifférente. Si c'est une eau minérale, elle peut garder sans doute quelques-unes de ses vertus médicamenteuses ; mais, si c'est une eau de puits ou de source, de nature gypseuse, elle nuira au contraire aux bons effets de la cure. Sous ce rapport, l'eau du Rhin, par sa douceur aussi bien que par sa tonicité, est une de celles qui conviennent le mieux à ce genre de traitement.

L'eau-mère de Rheinfelden rappelle parfaitement par sa composition les autres liquides de même provenance ; elle s'en distingue seulement par son extrême richesse et la fixité constante de ses éléments minéralisateurs.

L'établissement où l'on utilise cette eau-mère est le « Rhein-Sool-Bad. » Il est situé tout près des salines, sur les bords du Rhin, dans une contrée charmante. On y trouve tout à la fois une installation balnéaire irréprochable et un *comfort* dont la simplicité n'exclut pas l'élégance. Ajoutons qu'il est peu d'endroits en Suisse où se rencontrent d'aussi excellentes conditions d'hygiène.

Quant aux maladies que l'on traite avec succès à Rheinfelden, ce sont toutes celles qui se lient à l'existence de quelque diathèse, d'où résulte un appauvrissement du sang et des humeurs, les débilités fonctionnelles, et surtout les altérations du tissu osseux. A ce groupe nosologique appartiennent toutes les formes et toutes les variétés de la scrofule, la goutte rhumatoïde avec dépôts tophacés, certaines dermatoses, les accidents secondaires et tertiaires de la syphilis, les nécroses, les caries, les tumeurs blanches, tout le cortége, en un mot, des dégénérences comprises sous le nom de « cachexie. »

Les personnes atteintes de bronchites chroniques, de catarrhes laryngés ou pulmonaires, se trouvent très-bien également ment d'aller respirer les vapeurs des salines, soit dans la saunerie, soit à l'intérieur même de l'établissement. La plupart font usage, en même temps, de lait ou de petit lait de vache ou de chèvre, et obtiennent les meilleurs effets de cette médication mixte.

Tel est Rheinfelden. Cette station balnéaire est citée aujourd'hui comme une des meilleures et des plus estimées de la Suisse[1], et par suite elle avait très-légitimement droit de bourgeoisie dans mon *Guide*.

SCHINZNACH (Argovie).

Sources sulfureuses tièdes.

ITINÉRAIRE DE PARIS A SCHINZNACH. — Chemin de fer de Bâle et Zurich jusqu'à Schinznach même : 15 heures. — *Débours* : 65 fr.

Les bains de Schinznach sont isolés de toute habitation, et distants d'une demi-lieue du village; ils sont alimentés par une source sulfureuse d'une température de 33° C. L'eau en est limpide; sa saveur, franchement hépatique, laisse un arrière-goût amer et un peu salé. Exposée à l'air, elle prend une teinte verdâtre, et sa surface se recouvre promptement d'une mince pellicule, formée de sulfate et de carbonate de chaux. Le soufre s'y trouve à l'état de sulfure et de gaz sulfhydrique; mais une nouvelle analyse serait nécessaire pour en préciser bien exactement les doses.

On en fait usage en boisson et en bains; ce sont surtout les bains qui constituent le traitement. Comme l'eau a perdu dans

1. Le directeur et propriétaire de l'établissement de Rhein-Sool-Bad, à Rheinfelden, est M. Henri de Struve. C'est à lui qu'il faut s'adresser pour tous les renseignements relatifs aux eaux.

ses conduits quelques degrés de chaleur, on est obligé, pour obtenir une température convenable, d'y ajouter un peu d'eau minérale chauffée artificiellement, ou simplement de l'eau ordinaire, quand on redoute la trop grande activité de l'eau minérale pure.

On commence par des bains de quinze à vingt minutes, dont on augmente graduellement la durée, suivant les indications; on en prend d'habitude deux par jour. Leur effet se manifeste tout d'abord par l'accélération du pouls, la coloration des traits et la fréquence plus grande des mouvements respiratoires. A ces symptômes généraux se joint une action intime et tout à fait spécifique de l'eau minérale sur le tissu cutané. Ainsi la peau devient de plus en plus rouge pendant le bain. Dans les premiers jours, cette rougeur disparaît assez vite au contact de l'air; mais bientôt elle s'efface plus lentement, puis elle laisse des traces, puis enfin apparaît une véritable éruption. Ce sont de simples taches rosées, bien circonscrites, qui ne tardent pas à prendre une teinte plus fortement écarlate; elles s'étendent, se rapprochent les unes des autres, et finissent par se confondre en une nappe uniforme qui recouvre tout le corps, excepté les mains et le visage. A ce degré, la peau est luisante et douloureuse; mais peu à peu l'éruption pâlit, l'épiderme se détache, et la desquamation parcourt régulièrement ses périodes, jusqu'à ce que cette membrane soit revenue à son état normal.

Bien qu'on puisse dire que les eaux de Schinznach conviennent toutes les fois qu'il y a maladie chronique de la peau, il est cependant d'observation que ce sont les dartres squammeuses humides qui s'en trouvent le mieux.

On se rend à Schinznach pour d'autres maladies encore que les dermatoses; seulement, comme ces eaux n'offrent plus, dans ce cas, rien de spécifique, elles sont visitées plutôt par des personnes du voisinage. Ce qui ne contribue pas peu non plus à en éloigner les étrangers, c'est que la vie y est excessivement chère. Il faut compter par jour, tout compris, sur une dépense de 20 à 25 francs.

Wildegg (Argovie). — *Source iodo-bromée froide.* — L'eau de Wildegg, voisine de Schinznach, s'échappe d'un puits artésien. Température, 12° C. Elle est limpide et exhale une odeur assez prononcée de plantes marines; sa saveur est salée et amère. Elle contient, pour 1000 grammes, 0^{gr},024 d'iode, et 0^{gr},010 de brome. Employée contre les maladies scrofuleuses. La dose en est de deux à trois verres le matin.

BADE (Argovie).

Sources sulfureuses chaudes.

Itinéraire de paris a bade. — Chemin de fer de Bâle et Zurich jusqu'à Bade même : 16 heures et demie. — *Débours :* 67 fr.

Ces eaux furent connues et fréquentées par les Romains, qui les appelèrent *Thermæ Helvetiæ :* des ruines, des médailles, des ustensiles de tout genre y attestent leur séjour. On a fait une foule de conjectures sur la quantité considérable de dés à jouer qu'on y a également rencontrés. La Baden romaine fut détruite par Pertinax et la légion Rapax. La ville actuelle, bâtie sur l'emplacement de l'ancienne, se compose de deux parties bien distinctes, l'une supérieure, l'autre inférieure, reliées l'une à l'autre par une route en pente que bordent des maisons entourées d'élégants jardins. Bade est situé sur la rive gauche du torrent de la Limmat. A la ville inférieure, de création toute moderne, appartiennent les sources et les établissements thermaux. De l'autre côté du torrent existent aussi des bains, fréquentés surtout par les classes pauvres.

Les sources minérales sont nombreuses et abondantes : les principaux hôtels ont chacun la leur. L'uniformité de leur température, qui est de 50° C. environ, l'influence qu'elles exercent les unes sur les autres, quand on pratique des forages, et leur similitude de composition, permettent de les envisager comme ayant une origine commune et sortant d'un même bassin.

L'eau de ces sources est limpide et incolore, sa saveur un peu douceâtre, son odeur fortement hépatique. Les couvercles qui servent à clore les réservoirs, les réservoirs eux-mêmes, s'incrustent en peu de temps de soufre sublimé et cristallisé. Cependant M. Lœwig n'est point parvenu à doser la quantité de gaz sulfhydrique que contient l'eau puisée au griffon ; ce gaz est tellement volatil, qu'il se dégage immédiatement au contact de l'atmosphère, et même quelquefois avant que l'eau n'ait jailli du sol. Quoi qu'il en soit, les eaux de Bade agissent à la manière des eaux sulfureuses thermales.

Les bains forment la partie essentielle de la cure ; combinés avec la boisson et la douche, ils déterminent assez promptement des phénomènes de saturation, qui nécessitent un peu de diète ou quelques évacuants. On fait un assez fréquent usage

des ventouses scarifiées. Celles-ci sont appliquées, comme à
Bourbon-l'Archambault, au moyen de *cornes* de verre, dans
lesquelles on opère le vide en aspirant fortement l'air avec la
bouche. Le procédé est très-fatigant pour celui qui l'emploie;
autant j'avais été frappé de l'adresse des ventouseurs de Loëche,
autant je le fus de la maigreur extrême de ceux de Bade.

Ces eaux sont employées contre un assez grand nombre de maladies. Elles conviennent, comme celles de Saint-Sauveur, dans
la plupart des névroses qui affectent le mouvement ou la sensibilité, et qui, parfois, simulent des altérations organiques. Elles
jouissent aussi d'une réputation méritée pour le traitement de
la goutte, du catarrhe vésical et utérin, et des indurations de la
glande mammaire qui se lient à la scrofule. Les inhalations
gazeuses rendent de même quelques services contre les irritations chroniques des voies respiratoires. Enfin on peut y suivre
des cures de petit lait de chèvre.

Les distractions qu'offre le séjour de Bade ne sont ni brillantes ni bruyantes. La ville non plus ne présente qu'un
médiocre intérêt, sauf peut-être la salle de l'hôtel de ville, où
le prince Eugène et le maréchal de Villars signèrent, en 1714,
le traité de paix qui mit fin à la guerre de succession.

Birmenstorf (Argovie). — *Sources salines sulfatées froides.*
— Les eaux de Birmenstorf sont des eaux purgatives qui, par
leur composition et leur action thérapeutique, ont la plus
grande analogie avec celles de la Bohême. Elles jaillissent à
une demi-lieue de Bade, et renferment, par litre, 20^{gr},150 de
principes fixes, formés en grande partie de sulfates de magnésie
et de soude.

Transport — Ces eaux ne s'emploient que transportées.
Un seul verre, pris le matin, suffit en général pour procurer
une garderobe. Usitées en Suisse, il est très-rare au contraire que nous les prescrivions en France.

PFÆFERS (Saint-Gall).
Sources alcalines chaudes.

Itinéraire de paris a pfæfers. — Chemin de fer de Bâle et Zurich jusqu'à
Ragaz : 25 heures. Voitures de Ragaz aux bains de Pfæfers : 45 minutes.
— *Débours* : 95 fr.

Le village de Ragaz, où l'on quitte le chemin de fer, se trouve
dans le canton de Saint-Gall, sur la limite de celui des Grisons. Il n'offre d'important qu'un grand et bel établissement

thermal qu'alimente une partie de la source des bains de Pfæfers dont les eaux sont amenées par des canaux de bois. Pour se rendre de Ragaz à ces bains, on suit une route très-pittoresque; elle longe le torrent de la Tamina, et est d'une exécution remarquable.

Nous voici arrivé à l'établissement thermal de Pfæfers. Il s'agit maintenant de pénétrer dans le défilé qui mène aux sources. Devant vous s'offre une affreuse gorge, étroit passage entre deux montagnes granitiques que sépare une immense crevasse dont les parois, taillées à pic, se dressent parallèlement l'une à l'autre, jusqu'à une hauteur énorme, où elles s'inclinent et se touchent incomplétement. Dans le bas, est un ravin dont on ignore la profondeur, et où la Tamina roule en mugissant. Le chemin, si toutefois on peut donner ce nom à des planches mal jointes, que fixent des crampons de fer enfoncés dans les fissures du rocher, longe le côté droit du torrent; l'eau qui suinte de toutes parts a enduit leur surface d'une sorte de viscosité. Pour faire de l'érudition, et un peu aussi pour vous distraire, le guide vous signale avec complaisance les endroits où des voyageurs qu'il dirigeait comme vous ont fait un faux pas et sont tombés dans le torrent, sans que jamais on ait pu les arracher à la mort.

Vers le milieu à peu près du parcours du défilé, les deux montagnes s'écartent l'une de l'autre en éventail; puis leurs sommets se recourbent et se rejoignent en décrivant une gigantesque arcade, que je comparerais volontiers au vaisseau majestueux d'une ancienne basilique. C'est ce qu'on appelle le *Pont naturel* de Pfæfers; son élévation est de 260 pieds. De chaque côté du pont existent de larges crevasses par où l'on aperçoit des plantes et des arbustes : la lumière, s'introduisant par ces crevasses, colore inégalement les rochers qui la reflètent, et forme, avec les cascades, des arcs-en-ciel de l'effet le plus magique. Dans certains endroits, d'immenses blocs de granit, enclavés comme des coins entre les deux montagnes, semblent menacer la tête du voyageur. Un peu au delà du Pont naturel, vous apercevez, de l'autre côté du torrent, la grotte de Sainte-Madeleine : c'est une excavation à laquelle se rattachent de pieuses légendes, et qui était autrefois un but très-fréquenté de pèlerinage. Enfin, au bout de vingt minutes, vous arrivez aux sources thermales.

Ces sources sont au nombre de cinq. L'eau qu'elles fournissent en abondance a une limpidité parfaite et une température de 35° à 36° C.; sa saveur et son odeur sont nulles; exposée

à l'air, elle ne forme pas le plus léger dépôt. L'analyse n'y a
constaté que 0^{gr},25 par litre de sels alcalins calcaires. On
dirait presque de l'eau distillée. Cependant nous allons voir,
à ses effets, que c'est très-réellement une eau minérale, et que
même son action thérapeutique est des plus sérieuses.

Les sources furent découvertes en 1036 par un chasseur de
l'abbaye, Charles de Hohenbalken, lequel, voulant dénicher de
jeunes corbeaux (c'est la même légende pour beaucoup d'autres sources thermales), aperçut la vapeur s'élever du fond de
l'abîme ; mais elles ne furent utilisées que vers 1242 de la manière suivante : Pendant près de quatre siècles, on se servit
de cordes et d'échelles pour descendre les malades du sommet
de la montagne dans la gorge même : ceux qui étaient sujets
au vertige étaient attachés sur une chaise, et on leur bandait
les yeux. L'édifice thermal n'était qu'une simple maisonnette
de bois, soutenue au moyen de pieux enfoncés dans le roc,
à 150 pieds au dessus de la Tamina : on voit encore les trous
qui lui servaient d'appui. On restait ainsi dans le bain pendant
plusieurs jours et pendant plusieurs nuits de suite. On y man-
geait, on y dormait; puis, la cure finie, vous étiez hissé de
nouveau par la même route aérienne. Comme le fracas du
torrent et la trop grande distance auraient empêché la voix de
se faire entendre, on se servait d'une forte cloche que sup-
portait une tourelle dont on m'a montré les débris.

Un incendie détruisit, en 1630, la maison suspendue. C'est
alors que, pour accéder aux sources, fut construite la passe-
relle de bois que nous venons de suivre et que nous prendrons
de nouveau pour sortir du défilé et revenir à l'établissement
thermal.

Cet établissement, qui n'est autre qu'une ancienne abbaye,
est bâti en amphithéâtre sur les bords mêmes de la Tamina,
qui en baigne les fondations : son aspect grave et sombre est
celui des anciens monastères. A l'intérieur sont de vastes cor-
ridors avec des murailles énormes, sur lesquelles viennent
s'ouvrir les chambres qu'habitent les malades. La salle à manger est l'ancien réfectoire des moines : dans les panneaux sont
les portraits des principaux abbés, un peu scandalisés sans
doute des gravures modernes qui leur servent de pendants, et
qui annoncent, à ne pas s'y tromper, la sécularisation.

Les bains sont établis dans un bâtiment particulier. Chaque
cabinet de bains contient un petit bassin, dans lequel l'eau se
renouvelle sans cesse. On se baigne aussi dans des piscines,
lesquelles peuvent contenir chacune une vingtaine de per-

sonnes : l'eau y est de même constamment renouvelée. Il y a
des douches : malheureusement elles se trouvent dans des cabinets sombres et humides; puis la température de l'eau minérale, si parfaitement appropriée au bain, paraît un peu
froide pour la douche.

Les eaux de Pfæfers sont employées en boisson à la dose de
dix à douze verres, dans la matinée ; l'estomac les supporte à
merveille. Souvent aussi on en fait usage aux repas.

La coutume n'est plus à Pfæfers de se baigner pendant des
journées entières. Les bains sont aujourd'hui d'une demi-
heure à une heure environ: on en prend deux par jour. Ces
bains sont agréables; ils calment sans affaiblir, et, comme
me disait le docteur Kaiser, « ils vivifient. »

On traite chaque année à Pfæfers un grand nombre de maladies nerveuses : telles sont l'hystérie, le tic de la face, la
chorée, les contractures spasmodiques, ce qu'on appelle les
inquiétudes dans les membres, les migraines et ces crampes
utérines qui accompagnent si fréquemment le retour des menstrues; telles sont surtout la sciatique et les maladies commençantes de la moelle épinière. Les eaux de Pfæfers, par leur
action dynamique, ont donc quelque analogie avec celles de
Wildbad, de Gastein et de Lamalou; seulement elles sont moin·
puissantes.

Vous les conseillerez également contre les gastralgies. Leur
faible minéralisation les rend encore fort utiles dans le traitement des catarrhes chroniques de la vessie, lors même que les
urines sont purulentes et leur émission douloureuse. La rapidité avec laquelle ces eaux sont absorbées, puis éliminées au
dehors, produit une irrigation de la membrane muqueuse qui
modifie heureusement ses sécrétions et sa sensibilité.

Ce que que je viens de dire des eaux de Pfæfers s'applique
tout aussi bien aux bains de Hof-Ragaz, cet établissement,
nous l'avons vu, étant alimenté par la même source. La seule
différence, c'est que l'eau perd plusieurs degrés de chaleur
pendant son trajet dans ses conduites : quant à ses vertus thérapeutiques, elles restent les mêmes, du moins pour leurs
propriétés principales. Hof-Ragaz est donc une succursale de
Pfæfers. Comme c'est un séjour plus animé que celui de l'abbaye, beaucoup de personnes le préfèrent : seulement il n'offre
rien de poétique.

Saint-Moritz (Grisons). — *Sources ferrugineuses froides.*
—Mises en renom par Paracelse au seizième siècle, ces eaux
conviennent pour le traitement de la chloro-anémie et des

troubles nerveux qui en dépendent. On les emploie en boisson et en bains. Les améliorations apportées dans ces derniers
temps à leur aménagement font qu'il s'y rend aujourd'hui plus
de malades qu'autrefois.

Tarasp (Grisons) — *Sources salines sulfatées froides*. — Les
sources jaillissent à 30 minutes de Tarasp, sur la rive gauche
de l'Inn, près du hameau de Vulpera. Ce sont des eaux limpides, mousseuses, d'une saveur astringente et amère. Température, 9° C. Elles contiennent, par litre, 12^{gr},25 de principes
fixes. Ce sont des sulfates, des carbonates et des chlorures à
base de soude et de chaux.

On prend ces eaux surtout en boisson. Leur action tonique
et laxative les rend utiles contre les engorgements des viscères
abdominaux, les affections vermineuses, les embarras de circulation dans la veine porte, et la pléthore produite par la suppression du flux hemorrhoïdal. Je les ai vues également réussir
dans l'asthme. Malheureusement Tarasp est trop éloigné et
d'un accès trop difficile pour que nous puissions, sauf dans de
rares circonstances, y envoyer nos malades.

Weissembourg (Berne). — *Sources salines tièdes*. — Ces
eaux, qu'on désigne encore sous le nom de « Bains de Bunst-
chi » ou « d'Oberwill », sont situées à 20 kilomètres de Thun,
au milieu d'une gorge étroite et profonde qu'entourent des
rochers à pic, couronnés d'une forêt de sapins. C'est un des
endroits les plus sauvages de la Suisse. Comme pour ajouter
à l'horreur du tableau, une corde tendue en travers au-dessus du précipice, forme un pont aérien le long duquel les habitants se laissent glisser à l'aide d'une poterne mobile, pour
passer d'un des des bords du ravin au bord opposé. Or, je ne
sache pas qu'il soit jamais arrivé d'accidents.

La source minérale a une température de 24° C. Sa transparence est parfaite, son odeur nulle et sa saveur à peine marquée. Elle contient, par litre, 1^{gr},603 de sulfates et carbonates
alcalins.

Ce sont donc, chimiquement parlant, des sources insignifiantes ; mais il ne paraît pas en être de même au point de vue
thérapeutique. Bue à la dose de quatre à huit verres, cette eau
exerce une action hyposthénisante qui se traduit par le ralen-
tissement du pouls, la diminution de la chaleur de la peau, et
une sédation plus ou moins complète du côté de l'appareil
respiratoire. On voit assez souvent aussi des catarrhes subaigus
du larynx et des bronches, peut-être même certaines phthisies
commençantes s'amender puis disparaître.

LOËCHE (Valais).

Sources salines sulfatées chaudes.

Itinéraire de Paris a Loëche. — Chemin de fer de Lyon à Genève jusqu'à Sion : 20 heures. Voitures de Sion à Loëche : 6 heures. — *Débours :* 100 fr.

Les bains de Loëche sont situés au fond d'une vallée triste et sauvage, en face de la fameuse chaîne de la Gemmi. Les sources minérales, très-nombreuses, fournissent un tel volume d'eau qu'on l'estime à plus de 10 millions de litres, par vingt-quatre heures. La plus importante est la source Saint-Laurent. Sa température et de 51° C. C'est celle dont on boit; c'est celle aussi qui alimente la plupart des maisons de bains.

Cette eau est peu gazeuse, sans odeur, et d'une parfaite limpidité. Sa saveur est à peu près nulle. Il résulte des analyses les plus récentes qu'elle ne renferme comme principe essentiel que du sulfate de chaux; $1^{gr},520$, par litre. Les autres sels sont des carbonates alcalins. On y a de plus signalé la présence de l'arsenic. Quant au soufre, on n'en a pas trouvé de traces[1]. Je sais qu'on perçoit dans l'atmosphère des pièces où se trouvent les piscines une odeur de gaz sulfhydrique : mais ce sont les malades eux-mêmes qui, par leur long séjour dans le bain, altèrent l'eau minérale et la sulfurent.

On boit peu les eaux de Loëche, ou du moins la boisson ne constitue qu'une partie tout à fait secondaire du traitement. Les bains sont administrés dans cinq établissements principaux; le bain Neuf ou bain Werra, le bain Vieux, le bain de la Promenade, le bain des Zurichois et le bain de l'Hôtel des Alpes. C'est la source Saint-Laurent qui alimente ces divers établissements, à l'exception toutefois du bain des Alpes, qui reçoit la source dite des « Guérisons ».

L'habitude à Loëche est de se baigner dans des piscines. Celles-ci représentent de grands carrés, abrités comme des hangars, d'une profondeur d'environ un mètre, et pouvant contenir de trente à quarante personnes. A côté de chaque carré se trouvent les cabinets de douches.

C'est entre quatre et cinq heures du matin qu'on se rend

[1] J'ai eu cependant sous les yeux une ordonnance signée d'une de nos célébrités médicales, dans laquelle il était dit : « Le malade ira passer une saison à des eaux *très-fortement sulfureuses,* telles que Baréges ou *Loëche.* »

aux piscines. Les malades revêtent une longue tunique de laine, puis descendent dans le bassin par une espèce de plan incliné et dans une attitude courbée, jusqu'à ce qu'ils arrivent à la profondeur voulue, en se maintenant la tête hors de l'eau. Le bassin se peuple ainsi graduellement de nouveaux arrivants, et bientôt il est rempli. Pénétrons un instant dans le bâtiment des bains au moment où les piscines sont au complet. Quel étrange coup d'œil !

Figurez-vous des jeunes filles, des enfants, des vieillards, des prêtres, des militaires, des religieuses, que sais-je ? enfin, toutes les conditions et tous les âges assemblés, pêle-mêle, dans le même bassin. Les uns chantent, les uns lisent, les autres tra-travaillent ou méditent : c'est un feu roulant de plaisanteries et d'anecdotes. Chaque baigneur a une table flottante, espèce de nacelle où il dépose son mouchoir, sa tabatière ou son goûter. Mais que de naufrages sur ce petit océan ! A voir cette multitude de têtes s'agiter à la surface de l'eau, on dirait une réunion de tritons,

Cette méthode de se baigner en commun existe à Loëche de temps immémorial ; elle a pour avantage d'entretenir l'esprit dans une sorte de liberté, de donner aux idées une direction agréable, et d'abréger, par la distraction, les longues heures du bain. Seulement, en admettant ainsi dans les mêmes piscines des personnes de sexe différent, n'a-t-on pas un peu légèrement passé sur les plus simples règles des convenances et des mœurs? Vous n'y verrez jamais d'Anglaises.

Du reste, on a la facilité de se baigner seul dans des cabinets particuliers : mais on en use peu. Il y a aussi, dans le nouveau Bain de la Promenade et de l'Hôtel des Alpes, de petites piscines dites « de famille, » qu'on peut louer pour la saison.

La durée de ces bains est aujourd'hui moins longue qu'elle ne l'était autrefois à Loëche, où l'on passait presque toute la journée dans l'eau. Voici comment on procède :

On commence d'habitude par des bains d'une demi-heure à une heure, puis on augmente d'une heure par jour, jusqu'à ce qu'on arrive à y rester trois ou quatre heures le matin, et deux l'après-midi, avant le dîner. C'est alors ce qu'on appelle la *haute baignée*. On continue de la sorte pendant douze à quinze jours ; puis on diminue successivement et dans la même pro-portion le nombre des heures, de manière à revenir au point de départ. Cette période décroissante a reçu le nom de *débai-gnée*. La durée totale du traitement est en moyenne de vingt-cinq jours ; mais beaucoup de circonstances peuvent obliger le médecin à la modifier. La plus importante est, sans contredit, la *poussée* ; aussi vais-je entrer dans quelques détails sur ce singulier phénomène.

La poussée est l'éruption produite par les eaux ; elle survient habituellement du sixième au douzième jour. Les prodromes peuvent en être imperceptibles, bien que presque toujours ils se manifestent par des accès fébriles plus ou moins réguliers, et par l'état saburral des premières voies. Dans cette période, un vomitif produit souvent d'excellents effets. Bientôt une rougeur assez vive, accompagnée de démangeaisons et de chaleur, se montre aux genoux et aux coudes ; de là elle se répand sur le trajet des masses musculaires, aux bras, aux avant-bras, au ventre, à la poitrine et surtout au dos : elle envahit ainsi graduellement le corps entier, épargnant seulement les mains et le visage.

A cette rougeur succède ordinairement une véritable éruption ; à mesure qu'elle paraît, on voit le mouvement fébrile et les autres symptômes diminuer, quoique, sous l'influence répétée du bain, la poussée continue de s'étendre.

Celle-ci ne revêt pas toujours le même aspect. Elle se présente, dans quelques cas, sous l'apparence de petites plaques rouges, disparaissant par la pression du doigt et rappelant assez les caractères de l'érythème. A un degré plus fort, elle se rapproche davantage de l'érysipèle ; alors, au lieu d'une simple cuisson, les malades accusent une chaleur âcre et mordicante. La peau, dans ces endroits, est tantôt sèche, tantôt recouverte d'un enduit glutineux.

Une forme plus fréquente et moins douloureuse que la précédente, est celle dans laquelle l'éruption est constituée par l'agglomération de petites vésicules, dont la base est entourée d'une auréole luisante. Quelquefois, au lieu de vésicules, ce sont de petites élevures noueuses et dures, d'apparence pustuleuse mais sans relief bien sensible ; la peau alors devient rugueuse au toucher et comme chagrinée.

Il est très-rare qu'on voie ces différentes variétés exister simultanément chez le même individu : presque toujours on a l'une ou l'autre. D'un autre côté, il est des malades chez lesquels l'éruption présente des caractères si complexes, qu'on ne sait plus à quelle classe la rattacher : ce qu'on appelle, par exemple, la *poussée blanche* n'est autre chose qu'une augmentation de la sécrétion sébacée des follicules du derme.

Il y a des cas, heureusement fort rares, où la poussée prend de telles proportions que la peau se distend, se fendille et laisse suinter une matière âcre et brûlante, qui fait cruellement souf-

frir les malades, surtout pendant la nuit. Des fomentations avec
des compresses imbibées d'eau thermale sont le meilleur calmant ; j'ai vu aussi des malades n'éprouver de soulagement
qu'en se faisant porter au bain.

Lorsque la poussée est parvenue à son apogée, elle diminue
successivement, et alors commence, comme dans les fièvres
éruptives ordinaires, la période de desquamation : avec elle
commence également la débaignée. Le traitement touche à
sa fin.

A quels principes doit-on attribuer le développement de
cette éruption? Est-elle seulement le produit de l'action irritante de l'eau, si insignifiante pourtant à l'analyse, et de la
longue macération que la peau subit par ces bains chauds et
prolongés? Nul doute que ces circonstances, surtout cette
dernière, n'y contribuent puissamment. Cependant remarquons
que l'apparition de la poussée et son intensité ne sont pas
toujours en rapport avec la durée et la température du bain :
notons surtout, car ceci serait tout à fait concluant, qu'on
affirme l'avoir vue quelquefois *se manifester chez des malades
qui n'avaient pas pris un seul bain, et qui s'étaient simplement
contentés de boire l'eau minérale.*

Les détails dans lesquels je viens d'entrer, en même temps
qu'ils indiquent le mode d'action de ces sources, font déjà
pressentir dans quelles circonstances on en conseillera l'usage.

On comprend combien elles seront utiles, principalement
chez les individus lymphatiques ou scrofuleux, en provoquant
vers la peau une puissante dérivation, et en appelant à l'extérieur certaines humeurs qui viciaient l'organisme ; aussi
les vante-t-on spécialement pour les affections cutanées. J'en ai
obtenu, dans ces cas, de tels succès, que je ne saurais réellement assigner de limites à leur action. Elles réussissent aussi
contre les vieilles plaies, les vieux ulcères, surtout quand ils
sont de nature variqueuse.

Les eaux de Loëche fournissent un précieux et excellent
moyen de faire reconnaître les anciennes affections syphilitiques, dont rien ne trahit la présence au sein de l'économie ;
elles remédient de même aux accidents produits par l'abus des
mercuriaux. On lira plus loin, dans le chapitre sur le *Traitement de la syphilis par les eaux minérales*, quelle marche il
convient de suivre pour tirer tout le parti possible de cette
médication.

Lorsque les phénomènes congestifs dont la peau est le siége
deviennent trop accusés, on a recours aux ventouses scarifiées.

C'est par *vingt-cinq* et *trente* qu'on procède par séance! Les personnes chargées de ce soin sont en général d'une dextérité merveilleuse.

Enfin, M. le docteur Brunner, médecin distingué près de ces eaux, me mande qu'on peut maintenant y suivre une cure de lait ou de petit-lait de chèvre, très-bien organisée.

La vie qu'on mène à Loëche m'a paru assez monotone, une grande partie de la journée étant consacrée au traitement. Quand le temps est beau, les personnes qui ont la poussée peuvent sortir comme les autres, sans craindre de la faire répercuter ; mais il faut se vêtir chaudement et être de retour de bonne heure, car les soirées y sont très-froides. L'excursion la plus intéressante, du moins quant à son but, est celle qui conduit à l'endroit appelé *les Échelles*. Je ne saurais non plus passer sous silence le merveilleux coup d'œil qu'offre, par un beau clair de lune, la Gemmi, prodigieux amas de rochers qui la fait ressembler à une tour gigantesque. Peu de malades quittent Loëche sans en faire l'ascension. Beaucoup même, au lieu de reprendre le chemin de la vallée, préfèrent suivre le sentier à pic qui contourne en serpentant le flanc de la montagne, et gagner ainsi Zurich par Kantersteg. Mais, si vous êtes sujet au vertige, gardez-vous de ce dangereux itinéraire [1].

Il n'y a pas de Kursaal à Loëche. C'est dans les salons des principaux hôtels, et surtout de l'Hôtel des Alpes, de tous le plus confortable, qu'ont lieu les réunions du soir, réunions souvent fort animées. On fait de la musique, on danse. Le dirai-je ! La poussée n'exclut pas du tout la robe de bal, et une peau tigrée par une *belle* éruption devient presque un objet de coquetterie et un motif de compliments.

Lavey (Valais). — *Source sulfureuse* et *eaux-mères*. — Les bains de Lavey sont situés sur le territoire vaudois, tout près de Saint-Maurice et à une heure de Martigny. Il y a une source thermale légèrement sulfureuse, limpide, sans saveur bien marquée. Rarement on l'emploie seule ; presque toujours on y ajoute de l'eau-mère des salines de Bex. Moins riche en brome et en iode que celles de Kreuznach et d'Ischl, cette eau-mère a les mêmes propriétés physiques, le même mode d'emploi, les mêmes effets thérapeutiques. Elle convient,

---

1. On n'a pas oublié la mort si affreusement prématurée de cette jeune femme, hier encore l'ornement de nos salons, qu'un moment de vertige précipita des hauteurs de la Gemmi dans la vallée, où son corps n'arriva que broyé et méconnaissable.

comme celles-ci, aux tempéraments scrofuleux, et, pour être associée à une eau sulfureuse au lieu d'une eau muriatique, elle n'en est pas moins efficace.

SAXON (VALAIS).

Eaux-bromo-iodées tièdes.

ITINÉRAIRE DE PARIS A SAXON. — Chemin de fer de Lyon par Pontarlier ou Genève, jusqu'à Saxon même : 18 heures. — *Débours :* 85 fr.

Les eaux de Saxon sont les eaux les plus iodées de toutes les sources connues. Ce fait, généralement admis aujourd'hui, a été au contraire l'objet des plus ardentes comme des plus injustes contestations. Ainsi, on commença par nier qu'elles continssent de l'iode; puis on prétendit qu'il s'y trouvait en quantité infiniment moindre qu'on ne l'y avait annoncé; puis enfin, comme il fallut bien se rendre à l'évidence, on voulut que les propriétaires en ajoutassent au griffon de la source, afin de mieux surprendre la religion des chimistes! Oui, cela a été dit et imprimé. Ainsi s'explique l'espèce de défaveur dans laquelle ces eaux étaient momentanément tombées par suite de manœuvres dont, je l'avoue franchement, je n'avais pu moi-même complétement éluder l'influence.

Saxon est situé à huit kilomètres de Martigny, dans la vallée du Rhône, sur le bord méridional de l'ancienne route du Simplon. Le beau et vaste bâtiment où logent les baigneurs est le même où sont amenagées les eaux. Chacun peut de la sorte suivre sa cure, sans être forcé de s'exposer aux intempéries du dehors.

L'eau, à son point d'émergence, a une température de 25^0 C. Elle est d'une limpidité parfaite. Sa saveur, ainsi que son odeur, sont nulles. Cependant quand on entre, le matin, dans le pavillon où elle est captée, on perçoit une légère odeur d'iode. Mais c'est surtout si on vient à flairer un fragment de la roche dolomique d'où elle s'échappe, qu'on reconnaît de suite la présence de ce métalloïde. C'est au point qu'on pourrait dire de cette eau qu'elle porte avec elle son certificat de minéralisation.

Analysée par divers chimistes et, en dernier lieu, par M. Ossian Henry, elle a offert, sur 1000 grammes :

	gram.
Iodure de calcium et de magnésium.......	0,110
Bromure —	0,041

Cette quantité d'iode représente une composition tout à fait exceptionnelle, les sources les plus favorisées offrant sous ce rapport une frappante infériorité, ainsi qu'il ressort des tableaux comparatifs dressés par le docteur Bergeret de Saint-Léger, dans son intéressante Notice sur Saxon. Enfin, cette eau contient de plus des traces de phosphore et d'arsenic.

L'eau de Saxon s'emploie sous toutes les formes : boisson, bains, douches, vapeur, inhalation. Il faut, en quelque sorte, en saturer l'économie, les affections auxquelles elle s'adresse étant de l'ordre des diathèses, c'est-à-dire faisant corps avec l'individu lui-même.

Il n'existe peut-être pas d'eau plus efficace contre les accidents tertiaires de la syphilis, alors qu'il s'agit de refaire la constitution viciée profondément par un virus. Vous en obtiendrez de même d'excellents effets contre les diverses variétés et les diverses transformations de la maladie scrofuleuse, ou mieux de ce qu'on appelle communément le lymphatisme. Plus d'une fois aussi vous verrez, sous son influence, des engorgements goutteux, même passés à l'état de tophus, éprouver sinon une résolution complète, du moins une notable amélioration. Enfin, administrée pendant le repas, elle constitue l'une des formes les plus facilement assimilables de l'alimentation iodée.

Tel est Saxon. Je suis heureux, par cet éloge d'une source étrangère, de prouver une fois de plus que, quand il s'agit de juger une eau minérale, je consulte sa valeur propre, sans jamais me préoccuper de sa nationalité.

TRANSPORT. — Ces eaux supportent parfaitement le transport. Il s'en fait à Paris une consommation considérable.

MÉDICATION LACTÉE.

Le lait, employé comme médicament, était d'un grand usage dans la médecine des anciens, mais ils ne prescrivaient pas indifféremment toute espèce de lait, l'observation leur ayant appris qu'il offrait certains caractères particuliers, suivant qu'il provenait de tel ou tel animal. Voici, à cet égard, les distinctions établies par Pline : « Le lait le plus nourrissant est celui de brebis, mais il se digère moins bien, comme étant le plus gras ; puis vient le lait de chamelle, puis celui d'ânesse ; le lait de chèvre est le plus convenable à l'estomac, parce que cet animal vit plus de feuilles que d'herbes; le lait de vache est le plus relâchant et le plus médicinal. » Toutes ces remarques sont parfaitement justes, et les observations des modernes n'ont fait que les confirmer. Mais Pline va plus loin. Ainsi, après avoir raconté que ce sont surtout les personnes malades de la poitrine qui doivent se soumettre au régime lacté, il ajoute : « Le lait de truie est le plus utile aux phthisiques : » (*suillum lac utilissimum phthisicis.*) J'avoue que c'est là une assertion dont, faute de vérification personnelle, je lui laisse toute la responsabilité.

Les anciens ne se contentaient pas d'employer le lait comme moyen diététique; ils en usaient également pour lotions et pour bains, surtout dans un but de coquetterie. Je ne puis à cet égard que renvoyer à ce que j'en ai dit dans ma *Toilette d'une Romaine au temps d'Auguste*[1].

Enfin, ils n'ignoraient pas les propriétés médicinales du petit-lait. C'est encore à Pline que nous allons demander nos renseignements : « Le lait de chèvre caillé et bien privé de son caséum doit, dit-il, être bu par verres pendant cinq jours ; il agit comme tempérant et nutritif; on se trouve bien quelquefois d'y ajouter du suc de cresson : il est particulièrement utile contre les maladies de poitrine. »

Que faisons-nous autre chose aujourd'hui, sauf le cresson que nous avons peut-être tort de négliger? Il est donc tout naturel que j'entre dans quelques détails sur ces cures de petit-lait de chèvre. Je les ferai suivre d'un aperçu des cures de *koumis*, ou lait de jument fermenté, qui jouissent d'une si grande vogue en Russie.

1° Cure de petit-lait de chèvre.

C'est en Suisse que cette méthode prit naissance au commencement de ce siècle, ou plutôt c'est la Suisse qui la « renouvela des Grecs et des Romains », à propos de la guérison d'un haut personnage auquel on avait conseillé, comme dernière ressource, de venir demeurer près du lac de Constance, dont le climat, doux et tempéré, paraissait convenir pour l'affection pulmonaire dont il était atteint. Son état ne s'étant point amélioré, il voulut essayer d'un air plus vif, et il se rendit à Gais, un des sites les plus élevés des Alpes d'Appenzell; c'est alors

1. Page 209, 2e édition. Hachette, 1866.

qu'on l'engagea à boire du petit-lait de chèvre, ainsi que le faisaient les pâtres quand ils étaient enrhumés. Il en but et s'en
trouva si bien, qu'il recouvra en peu de temps des forces et de
l'embonpoint. Cette résurrection fit grand bruit; bientôt Gais
devint le rendez-vous des personnes malades de la poitrine.

Gais est l'endroit le plus célèbre pour la cure de petit-lait.
C'est le quatrième village, en hauteur, de toute la Suisse, son
élévation au-dessus du niveau de la mer étant de neuf cent-
vingt-quatre mètres. L'air qu'on y respire a des propriétés
vivifiantes tout à fait remarquables : il est sec, léger, vif, d'une
admirable pureté. Les habitants craignent tellement de le vicier, qu'ils ne labourent pas la terre et la laissent en pâturages,
afin d'éviter jusqu'aux émanations qui résulteraient de la culture. On trouve autour de Gais, dans un rayon de quelques
lieues, trois établissements renommés également pour la cure
de petit-lait; ce sont : Gonthen, Heinrichsbad et Weissbad.

J'ai visité tout près de Rorschach, à Horn, un très-bel établissement du même genre, où le petit-lait est apporté, tous
les matins, des Alpes d'Appenzell : la situation en est admirable, et l'on y jouit d'une magnifique vue sur le lac de Constance.

C'est principalement près de Seealpersee, charmant petit lac
placé au milieu des pâturages et des bois, qu'on fabrique le
fromage et par cela même le petit-lait, son résidu. Les chèvres,
pendant la journée, vont, jusqu'au sommet des montagnes,
brouter les herbes qui croissent au pied des glaciers et les petites feuilles résineuses qui tombent des sapins. A six heures,
on les ramène au village pour les traire; puis, à minuit, commence la confection du fromage, que j'ai vu préparer de la manière suivante :

On verse le lait dans une grande chaudière suspendue sur
l'âtre à une potence mobile. Quand sa température marque
30° C. environ, on le retire du feu, puis on y ajoute de la pré-
sure, en l'agitant en tout sens. Une fois la coagulation obtenue,
le *greverand* (celui qui fabrique le fromage) divise le caséum
et le brasse à la main ou avec une branche de sapin, afin de le
réduire en pulpe; puis il le remet sur le feu pour le brasser de
nouveau. Cette manœuvre est répétée plusieurs fois, jusqu'à ce
que tout le fromage se soit précipité au fond du vase, ce qui
exige environ deux heures : alors on l'enlève avec un tamis, et
on le dépose dans des moules où, après en avoir extrait, par
la pression, tout le sérum qu'il contenait, on le sale, pour le
soumettre ensuite à d'autres manipulations. Quant au petit-lait,

des porteurs en remplissent des barils qu'ils chargent sur leurs
épaules, et qu'ils transportent, pendant qu'il est bouillant encore, aux divers établissements.

Ce petit-lait offre une teinte verdâtre et est comme crémeux;
sa transparence est légèrement troublée par de petits grumeaux
de casénm qui n'ont pas été entièrement séparés pendant l'o-
pération. Il a une saveur douce, balsamique, un peu sucrée et
tout à fait agréable. Quant à sa composition, l'élément dominant est le sucre. Le lait de vache et celui de chèvre en renferment, par litre, environ 38^{gr}; le lait de brebis, 42; celui
d'ânesse, 49.

C'est le matin, entre six et huit heures, que les malades vont
boire le petit-lait de chèvre d'Appenzell, qu'on prend pur, et à
une température assez élevée : la dose habituelle en est de sept
ou huit verres. On doit mettre entre chaque verre un quart
d'heure d'intervalle, pendant lequel on se promène pour faciliter la digestion et hâter les résultats qui, du reste, ne se font
pas longtemps attendre. Dès le troisième ou le quatrième verre,
les malades sont pris d'une diarrhée séreuse, accompagnée de
borborygmes, sans coliques ni ténesme, et, une heure après le
dernier verre, tout est, en général, terminé. On mange alors
un potage à la farine pour contre-balancer l'action laxative de
la boisson. Il est rare que, dans la journée ou dans la nuit, on
ait encore des garderobes.

Lorsqu'au bout de quelques jours la langue devient blanche,
la bouche pâteuse, et qu'il y a un peu de tension du ventre, on
fait cesser ces phénomènes de saturation en ajoutant au premier verre de petit-lait un mélange, à parties égales, de rhu-
barbe, sucre et crème de tartre : c'est un laxatif très-doux.

Quelques malades prennent aussi des bains de petit-lait, mais
de petit-lait de vache, provenant également de la fabrication
du fromage. Ces bains, dont il ne faut pas s'exagérer l'importance, agissent simplement comme moyen sédatif dans les cas
où la peau est chaude et sèche, le pouls fréquent et le système
nerveux irritable.

La boisson de petit-lait, par l'activité plus grande qu'elle
imprime aux sécrétions et aux excrétions, agit sur la composition de nos humeurs. C'est surtout chez les enfants scrofuleux
qu'on observe ses excellents effets. Si l'on a pu dire, avec quelque apparence de raison, qu'il existe entre le sang des scrofuleux et le sang normal la même différence qu'entre le colos-
trum et le lait tout formé, on pourrait presque ajouter que le
petit-lait restitue au sang appauvri les globules qui lui man-

quent : or, on sait que ceux-ci, par l'élévation ou l'abaissement de leur chiffre, marquent assez bien le degré de force ou de faiblesse de l'organisme.

Il y a deux genres d'affections pour lesquelles la cure de petit-lait paraît le mieux convenir : ce sont les maladies de poitrine et celles de bas-ventre.

La grande majorité des personnes qui se rendent aux établissements d'Appenzell, y viennent pour des bronchites, des laryngites chroniques, des catarrhes ou des tubercules pulmonaires. Ces divers états morbides ne tardent pas à être modifiés dans leurs principaux symptômes : ainsi la toux, l'expectoration, la dyspnée, les sueurs diminuent ou même cessent complétement, à moins qu'elles ne se rattachent à une lésion organique trop profonde. On comprend combien il est difficile de distinguer ici, dans l'appréciation des heureux effets du traitement, ce qui appartient à l'action directe du petit-lait de ce qui dépend des influences atmosphériques. Celles-ci doivent jouer également un rôle immense.

Je serais tenté de faire une plus large part à l'intervention du petit-lait pour les affections du bas-ventre. Le contact immédiat de ce liquide sur la muqueuse de l'intestin, la stimulation légère qu'il y entretient, l'espèce de dépuration journalière qui en est la conséquence, ne peuvent que dégager les viscères, et par suite agir utilement sur leur vitalité. Quel que soit, du reste, le degré respectif d'influence qu'exercent ces divers modificateurs, un de leurs effets constants est de réveiller l'appétit et de favoriser la nutrition.

Une cure de petit-lait dure, en général, de trois à quatre semaines; toutefois, il est impossible d'établir rien de constant à cet égard, surtout pour les localités où il est d'usage d'associer le petit-lait aux eaux minérales.

L'époque la plus favorable pour ce genre de traitement est le commencement de l'été. Au printemps, le lait est plus abondant, mais il a moins de saveur, le soleil n'ayant pas encore suffisamment développé dans les plantes les sucs et la floraison qui leur communiquent leur principal arome. « La saveur des pâturages, a dit avec raison Sénèque, se retrouve dans le lait : » (*pabuli sapor apparet in lacte*).

Ce n'est pas seulement leur saveur, c'est aussi quelque chose de leurs vertus thérapeutiques. Pline raconte que « Mélampus « ayant remarqué que les chèvres qui broutaient de l'ellébore « donnaient un lait purgatif, fit boire de ce lait aux filles de « Prætus, que Junon avait rendues folles, lesquelles furent im-

« médiatement guéries. Cette guérison eut d'autant plus de re-
« tentissement, qu'elle fit connaître les vertus de l'ellébore
« contre la folie. » Sans doute la conclusion est trop absolue,
mais, enfin, le fait n'en est pas moins curieux [1], et il y aurait
peut-être là matière à d'intéressantes recherches.

Si, dans le choix de la station où l'on veut aller suivre sa
cure, on préfère si souvent la Suisse, c'est que la qualité du
petit-lait dépend nécessairement de celle du lait : or le lait ne
peut être réellement bon que quand les animaux ont la nourriture et le genre de vie les plus conformes à leur nature. Tandis
que les vaches et les chèvres, captives dans les étables de nos
grandes villes, meurent la plupart de la phthisie tuberculeuse,
on n'observe rien de semblable chez celles qui paissent en liberté dans les montagnes de la Suisse ; elles ont une santé exubérante, et, par suite, leur lait est à l'avenant.

Ce que je viens de dire des conditions si parfaites de Gais et
de ses succursales, est également applicable aux autres établissements de la Suisse, tels que ceux de Berhenried, du Righi,
d'Interlaken, d'Engelberg et de Weissenstein. Cependant c'est
au petit-lait d'Appenzell que je donne la préférence.

L'Allemagne nous offre de même des stations très-favorables
pour la cure de petit-lait. Telles sont : Baden-Baden, vis-à-vis
de notre frontière d'Alsace ; Badenweiler, dans le haut Brisgau ;
Rehburg, dans le Hanovre ; Rosenau, en Moravie ; Schlangenbad, dans le duché de Nassau ; Gleisweiler, près Landau ; Ischl,
dans le Salzbourg ; Neuhaus, Gleichenberg, en Styrie ; enfin,
Minden, Bossen et surtout Méran, dans le Tyrol. C'est, du reste,
le même régime diététique qu'en Suisse. Méran offre cependant
cette particularité qu'on y fait simultanément usage du petit-
lait et des jus d'herbes. Le petit-lait se prend, le matin, à
jeun, et les jus d'herbes, l'après-midi, un peu avant le souper.
Les plantes dont on utilise ainsi les sucs sont : le cresson, le
pissenlit, le trèfle d'eau, le plantain et la bardane. On se propose, par l'association de ces moyens, de rendre la médication
plus dépurative.

Pourquoi suis-je forcé d'ajouter qu'en France, où abondent

---

1. C'est en effet à ses vertus laxatives que l'ellébore a dû sa réputation contre
la folie, la constipation étant commune chez les aliénés, surtout quand prédominent chez eux les idées noires. Je me rappelle avoir assisté, au début de
mes études médicales, à l'autopsie par Dupuytren d'une jeune fille qui, dans
un accès de mélancolie, s'était pendue dans la salle même de l'hôpital. L'illustre chirurgien annonça qu'on trouverait l'intestin distendu par des matières:
et l'événement justifia ses prévisions.

pourtant de si excellents pâturages, nous ne possédons aucun endroit spécial pour les cures de petit-lait?

2° Cure de koumis ou lait de jument fermenté.

Il n'est aucun de nous qui n'ait entendu parler de ces cavaliers tartares qui, plus sauvages encore que les steppes où ils mènent leur nomade existence, boivent le lait aigri de leurs juments, et vivent de la chair des animaux qu'ils ont simplement échaudée sous leurs selles. Qui le croirait? C'est parmi ces descendants des anciens Scythes que certains poitrinaires vont aujourd'hui chercher la guérison. Je n'ose affirmer qu'ils y rencontreront beaucoup de Français; en revanche, nombre de Russes s'y donnent rendez-vous tous les ans. Or, comme mon livre a eu la bonne fortune d'obtenir quelque crédit en Russie, j'ose me flatter que les détails dans lesquels je vais entrer ne resteront ni sans objet ni sans lecteurs.

Le traitement que l'on suit dans ces steppes consiste à boire du lait de jument fermenté. Pour obtenir cette fermentation, on ajoute une certaine quantité de farine, de millet et de levûre de bière à un volume donné de lait, puis on met le tout dans un sac de cuir qui n'est autre que la peau du cou d'un chameau, ou celle de la jambe d'un cheval qu'on a fortement nouée à ses deux bouts : c'est un moyen économique d'éviter les sutures. Les choses ainsi disposées, on agite vivement ce mélange à l'aide d'un moulinet; il suffit, en général, de vingt-quatre heures pour que la fermentation s'y développe. On retire alors le lait ou plutôt le *koumis*, car c'est le nom qu'il prend, puis on le met en bouteilles où il ne tarde pas à acquérir plus de montant et plus de force.

Les indigènes distinguent deux espèces de koumis; le koumis nouveau et le koumis ancien. Le koumis nouveau est plus généralement appelé *saumal;* je le comparerais volontiers au moût du raisin. Le koumis ancien, celui qui a complété sa fermentation en bouteilles, est le seul, à vrai dire, auquel ils appliquent la dénomination de koumis : il correspond au vin entièrement fait.

Le koumis nouveau est légèrement écumeux. Il a l'aspect du petit-lait ordinaire, mais il est plus consistant, car il renferme encore les parties caséeuses du lait; il offre pour les mêmes motifs une teinte plus blanche. Sa saveur est douceâtre, un peu aromatique, avec un arrière-goût aigrelet. A mesure qu'il séjourne en bouteilles, la fermentation y développe de plus en

12

plus les caractères vineux, au point qu'il fera sauter les bouchons ou voler en éclats les verres qui le renferment. Le koumis ressemble alors à toutes ces boissons fermentées dont le vin
de Champagne est le type; il leur ressemble de même par ses
caractères enivrants. Aussi les Tartares le boivent-ils comme
les Russes boivent le kvass, les Anglais l'ale, les Allemands la
bière, et nous autres Normands le cidre.

C'est à Orenbourg, au nord de la mer Caspienne et du lac
d'Aral, dans les steppes des Kirghiz, qu'on va suivre ces cures
de koumis. La direction en est confiée à de simples médicastres
qui prescrivent, uniformément et sans choix, à tout malade, les
pratiques suivantes : Boire d'abord, comme moyen préparatoire, du lait de jument fraîchement tiré, à doses suffisantes
pour provoquer des effets laxatifs : au bout de trois à quatre
jours, arriver à la cure de koumis. Commencer par le koumis
nouveau (saumal), puis passer progressivement au koumis plus
ancien, par conséquent plus fort : en prendre, dans la journée,
de vingt-cinq à trente verres. Il est très-essentiel de faire en
même temps beaucoup d'exercice dans le but d'accroître la soif,
d'activer la transpiration cutanée et de favoriser le renouvellement des humeurs. Le koumis servira à lui seul de boisson et
d'aliment; il est, en général, parfaitement supporté par l'estomac, et il ne trouble en rien les fonctions du reste de l'intestin. Chez quelques malades on pourra permettre de la viande
de mouton cuite, non pas sous la selle des cavales, mais devant
un feu ardent, de manière qu'elle soit simplement saisie : les
autres viandes, sans être absolument interdites, conviendraient
moins. Quant aux légumes, salaisons, pâtisseries, fruits, salades,
s'en abstenir sévèrement : même défense pour ce qui est boisson,
sauf peut-être l'eau pure.

Les maladies contre lesquelles on emploie le koumis avec le
plus de succès sont toutes celles qui se rattachent à la débilité,
surtout quand cette débilité s'accompagne d'une grande prostration nerveuse. Telle est, au premier rang, la phthisie pulmonaire chez les individus faibles ou cachectiques. J'ai eu l'occasion de constater plusieurs guérisons de ce genre d'autant
plus inespérées que l'affection avait résisté jusqu'alors aux
traitements thermaux les mieux dirigés. Mais qu'on n'oublie
pas que tout état pléthorique, toute disposition à l'hémotpysie,
tout phénomène fébrile, même subaigu, contre-indiquent de la
manière la plus absolue cette médication. Ce sera donc moins
la lésion locale que l'ensemble de l'état général qui, en pareil
cas, devra guider vos prescriptions.

D'après le médecin russe Chomenko, juge d'autant plus compétent en pareil cas qu'il avait, comme malade, expérimenté sur lui-même les bons effets de ces cures, le traitement par le koumis convient aussi dans la chlorose, le scorbut, les hydropisies, les convalescences tardives, enfin et surtout dans les asthénies nerveuses qui se rattachent à des excès *in Venere et in Baccho*.

Mais, et je reviens encore sur ce point, les cures de koumis ne sont profitables qu'autant que les malades vivent au grand air, prennent beaucoup de mouvement, je dirai même rompent avec les habitudes de la vie sociale ordinaire. Aussi la plupart, au lieu de résider dans la ville même d'Orenbourg, vont-ils en pleines steppes habiter les kibitki, espèces de tentes couvertes de feutre, qui leur offrent simplement un abri contre la pluie et de l'ombre contre les trop fortes chaleurs. On a noté également que le koumis transporté soit à Saint-Pétersbourg, soit à Moscou (on en a fait venir même à Paris) perd beaucoup de son action médicinale, encore bien qu'il conserve toute sa vinosité. Il faut donc, comme condition essentielle de succès, l'atmosphère même des steppes.

Je crains bien que cette perspective d'aller vivre, ne fût-ce que quelques semaines, en compagnie des Cosaques et des Kalmouks, n'empêche de longtemps encore nos phthisiques de recourir au lait de jument fermenté, et ne leur fasse préférer tout simplement le petit-lait de chèvre que leur offrent la Suisse et l'Allemagne.

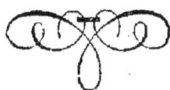

EAUX MINÉRALES

DE

LA BELGIQUE.

La Belgique ne possède qu'une eau minérale méritant une description particulière : c'est celle de Spa.

Nous nommerons seulement la source de Chaufontaine, située à deux lieues de Liége, dont l'eau, faiblement minéralisée et un peu thermale, est employée en bains comme médication calmante. Nous n'accorderons de même qu'une simple mention à la source ferrugineuse froide de Tongres, dont le plus grand mérite, aujourd'hui, est d'avoir été citée avec éloges par Pline, qui lui reconnaît des vertus dépuratives, antifébriles et diurétiques.

SPA.

Sources ferrugineuses froides.

Itinéraire de Paris a Spa. — Chemin de fer du Nord jusqu'à Spa même[1] : 9 heures et un quart. — *Débours :* 44 fr.

Quand au sortir de Pepinstère on pénètre au cœur des Ardennes, on ne se douterait jamais, à l'aspect si sauvage des montagnes et des bois, qu'on approche d'une ville où le luxe et les arts ont élevé de gracieux édifices : mais bientôt tout s'explique. La formation de Spa est un de ces miracles comme les eaux minérales sont habituées à en produire. Sous leur magique influence, le sol le plus ingrat est devenu un riant séjour où se rend chaque année une société choisie et élégante.

---

1. Deux services partent de Paris pour Spa tous les jours. Le premier à 7 heures 30 minutes du matin, arrive à Spa à 4 heures 1/4 d'après midi. Le second partant le soir arrive le lendemain matin.

Spa est situé au pied d'une montagne escarpée qui le protége contre les vents du nord. Du côté sud, s'élève une **autre** montagne dont le versant, cultivé en partie, est partout ailleurs recouvert de rochers et de forêts : c'est là que jaillissent les principales sources qui doivent nous occuper. Ce sont des sources ferrugineuses froides très-gazeuses. L'eau en est d'une limpidité parfaite ; sa saveur fraîche et piquante a un arrière-goût atramentaire. Un mot sur chacune.

Le Pouhon. — Cette source, la seule qui se trouve dans la ville, est aménagée sous le péristyle d'un monument d'assez médiocre valeur architecturale, dédié à la mémoire de Pierre le Grand qui visita Spa en 1817, et y recouvra la santé[1]. L'eau de Pouhon s'échappe en bouillonnant des fentes de roches micacées. C'est la source la plus fréquentée et la plus active de Spa. Depuis les nouveaux captages opérés en 1864, son rendement a notablement augmenté ; il est actuellement de 21 600 litres par jour. Sa minéralisation a de même été portée de $0^{gr},927$ de carbonate de fer à $1^{gr},008$. Enfin il s'en dégage une telle abondance de gaz que la fontaine ressemble à une cuve en fermentation.

Géronstère. — Éloignée de Spa d'environ une lieue, cette source jaillit au milieu d'un bosquet, et est encaissée dans un petit bassin que recouvre un élégant campanile. C'est une eau faiblement minéralisée ; le fer s'y trouve à l'état de crénate.

Sauvenière et Groesbeeck. — Ces deux sources, presque voisines l'une de l'autre, sont situées à une demi-lieue de la ville. Comme le Groesbeeck contient moins de fer et plus de gaz que la Sauvenière, sa saveur plaît davantage. C'est à cette dernière source que se trouve la petite dépression du sol connue sous le nom de *Pied de Saint-Remacle.*

Sources du Tonnelet. — On en distingue deux principales[2], situées à une demi-lieue de Spa et à quelques mètres de distance l'une de l'autre. Ces sources jaillissent au milieu d'un terrain jadis marécageux et couvert de joncs, converti aujourd'hui en une magnifique ferme modèle. Le gaz acide carbonique existe en telle abondance dans toute la contrée qu'il se développe même à la surface du sol.

---

1. Cependant, en même temps qu'il prenait les eaux, il se livrait, suivant sa coutume, aux plus grands excès de table. C'est de Spa que, par une lettre en date du 21 juillet 1717, le czar exhorta son fils Alexis, retiré alors à Naples, à revenir dans sa patrie, où il devait, un an plus tard, trouver, au lieu du pardon promis, une mort si tragique.

2. Près des Tonnelets naquirent Annette et Lubin dont l'histoire a fourni à Marmontel le sujet d'un de ses *Contes,* soi-disant *moraux.*

Niveset. — Près du Tonnelet sont les sources de Niveset, trop longtemps négligées, mais appropriées depuis 1864 au service du nouvel établissement de bains. Leur rendement atteint près de 200 000 litres, par 24 heures.

Barisart. — Cette source, bien que connue depuis longtemps, était, en quelque sorte, ensevelie sous les buissons et les ronces, lorsqu'on l'a tout récemment abritée dans une grotte. Sa composition et ses propriétés rappellent celles de la Géronstère. Elle attire aujourd'hui la foule des buveurs et est le rendez-vous, préféré du monde élégant.

Nous remarquerons que toutes ces sources, une seule exceptée, jaillissent à une certaine distance de la ville, au milieu des bois et des montagnes. Il y a l'avantage de forcer les malades à faire de l'exercice.

Quels sont ceux qui se rendent de préférence à Spa? Ce sont les mêmes que vous rencontrez à toutes les sources ferrugineuses; car les eaux de cette classe, si elles diffèrent quelquefois par leur composition chimique, possèdent toutes, à des degrés variables, les mêmes propriétés et les mêmes vertus. Ainsi leur action est essentiellement fortifiante. Elles facilitent la digestion, relèvent les forces, rendent le sang plus riche et plus vermeil; en un mot, elles déterminent dans l'économie une sorte de transmutation qui imprime à l'ensemble de nos fonctions une nouvelle activité.

Les sources de Spa sont donc fortifiantes et toniques : seulement il existe dans le mode d'action de quelques-unes, certaines nuances que nous allons essayer d'indiquer[1].

L'eau du Pouhon doit être tout spécialement recommandée quand l'appétit est diminué, la digestion difficile et paresseuse. Ses propriétés astringentes ont plus d'une fois fait cesser des diarrhées opiniâtres, liées à une sorte de débilité de l'intestin ainsi que certains flux gonorrhéiques entretenus par le relâchement et l'atonie de la muqueuse urétrale. L'anémie, la chlorose, l'aménorrhée, s'en trouvent également bien, pourvu qu'on l'emploie avec ménagement. Ne pas oublier que le Pouhon est une source extrêmement active, que les constitutions un peu robustes peuvent seules supporter.

C'est à la Géronstère que vous enverrez de préférence les personnes faibles et délicates, qui ont besoin d'une médication tonique plutôt qu'excitante, et dont les organes sont très-impressionnables.

---

1. On consultera avec intérêt le *Traité des eaux de Spa*, par le Dr Jules Lezaack, médecin exerçant près de ces eaux. Paris 1864.

La Sauvenière a également sa spécialité. C'est une source fécondante. Seulement la réussite est subordonnée à cette condition que la jeune femme, pendant qu'elle boit l'eau, tiendra le pied posé sur l'empreinte de celui de saint Remacle, et répétera, neuf jours de suite, la même cérémonie. Plaisanterie ! dira-t-on. — D'accord. — Cependant, comme le merveilleux plaît toujours, peu de femmes omettent cette formalité.

Enfin l'eau de Barisast, à cause de son extrême digestibilité, est excellente pour préparer et habituer l'estomac à l'impression de l'eau ferrugineuse. Ce n'est que quand la tolérance est bien établie qu'on la quitte pour passer à une source plus énergique.

Jusqu'à présent, les bains, à Spa, n'ont joué qu'un rôle tout à fait secondaire ; mais leur usage ne tardera pas à se généraliser, maintenant qu'un splendide édifice a remplacé le bâtiment par trop humble où on les administrait.

Quant à la boisson, on commence par deux ou trois verres, le matin à jeun, puis on arrive graduellement jusqu'à en prendre sept ou huit, dose qu'on peut ne pas atteindre, mais qu'il faut rarement dépasser. Les personnes dont l'estomac est irritable se trouvent bien de couper cette eau avec du lait. Comme ces sources contiennent beaucoup moins de sels neutres que celles de Schwalbach, avec lesquelles elles offrent tant d'analogie, elles constipent davantage.

Je ne dirai rien du séjour de Spa, de ses promenades si vantées, de ses fêtes si brillantes dans les magnifiques salons de la Redoute, qu'on va bientôt reconstruire plus magnifiques encore. Voilà longtemps déjà que la vogue reste fidèle à ces eaux : c'est qu'elle repose, non plus sur un vain caprice, mais sur la reconnaissance des malades qui en ont rapporté la santé, et sur celle des bien portants qui y ont trouvé plaisirs et distractions.

Transport (*le Pouhon*). — Il s'expédie tous les ans des quantités énormes du Pouhon. Les soins minutieux qu'a prescrits l'autorité pour sa mise en bouteille, et dont elle surveille l'exécution, font que cette eau supporte aujourd'hui le transport sans s'altérer.

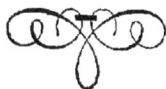

EAUX MINÉRALES

DE

L'ALLEMAGNE.

Les sources minérales qui jaillissent en Allemagne sont, pour la plupart, privilégiées entre toutes par la beauté des sites, les agréments du séjour et l'heureuse installation des établissements thermaux. Aussi le seul aspect des localités est-il déjà une disposition favorable à l'action du traitement.

Le nombre des Français qui fréquentent ces eaux devient chaque année plus considérable : c'est un motif de plus pour bien étudier leurs propriétés thérapeutiques. Qu'on me permette à cet égard une réflexion. Les médecins des sources où nous adressons nos malades professent certaines doctrines médicales qui ne sont pas les nôtres, et même qui n'ont pas d'équivalent exact dans notre nomenclature, de sorte qu'ils parlent pour nous une langue doublement étrangère. Ainsi, suivant eux, les maladies chroniques se rattachent presque toujours à la *vénosité abdominale*, c'est-à-dire à des congestions des viscères du bas ventre par stase du sang dans les vaisseaux de la veine-porte. Cette vénosité ne tarde pas à s'étendre de proche en proche, de sorte que les viscères des autres cavités splanchniques finissent par subir la même influence que ceux de l'abdomen. C'est cet état pathologique, essentiellement humoral, que les médecins allemands s'attachent à combattre par l'emploi des eaux minérales laxatives.

Quelle que soit la valeur de ces explications, toujours un peu nuageuses comme celles qui leur sont familières, on ne saurait nier qu'elles rendent assez bien compte des faits observés. Nous aurons plus d'une fois l'occasion d'y revenir; ajournons donc toute discussion à leur sujet.

AIX-LA-CHAPELLE (Prusse-Rhénane).

Sources sulfureuses chaudes.

ITINÉRAIRE DE PARIS A AIX-LA-CHAPELLE. — Chemin de fer du Nord jusqu'à Aix-la-Chapelle directement : 10 heures et demie. — *Débours :* 50 fr.

La destinée des sources d'Aix-la-Chapelle n'est pas sans quelque analogie avec celle de la ville dont elles portent le nom, étant passées par la même série de prospérités et de vicissitudes. Telle est du reste l'histoire de la plupart des stations thermales. Mais enfin la vogue paraît être définitivement acquise à ces eaux, car, dans ces dernières années surtout, elles ont été plus que jamais fréquentées par les baigneurs.

Les sources jaillissent à l'intérieur de la ville. Celles qu'on utilise sont au nombre de sept principales, dont six sulfureuses chaudes, et une ferrugineuse froide. On a divisé les sources sulfureuses d'après leur position, en supérieures et en inférieures.

Les supérieures sont : la source de *l'Empereur*, la source de *Büchel* et la source de *Saint-Quirin*. Les deux premières, qui ne sont que les divisions d'une même source, ont une température de 55° C.; quant à la source de Saint-Quirin, sa chaleur est moindre de quelques degrés. Les sources inférieures sont situées dans la rue Comphausbad; moins chaudes et un peu moins minéralisées que les sources supérieures, elles n'en diffèrent que fort peu par l'odeur et le goût. Ce sont : la source du Bain de la *Rose*, la source *Saint-Corneille* et l'ancienne fontaine des *Buveurs*. La température de ces sources varie de 44° à 47° C.

Les sources d'Aix-la-Chapelle, et nous prendrons pour type celle de l'Empereur, qui est la plus chaude et la plus riche en principes salins, laissent dégager une forte odeur d'hydrogène sulfuré. L'eau, vue dans ses réservoirs, a une couleur un peu verdâtre; mais, recueillie dans un verre, elle est limpide et parfaitement incolore : des bulles de gaz la traversent dans tous les sens. Son goût, un peu salé, rappelle celui d'un bouillon faible et de qualité plus que médiocre.

La source de l'Empereur a une minéralisation assez remarquable. D'après M. Liebig, elle contient, pour un litre d'eau :

	gram.
Sulfure de sodium................	0,009
Chlorure de sodium..............	2,639
Bromure et iodure alcalins..........	0,004

ainsi qu'une substance organique, de la silice et un peu de fer. Ce sont-là trois éléments importants à noter.

Les eaux d'Aix-la-Chapelle, prises à la dose de trois ou quatre verres, ont sur l'économie une action diaphorétique et diurétique. On va les boire, le matin, à la fontaine Élise, monument gracieux élevé sur la place qui avoisine la source ; à côté de cette source et du jardin qui en dépend se trouvent des galeries couvertes où les buveurs peuvent s'abriter. Il importe peu, du reste, qu'on boive de telle ou telle source, car, leur nature étant la même, elles développent à peu près toutes des effets identiques.

Ces eaux sont employées en bains, en douches et en bains de vapeurs. La douche est ordinairement combinée avec le bain simple, et alors c'est elle qu'on prend la première. Le malade la reçoit dans une baignoire assez grande pour que le doucheur descende à côté de lui ; il dirige ainsi plus facilement l'eau minérale sur les parties du corps qui doivent en recevoir le choc. A la douche on associe d'habitude les frictions et le massage. La durée du bain qui lui succède est, comme pour la douche, d'une demi-heure environ ; puis on va se remettre au lit le temps nécessaire pour que le calme revienne dans le fonctionnement des organes.

Les médecins d'Aix-la-Chapelle prescrivent rarement le bain à une température supérieure à 34° ou 36° C.; quand ils veulent produire des effets énergiques, ils préfèrent la douche. Les bains de vapeurs établis au-dessus même du griffon des sources ont une grande puissance par la chaleur vive et la quantité de soufre qui se répandent dans l'atmosphère : aussi faut-il ne les employer qu'avec beaucoup de réserve.

Les eaux d'Aix-la-Chapelle sont douées d'une remarquable activité. Elles déterminent, au bout de quelques jours, des phénomènes de réaction, qui cependant atteignent rarement les proportions d'une véritable fièvre thermale.

Les émissions sanguines, spécialement les ventouses, étaient autrefois d'un grand usage à Aix-la-Chapelle : on y a recours plus discrètement aujourd'hui. Elles ont moins pour objet de produire la déplétion mécanique des vaisseaux, que de déterminer vers la peau une révulsion puissante, qui aide à l'action résolutive des eaux.

On conseille les eaux d'Aix-la-Chapelle pour un grand nombre de maladies, ce qu'explique leur composition que nous avons dit tenir des eaux sulfureuses et des eaux alcalines. Je suis heureux de pouvoir joindre ici à mes observations celles qu'ont bien voulu me communiquer MM. Hahn, Sträter et Lersch, médecins distingués près de ces eaux.

On vient surtout à Aix-la-Chapelle pour les maladies chroniques de la peau, depuis le simple eczéma jusqu'aux herpès les plus invétérés. Il s'y opère chaque année d'aussi belles guérisons qu'à aucune eau sulfureuse. Les eaux agissent sur le derme comme médication excitante et substitutive, et par suite leur usage réclame une extrême circonspection. Les vieux ulcères, les plaies d'armes à feu, les anciens trajets fistuleux; les tumeurs blanches, les caries, les nécroses, se trouvent bien également de l'emploi de ces eaux : à cet égard elles peuvent rivaliser avec nos sources des Pyrénées.

On emploie encore avec succès les eaux d'Aix-la-Chapelle contre le rhumatisme et certaines formes de la goutte, spécialement la goutte molle; les eaux réveillent momentanément les douleurs, mais presque toujours cette légère exacerbation est suivie d'un mieux notable. Elles ne sont pas moins utiles dans les intoxications métalliques, le catarrhe utérin, la névralgie sciatique, ainsi que dans quelques cas de paralysies caractérisées par la débilité des organes locomoteurs. Le docteur Sträter m'a dit les avoir vues triompher de l'atrophie musculaire progressive. Enfin beaucoup de malades viennent demander à Aix-la-Chapelle la guérison d'affections syphilitiques rebelles ou de désordres occasionnés par l'abus des mercuriaux. Nul doute que ces eaux ne rendent dans ce cas les plus importants services et ne justifient la spécificité d'action qu'on leur attribue en Allemagne.

Telles sont les principales maladies pour lesquelles on se rend à Aix-la-Chapelle. Ces eaux, du reste, ont une telle analogie avec celles d'Aix en Savoie, qu'on pourrait presque les prescrire indifféremment les unes pour les autres : ajoutons que la douche y est donnée avec la même perfection.

Les eaux d'Aix-la-Chapelle ont été aménagées dans plusieurs établissements dont quelques-uns sont très-beaux. Nous mentionnerons tout spécialement le Bain *Neuf*, parmi les sources supérieures, et le Bain de la *Rose*, parmi les sources inférieures. L'établissement le plus anciennement connu s'appelle le Bain de l'*Empereur*, il occupe l'emplacement d'anciens bains romains. C'est dans sa vaste piscine que Charlemagne aimait à se baigner en public avec les officiers de sa cour; c'est là également que Napoléon Ier vint prendre des bains : l'élégant bassin qui lui servait est celui qu'on désigne sous le nom de Bain de *Marbre*. Cet établissement qu'on vient de reconstruire entièrement à neuf a été l'objet de telles améliorations et de tels embellissements, qu'on peut sans flatterie le désigner par l'épithète de « Palais thermal. »

Quant à la ville proprement dite, elle offre, comme principal attrait, ses souvenirs historiques et ses monuments dont chaque pierre conserve vivante encore l'empreinte de Charlemagne. Elle possède également de précieuses reliques renfermées dans le trésor de l'antique cathédrale; celles qu'on appelle les Grandes Reliques ne sont exposées en public que tous les sept ans, où elles deviennent l'objet de nombreux pèlerinages. Enfin, vous trouvez dans la campagne environnante un grand nombre de sites pittoresques et variés qui deviennent autant de buts de promenades.

TRANSPORT. — Jusqu'à présent, les eaux d'Aix n'avaient pu supporter le transport. J'apprends, aujourd'hui, qu'on a trouvé le moyen de les conserver intactes en bouteilles et qu'il s'en expédie déjà des quantités considérables.

Borcette. — Borcette est un gros bourg, situé à une petite distance d'Aix-la-Chapelle. On y trouve de même des eaux sulfureuses, des eaux alcalines et des eaux ferrugineuses, en nombre considérable. Ces eaux ne sont ni moins actives ni moins efficaces que celles d'Aix-la-Chapelle.

On a divisé les sources de Borcette, comme celles d'Aix-la-Chapelle, en supérieures et en inférieures. Je ne décrirai point toutes ces sources, car ce serait une énumération fastidieuse et sans utilité; je mentionnerai seulement : le *Kochbrunn*, la source du Bain de la *Rose*, et celle du Bain de l'*Épée*. Ces sources ont une température de 30° à 75° C., et alimentent divers établissements thermaux.

Les propriétés thérapeutiques de ces sources sont les mêmes que celles des sources d'Aix-la-Chapelle. Je n'ai donc rien à ajouter à ce que j'ai dit plus haut de ces dernières : seulement, je ferai remarquer que les sources supérieures de Borcette ne contiennent ni gaz sulfhydrique ni sulfure de sodium, ce qui modifie un peu leur action, et les rend moins appropriées au traitement des maladies de la peau.

Le séjour de Borcette est un peu triste. Cependant la ville s'occupe avec une louable sollicitude d'accroître le bien-être et l'agrément des étrangers. C'est ainsi, par exemple, qu'elle vient de faire construire une grande et belle galerie pour la boisson de l'eau minérale. Cette galerie, qui porte le nom de Fontaine-Victoria, est voisine d'un joli parc où se réunit d'habitude l'élite des baigneurs.

KREUZNACH (Prusse Rhénane).

Eaux mères.

ITINÉRAIRE DE PARIS A KREUZNACH. — Chemin de fer de Forbach et Binger-
bruck jusqu'à Kreusnach même : 16 heures. — *Débours :* 67 fr.

Kreuznach est situé dans la vallée de la Nahe, sur la rive gauche du Rhin. A Kreuznach, comme à Salins et à Nauheim, les bains ne sont que l'accessoire de grandes entreprises commerciales pour l'extraction du chlorure de sodium contenu dans les sources minérales. Disons un mot des procédés mis en usage pour obtenir ce sel, car ils nous feront connaître la nature même des eaux mères qui en constituent le précieux résidu.

L'eau salée sort de terre à un degré de concentration peu avancé. Pour obtenir un degré plus fort, on conduit cette eau, à l'aide de machines hydrauliques, à la partie supérieure de vastes hangars formés de fascines superposées avec ordre : ce sont les bâtiments de graduation. L'eau pénètre goutte à goutte à travers les ramilles, se divise à l'infini, et, dépouillée par l'évaporation d'une partie de ses principes aqueux et de ses sels les moins solubles, elle tombe dans de vastes réservoirs, d'où elle est reprise et dirigée sur de nouvelles fascines. Ce n'est qu'après six opérations de ce genre qu'elle marque à l'aréomètre un degré suffisant de concentration; alors on la transporte dans d'immenses chaudières, où elle est soumise à une caléfaction prolongée. Peu à peu le sel marin se dépose sous forme de cristaux brillants, qu'on enlève à mesure et que l'on fait sécher avant de les livrer au commerce. Quant à l'eau mère, ou *mutter-laüge*, on la réserve pour l'usage médical.

D'après les analyses de MM. Mialhe et Figuier cette eau mère contient, par litre, 8gr,70 de bromure de sodium et 2gr,60 de bromure de magnésium. Ajoutée à l'eau des bains en proportion variable, elle leur communique des propriétés beaucoup plus énergiques que celles que possèdent les sources elles-mêmes.

La plus connue de ces sources, la seule même qui mérite de nous occuper, est la source Élisabeth. Température : 9° C. Sa saveur âcre, salée et saumâtre a quelque chose de nauséabond. Quant à sa composition, elle se rapproche tout à fait de celle des eaux de Soden, Hombourg et Nauheim. Ce sont les mêmes

13

sels : 12^{gr},242, par litre, dont 11,642 de chlorure de sodium ;
seulement elle renferme un peu d'iode.

Le traitement à Kreuznach consiste presque exclusivement
dans les bains. On se sert pour les chauffer d'un procédé fort
ingénieux, dit méthode de *Schwarz*; comme nous le retrouve-
rons usité dans plusieurs établissements de l'Allemagne, je crois
devoir consacrer quelques lignes à sa description.

Chaque baignoire est munie d'un double fond, dont la paroi
supérieure est de cuivre et l'inférieure de bois. A ce double
fond est adapté un robinet d'où part un tube qui communique
avec un réservoir de vapeur d'eau bouillante. Veut-on préparer le bain, en même temps qu'on fait arriver l'eau minérale
dans la baignoire, on ouvre le robinet qui livre passage à la
vapeur. Celle-ci se précipite dans l'espace vide du double fond,
échauffe la paroi supérieure de cuivre, et, par suite, communique avec une telle rapidité son calorique au bain, qu'en une
dizaine de minutes il atteint 32° à 35° C. Alors vous fermez le
robinet. La vapeur n'arrivant plus, le fond de cuivre se refroi-
dit jusqu'à ce qu'il se soit mis en équilibre avec la température
de l'eau, et le malade peut entrer dans le bain, qui se trouve
ainsi au degré convenable [1].

On boit peu les eaux de Kreuznach, sauf les cas où il est besoin
d'obtenir un effet laxatif : trois ou quatre verres de la source
Élisabeth pris le matin, à jeun, sont le plus souvent suffisants.

Kreuznach jouit d'une célébrité européenne pour le traitement des affections scrofuleuses et des cachexies; c'est à la
mutter-laüge qu'il la doit. Ce genre de médication s'étant beaucoup répandu dans ces derniers temps, le nombre des malades
qui se rendent à la station allemande est bien moins considérable aujourd'hui qu'il ne l'était autrefois.

Salzbrunn (Silésie). — *Eaux alcalines froides.* — Les eaux
minérales de Salzbrunn ont, en Silésie, la même réputation que
les eaux d'Ems, sur les bords du Rhin, pour le traitement des
affections pulmonaires. Du reste, ce sont aussi des eaux alcalines gazeuses : seulement elles sont froides. Il y a deux sources

---

1. Je n'ai pas été médiocrement surpris de trouver décrite dans Sénèque
cette méthode de chauffer les bains sans feu (*balnea sine igne calefacere*).
Voici la curieuse description qu'il en donne : « On introduit, dit-il, de la vapeur
« brûlante, laquelle, circulant dans des canaux, échauffe les parois de la bai-
« gnoire (*parietes balnei calefacit*), comme le ferait le contact de la flamme.
« Ainsi, de froide qu'elle était, l'eau devient chaude, et l'évaporation ne peut
« lui faire rien perdre de sa saveur, car on agit dans des vaisseaux clos »
(*nec trahit saporem evaporatio, quia clausa perlabitur*). (QUÆST. NAT.) Qu'a-
vons-nous donc inventé en balnéologie?

principales, l'*Oberbrunn* et le *Mühlbrunn*. La première contient
1ᵍʳ,040 de bicarbonate de soude, la seconde, 0ᵍʳ,790. L'eau
en est limpide, petillante, d'un goût styptique légèrement salé.
On la boit pure, ou mieux coupée avec du petit-lait : six à huit
verres, le matin. Le Mühlbrunn, dont l'action est plus douce
que celle de l'Oberbrunn, convient plus particulièrement pour
les organisations irritables.

On m'a cité de fort belles cures que les eaux de Salzbrunn
auraient opérées dans les affections catarrhales des bronches,
même avec sécrétion purulente de la muqueuse, et dans la
phthisie, sinon confirmée, du moins offrant déjà les prodromes
des tubercules. Mais le grand inconvénient de ces eaux pour
nos malades, c'est leur extrême éloignement.

Rémé (Westphalie). — *Sources salines chlorurées tièdes.*
— Il existe à Rémé, en Westphalie, indépendamment d'une importante saline, une magnifique source minérale, d'une température de 31° C., dont la composition rappelle parfaitement
celle des sources de Nauheim ; seulement elle contient plus de
chlorure de sodium et plus de fer. La plupart des affections
que l'on traite à ces eaux sont les scrofules, les rhumatismes,
les névralgies et les paralysies : les paralysies surtout constituent leur spécialité thérapeutique, sans cependant peut-être
qu'il s'y opère plus de cures qu'ailleurs.

On emploie également à Rémé les eaux minérales en inhalation, comme cela se pratique à Lamotte et à Allevard. Ainsi
de petits filets d'eau tombent du haut d'un réservoir sur l'aire
même de la pièce où se rendent les malades pour venir y respirer la poussière humide qui se répand dans l'atmosphère.
Cette méthode qu'on désigne sous le nom de *Bunlsbad*, convient pour les affections des voies respiratoires.

Rémé est une station thermale bien organisée. On vient
d'y construire un très-beau Kurhaus. Cependant un Français s'y
trouvera toujours quelque peu dépaysé, car, population, mœurs,
langage, tout y est essentiellement allemand.

Lippspringe (Westphalie). — *Source saline sulfatée froide.*
— Cette source, plus connue sous le nom de source « d'Arminius, » est très-gazeuse. Sa saveur est saline et piquante. Elle
contient, par litre, 2ᵉʳ,405 de sulfates calcaires associés à quelques carbonates sodiques. On l'emploie en boisson et en bain,
comme médication rafraîchissante et laxative. Elle est vantée
surtout contre la phthisie commençante, compliquée d'hémoptysie, quand les sujets sont pléthoriques, irritables et sujets
aux congestions pulmonaires.

PYRMONT (Waldeck).

Sources ferrugineuses froides.

Itinéraire de paris a pyrmont. — Chemin de fer de Cologne, Dusseldorf et Hamm jusqu'à la station de Hoester : 20 heures. Voitures de cette station à Pyrmont : 3 heures. — *Débours :* 88 fr.

Pyrmont, capitale de la principauté de Waldeck, est célèbre depuis longtemps pour ses eaux minérales. La tradition rapporte que Charlemagne en fit usage. Je lisais même dernièrement, dans je ne sais quel prospectus, que Varus prenait les eaux de Pyrmont au moment où, cédant aux perfides conseils d'Arminius, il s'engagea follement dans les « défilés du Teutberg » (*Teutoburgiensis saltus*), où il trouva la mort, ainsi que les trois légions romaines qu'il commandait[1]. Or, notez que tout cela était raconté du ton le plus sérieux !

Les sources minérales de Pyrmont, dont nous avons à nous occuper, appartiennent à la classe des eaux ferrugineuses : température : 10 à 12° C. La plus importante est la Trinkquelle. Elle renferme par litre 0^{gr},055 de bicarbonate de fer et 1^{lit},683 de gaz acide carbonique libre. L'eau en est claire, limpide ; sa saveur, atramentaire. Elle ne sert qu'à la boisson.

A quelques pas de cette source jaillit le Brodelbrunn, qui ne sert qu'aux bains. L'eau n'en est cependant pas désagréable à boire : peut-être la répugnance qu'elle inspire aux malades n'at-elle d'autres causes que la quantité de mouches que le gaz de la fontaine asphyxie, et dont on voit les petits cadavres flotter à la surface du bassin. La composition du Brodelbrunn se rapproche sensiblement de celle de la Trinkquelle. Enfin on a découvert récemment une troisième source appelée Helenenquelle qui ne diffère pas sensiblement des précédentes.

Les sources ferrugineuses de Pyrmont sont employées dans les mêmes cas que celles de Schwalbach et de Spa, avec lesquelles elles offrent la plus grande analogie. Elles n'en diffèrent que par le personnel des baigneurs. Ainsi, vous n'y verrez point de Français, mais seulement des Russes, des Anglais et des Allemands : les femmes y sont en immense majorité.

1. C'est non loin de Pyrmont, aux environs de Paderborn, entre l'Ems et la Lippe, que se trouvent ces défilés si célèbres par la défaite de l'armée romaine, commandée par Varus, défaite qui causa tant de stupeur dans Rome et tant de désespoir dans l'âme d'Auguste. Un monument, encore inachevé, en rappelle le souvenir.

Wildungen (Waldegg). — *Eaux de table.* — Ces eaux, qui sont à peine connues en France, diffèrent des eaux gazeuses ordinaires en ce qu'elles sont en même temps un peu ferrugineuses. Aussi leur action est-elle plus reconstituante.

EMS (NASSAU).

Sources alcalines chaudes.

ITINÉRAIRE DE PARIS A EMS. — Chemin de fer de Cologne et Coblentz jusqu'à Lahnstein; traversée du Rhin en bateau à vapeur; puis chemin de fer jusqu'à Ems : 16 heures. — *Débours :* 68 fr.

Ems est aujourd'hui l'un des établissements les plus en vogue de ceux qui bordent le Rhin. La ville, presque entièrement bâtie sur la rive droite de la Lahn, se compose de magnifiques hôtels adossés à la montagne qui la protége contre les vents du nord. Sur la rive opposée s'étendent, par un agréable contraste, des prairies, des potagers et des terres livrées à la culture. L'air qu'on respire à Ems est pur et balsamique; la température en est douce, et, sauf un peu d'humidité inséparable du voisinage des forêts et de la profondeur de la vallée, elle offre peu de variations.

Les sources d'Ems sont nombreuses et appartiennent toutes à la classe des eaux alcalines. Voici les noms des plus employées, avec l'indication de leur température et de leur principal agent minéralisateur :

	tempér.	gram.	
Krähnchen	29° C.	1,931	bicarb. de soude.
Fürstenbrunn	35°	2,031	—
Kessellbrunn	46°	1,978	—
Bubenquelle	31°	1,845	—
Neuquelle	47°	2,092	—

L'eau en est parfaitement limpide; elle n'a pas d'odeur; sa saveur, légèrement lixivielle, se rapproche assez de celle d'un faible bouillon de veau.

Les eaux d'Ems se prennent surtout en boisson. On commence, en général, par deux ou trois verres, et l'on arrive facilement jusqu'à cinq ou six par jour. Le matin est l'instant où l'on boit; c'est aussi celui où l'orchestre, placé dans le jardin de Kursaal, lance dans l'air ses notes les plus harmonieuses. Entre quatre et cinq heures, vous rencontrez de nouveau quelques buveurs près des sources; mais c'est le petit nombre. Cette eau est facilement digérée; l'estomac la supporte d'autant mieux qu'elle contient une notable quantité de gaz acide carbonique et d'azote.

Les bains se prennent dans trois établissements principaux : le Kurhaus, les Quatre-Tours et le Neuquelle. Il y en a aussi dans quelques hôtels particuliers. Ils sont, en général, bien organisés. Quant aux douches, elles représentent, comme dans presque tous les thermes d'Allemagne, des chutes d'eau à peu près insignifiantes. Il est vrai qu'à Ems elles entrent pour peu de chose dans le traitement.

Enfin on vient d'y installer des salles d'inhalation de vapeur et d'eau pulvérisée.

L'action des eaux présente rarement autre chose, dans les premiers jours de leur emploi, qu'un surcroît d'appétit et une augmentation de la sécrétion cutanée et urinaire. Mais bientôt les malades deviennent tristes, abattus, moroses : ils ont la bouche pâteuse, des flatuosités, de véritables accès fébriles : c'est ce que qu'on appelle les symptômes de *saturation*, lesquels cèdent facilement à quelques jours de diète et d'interruption des eaux ou à un léger laxatif.

On prescrit les eaux d'Ems contre un assez grand nombre de maladies. Au premier rang se placent les affections des voies respiratoires, et plus particulièrement la phthisie pulmonaire, le catarrhe bronchique et laryngé, et la pharyngite granuleuse. C'est surtout depuis que l'impératrice de Russie avait recouvré la santé à Ems que la réputation de ces eaux était devenue, en Allemagne, l'égale de celles de nos Eaux-Bonnes. Or, l'observation ne donne que trop de démentis à cette manière empirique de généraliser les faits. Je m'explique.

On voit des malades devenir, en peu de temps et sans cause connue, pâles, tristes, languissants; leurs digestions s'entravent. Il se déclare une toux sèche, à petits accès, qu'on regarde au début comme simplement nerveuse, et qu'on néglige; puis des douleurs vagues, sans caractères bien tranchés, traversent par moments la poitrine, surtout au niveau des régions scapulaires. L'individu maigrit : cependant l'auscultation ne dénote point encore la présence des tubercules. Ne seraient-ce point là les prodromes insidieux d'une phthisie commençante? Vous envoyez ces malades aux eaux d'Ems, et bientôt l'appétit renaît, les traits se colorent, les forces reparaissent, et tout rentre dans l'ordre. Il est évident que dans ce cas les eaux ont agi en dissipant l'irritation pulmonaire qui, négligée, eût pu hâter le développement des tubercules; mais ceux-ci n'existaient pas encore, ou du moins rien n'indiquait leur présence.

Gardez-vous de l'oublier, les eaux d'Ems ressemblent si peu aux Eaux-Bonnes qu'elles ne doivent jamais, comme celles-ci, provoquer d'exacerbation, même momentanée. Il faut, au contraire, dans leur emploi, s'attacher à obtenir une combinaison lente, insensible, de l'eau minérale avec nos fluides et nos tissus, d'où résultera une douce impulsion de tout l'organisme.

Quant aux phthisies confirmées, offrant les signes stéthoscopiques et autres d'une lésion pulmonaire, j'ai entendu dire aux médecins d'Ems eux-mêmes que les eaux ne sauraient que hâter la catastrophe. M. le docteur Busch, le digne successeur de notre regretté confrère, le docteur d'Ibell, les proscrit, en pareil cas, de la manière la plus absolue.

Les maladies nerveuses sont, avec les maladies de poitrine, celles qui forment la principale clientèle des eaux d'Ems; aussi les femmes s'y trouvent-elles en majorité. Ce que nous avons dit de l'action sédative du bain explique comment ces eaux peuvent être utiles contre les palpitations, les spasmes, l'hystérie, la chorée, certains tics douloureux; en un mot, contre la nombreuse classe des névroses.

Les eaux d'Ems, quand on en prolonge quelque temps l'usage, finissent par déterminer, chez la plupart des malades, un état de faiblesse et un sentiment de langueur auxquels il importe de remédier. Celles de Schwalbach, qui en sont presque voisines, constituent, dans ce cas, le plus efficace de tous les remèdes. Une saison ou seulement une demi-saison passée à ces eaux, au sortir d'Ems, suffit, en général, pour raviver les forces et consolider la cure.

Les eaux d'Ems ont été beaucoup vantées contre la stérilité[1]. La source privilégiée a reçu le nom de Bubenquelle (*source aux Garçons*). Voici comment elle est disposée : Dans une chambre élégamment ornée, s'élève, du fond d'un bassin de marbre, un mince jet d'eau, à la hauteur d'un mètre environ; au-dessus du jet est un trépied de bois, percé d'une large ouverture. La jeune femme s'y assied, et reçoit ainsi, pendant quelques minutes, une douche ascendante sur l'appareil sexuel.

Je ne puis que répéter, à propos d'Ems, ce que j'ai déjà eu l'occasion de dire au sujet de ces prétendues sources fécon-

[1]. Le poétique chantre des sources du Taunus, Gerning, affirme même qu'Agrippine épouse de Germanicus, dut fréquenter les eaux d'Ems; d'où il conclut que c'est à ces eaux qu'appartient le triste honneur de la naissance de Caligula! Où a-t-il puisé ces renseignements?

dantes : tout dépend de la cause même de la stérilité. Il est évident qu'ici la douche d'eau minérale ne pourra favoriser la conception qu'en activant la résolution des engorgements passifs. de l'utérus, ou en ramenant l'organe et ses annexes à une vitalité plus normale.

Comme eaux alcalines, les sources d'Ems conviennent dans les dyspepsies avec rapports acides, la gravelle rouge et certaines affections catarrhales de la vessie et des reins ; elles agissent à titre de fondants dans l'*obstruction* des viscères abdominaux, principalement du foie et de la rate. C'est par ces qualités que ces eaux se rapprochent de celles de Vichy auxquelles elles devront être préférées, toutes les fois surtout qu'il s'agira de calmer et d'adoucir.

Enfin Ems convient pour les gouttes avec éréthisme, qui tiennent de la névralgie, que la moindre excitation exaspère, et auxquelles il faut avant tout un traitement adoucissant.

Le séjour d'Ems est agréable sans être bruyant. Les distractions du jour consistent surtout dans la promenade. Pour les excursions un peu éloignées, on se sert de petits ânes symétriquement rangés le matin en ordre de cavalerie, et dont la selle rouge, à l'anglaise, se marie agréablement avec l'uniforme sévère des guides qui les accompagnent. C'est à peu de distance des bains que se trouve le château gothique de Stolzenfels, qui a été restauré avec tant de goût, et la formidable forteresse d'Ehrenbreitstein, ce Gibraltar du Rhin.

On donnait autrefois à Ems de fort jolies fêtes. Mais que va devenir son Kursaal, maintenant que la suppression des jeux auxquels il devait son animation, vient d'être décidée, du moins en principe ?

Transport (*le Krähnchen*). — Ces eaux se conservent bien ; cependant le transport affaiblit sensiblement leurs vertus thérapeutiques. La dose en est de deux verres, le matin. Elles sont utiles dans les irritations du larynx et des bronches, mais n'ont pas de spécificité d'action bien marquée.

Seltz (Nassau). — *Eaux de table.* — La fameuse source de Seltz dont le nom est devenu synonyme d'eau gazeuse, est située à onze lieues de Francfort et à dix de Mayence. Bien que son bassin soit profond d'une douzaine de pieds, l'eau en est si limpide et si pure qu'on voit les bulles de gaz sortir de terre, monter comme autant de petites perles, puis venir éclater à la surface, en simulant une véritable ébullition. La température de cette source est de 16° à 17° C. Quant à la quantité de gaz acide carbonique qu'elle renferme, elle est de $1^{lit},260$.

Il s'en expédie tous les ans plus de deux millions de bouteilles. Mais, comme nous avons en France des eaux de table encore plus saturées de gaz, c'est bien volontairement que nos consommateurs restent tributaires de l'Allemagne.

Geilnau et **Fachingen.** — *Eaux de table.* — A peu de distance de Seltz se trouvent ces sources qui constituent de même une boisson fort agréable. Elles seraient beaucoup plus connues, n'était le voisinage de leur puissante rivale qui, en quelque sorte, les efface et les absorbe.

SCHWALBACH (Nassau).

Sources ferrugineuses froides.

Itinéraire de paris a schwalbach. — Chemin de fer de Forbach et Mayence jusqu'à Wiesbaden : 17 heures. Voitures de Wiesbaden à Schwalbach : 2 heures. — *Débours :* 78 fr.

Située dans le fond d'une vallée étroite et comme perdue dans la forêt, au milieu d'une nature tout à la fois sauvage et cultivée, la ville de Schwalbach semble une sorte d'étape placée sur la grande route d'Ems à Wiesbaden. Au milieu de l'hémicycle formé par les hôtels qu'habitent les baigneurs, s'élève le Kurhaus, dont l'aménagement intérieur est presque exclusivement consacré au service des bains et des douches. Aussi ne trouverez-vous à Schwalbach que des distractions paisibles et des récréations champêtres, en rapport avec le genre de vie que réclament les maladies qu'on y traite.

En effet, les personnes qui se rendent à ces eaux y viennent surtout pour réparer leurs forces et en chercher de nouvelles. Ce sont des jeunes filles chez lesquelles la menstruation a de la peine à s'établir ou est irrégulière, et dont la pâleur décèle un état chlorotique. Ce sont des jeunes femmes qu'ont épuisées des couches laborieuses, des hémorrhagies utérines passives, ou d'abondantes leucorrhées d'où résulte un état de langueur générale. Ce sont des jeunes hommes que la vie fatigante des grandes villes, des excès de travail, le plus souvent l'abus des veilles et des plaisirs, ont affaiblis avant l'âge ou menacent d'une caducité prématurée. Enfin vous y verrez aussi des vieillards chez lesquels des digestions lentes et pénibles, une somnolence habituelle, des lassitudes insolites, réclament une douce stimulation de l'estomac et des principaux viscères. De quoi serviraient, avec un semblable personnel, des réunions bruyantes?

Si Spa les offre, c'est que Spa est beaucoup plus que Schwalbach visité par les touristes.

Les eaux de Schwalbach sont ferrugineuses et essentiellement gazeuses. On y compte quatre sources principales, d'une température de 10° C. Ce sont : le *Weinbrunn*, la plus anciennement connue et la plus ferrugineuse ; elle contient 0^{gr},044 de carbonate de fer, et 1^{lit},098 de gaz acide carbonique. Le *Paulinenbrunn*, laquelle renferme moins de fer, mais plus de gaz. Le *Rosenbrunn*, très-peu gazeuse et lourde à l'estomac, n'est qu'employée en bains. Enfin la quatrième source, dite *Stahlbrunn*, est la plus riche en fer ; la dose en est de 0^{gr},064. J'ai vu en Allemagne des sources où le fer existe en quantité égale, supérieure même à celle des eaux de Schwalbach, mais aucune où il offre plus de fixité.

On boit ces eaux surtout le matin. Le Weinbrunn est la source que l'on préfère habituellement : comme elle contient un peu plus de sels neutres que les autres, c'est celle dont l'action sur l'intestin est la moins astringente. Le Stahlbrunn, au contraire, par ses propriétés styptiques, convient surtout dans les flux passifs et muqueux. Quant au Paulinenbrunn, il constitue une excellente préparation aux deux sources précédentes ; et encore cette eau, trop active pour certains tempéraments, a-t-elle besoin quelquefois d'être coupée avec du lait.

Ce n'est pas seulement en boisson qu'on fait usage des eaux de Schwalbach. L'eau des diverses sources est conduite dans l'établissement thermal, pour l'usage des bains et des douches. On se sert, pour chauffer le bain, de la méthode de Schwartz, que j'ai décrite (page 218), en parlant de Kreuznach. Ces bains par leur tonicité forment une partie très-importante du traitement. Quant à la douche, c'est un simple jet lancé par une petite pompe d'arrosage ; son action est autant dire nulle.

Schwalbach était autrefois une sorte de lieu de pèlerinage pour les jeunes femmes privées du bonheur d'être mères. Ses sources étaient même réputées si efficaces contre la stérilité, que les bourgeois de Francfort avaient la précaution de stipuler, dans leurs contrats de mariage, que leurs femmes n'iraient pas plus de deux fois en leur vie aux eaux de Schwalbach, de peur d'un accroissement exagéré de famille. Ces craintes sont dissipées aujourd'hui ; on leur reprocherait plutôt de ne plus être à la hauteur de leur ancienne renommée.

TRANSPORT (*Stahlbrunn* et *Weinbrunn*). — Se conservent bien. Excellentes eaux qui conviennent dans tous les cas où le fer est indiqué et qu'on peut boire au repas.

SCHLANGENBAD (Nassau).

Sources alcalines tièdes.

Itinéraire de Paris a Schlangenbad. — Chemin de fer de Forbach et Nassau jusqu'à la station d'Elteville : 17 heures. Voitures de cette station à Schlangenbad : 1 heure. — *Débours* : 77 fr.

Schlangenbad n'est qu'à une lieue de Schwalbach. Le chemin qui relie ces deux stations thermales serpente au milieu des bois, et les quelques hôtels dont se compose Schlangenbad sont bâtis à mi-côte, au fond d'une vallée solitaire, ce qui donne au village un aspect un peu triste. On compte neuf sources d'eau minérale. Elles sont réparties entre deux établissements thermaux peu éloignés l'un de l'autre, et désignés, à cause de leur situation sur un plan différent, sous le nom de « Bâtiment supérieur » et de « Bâtiment inférieur. »

L'eau de ces différentes sources est d'une parfaite limpidité : examinée en masse, elle offre une teinte légèrement azurée. Sa température varie de 27^0 à 32^0 C.; sa saveur est nulle, ainsi que son odeur. Quant à sa composition chimique, elle est complétement insignifiante, puisque, pour un litre, elle renferme à peine $0^{gr},025$ de sels alcalins.

Quand on froisse cette eau entre les doigts, on éprouve une sensation douce, veloutée, en quelque sorte savonneuse. Comme il faut en tout du merveilleux, on affirme, dans le pays, que l'onctuosité des sources dépend d'une matière animale que viennent y déposer les petits reptiles (*Coluber flavescens*), fort innocents d'ailleurs, qu'on rencontre en quantité dans les vallées et les montagnes environnantes : de là le nom de Schlangenbad (*bain des serpents*). Je présume que c'est tout simplement une substance argileuse, dont l'eau se charge dans son trajet souterrain, et qui doit avoir quelque analogie avec celle qu'on rencontre dans certaines sources de Plombières ou de Luxeuil.

On comprend combien un semblable bain doit apporter de bien-être et de calme. Rien n'a été négligé pour le rendre plus agréable encore. Les baignoires sont larges et spacieuses : celle dite de *l'Électeur* est une véritable piscine, toute de marbre, dans laquelle on peut nager facilement. Ce qui ajoute encore aux séductions du bain, c'est que, par une sorte d'effet d'optique, le reflet bleuâtre des murailles fait ressortir davantage la blancheur de la peau à tel point que, chez les personnes déjà favorisées, vous diriez de l'albâtre. N'est-ce pas un peu la fontaine de Jouvence? Malheureusement, quand on sort du bain, une partie du charme s'évanouit.

Les femmes, bien entendu, sont en grande majorité à Schlangenbad. Mais doivent-elles n'y trouver que des satisfactions d'amour-propre, disons le mot, de coquetterie, ou bien au contraire ont-elles la perspective d'y recouvrer la santé? L'observation prouve que ces eaux sont loin d'être sans action médicinale. Hufeland les regardait même comme le type des eaux sédatives et adoucissantes. Je crois, comme lui, qu'elles tempèrent la trop grande activité du système circulatoire, calment les nerfs, régularisent les sécrétions, et impriment à la vie végétative un caractère de santé plus prononcé.

Aussi les prescrit-on avec le plus grand succès dans les maladies cutanées produites ou entretenues par l'irritabilité du derme : tels sont spécialement le psoriasis, le pityriasis et l'acné. La plupart des affections liées aux troubles de l'innervation, les migraines opiniâtres, certaines insomnies, les douleurs utérines, surtout aux époques menstruelles, la chorée, l'hystérie, les palpitations, en un mot les diverses névroses éprouvent encore d'excellents effets de ces eaux. D'après le docteur Bertrand[1], elles ont plus d'une fois triomphé d'affections goutteuses ou rhumatismales, que des eaux plus franchement salines auraient exaspérées.

On les emploie presque exclusivement en bains; prises en boisson, elles ne produisent aucun effet appréciable.

Quelques malades viennent suivre à Schlangenbad une cure de petit-lait : des chèvres, à cet effet, ont été amenées de Suisse, et elles vont, dans la journée, brouter les herbes odorantes jusqu'aux sommets du Taunus. On prend le petit-lait, le matin, sur la jolie terrasse qui domine la vallée. Son action, combinée avec celle des bains minéraux et avec la douceur de l'atmosphère, est utile dans les irritations du larynx et des bronches. Enfin le voisinage des excellents vignobles du Rheingau permet d'associer, dans certains cas, les cures de raisin à la médication thermale.

TRANSPORT. — Ce sont moins les eaux elles-mêmes que l'on expédie que ce n'est une *lotion* pour adoucir la peau, dont l'eau de Schlangenbad fait la base. Cette lotion, par sa composition et ses effets, rappelle celles de nos parfumeurs, mais sans offrir sur elles aucune supériorité marquée.

---

1. Voir sa Notice sur Schlangenbad ainsi que celle du docteur Baumann, tous les deux médecins près de ces eaux. Elles sont riches en faits pratiques et en utiles renseignements.

WIESBADEN (Nassau).

Sources salines chlorurées chaudes.

ITINÉRAIRE DE PARIS A WIESBADEN. — Chemin de fer de Forbach et Mayence jusqu'à Wiesbaden même : 17 heures. — *Débours* : 76 fr.

Wiesbaden est situé sur le versant méridional du Taunus. Ses sources, qui paraissent être les *Fontes Mattiaci* dont parle Pline, sont thermales. Une seule, le *Kochbrunn*, mérite une description particulière, comme étant la plus abondante, la plus minéralisée et la seule qui soit publique.

Cette source a une température de 69° C. L'eau s'échappe limpide et claire d'une double coquille, et il s'en dégage un nuage de vapeur qu'on aperçoit au loin. Elle répand une légère odeur, comme de la chaux qu'on éteint : quant à sa saveur, elle ne peut être mieux comparée qu'à celle d'un mauvais bouillon fortement salé.

Le Kochbrunn contient, par litre, 8gr,176 de principes fixes. Le chlorure de sodium y entre pour plus de 7 grammes. Les autres sels sont des sulfates, des silicates et des carbonates alcalins.

On vient surtout à Wiesbaden pour les bains. Cependant vous apercevez le matin, entre six et huit heures, un certain nombre de buveurs près du Kochbrunn. Prise à la dose de trois ou quatre verres, cette eau est en général bien supportée par l'estomac.

Les bains, avons-nous dit, constituent la partie essentielle du traitement. Ils sont extrêmement excitants, bien que leur température dépasse rarement 35° à 36° C., et qu'ils aient perdu beaucoup de leur force, par l'obligation où l'on a été de laisser refroidir l'eau minérale avant de s'en servir. Il faut souvent en mitiger l'activité, en mêlant au bain une certaine quantité d'eau douce.

Ces bains, combinés avec la boisson, déterminent d'habitude, au commencement de la cure, certains phénomènes de saturation que nous avons déjà mentionnés à propos d'autres sources, et qui, en général, se dissipent d'eux-mêmes par l'interruption momentanée du traitement. Quelquefois cependant il est bon de recourir à un léger évacuant, car, ce qui prédomine le plus ordinairement, c'est l'état saburral de l'estomac et un sentiment de plénitude et de tension de tout l'abdomen.

Les eaux de Wiesbaden conviennent dans ces nombreuses affections chroniques qui semblent être du domaine de presque toutes les eaux minérales, pourvu que celles-ci aient une température élevée. Mais il en est deux pour lesquelles on les recommande plus spécialement : ce sont la goutte et le rhumatisme.

La goutte passive ou atonique est celle pour laquelle ces eaux devront être exclusivement réservées. Surtout que les goutteux qui se rendent à Wiesbaden n'oublient pas qu'il leur faudra presque toujours passer par la période d'aggravation, avant que leur état ne s'améliore. Le rhumatisme torpide et le rhumatisme noueux sont également les formes que les eaux modifieront avec le plus d'avantage. La douche aidera puissamment à l'action des bains. On comprend combien son emploi exige de réserve, car, si l'on imprimait à la constitution une secousse trop violente, peut-être ne serait-on plus maître des accidents qu'on aurait imprudemment provoqués. Il est vrai qu'ici, comme aux autres bains d'Allemagne, elle représente une chute à peu près insignifiante. .

Les sources de Wiesbaden conviennent encore dans beaucoup d'autres affections où il s'agit de produire une stimulation énergique : sous ce rapport, leur composition et leurs vertus thérapeutiques ne sont pas sans analogie avec celles des eaux de Bourbonne. Ainsi, on les emploie contre certaines paralysies des membres, les rétractions musculaires et tendineuses, les entorses, les ankyloses incomplètes, les roideurs consécutives aux anciennes fractures, et les plaies d'armes à feu trop lentes à se cicatriser.

On les conseille également contre la pléthore abdominale qui paraît se rattacher à des embarras de circulation dans la veine-porte et qu'on appelle *Unterleibsvollblütigkeit*. (Je ne serai plus repris à faire des citations en allemand.) Par la congestion artificielle qu'elles produisent dans les plexus veineux du rectum, elles ont pour effet à peu près constant de dégager les viscères sous-draphramatiques et de prévenir la stase du sang dans leur parenchyme. Je suis heureux du reste de pouvoir étayer mon opinion de celle du docteur Mahr, médecin très-distingué de Wiesbaden.

Wiesbaden est un séjour agréable et animé, sans toutefois offrir rien de trop bruyant. Il y a beaucoup moins d'étiquette obligée qu'à Baden-Baden ou à Ems, et l'on est toujours sûr d'y rencontrer une société choisie, une existence facile, d'agréables distractions.

WEILBACH (Nassau).

Source sulfureuse froide.

Itinéraire de Paris a Weilbach. — Chemin de fer de Forbach, Mayence et Francfort jusqu'à la station de Flörsheim : 17 heures 1/2. Weilbach n'est qu'à quelques minutes de cette station. — *Débours :* 77 fr.

L'établissement thermal de Weilbach est un bel édifice en-touré de quelques arbres et isolé de toute habitation, à l'ex-ception de deux hôtels qu'on a récemment construits pour l'usage des baigneurs. Il y a une source sulfureuse froide. Sa limpidité est parfaite, sa saveur à peine sulfureuse, son odeur presque nulle. Le soufre s'y trouve à l'état de gaz acide sulf-hydrique libre : environ $0^{lit},099$. Il y a aussi une proportion notable d'acide carbonique et d'azote.

On prend l'eau de Weilbach en boisson et en bains, mais surtout en boisson. Cette eau est très-facilement supportée par l'estomac. On ne peut pas dire qu'elle soit laxative ; seulement, au bout de quelques jours, les garde-robes deviennent plus libres, et elles offrent une coloration d'un brun verdâtre.

C'est surtout pour le traitement des affections chroniques de la poitrine que les eaux de Weilbach sont le plus indiquées. On commence par en boire, le matin, un ou deux verres, mais seulement par demi-verre à la fois ; puis on arrive à trois ver-res, puis à quatre, en prenant toujours l'expectoration pour guide. Celle-ci augmente-t-elle, on diminue la dose : on l'aug-mente, au contraire, quand l'expectoration diminue. C'est qu'il est d'observation que, lorsque la sécrétion de la muqueuse de-vient plus abondante, c'est plutôt par le fait d'une congestion passive que par l'irritation de la membrane.

Les eaux de Weilbach calment d'emblée et sans déterminer aucun phénomène critique. Il n'est même pas rare que, sous leur influence, le pouls diminue, dès les deux premières se-maines, de quinze à vingt pulsations, et, de fébrile qu'il était, tombe au-dessous de son rhythme normal. Cette action sédative peut finir par devenir tout à fait débilitante. Chez les personnes à tempérament lymphatique, vous ne tarderez pas à voir, sous l'influence de ces eaux, la pâleur augmenter ainsi que la fai-blesse. Bientôt des bruits de souffle se feront entendre au cœur et aux carotides : ce sera une sorte de chlorose factice.

Il résulte de ces remarques que l'eau de Weilbach doit être

surtout utile aux individus pléthoriques, dont le pouls est habituellement élevé, et dont la constitution offre les attributs du tempérament sanguin. Les hémorrhagies nasales, les congestions actives du poumon, l'hémoptysie même, loin d'être des motifs de s'abstenir, sont autant d'indications de l'emploi de ces eaux. Les hommes s'en trouvent généralement mieux que les femmes, surtout les jeunes gens de dix-huit à vingt-cinq ans, alors que chez eux la séve est dans la plénitude de sa vitalité.

Notons encore cette propriété des eaux de Weilbach de faire disparaître très-rapidement les tumeurs hémorrhoïdales, ainsi que les désordres graves qui parfois les accompagnent : aussi sont-elles réputées agir d'une manière toute spéciale sur la circulation de la veine-porte.

Ne pourrait-on pas utiliser l'action atrophiante de ces eaux pour combattre certaines affections du cœur, que caractérise une simple augmentation de volume de l'organe? M. Stifft, médecin de Weilbach, m'a dit les avoir employées en pareil cas avec un succès marqué.

Le séjour de Weilbach n'offre rien de très-divertissant. Il y a peu de promenades et encore moins de visiteurs. Quant à l'établissement thermal, on dirait une sorte de monastère qu'entourent les cités les plus bruyantes, mais d'assez loin cependant pour respecter son silence et son recueillement.

TRANSPORT. — Ces eaux supportent très-bien le transport ; mais elles sont à peine connues en France.

SODEN (NASSAU).

Sources salines chlorurées froides.

ITINÉRAIRE DE PARIS A SODEN. — Chemin de fer de Forbach et Francfort, jusqu'à Soden même : 18 heures. — *Débours* : 78 fr.

Soden est un joli village situé au pied du Taunus, à une heure de Francfort. Au milieu des élégantes constructions élevées pour les baigneurs, le Kursaal se dresse gracieusement en amphithéâtre et domine le parc : par son architecture il rappelle les chalets de la Suisse.

Les sources, au nombre de vingt-trois, sont disséminées dans le village et les promenades ; on les désigne chacune par un numéro d'ordre. Comme plusieurs ont le même numéro, une lettre de l'alphabet sert à les distinguer. Ces sources ont une température qui varie de 12° à 18° C. Une seule, récemment découverte, atteint 30° C. Elles sont limpides et incolores. Quelques-unes ont un goût nauséabond rappelant celui des eaux de Kreuznach; d'autres, au contraire, sont assez agréablement sapides, par suite de la quantité de gaz acide carbonique qui les sature. C'est ainsi que le n° 19 est communément appelé source de Champagne (*Champagnerbrunn*). Il est certain que cette eau mousse et pétille comme le liquide dont elle porte le nom; seulement j'ai trouvé, en y goûtant, l'assimilation quelque peu ambitieuse.

Les eaux de Soden sont fortement chargées de sel marin. D'après MM. Figuier et Mialhe, la source la plus minéralisée contient, par litre, 15gr,691 de principes fixes; le chlorure de sodium y entre pour plus de 14 grammes.

Bues le matin à la dose de trois ou quatre verres, elles sont toniques et franchement laxatives. Aussi conviennent-elles dans le traitement des diverses affections où il importe d'activer les sécrétions de l'intestin, soit pour obtenir une dépuration humorale, soit pour agir à titre de médication révulsive. Tels sont les engorgements du foie, les constipations opiniâtres et ces embarras de la circulation abdominale causés par des hémorrhoïdes non fluentes.

Mais c'est surtout pour les maladies de poitrine qu'on se rend à ces eaux.

Il résulte en effet des observations publiées par MM. Thilenius père et fils, qu'elles ont plus d'une fois triomphé d'affections pulmonaires graves, soit que celles-ci offrissent le caractère simplement catarrhal, soit qu'on pût redouter la présence des tubercules. Je range donc volontiers Soden parmi les sources les mieux appropriées au traitement de la phthisie. Faut-il maintenant admettre, comme on l'affirme, que c'est à l'action du chlorure de sodium que ces eaux doivent, en pareil cas, leur principale efficacité? J'estime que la dérivation produite et entretenue vers l'intestin y a une beaucoup plus grande part, en ce qu'elle déplace et modifie tout à la fois l'élément diathésique. N'oublions pas non plus ici l'influence toujours si puissante des conditions d'hygiène. Quelle disposition plus heureuse que celle du village, adossé à la montagne et protégé contre les vents du nord par le Feldberg et l'Altkonig, les deux cimes les plus élevées de la chaîne du Taunus! Aussi l'air y est-il d'une pureté parfaite et d'une température presque toujours égale. Joignez à ces avantages un genre de vie calme et paisible, des distractions champêtres, des promenades sans fatigue dans des sentiers ombragés, et vous aurez en grande partie le secret des bons effets de ces eaux chez les phthisiques.

Kronthal (Nassau). — *Sources ferrugineuses froides.* — Ces sources sont situées sur la lisière du Taunus et à une petite distance de Soden. Le Stahlquelle et le Wilhemsquelle sont les deux principales ; elles jaillissent à vingt pas l'une de l'autre, au pied de la montagne sur laquelle s'élève la ville de Kronberg, dont le vieux château offre des ruines si pittoresques. Ce sont des eaux très-gazeuses. Le fer s'y trouve à l'état de carbonate : environ 0^{gr},034 par litre. Elles renferment aussi une notable proportion de chlorure de sodium et de sels de magnésie. Les eaux de Soden sont éminemment toniques et stimulantes. On les emploie surtout en boisson. On utilise également le gaz acide carbonique en douches et en bains contre diverses paralysies.

HOMBOURG (Hesse).

Sources salines chlorurées froides.

ITINÉRAIRE DE PARIS A HOMBOURG. — Chemin de fer de Forbach et Mannheim jusqu'à Hombourg même : 17 heures. — *Débours : 78 fr.*

Hombourg est une petite ville bâtie sur le penchant d'une colline, à l'extrémité orientale de la chaîne du Taunus. Son Kursaal est, sans contredit, un des plus beaux établissements de ce genre. De spacieux salons ornés de colonnes de marbre, un riche ameublement, des peintures à fresque dans le goût de la Renaissance, tout concourt à l'embellissement de ce splendide édifice.

Les sources minérales, au nombre de cinq, sont froides. Température, 10° à 12° C. Elles appartiennent à la classe des eaux salines muriatiques, et offrent la plus grande analogie de composition et de propriétés.

La plus célèbre est la source Élisabeth ; c'est aussi celle qui a commencé la réputation de Hombourg. Elle est claire, limpide, et renferme, par litre, 13^{gr},300 de sels dont 10^{gr},649 de chlorure de sodium. Elle contient de plus, 0^{gr},043 de carbonate de fer. Comme c'est la source la moins minéralisée, c'est par elle en général qu'on commence le traitement. Sa saveur franchement salée et piquante n'a rien de désagréable. Bue à la dose de trois ou quatre verres, elle est purgative ; à la dose d'un verre, elle serait plutôt resserrante.

Immédiatement après la source Élisabeth, vient, comme importance, la source Louise. C'est certainement une des plus précieuses sources ferrugineuses que je connaisse, la présence des chlorures corrigeant ce que le fer a toujours d'un peu trop astringent.

Quant aux sources Louise, Ferrugineuse et de l'Empereur, elles sont aujourd'hui beaucoup moins suivies par les malades.

Les eaux de Hombourg ne servent pas seulement à la boisson. On les administre encore en douches et en bains : les bains sont ordinairement additionnés d'eaux mères de Kreuznach. On emploie de même, pour l'usage externe, le gaz acide carbonique provenant des sources. Enfin on a quelquefois recours à la médication hydrothérapique.

Les maladies qu'on traite à Hombourg avec le plus de succès sont les affections des voies digestives, surtout la dyspepsie saburrale. Vous y observerez surtout ces états complexes, si difficiles à définir, qu'on désigne sous le terme générique d'hypochondrie. Or, quelle que soit la nature même de l'hypochondrie, il est d'observation que les eaux salines muriatiques exercent sur elle la plus heureuse influence : sous ce rapport, celles de Hombourg se placent en première ligne. Prises le matin, à la dose d'un ou deux verres, ces eaux activent les sécrétions, donnent plus de ton aux vaisseaux, plus d'énergie aux glandes, et, sous l'influence d'évacuations modérément répétées, dégagent la tête en même temps qu'elles rendent l'esprit moins tendu. Rarement on les prescrit à doses purgatives. Si vous déterminiez, dès le début, une crise violente par les selles, l'action en serait trop rapide pour avoir un effet durable ; elle serait de même trop intense pour pouvoir être longtemps continuée.

Enfin ces eaux triomphent quelquefois parfaitement de l'anémie et de la chlorose, alors que les sources plus nettement ferrugineuses de Schwalbach ou de Spa exerceraient une action trop astringente sur l'intestin ou trop excitante sur la circulation générale. C'est dans ces cas que la source Louise fait réellement merveille.

Quant au séjour de Hombourg, qui n'a entendu vanter la beauté des sites, la variété des promenades et l'attrait des réunions? Seulement il en est des distractions et des plaisirs comme des eaux minérales : il faut savoir en user avec réserve.

TRANSPORT (*source Élisabeth*). — Ces eaux se conservent bien. Deux verres pris le matin produisent un effet doucement laxatif, et font disparaître l'état saburral des premières voies. Cependant on leur préfère en France les eaux de la Bohême.

NAUHEIM (Hesse-Électorale).

Sources salines chlorurées chaudes.

Itinéraire de paris a nauheim. — Chemin de fer de Francfort et Main-Weser jusqu'à Nauheim même: 17 heures 1/2. — *Débours* : 80 fr.

Nauheim n'offre rien de cet aspect gracieux et confortable qui donne un cachet particulier aux localités où existent des établissements thermaux. Devant vous s'allongent, comme de sombres remparts, les bâtiments de graduation dressés pour les salines : la fumée des fourneaux, l'odeur des usines et l'architecture plus que modeste des habitations, vous avertissent que vous entrez dans une ville consacrée surtout à l'industrie. Cependant cette ville renferme plusieurs sources remarquables au point de vue thérapeutique.

Ces sources sont pour la plupart le produit de forages artésiens. Leur température varie de 21° à 39° C. L'eau en est claire, limpide, sans odeur, d'une saveur amère et salée. Deux sont utilisées en boisson : ce sont le Kurbrunn et le Salzbrunn ; deux autres servent aux douches et aux bains d'eau minérale : ce sont le Grosser-Sprudel et le Frédéric-Guillaume ; enfin le Kleiner-Sprudel fournit le gaz acide carbonique qu'on utilise pour l'usage externe.

La composition de ces diverses sources, identique quant à la nature des éléments minéralisateurs, ne varie que par la dose à laquelle ils s'y rencontrent. Le Kurbrunn, qui est la principale source, contient, par litre, 17^{gr}, 442 de principes fixes, dont 14^{gr}, 200 de chlorure de sodium.

Le grand avantage des eaux de Nauheim, c'est que leur température est tellement appropriée au bain qu'on les emploie, au sortir même du griffon, sans réchauffement ni refroidissement préalables. Ajoutons que leur rendement est considérable.

A Nauheim comme à Kreuznach, c'est l'eau mère qui constitue le cachet même de la médication. D'après Bromeis, un litre d'eau mère de Nauheim contient, par litre, 26^{gr}, 758 de bromure de magnésium.

Cette quantité de brome explique pourquoi Nauheim convient surtout au traitement de l'affection scrofuleuse et de ses diverses cachexies. Toutefois, malgré l'importance de ses sources, importance que j'ai été un des premiers à faire connaître en France, il s'y rend relativement peu de malades.

Schwalheim (Hesse-Électorale). — *Eaux de table.* — A
une demi-heure de Nauheim et dans une vallée délicieuse,
jaillit la source de Schwalheim. Cette source appartient à la
classe si nombreuse des eaux que sature le gaz acide carbonique et constitue, pour les estomacs affaiblis, un bon digestif.
Employée seulement pour l'exportation.

BADE (Duché de Bade).

Sources salines chlorurées chaudes.

Itinéraire de Paris a Bade. — Chemin de fer de l'Est, ligne de Strasbourg
jusqu'à Bade même : 14 heures. — *Débours* : 64 fr.

Si l'on en jugeait par l'immense concours de personnes qui
se rendent tous les ans aux eaux de Bade (*Baden-Baden*), on
pourrait croire que ce sont les plus puissantes et les plus efficaces de toute l'Allemagne. Cependant elles ont par elles-
mêmes peu de vertus thérapeutiques; sous ce rapport, elles occupent un rang tout à fait secondaire parmi les établissements
qui avoisinent le Rhin. Aussi la plupart des étrangers qui affluent à ces sources célèbres viennent-ils moins leur demander
la santé que des distractions et des fêtes. Tout le monde connaît
Bade, ses beaux sites, son vieux et imposant château, son doux
climat, ses promenades et ses élégants palais. Quant à la vie que
l'on y mène, il m'a semblé que nos chroniques et nos revues en
donnent des peintures singulièrement fantastiques. Elles oublient
surtout d'ajouter que Bade étant plus fréquenté encore par les
personnes du *demi*-monde que par celles du grand, on n'est
réellement admis dans ce qu'on peut appeler « la société, » qu'a-
près la formalité obligée de la présentation. D'où il résulte
qu'un Français qui arrive à ces bains sans se recommander
d'aucun patronage, est sûr de n'y trouver, au lieu des distractions promises, que le plus complet isolement.

Il y a plusieurs sources à Bade; toutes sont thermales. La
plus abondante a reçu le nom de *Ursprung* (origine), parce
qu'on la regarde comme la source mère. Température 67° C.
Elle a été captée dans une espèce de tour circulaire, ouvrage
des Romains. L'eau s'échappe en bouillonnant à travers des
dalles de marbre blanc; puis elle est reçue dans un vaste réservoir d'où des tuyaux la conduisent de l'autre côté de la vallée,
jusqu'à la *Trinkhalle*, élégant édifice situé dans le parc, tout
près de la salle de Conversation.

A quelques pas de l'Ursprung existe un *vaporarium* construit

de même par les Romains. Vous y voyez les briques creuses, disposées en colonnes [1], où circulait la vapeur, et les ouvertures
habilement ménagées par où celle-ci se répandait dans l'atmosphère de la pièce. C'est avec celui d'Aix, en Savoie, le monument de ce genre le mieux conservé et le plus intéressant que
j'aie rencontré.

L'eau de l'Ursprung est claire et limpide. Sa saveur, légèrement salée, n'a rien de désagréable. Elle contient, par litre,
2^{gr},876 de principes fixes, presque entièrement formés de sel
marin.

L'observation clinique, d'accord ici avec l'analyse, prouve
que ces eaux agissent plus par leur température que par leur
minéralisation proprement dite. Bues le matin, à la dose de
cinq ou six verres, elles stimulent l'appétit, comme la plupart
des eaux thermales, mais sans paraître exercer sur l'économie
d'action directe : aussi sont-elles principalement employées en
bains, que l'on prend dans les hôtels.

Les maladies pour lesquelles on les a vantées sont celles où
il s'agit de redonner du ton aux organes et de stimuler doucement l'économie. Or, que d'affections comprises sous ces dési-
gnations un peu vagues!

En résumé, les eaux minérales de Bade m'ont paru, dans la
plupart des cas, être des eaux fort complaisantes qui sont un
peu ce que la mode les a faites et ce que chacun désire qu'elles
soient. Aussi ne puis-je mieux terminer leur histoire qu'en rappelant un mot du célèbre Pope. Il demandait à une jeune dame
pourquoi elle prenait ces eaux ? — *Par pure fantaisie*, dit-elle.
— *Eh bien!* reprit malicieusement le poëte, *vous ont-elles
guérie?*

Rippoldsau (Duché de Bade). — *Sources ferrugineuses
froides.* — C'est un bain réellement princier, bien qu'à peu
près inconnu en France. Il est situé au pied du Kniébis et au
fond de la vallée de la Wolf. On y utilise plusieurs sources minérales ferrugineuses, très-chargées de gaz, qui, comme composition et comme tonicité, ne sont pas sans analogie avec nos
eaux d'Orezza. Presque tous les ans, le grand-duc de Bade et sa
famille vont passer une partie de la belle saison à Rippoldsau.

---

1. Ce sont probablement des colonnes de ce genre que Sénèque désigne
quand il énumère, parmi les inventions peu antérieures à son époque, « des
tubes disposés dans les murs pour y faire circuler la chaleur de manière à réchauffer également le haut et le bas de la pièce. » (*Impressos parietibus tubos,
per quos circumfertur calor qui ima simul et summa foveret æqualiter*). C'est
du reste le système de nos calorifères actuels.

KISSINGEN (Bavière).

Sources salines chlorurées froides.

ITINÉRAIRE DE PARIS A KISSINGEN. — Chemin de fer de Forbach et Wurz-bourg, jusqu'à la station de Schweinfurt : 19 heures. Voitures de cette station à Kissingen : 3 heures. — *Débours : 90 fr.*

Kissingen est situé dans la basse Franconie, à une distance à peu près égale de Würzbourg et de Bamberg, et au centre d'une vallée trè-fertile que traverse le cours rapide de la Saale. Ses sources sont au nombre de trois principales : le *Rakoczy*, le *Pandur* et le *Maxbrunn*. Température, 10° à 11° C. Le Ra-koczy, qui est la plus importante, a été capté, comme les au-tres, dans un petit puits particulier d'où l'eau s'échappe en bouillonnant. Cette eau a une limpidité parfaite et n'exhale aucune odeur; sa saveur, franchement acidule et salée, laisse un arrière-goût un peu amer qui n'a rien de désagréable. Exposée à l'air, elle dépose un sédiment jaune rougeâtre.

Le Rakoczy est une eau très-richement minéralisée, qui, d'après M. Liebig, contient, par litre, 9^{gr}, 450. Ce sont surtout des chlorures de soude, de potasse et de magnésie, ainsi que des sulfates et des carbonates de chaux et de fer.

La composition du Pandur se rapproche beaucoup de celle du Rakoczy : seulement les sels s'y trouvent en proportion un peu moindre. Du reste, ces deux sources contiennent l'une et l'autre une très-notable quantité de gaz acide carbonique : le Rakoczy, 0^{lit}, 779; le Pandur, 1^{lit}, 011.

Quant au Maxbrunn, que l'on considère comme une simple boisson de table, sa minéralisation est tout à fait insignifiante. En revanche, c'est la source la plus gazeuse de Kissingen. Mais ne nous occupons que du Rakoczy et du Pandur.

C'est de grand matin qu'il est d'usage de se rendre à ces sources. Quelle animation et quel mouvement aux abords de la première ! La balustrade qui l'entoure est littéralement assié-gée. La plupart des malades boivent l'eau telle qu'elle est puisée au griffon; d'autres en font évaporer une partie du gaz, en plongeant leur verre dans de l'eau chaude. Chacun va en-suite arpenter à grands pas les allées du parc ou les longues et belles galeries du Kursaal, pour revenir, au bout de quinze à vingt minutes, boire un nouveau verre. Ceci dure environ deux heures, pendant lesquelles vous diriez presque, à la diversité des allures et des idiomes, que toutes les nationalités se sont donné rendez-vous à Kissingen.

Le soir, de six à huit heures, même affluence près des sources; seulement c'est plutôt le Pandur qui défraye les buveurs. Si l'on donne la préférence à cette dernière source, c'est qu'étant un peu moins active, elle n'agite pas le sommeil, comme pourrait le faire le Rakoczy.

La dose à laquelle on boit ces eaux n'a rien de bien fixe : elle est le plus ordinairement de trois à six verres le matin, et de deux à quatre le soir; mais on n'y arrive que graduellement. Règle générale, on ne doit boire que la quantité d'eau minérale que l'estomac digère sans aucune difficulté.

Les eaux de Kissingen sont des eaux laxatives et essentiellement pénétrantes. Leur action, dans les premiers jours, se traduit par une augmentation d'appétit et de force; mais, à mesure que l'eau minérale est absorbée, ses effets tendent à se généraliser. Alors apparaissent tous les phénomènes d'un travail critique et éliminatoire. Les selles deviennent brunâtres, filantes, bilieuses : l'urine se trouble et précipite des dépôts rapidement putrescibles; la sécrétion des muqueuses bronchique, génitale et oculaire augmente et s'altère; il en est de même de la transpiration cutanée. Les malades éprouvent également une sorte de prostration physique et morale, et s'alarment de voir reparaître des maux depuis longtemps oubliés, ou même qu'ils pouvaient croire complétement disparus. Mais cette crise qui se développe du premier au second septénaire, ne tarde pas à se dissiper d'elle-même, et la cure reprend ensuite sa marche normale.

Quant à l'action thérapeutique de ces eaux, elle est tout à fait remarquable. Elles sont souveraines contre les affections abdominales, toutes les fois qu'il existe un état saburral des premières voies, ou qu'il s'agit de combattre l'atonie et la débilité de l'intestin. Elles réussissent de même dans les longues convalescences qu'on observe à la suite des affections cholériques ou typhoïdes. Souvent, dans ce cas, les eaux ferrugineuses sont trop fortes et les eaux simplement gazeuses trop faibles; l'eau de Kissingen, au contraire, est d'autant mieux supportée qu'elle réunit, par sa minéralisation complexe, tous les caractères essentiels de ces deux eaux, sans en avoir les inconvénients.

Les maladies du foie, surtout les hypertrophies simples, trouvent dans l'emploi des eaux de Kissingen une médication très-puissante qui, par ses bons effets, rappelle à certains égards les sources justement célèbres de Vichy. Ce que je dis ici du foie s'applique également aux engorgements de la rate, de l'épiploon et des glandes mésentériques.

La goutte est encore une de ces affections contre lesquelles les eaux de Kissingen pourront rendre les plus importants services ; seulement vous ne les prescrirez pas indifféremment à tous les goutteux. Vous les réserverez pour ces individus chez lesquels le principe arthritique paraît être répercuté sur les viscères abdominaux.

Le docteur Gatschenberger, qui a fait une étude si complète des eaux de Kissingen, associe presque toujours les bains à la boisson. Ces bains sont préparés avec l'eau de Pandur et avec celle du *Soolensprudel*.

Cette dernière source, dont je n'ai point encore parlé, jaillit à quelques minutes de Kissingen : c'est une source artésienne intermittente, d'une profondeur de 104 mètres, laquelle offre des alternatives de flux et de reflux tout à fait extraordinaires. Ainsi chaque ascension est précédée d'une sorte de mugissement souterrain, semblable à celui que produiraient plusieurs coups de canon tirés ensemble, puis on entend le flot minéral monter en bouillonnant. Il s'en dégage à mesure une telle quantité de gaz acide carbonique, qu'elle suffit pour soulever, à plusieurs pieds de hauteur, l'immense gazomètre, du poids de cinq cents livres, qui emboîte l'orifice du puits. Cependant le flot monte toujours ; le voilà : on dirait qu'il va déborder. Après deux heures environ d'une ondulation tumultueuse, il se calme peu à peu, par suite de la cessation du dégagement du gaz, puis il devient immobile : puis enfin son niveau s'abaisse lentement et en silence jusqu'à ce qu'il ait complétement disparu aux regards. La source met moins de temps à descendre qu'elle n'en avait mis à monter. Il y a ainsi dans la journée six ou sept ascensions d'une durée moyenne d'environ trois à quatre heures.

Le Soolensprudel a une température de 18° C. Sa composition rappelle celle du Racokzy, sauf qu'il y entre une beaucoup plus forte proportion de sel marin. Sur son emplacement s'élève un bel édifice où se trouve un arsenal balnéaire des plus complets, tel que douches de toute nature, bains de vapeur, étuves, salles d'inhalation et appareils hydrothérapiques. Enfin, le même établissement renferme des bains de boue, ainsi que toutes les variétés possibles de bains et de douches de gaz acide carbonique.

Kissingen est un endroit agréable. Le Kursaal présente une magnifique colonnade de huit cents pieds de long, qui, par son aile droite, s'étend jusqu'au Rakoczy. Il y a, au centre de

14

l'édifice, une vaste salle où l'on donne quelquefois d'assez jolies fêtes. Quant au Kurhaus, c'est un établissement très-complet : seulement, depuis qu'il a eu la bonne fortune de recevoir rois et empereurs, les prix y ont pris de telles proportions, qu'il est devenu inaccessible aux simples mortels.

TRANSPORT. (Le *Rakoczy*). — Cette eau se conserve bien et rend loin de la source d'importants services. La dose est d'un à deux verres le matin.

Bocklet (Bavière). — *Source ferrugineuse froide.* — Le petit village de Bocklet, qui n'est qu'à une heure à peine de Kissingen, renferme plusieurs sources ferrugineuses froides. Ce sont des eaux extrêmement gazeuses, la quantité d'acide carbonique étant de $1^{lit},484$. Le fer s'y trouve à l'état de carbonate : environ $0^{gr},079$ par litre. On les emploie en boisson et en bains. Elles sont fréquentées presque exclusivement par les malades de Kissingen.

Bruckenau (Bavière). — *Source ferrugineuse froide.* — Ce n'est pas au village même de Bruckenau, distant de Kissingen d'environ cinq heures, que se trouvent les sources minérales, mais à une petite lieue, vers le sud. Ce sont des eaux ferrugineuses froides. Elles contiennent moins de fer que celles de Bocklet, mais elles sont plus riches en acide carbonique. Le roi Louis y a fait élever un splendide Kursaal.

Heilbrunn (Bavière). — *Eau iodo-bromée froide.* — Le village de Heilbrunn, connu par sa source minérale froide, est situé à huit milles de Munich. Cette source, qu'on n'emploie que transportée, est désignée généralement sous le nom de source *Adélaïde*. Elle contient, par litre, $4^{gr},710$ de sels neutres ainsi que $0^{gr},022$ d'iode et $0^{gr},009$ de brome.

L'eau d'Adélaïde est limpide et fortement gazeuse. Sa saveur rappelle celle d'un bouillon un peu salé ; mais elle laisse un arrière goût de brome peu agréable. Bue le matin à la dose de deux ou trois verres, elle excite l'appétit et active la sécrétion urinaire ; à dose plus élevée, elle est légèrement laxative, et finirait par irriter. Cette eau, par suite de l'iode et du brome qu'elle renferme en quantité très-notable, exerce une action fondante et résolutive non-seulement sur les tissus glanduleux, mais encore sur tous les organes où existent quelque engorgement. Elle est particulièrement appropriée aux tempéraments lymphatiques et scrofuleux. On en expédie des quantités énormes en Allemagne et à l'étranger. Voilà même un certain nombre d'années qu'il s'en fait en France une consommation de plus en plus considérable.

Friedrichschall (Saxe-Meiningen). — A quatre lieues de Cobourg. Cette eau, dont on ne fait usage que transportée, contient environ 30 grammes par litre de différents sels à base de soude et de magnésie ; les sulfates y dominent dans une grande proportion. On ne peut, du reste, en indiquer la formule d'une manière bien exacte, car c'est une eau fabriquée, qui résulte du mélange de l'eau de la source avec une certaine quantité d'eau mère.

L'eau de Friedrichschall a l'avantage de purger sous un petit volume et de ne pas donner lieu à ces constipations opiniâtres qui succèdent presque toujours à l'emploi de toute espèce de purgatifs.

WILDBAD (Wurtemberg).

Sources alcalines chaudes.

Itinéraire de Paris a Wildbad. — Chemin de fer de Strasbourg jusqu'à la station de Pforzheim : 14 heures. Voitures de cette station à Wildbad : 2 heures. — *Débours* : 73 fr.

Wildbad est situé à quelques lieues de Stuttgart, au fond d'une des vallées les plus pittoresques de la forêt Noire, que dominent de hautes collines couvertes de sapins. Au milieu coule la rivière d'Enz, dont les bords plantés d'arbres constituent une charmante promenade.

Les sources minérales sont très-nombreuses. Les unes jaillissent naturellement du sol; les autres sont le produit de forages artésiens. Il suffit, du reste, de creuser à une profondeur de 20 à 25 mètres pour en obtenir de nouvelles.

Cette extrême facilité de se procurer de l'eau minérale dans une même enceinte a été utilisée pour l'aménagement des bains. Ainsi le Kurhaus est édifié sur le griffon des sources ; il possède 10 grandes piscines et 50 petites. Chaque grande piscine est alimentée par plusieurs sources dont le nombre varie suivant la quantité de malades qui peuvent y être admis; de même chaque petite piscine a sa source propre. Dans toutes ces piscines, un fond de sable fin et léger forme une sorte de tapis moelleux sur lequel les malades peuvent s'asseoir ou s'étendre. L'eau des sources s'échappe à travers ce sable en bouillonnant; en même temps des bulles de gaz, dans une agitation continuelle, glissent le long du corps du baigneur et y produisent une légère titillation qui n'est pas sans charme. Rien donc ne manque aux séductions du bain.

Les douches sont attenantes aux piscines. Il y a aussi une buvette, mais on boit peu les eaux de Wildbad.

L'eau des diverses sources est claire, limpide, sans odeur ni
saveur. Sa minéralisation est nulle, ou à peu près, car elle n'est
représentée que par quelques centigrammes de sels alcalins.
Cependant, par un désaccord qu'il nous faut à tout instant
signaler, cette eau exerce une action très-réelle qui pourra
tout d'abord se traduire par une série de phénomènes dont j'ai
apprécié sur moi-même la gradation. Ainsi, à la première
impression du bain, que nous avons dit être délicieuse, succèdent des sensations plus franches, plus nettes, plus vives :
on se sent quelque peu excité ; des étincelles lumineuses scin-
tillent parfois devant le regard ; il semble qu'un sang plus sub-
til afflue vers le cerveau : on voudrait rester au bain, et pourtant quelque chose d'insolite et d'étrange vous avertit qu'il est
temps d'en sortir.

Ce qui constitue la spécialité thérapeutique des eaux de
Wildbad, c'est le traitement des maladies de la moelle épinière. Jetez un coup d'œil sur le personnel des malades qui
les fréquentent, plus de la moitié sont des paraplégiques. In-
terrogez-les : la plupart ont obtenu un mieux sensible, ou
même sont en voie de guérison. Voici comment on procède
pour la direction du traitement:

On n'emploie d'abord que des bains de dix à quinze minutes ;
puis on en augmente la durée de manière à arriver à des bains
d'une heure, les abrégeant ou même les suspendant tout à fait
dès l'instant où il se manifeste des indices de réaction. C'est en
général de la première à la seconde semaine que le mieux
commence à se faire sentir. A cette période, on fait quelquefois intervenir la douche. Celle-ci, dont le volume et la chute
ne possèdent qu'un très-faible degré de percussion, vient en
aide au traitement, et par son intervention discrète ajoute aux
bons effets des eaux. ·

Ces eaux, bien entendu, ne peuvent être employées que
contre la paraplégie dite essentielle, contre celle par conséquent qui, complétement indépendante d'une affection organique de la moelle épinière ou de ses annexes, se rattache à un
simple affaiblissement de l'innervation.

Ce que je viens de dire du traitement de la paraplégie est
également applicable aux paralysies partielles des membres,
aux roideurs consécutives à la goutte et à ces exaltations de
la sensibilité, connues sous le nom générique de névralgies.

En résumé, c'est contre la paraplégie que les eaux de Wildbad me paraissent devoir être conseillées avec le plus de succès. Sous ce rapport, elles offrent une notable analogie avec celles de Lamalou ; toutefois, si j'en crois ma propre expérience, ces dernières, que nous avons dit être ferrugineuses, possèdent une efficacité plus grande chez les individus anémiques.

Wildbad offre peu de distractions de société ; mais la beauté des sites qui l'entourent, l'air vif et pur qu'on y respire au milieu des bois, sont de puissantes compensations. Au lieu de vanter sans cesse les douceurs de la vie des champs, ne devrait-on pas plutôt apprendre à les goûter ?

Cannstatt (Wurtemberg). — *Sources salines chlorurées froides.* — La petite ville de Cannstatt se trouve au milieu d'une plaine agréable et fertile, à une heure de Stuttgart. Il y a 32 sources minérales, la plupart d'un rendement énorme : température, 18° à 20° C. La principale source, appelée Wilhembrunn, contient, par litre, 3^{gr},852 de principes fixes, dans lesquels le chlorure de sodium entre pour 1^{gr},632. Elle rappelle assez par ses propriétés le Pandur de Kissingen. Il y a trois établissements thermaux.

GASTEIN (Alpes Noriques).

Sources alcalines chaudes.

ITINÉRAIRE DE PARIS A GASTEIN. — Chemin de fer de Strasbourg et Munich jusqu'à Salzbourg : 30 heures. Voitures de Salzbourg à Gastein : 12 heures. — *Débours :* 150 fr.

Gastein est situé sur les confins du duché de Salzbourg et de la Carinthie, et comme perdu à l'extrémité d'une des vallées les plus sauvages des Alpes Noriques. Quelque habitude que vous puissiez avoir des voyages, il me paraît impossible que les merveilles semées sur la route de Salzbourg à Gastein et que la route elle-même vous laissent indifférent. Ainsi c'est le délicieux château de Hellbrunn, où se plaisait Napoléon ; ce sont les salines de Hallein, avec leurs prodigieux travaux souterrains ; c'est le défilé de Pass-Lueg, que précèdent les *Oefen* ou abîmes ; c'est le périlleux passage du Klamm, avec sa chaussée taillée dans le roc et sa petite chapelle votive ; enfin c'est Gastein, dont les blanches maisons, qu'on aperçoit au loin, sont groupées en amphithéâtre autour de la chute de l'Ache, immense cascade, la plus belle peut-être de toutes celles qui existent en Europe.

Si Gastein mérite à tant d'égards d'être visité par les touristes, l'importance de ses sources minérales n'est pas moins
digne de fixer l'attention des médecins.

Ces sources ont une température qui varie de 32° à 49° C.,
et offrent dans leur composition propre et leurs vertus médicinales une parfaite identité. La source principale, appelée
« source du Prince, » alimente quatre grands établissements,
savoir : l'hôtel Straubinger, la Prélature, la Provenchère et la
Solitude. L'hôtel Straubinger est de beaucoup le plus considérable : c'est un vrai Kurhaus.

Les autres sources se distribuent à de nombreux bains particuliers, ainsi qu'aux piscines de l'hôpital. La plus abondante
est la Grande-Source. C'est elle qui, jointe à la source dite « du
Docteur, » envoie au village de Hof-Gastein [1], distant de 6 kilomètres, l'eau minérale dont il est besoin pour les bains de cette
dernière résidence.

L'eau de Gastein est brillante et pure comme la plus belle
eau de roche. Son odeur est nulle, ainsi que sa saveur. Exposée
à l'air, elle ne dépose aucun sédiment. L'analyse n'y a constaté que des traces à peine sensibles des sels alcalins les plus
insignifiants. Autant dire, par conséquent, avec Berzelius, que
c'est chimiquement parlant de « l'eau distillée. » Et cependant
combien elle en diffère sous le rapport physiologique et médicinal ! C'est au point que, chez certains individus impressio-
nables, vous pourrez voir un simple bain déterminer les singuliers phénomènes que voici :

Sensation générale désagréable. Au lieu de s'épanouir, la
peau se resserre sur elle-même, comme par l'effet d'une légère
astriction. Il y a un peu de dyspnée ; les parois abdominales se
rapprochent, les testicules remontent vers l'anneau. Bientôt
une chaleur insolite, accompagnée de secousses et de tressaillements, se répand dans tous les membres. Le pouls devient
dur et vibrant ; le visage se colore ; les oreilles bourdonnent.
C'est le moment de sortir du bain : il y aurait danger réel à
le prolonger davantage.

Sans doute la plupart de ces effets ne s'observent qu'exceptionnellement à Gastein, mais il en est un pourtant les
malades accusent d'une manière à peu près constante, c'est
celui qui a trait au resserrement de la peau. Comment l'expli-

1. Hof-Gastein est une succursale de Gastein. Il y a des bains dans presque
toutes les maisons, et leurs effets m'ont paru offrir, à peu de chose près, ceux
qu'on observe aux sources mêmes. Cependant, pour les grandes cures, il
n'est encore que Gastein.

quer? Paracelse, qui professait avec un éclat de parole extraordinaire la médecine à Salzbourg [1], et qui, à travers ses divagations d'alchimiste, de magicien et d'astrologue, a écrit d'excellentes choses sur les eaux minérales, Paracelse l'attribue à l'alun (*alumen*), dont il suppose que celles-ci sont saturées, Si l'analyse n'a point justifié ses prévisions, elle ne nous a pas non plus donné le mot de l'énigme.

Quels qu'aient été du reste les effets immédiats du bain, voici ce qu'on observe d'habitude pendant la durée de la cure :

Du septième au quinzième bain, l'action thermale tend à se concentrer tout entière sur le système nerveux. Ainsi il semble au malade qu'un surcroît de vitalité s'empare de tout son être ; il se sent plus agile et plus fort ; à peine les marches les plus longues lui causent-elles un peu de fatigue, que le sommeil a promptement réparée. Mais cette influence est particulièrement prédominante sur l'appareil génital ; elle se traduit, chez les phlegmatiques, par plus de ressort et plus de ton, d'où résultera quelquefois la disparition de pertes séminales involontaires. A-t-on affaire à des tempéraments énergiques ou irritables, le bain ira jusqu'à provoquer des rêves érotiques, d'étranges et insolites surexcitations, comme par l'effet des cantharides ; ce seront alors des eaux aphrodisiaques.

Indiquer l'action physiologique d'une eau minérale, c'est à peu près dire d'avance pour quel ordre de maladies cette eau devra être particulièrement conseillée.

Vous prescrirez Gastein contre les paralysies, surtout celles qui dépendent d'une maladie non organique de la moelle épinière. Sous ce rapport, elles ne le cèdent en rien à celles de Wildbad et de Lamalou. Toutefois, ainsi que j'en ai déjà fait la remarque à propos de Wildbad, les eaux de Lamalou, à cause du fer qu'elles renferment, conviennent mieux pour les tempéraments affaiblis ou épuisés.

Gastein est encore le refuge d'un autre genre de paralysies que rien ne trahit au dehors, mais qui n'en constitue pas moins une infirmité déplorable. Ainsi vous y verrez bon nombre de jeunes hommes, attirés par l'espoir que ces eaux restitueront à leur virilité une partie de cette séve qu'ils ont follement dépensée dans des excès de toute nature, et qui, par un châtiment mérité, se trouve maintenant tarie dans sa source. Plus

1. On montre à Salzbourg sa maison et son tombeau. On y montre également son crâne, dont un des pariétaux, entièrement brisé, rappelle le genre de mort de Paracelse, qui, dans un accès de folie, se précipita dans la rue du haut de l'hôpital Saint-Etienne, où on le tenait renfermé.

d'une fois, leur confiance a été couronnée par le succès ; moins
souvent cependant qu'on ne me l'avait affirmé, et que je n'en ai
eu la preuve sur mes malades. Du reste, pour que cet effet
des eaux ait un caractère durable, il est essentiel de ne point
user trop tôt, avant deux ou trois mois, par exemple, du bénéfice du traitement, une imprudence ou seulement un simple
essai de forces pouvant tout compromettre.

Puisque telle est l'action de Gastein sur les dépendances les
plus affectives du système nerveux, on comprend qu'on ne
saurait y apporter trop de surveillance, par la nécessité de
s'arrêter à temps. Près du quart des malades ne peuvent atteindre le onzième bain ; la moitié à peine dépassent le quinzième. Chose singulière ! Les baigneurs ont presque toujours la
conscience eux-mêmes du moment où il convient d'interrompre
le traitement, la saturation thermale se manifestant chez la
plupart par une telle répulsion pour le bain, que sa vue seule
leur devient odieuse.

J'en ai fini avec ce qui a trait à l'action des eaux de Gastein
sur l'innervation. Un mot encore, et ce sera le dernier, sur
leurs autres effets thérapeutiques.

Parmi les divers états morbides qui m'ont paru le mieux se
trouver du traitement thermal, je citerai la goutte atonique,
les rhumatismes torpides, les anciennes luxations ou fractures,
les fistules, les nécroses et les ulcères variqueux.

Tel est Gastein. Si je me suis étendu un peu en détail sur
ces eaux, c'est que, malgré la vogue dont elles jouissent en
Allemagne, elles ne se trouvaient ni décrites ni même indiquées dans aucun de nos traités d'hydrologie. C'est que surtout
nul médecin français, depuis le commencement de ce siècle, ne
les avait visitées avant moi ; du moins les registres de la municipalité, où chaque arrivant est tenu d'inscrire son nom, n'en
mentionnent aucun.

ISCHL (Alpes Noriques).

Sources salines chlorurées froides.

ITINÉRAIRE DE PARIS A ISCHL. — Chemin de fer de Strasbourg, Bruchsal et
Munich jusqu'à Salzbourg : 30 heures. Voitures de Salzbourg à Ischl :
6 heures. — *Débours :* 145 fr.

Ischl est situé, non loin du Tyrol et de la frontière de Bavière,
dans une vallée qu'entoure un amphithéâtre de montagnes recouvertes de la plus riche végétation. Ces montagnes sont assez éle-

vées pour former, surtout du côté du nord, un rempart naturel
contre les vents qui, dans cette contrée, soufflent quelquefois avec
une extrême violence. Ajoutons que les eaux vives qui parcourent
la vallée dans tous les sens, servent tout à la fois à renouveler
l'air et à y entretenir une continuelle fraîcheur. Grâce à cette
situation exceptionnelle, Ischl, bien qu'élevé de près de 500 mètres au-dessus du niveau de la mer, jouit d'une douceur et d'une
égalité de température qui rappellent les climats les plus favorisés. J'insiste sur ces avantages topographiques, car Ischl leur
doit plus qu'au mérite intrinsèque de ses eaux.

Mais d'abord Ischl possède-t-il en réalité des eaux minérales? Question singulière à propos d'une résidence de bains, et
qui pourtant peut être sérieusement posée et même résolue
négativement. En effet, il y a bien une source saline froide,
appelée source Marie, mais elle ne jaillit pas à Ischl même et
est à peine utilisée. La même remarque s'applique à la petite
source sulfureuse appelée Salzbergbrunn. A Ischl, c'est le petit-
lait que l'on boit; c'est dans le petit-lait que l'on se baigne :
en cela consiste, pour beaucoup de malades, à peu près tout le
traitement. Quelques-uns, il est vrai, prennent de plus des
bains d'eau salée, mais c'est une eau salée artificiellement.
Ainsi on fait arriver de l'eau ordinaire dans les mines de sel
gemme, situées non loin d'Ischl, et on l'y laisse séjourner assez
longtemps pour qu'elle se sature. Elle reçoit alors le nom de
soole. Puis, à l'aide de pompes, on la retire pour la diriger
dans d'immenses réservoirs où une partie est destinée aux sau-
neries et une autre partie aux bains. L'art agit donc ici à peu
près par les mêmes procédés que la nature pour la minéralisation des eaux.

La soole, à son degré ordinaire de concentration, contient
environ 25 parties sur 100 de principes fixes, presque entièrement formés de chlorure de sodium; il y a également des
traces de fer et de silice, ainsi que de l'iode et du brome.

Une eau aussi chargée de sels ne saurait être employée pure ;
aussi l'atténue-t-on avec de l'eau ordinaire. En général, pour
un bain de 300 litres, ou commence par 10 litres de soole
dont on élève progressivement les doses jusqu'à ce qu'on arrive
à 50 litres, quantité qu'on dépasse rarement.

On prescrit ces bains dans les mêmes circonstances que ceux
de Kreuznach. Leur action est puissamment secondée par la
boisson de petit-lait. Des trois espèces de petit-lait dont on fait
usage à Ischl, le petit-lait de vache, de chèvre et de brebis,
c'est au premier qu'on donne le plus souvent la préférence.

Bu le matin à la dose de trois ou quatre gobelets, il agit à la manière d'un léger laxatif. Les deux autres espèces de petit-lait provoqueraient plutôt de la constipation.

Ischl est chaque année le rendez-vous d'un certain nombre de poitrinaires qui viennent demander à son climat, plus encore qu'à ses agents thérapeutiques, la guérison de leurs maux. L'air si balsamique et si pur de la vallée, la vie champêtre qu'on y mène, et qui contraste si heureusement avec la vie agitée de nos grandes villes, les émanations des salines où l'on va se promener pendant que se fait la coction des sels, tout concourt à apporter plus de bien-être et plus de calme dans l'appareil respiratoire. Ajoutons que le petit-lait, en même temps qu'il tempère la trop grande activité de la circulation, agit encore par ses principes nutritifs, ainsi que nous l'avons établi en parlant de la MÉDICATION LACTÉE.

Le Kurhaus où l'on va boire ce petit-lait représente une vaste galerie couverte, qui sert de promenoir quand le temps est mauvais. On y trouve un approvisionnement très-complet des principales eaux minérales de l'Allemagne. N'oublions pas de mentionner l'aphorisme profond qu'un saunier bel esprit fit graver, en lettres d'or, sur le frontispice de l'édifice :

IN SALE ET IN SOLE OMNIA CONSISTUNT.

Je comprends parfaitement qu'à Ischl on ait eu d'excellentes raisons pour dire que « *Tout consiste dans le sel et dans le soleil.* » Mais n'aurait-on pas pu, sans humilier les salines, intervertir un peu l'ordre des mots en concédant au soleil la préséance ?

Parlerai-je des environs d'Ischl ? J'en ai vu peu d'aussi heureusement dotés pour le charme et la variété des promenades. Seulement comme il faut que tout à Ischl ait son cachet aristocratique, vous ne trouverez, même pour les excursions plus éloignées, ni ânes, ni mulets : leur place et leurs rôles sont remplis par de vigoureux montagnards, au pied ferme, à l'œil sûr, munis d'excellentes chaises à porteurs. Surtout ne vous hâtez pas trop de gémir sur cette nouvelle « exploitation de l'homme par l'homme. » C'est l'homme lui-même qui a voulu être ainsi exploité. En effet si, pendant la saison des eaux, les mulets et les ânes sont, par ordre supérieur, exilés de la vallée, c'est sur la demande expresse des habitants, qui s'étaient plaints au gouvernement que ces animaux leur faisaient une concurrence ruineuse, et, pour me servir des termes mêmes de la pétition, « qu'ils mangeaient leur pain. »

CARLSBAD (Bohême).

Sources salines sulfatées chaudes.

ITINÉRAIRE DE PARIS A CARLSBAD. — Chemin de fer de Francfort et Bamberg, jusqu'à la station d'Eger : 32 heures. Voitures de cette station à Carlsbad : 4 heures. — *Débours :* 125 fr.

Carlsbad est situé dans une vallée profonde et entre des rochers granitiques que dominent des montagnes couvertes de forêts. Au milieu de la vallée coule la Tèple, petite rivière dont le lit, pendant l'été, est quelquefois à sec. Les sources de Carlsbad sont nombreuses : du reste, leur nombre a souvent varié, quelques-unes ayant paru, puis disparu, pour reparaître de nouveau. Aujourd'hui on en compte dix principales.

La première de toutes, par sa réputation, son abondance et sa haute température, est le *Sprudel.* Cette source, la reine sans contredit de toutes les eaux minérales de l'Europe, s'élance au-dessus du sol par un large orifice, bondit, bouillonne, puis retombe en écume. Sa température est de 74° C. Un nuage de vapeur l'enveloppe de toutes parts, et, joint au bruit que l'eau fait en jaillissant, annonce au loin sa présence. A côté du Sprudel est la source d'*Hygie*, moins chaude et moins abondante.

Les autres sources de Carlsbad se trouvent sur la rive gauche de la Tèple, et dans l'ordre suivant, en descendant la rivière : le *Schlossbrunn*, le *Marktbrunn*, le *Mühlbrunn*, le *Neubrunn*, le *Bernardbrunn*, le *Theresienbrunn*, le *Felsenbrunn* et le *Spitalbrunn*. La température de ces sources varie de 40° à 74° C. Elles sont toutes aménagées dans de petits pavillons qui, pour la plupart, ne manquent pas d'une certaine élégance.

L'eau de ces diverses sources est limpide, transparente et sans odeur aucune. Sa saveur, un peu alcaline, n'est point désagréable : on l'a comparée à un léger bouillon de poulet.

Toutes les sources de Carlsbad ont une composition identique. Ce sont les mêmes principes salins et les mêmes gaz, dans les mêmes proportions ; elles ne diffèrent que par leur température.

Ces eaux ont été analysées par Berzelius, puis par d'autres chimistes qui y ont trouvé, comme lui, près de 6 grammes de sels. Ce sont des sulfates, des chlorures et des carbonates alcalins ; mais les sulfates sont l'élément dominant.

Les sources de Carlsbad ne diffèrent, avons-nous dit, que par leur température : cependant elles impressionnent diversement l'économie. Ainsi, tel malade supportera parfaitement le Schlossbrunn, qui serait trop fortement éprouvé par le Sprudel. Or, on ne peut attribuer ces différences d'action à la seule influence d'un peu plus ou d'un peu moins de chaleur, puisqu'en faisant refroidir le Sprudel au même degré que le Schlossbrunn, il continuera d'être plus excitant. Il y a donc là quelque chose qui nous échappe.

Les eaux de Carlsbad sont surtout employées en boisson. En général, les malades arrivent très-facilement à en prendre le matin sept ou huit gobelets ; quelques-uns en boivent même davantage, sans inconvénient. Cette eau, et plus particulièrement celle du Sprudel, détermine souvent, au moment de son ingestion, un sentiment de constriction vers la tête, des vertiges et une sorte d'ivresse [1] : aussi doit-on mettre au moins un quart d'heure entre chaque gobelet, et faire de l'exercice dans l'intervalle.

L'action de ces eaux est, dans la grande majorité des cas, une action purgative, que l'on croit, peut-être à tort, être surtout développée au Mühlbrunn. Les évacuations qui en résultent sont, le plus souvent, d'un noir verdâtre, et semblables à de la poix fondue : aussi Joseph Frank, étonné de leur caractère tout à fait spécial, les nomme-t-il selles « carlsbadoises. »

Quant aux bains, ils viennent d'être l'objet d'une réorganisation complète. Le nouvel établissement renferme 72 baignoires, 2 étuves et 8 bains de boue.

Toutes les sources de Carlsbad sont des eaux éminemment pénétrantes. Sans doute, ainsi que nous l'avons dit, il existe des nuances dans la manière dont elles affectent nos organes ; mais il est impossible d'admettre des sources faibles et des sources fortes. *Il n'y a pas à Carlsbad de sources faibles.*

De toutes les affections pour lesquelles on se rend à ces eaux, les maladies du foie, qu'elles soient ou non compliquées de calculs, sont celles qui s'en trouvent le mieux. Sous ce rapport Vichy ne leur est point inférieur. Mais où Carlsbad pos-

---

1. Les anciens connaissaient aussi bien que nous cette action enivrante de certaines eaux minérales, témoin ce passage d'Ovide : « Quiconque les a ingérées avec trop peu de mesure, chancelle comme s'il eût bu les vins les plus capiteux : »

Quem quicumque parum moderato gutture traxit,
Haud aliter titubat quam si mera vina bibisset.

sède une efficacité tout exceptionnelle, c'est contre ces monstrueuses hypertrophies qui sont en quelque sorte particulières
au climat des Indes. Il arrive tous les ans à Carlsbad des na-
babs chez lesquels le foie a atteint un tel développement qu'il
peut descendre jusqu'au pubis, remplissant toute la cavité abdominale, et comprimant les viscères dont il paralyse le jeu et
exalte la sensibilité. L'existence même est menacée. Ainsi,
maigreur extrême, teint jaune, regard sans expression, tristesse voisine de l'hébétude ; dans quelques cas, infiltrations séreuses avec albuminurie. Administrez l'eau minérale, et vous
verrez, sous son influence, la constitution se transformer et la
vie renaître, en même temps que le foie diminuera de volume.
Cette diminution pourra même être si rapide que cinq ou six
semaines suffiront pour que des malades, qui paraissaient
voués à une mort, certaine reviennent à la santé.

Ce que je dis ici du foie peut s'appliquer également, mais à
un moindre degré, aux autres viscères de l'abdomen.

Les eaux de Carlsbad sont indiquées également contre toute
espèce de gravelle, leur action étant beaucoup moins chimique que vitale. Il n'est pas douteux non plus qu'elles puissent
sinon dissoudre, du moins rendre friables certains calculs de la
vessie ou des reins et, par suite, en favoriser l'expulsion.

Peu de saisons se passent à Carlsbad sans qu'on y traite de
ces malheureux goutteux arrivés à la période la plus extrême
de la maladie. Ces eaux, si elles ne guérissent pas la goutte
radicalement, ont du moins le privilége d'en modifier les
attaques, de les rendre plus rares, plus courtes, moins douloureuses, et de rappeler au dehors le principe goutteux répercuté. Elles favorisent la dissolution des tophus, de la même
manière qu'elles s'attaquent à la gravelle : c'est ainsi que des
articulations presque ankylosées ont recouvré, en partie du
moins, la liberté de leurs mouvements.

Le diabète peut encore être rangé parmi les maladies qu'on
traite avec succès à Carlsbad ; mais je préfère infiniment Vichy.

Enfin vous apercevrez parmi la foule qui se presse devant le
Sprudel et les autres sources, un grand nombre d'hypochondriaques reconnaissables à leur regard triste, à leur attitude
morose, et offrant ces transitions caractéristiques de l'espérance
à l'abattement, et de la mélancolie à l'exaltation. Nulle part
l'hypochondrie ne se présente sous des aspects plus variés ni
plus bizarres. Le spleen, cette forme particulière de l'hypochondrie anglaise, laquelle provient si souvent de l'abus des
purgatifs mercuriels (*blue pills*), est une de celles que l'on ren-

contre le plus à Carlsbad. Les eaux, dans ce cas, sont surtout
utiles, en faisant cesser ces constipations opiniâtres qui préoc-
cupaient si péniblement les malades.

Si les eaux de Carlsbad opèrent parfois de véritables résur-
rections, ce n'est qu'autant qu'on observe avec un soin extrême
le régime diététique. Les boissons excitantes sont rigoureusement proscrites comme favorisant les congestions vers le cerveau, que l'eau minérale n'a déjà que trop de tendance à provoquer. On évitera également les glaces, la salade, les fruits
acides et le fromage. Jamais, du reste, aucun mets défendu
par la Faculté n'est servi sur la table des restaurants.

Ces espèces de lois somptuaires, jointes à l'absence des jeux
de hasard[1], éloignent tous ces chevaliers d'industrie qui viennent, chaque année, s'abattre sur les établissements de l'Allemagne, surtout au voisinage du Rhin : aussi Carlsbad est-il
essentiellement un séjour de malades.

TRANSPORT (*Le Sprudel*). — Ces eaux subissent le transport
sans altération bien sensible, et produisent de remarquables
effets thérapeutiques : la dose en est d'un demi-cruchon à un
cruchon, le matin. Il faut les boire chauffées au bain-marie,
avec les mêmes précautions qu'à la source.

MARIENBAD (Bohème).

Sources salines sulfatées froides.

ITINÉRAIRE DE PARIS A MARIENBAD. — Chemin de fer de Francfort et Bamberg
jusqu'à la station d'Eger : 32 heures. Voitures de cette station à Marienbad :
4 heures. — *Débours :* 130 fr.

Marienbad n'est qu'à six lieues de Carlsbad. Je ne connais
rien de plus gracieux que son aspect au moment où, à un détour du chemin, le village se découvre subitement aux regards,
comme par la baguette d'un enchanteur : c'est un véritable parc
anglais, avec ses allées sablées, ses bosquets et ses courants
d'eau vive, le tout entouré de vastes hôtels destinés pour la
plupart à loger les baigneurs.

Les sources de Marienbad, au nombre de sept, sont des

---

1. Bien qu'Horace permette aux peintres et aux poëtes de tout oser, on a
lieu d'être surpris que, dans la *Dame de pique* de Scribe, une des principales
scènes se passe à *Carlsbad, dans une maison de jeu,* et surtout que Carlsbad
soit qualifié, dans le même opéra, de MAISON DE JEU DE L'EUROPE, alors que
jamais des maisons de ce genre n'y ont été tolérées.

sources froides, dont la composition chimique rappelle celle
des eaux de Carlsbad. Aussi donne-t-on quelquefois à Marienbad le nom de « Carlsbad refroidi, » que Hufeland lui avait imposé. Parmi ces sources, deux surtout méritent une description
à part : ce sont le *Kreutzbrunn* et le *Ferdinandsbrunn*.

Le Kreutzbrunn jaillit au centre d'une élégante rotonde
qu'entoure un triple rang de colonnes, reliées entre elles par
une longue galerie qui sert de promenoir aux buveurs. L'eau
en est très-limpide; sa saveur aigrelette et piquante laisse un
arrière-goût légèrement salé qui n'est point désagréable. Elle
contient les mêmes sels à peu près que le Sprudel de Carlsbad : un peu plus de 7 grammes par litre.

Le Ferdinandsbrunn est situé sur les confins de la vallée, à
un kilomètre environ de Marienbad : le sentier qui y conduit
traverse la forêt dans sa partie la plus agréable, puis aboutit à
un élégant pavillon où la source est aménagée. La composition
de cette source rappelle parfaitement celle du Kreutzbrunn. Ce
sont les mêmes sels et le même gaz, mais à dose un peu plus
considérable : son action est également plus puissante.

Les sources de moindre importance sont : les sources de *Caroline* et d'*Ambroise*, remarquables surtout par la quantité de gaz
et de fer qu'elles renferment; le *Wiesenquelle* et le *Waldbrunn*,
qui tirent leur nom, l'une de la prairie, l'autre de la forêt où
elles sourdent : ce sont les sources les plus riches de Marienbad en carbonate de magnésie et de chaux. Enfin il y a la
source *Marie*, moins minéralisée que les autres, mais tellement
gazeuse que le bassin où elle jaillit par plusieurs griffons, ressemble à une immense cuve en fermentation.

Les sources de Marienbad, et nous désignons particulièrement le Kreutzbrunn et le Ferdinandsbrunn, ont à peu près
toutes les mêmes propriétés médicinales : ce sont des eaux résolutives par excellence. On y a recours dans les mêmes circonstances et pour les mêmes affections qu'à celles de Carlsbad : ce que j'ai dit de celles-ci peut donc s'appliquer à celles-là.
La seule différence un peu notable, c'est que les eaux de Carlsbad, à cause de leur température très-élevée, sont beaucoup
plus excitantes que celles de Marienbad : par contre, celles-ci,
qui contiennent sensiblement plus de principes salins, purgent
davantage. Aussi est-ce à Marienbad qu'on doit donner la préférence quand le sang a de la tendance à se porter au cerveau
et que, par suite, il convient d'opérer et d'entretenir une révulsion un peu active vers l'intestin.

Les eaux de Marienbad possèdent, de plus, la propriété de

congestionner les plexus veineux du rectum. Je connais une dame chez laquelle cet effet était si prononcé que, pendant tout le temps qu'elle prenait ces eaux, les menstrues étaient remplacées, aux époques ordinaires, par un flux hémorrhoïdal.

On associe d'habitude les bains à la boisson. Mais on fait surtout usage des bains de boue. Pour les préparer, on délaye dans de l'eau, préalablement chauffée, de la source de Marie, une sorte de terreau noirâtre, friable et pulvérulent, qu'on retire d'une tourbière voisine, et qui paraît être en grande partie formé par des détritus de substances végétales, unies à une matière bitumineuse. On y rencontre à peu près les mêmes sels qu'à Franzensbad ; mais, par une particularité remarquable, le soufre s'y trouve quelquefois par morceaux de plusieurs livres. Il s'en échappe une odeur empyreumatique, rappelant celle du moût de raisin.

Enfin on y prend aussi des bains de gaz acide carbonique. Ces bains ont été disposés dans un petit pavillon, au-dessus du courant gazeux très-abondant qui s'échappe du sol.

La réputation de Marienbad n'a pas beaucoup pénétré parmi nous. J'y ai rencontré à peu près le même genre de vie et la même société qu'à Carlsbad ; mais très-peu de Français.

TRANSPORT (le *Kreutzbrunn* et le *Ferdinandsbrunn*.)—Ces eaux se conservent bien ; même dose qu'à la source.

Franzensbad (BOHÊME). — *Sources ferrugineuses froides.*— La ville de Franzensbad, qui n'est qu'à une heure d'Éger, possède plusieurs sources minérales dont la plus importante est le *Franzensquelle*. C'est une eau limpide, petillante et fraîche, qui contient, par litre, 5^{gr},497 de sels formés de sulfates, de chlorures et de carbonates de soude et de fer. Le gaz acide carbonique s'y trouve à la dose de 1^{lit},503. Sur le frontispice du petit pavillon qui l'abrite, on lit, gravée en lettres d'or, la date de 1793. Cette date, qui chez nous ne réveille que de néfastes souvenirs, rappelle au contraire ici l'époque où l'empereur François dota la ville de priviléges qui ont fait la fortune de ces eaux.

Les bains de boue forment la spécialité de la médication de Franzensbad. Le limon minéral (*mineralmoor*), qui sert à les préparer, se distingue par son énorme abondance et sa richesse en substances actives. Ses principales parties constituantes sont les sels de fer, de soude, de chaux et d'argile ; il contient, en outre, de l'acide ulmique en grande proportion et diverses autres matières végétales, tant gommeuses que résineuses. Ce limon est luisant et gras au toucher, sa saveur extrêmement styptique :

chauffé à la vapeur et délayé dans de l'eau du Louisensquelle, il forme une sorte de bouillie demi-liquide que je ne peux mieux comparer, pour sa consistance et son aspect, qu'à un cataplasme de mie de pain coloré avec l'encre la plus noire. On s'en sert pour bains et pour fomentations.

Transport. — Il en existe des dépôts dans toute l'Allemagne. On expédie surtout sous le nom de *Champagne mousseux* de petits vins blancs du pays, qu'on a saturés du gaz acide carbonique extrait des sources et affublés des noms de nos meilleurs crus de France.

TÉPLITZ, SCHÖNAU (Bohême).

Sources alcalines chaudes.

Itinéraire de paris a téplitz. — Chemin de fer de Francfort et Dresde, jusqu'à Aussig et de là à Téplitz : 24 heures. — *Débours : 155 fr.*

Téplitz n'est pas moins connu comme ville diplomatique que comme ville thermale. C'est dans ses murs que se tinrent plusieurs congrès, et que fut signée, en 1813, la fameuse coalition contre la France, entre la Prusse, l'Autriche et la Russie. Ce que nous allons dire des eaux de Téplitz ne s'applique pas seulement à Téplitz même, mais bien aussi à Schönau, grand et beau village qui n'en est pour ainsi dire qu'un faubourg, les eaux de ces deux localités étant parfaitement identiques, tant au point de vue chimique qu'au point de vue médicinal.

Il y a onze sources minérales, dont cinq à Téplitz et six à Schönau, offrant une température qui varie de 26^0 à 49^0 C. La plus chaude est le *Hauptquelle*; la moins chaude le *Gartenquelle* : toutes les deux se trouvent à Téplitz. L'eau de ces diverses sources est limpide et incolore à sa sortie du sol ; mais elle prend, dans ses bassins, une couleur légèrement verdâtre. Sa saveur m'a paru un peu fade, son odeur nulle. Quant à sa minéralisation, elle n'est que de $0^{gr},594$ de sels alcalins ; autant par conséquent dire qu'elle est nulle.

Les eaux de Téplitz sont presque exclusivement employées en bains et en douches. A Schönau se trouvent les établissements les plus élégants et les plus modernes. On se baigne soit dans des baignoires, soit dans des piscines. Celles-ci sont construites, comme à Wildbad, sur l'emplacement même des sources qui les alimentent.

Les eaux de Téplitz, à une température un peu élevée, sont des eaux excitantes; à une température un peu basse, elles seraient plutôt sédatives : le calorique joue donc ici un rôle plus grand que la minéralisation.

La goutte est, de toutes les maladies qu'on traite à Téplitz, celle qui en obtient les meilleurs résultats : près du tiers des malades sont des goutteux. La forme la plus appropriée au traitement par les eaux est la forme atonique.

Le docteur Richter les vante beaucoup également contre les diverses affections du système nerveux, et tout particulièrement, la névralgie sciatique. Cette dernière, dit-il, exige presque toujours pour disparaître une cure de deux ou trois mois, ce qui ne laisse pas que d'être peu encourageant.

Enfin la Prusse, la Saxe et l'Autriche ont à Schönau de vastes hôpitaux militaires où l'on traite toutes les maladies qui rentrent dans le domaine médical et chirurgical. Toutes! C'est beaucoup pour une seule et même eau. Aussi je présume que, par une sage restriction, il manque aux guérisons promises « la garantie des gouvernements. »

Quelle que soit, du reste, la valeur propre de ces sources, celle que sanctionne l'observation clinique, il est un fait certain, c'est que la ville de Téplitz leur doit son existence et sa fortune. Aussi se montre-t-elle pleine de gratitude pour elles. Le jour qu'on croit être l'anniversaire de la découverte de la principale source par une.... truie, est un véritable jour de fête. Afin d'en perpétuer le souvenir, on a placé, au-dessus du Hauptquelle, dans le bel établissement du Stadtbad, un bas-relief représentant une scène que l'artiste s'est étudié à rendre attendrissante. On y voit une truie, volant au secours de sa jeune famille qui pousse des cris de détresse, échaudée qu'elle est, avant le temps, par une source minérale bouillante dans laquelle elle est inopinément tombée en pleine forêt. Une inscription latine (*Sues in silvis pascentes*, etc.) rappelle que cet événement eut lieu le 28 août 762.

Bilin (Bohême). — Ancienne ville située à deux lieues de Téplitz. Sa source minérale, dite source Saint-Joseph, est une eau alcaline froide qui renferme, par litre, 4^{gr},959 de principes fixes, dont 3^{gr},008 de carbonate de soude. L'eau en est piquante et aigrelette, par suite de l'acide carbonique dont elle est saturée. Ses propriétés, éminemment fondantes et résolutives, la rendent très-précieuse toutes les fois qu'il y a quelque engorgement glanduleux à combattre, ou quelque principe acide à neutraliser. Il s'en consomme, tant à Téplitz que dans le reste de l'Allemagne, des quantités considérables. Elle représente, imparfaitement sans doute, notre eau de Vichy.

PULLNA, SAIDSCHUTZ, SEDLITZ (Bohême).

Sources salines sulfatées froides.

Ces sources sont placées à peu de distance les unes des autres, sur la route de Téplitz à Carsaal. Elles proviennent de plusieurs puits disséminés dans de pauvres villages où les étrangers ne trouveraient pas à se loger : aussi ne les boit-on que transportées. Ces puits sont creusés par les paysans qui, pour leurs usages domestiques, ne boivent pas d'autre eau que celle qu'ils en tirent, celle-ci n'ayant, dans les premiers jours, ni amertume ni propriété purgative. Mais, après quelques semaines, elle dissout en plus ou moins grande quantité les principes salins contenus dans la terre environnante; c'est alors seulement qu'elle acquiert les vertus spéciales qui ont fait la célébrité des *bitterwasser* de la Bohême.

La plus riche de ces sources en substances actives est celle de Pullna. Struve y a trouvé, par litre, $32^{gr},921$ de sulfates de magnésie et de soude. Saidschütz est moins minéralisé que Pullna, Sedlitz moins encore que Saidschütz. Il est impossible du reste que leur composition ne soit pas exposée à varier puisqu'elle dépend du plus ou moins de temps pendant lequel l'eau a séjourné dans les puits qui la minéralisent.

BADE (Autriche).

Sources sulfureuses chaudes.

Itinéraire de paris a bade. — Chemin de fer de Munich, Salzbourg et Vienne jusqu'à Bade même : 39 heures. — *Débours :* 164 fr.

Bade, appelé par les Romains *Aquæ Pannonicæ*, est une charmante petite ville, située à quatre lieues de Vienne, et comme perdue au milieu des bois. Ses sources minérales réunissent, chaque année, une société nombreuse qui s'y rend plus encore pour se distraire que pour se traiter. Bade est pour la capitale de l'Autriche ce qu'Enghien est pour Paris, les eaux de ces deux résidences étant également sulfureuses, avec cette différence que celles d'Enghien sont froides, tandis que celles de Bade ont une température de 35° à 40° C.

Bade peut être cité comme un exemple de ce que les eaux,

utilisées habilement, offrent de ressources à l'hygiène et à la thérapeutique. Ainsi, sur le griffon même des sources, s'élèvent de tous côtés des bains publics ou particuliers, somptueux édifices dont chacun mériterait une description à part. Quant à leur disposition intérieure, qu'on se représente de vastes cuviers de sapin, à fond de bois ou de sable, assez profonds pour que les malades puissent s'y promener dans tous les sens, et garnis intérieurement d'un banc circulaire où ils peuvent s'asseoir. L'eau y arrive par le bas et s'y renouvelle sans cesse, ainsi que l'indiquent les nombreuses bulles de gaz qui traversent le bain en bouillonnant, et viennent éclater à sa surface.

Bade possède une double école de natation, l'une pour hommes, l'autre pour femmes, qui représente deux magnifiques lacs de dix à douze pieds de profondeur, exclusivement alimentés par de l'eau minérale. Je ne crois pas que les Romains aient jamais construit rien de plus utile ni de plus grandiose. C'est une véritable naumachie, à ciel ouvert et à fond de sable, qu'alimente la source appelée *Ursprung*, laquelle jaillit au milieu de la promenade publique, et est aménagée sous une élégante colonnade.

Les eaux de Bade rappellent, par leur composition chimique, celles d'Aix-la-Chapelle et d'Aix en Savoie ; elles renferment, par litre, environ $0^{lit},026$ de gaz sulfhydrique.

Quant à leurs propriétés médicinales, elles conviennent dans les paralysies, les rhumatismes chroniques, les maladies de la peau, les engorgements scrofuleux, les plaies, les ulcères et la plupart des affections catarrhales. Mais c'est surtout comme séjour hygiénique que Bade compte, chaque année, des milliers de baigneurs qui viennent retremper leurs forces à ses sources, et respirer en même temps l'air pur de ses forêts.

Vöslau. — A une demi-heure de Bade. C'est un petit bourg qui mérite d'être visité pour sa magnifique école de natation qu'alimente une source ferrugineuse tiède et que fréquente la jeunesse de Vienne.

Gleichenberg (Styrie). — *Sources alcalines froides.* — Gleichenberg est une petite ville représentant une agglomération de villas disséminées dans le magnifique Klaunerstahl, lequel forme en cet endroit un beau bassin que sillonnent des promenades délicieuses. Il y a plusieurs sources minérales : ce sont des eaux gazeuses et alcalines froides. La plus importante de ces sources, appelée source *Constantin*, contient, par litre, $2^{gr},512$ de bicarbonate de soude. Cette source rappelle par sa composition chimique et ses propriétés médicinales, celles de Salzbrunn et d'Ems. Elle convient, comme elles, dans le traitement des diverses affections pulmonaires, spécialement du catarrhe bronchique et de la tuberculisation menaçante. On la boit pure ou mieux coupée avec du petit-lait de vache, pour en tempérer la trop grande activité. Quelquefois aussi on fait usage à l'intérieur de la source *Jean* ou de la source de *Klausner*; mais, comme toutes les deux sont notablement ferrugineuses, il faut n'en user que dans certains cas et avec beaucoup de réserve.

Le séjour de Gleichenberg est sérieux ; en revanche on y respire un air d'une salubrité parfaite et la contrée environnante offre de charmants buts d'excursions. C'est à trois heures de ces bains que se trouve Brunsée, résidence de Mme la duchesse de Berri.

TRANSPORT (*source Constantin*). — Se conserve bien. Il y en a des dépôts dans presque tous les bains d'Allemagne.

CURES DE RAISIN ET AUTRES FRUITS;
CURES DE JAMBON CRU.

Je ne puis quitter ce qui a trait aux eaux minérales de l'Allemagne sans dire un mot d'une médication à laquelle on a fréquemment recours comme devant compléter l'action de ces eaux : je veux parler de la *Cure de raisin*. Cette cure que souvent aussi on emploie seule et d'emblée, constitue un traitement essentiellement tempérant qui a surtout pour résultat d'abattre l'excitabilité générale, de rafraîchir le sang, de résoudre les engorgements pulmonaires ou autres, et de modifier les sécrétions. Elle est particulièrement utile aux phthisiques, chez lesquels l'affection conserve un caractère subaigu. Ainsi la fréquence du pouls, la chaleur et la sécheresse de la peau, la coloration trop vive des pommettes, certaines hémoptysies, tous signes que nous savons récuser l'emploi des eaux, deviennent au contraire autant d'indications de la cure du raisin. Voici le régime diététique que le malade devra suivre.

Commencer par une livre de raisin, le matin à jeun, sans avaler l'enveloppe ni les pepins; deux heures après, nouvelle quantité un peu plus forte. Dîner à midi. Le menu consiste en viande de bœuf et de mouton, bouillie ou grillée, en pain rassis, bien cuit, et en un verre de vieux vin du Rhin; pas de légumes, sauf toutefois des pommes de terre ou des carottes. Vers quatre heures, nouveau repas de raisin, environ deux livres; enfin, le soir, souper avec un potage ou avec du thé et du pain blanc. Avoir grand soin, entre chacune de ces évolutions, de faire le plus d'exercice possible et, lors même qu'on se sentirait altéré, s'abstenir de boire. On mange ainsi, en moyenne, de trois à cinq livres de raisin par jour, et même plus. Les personnes qui ne pourraient pas le supporter, à jeun, doivent commencer par une tasse de café ou de chocolat, et n'essayer du raisin, comme premier repas, que quand l'estomac y est tout à fait accoutumé.

Les raisins les plus convenables ne sont pas ceux dont on fait les vins les plus généreux. On ne choisira pas non plus le raisin doux et aromatique, à pellicule forte, à grains serrés, connu sous le nom de *Riessling;* mais l'espèce dite *Kleinberger,* dont les baies sont plus grosses, la pellicule plus mince, et qui rend à la pression un suc plus abondant et plus aqueux. Cette espèce se trouve surtout le long du Rhin, dans le Palatinat et dans les principaux vignobles de la Bergstrasse.

La durée d'une cure de raisin est, en général, de quatre à six semaines; cependant on peut la prolonger beaucoup plus longtemps. Le moment le plus opportun pour l'entreprendre est le milieu de septembre, car c'est celui où la maturité du raisin est le plus à point.

Le raisin, par le sucre et la gomme qu'il contient, est riche en principes nutritifs. Aussi voyez-vous, chez les phthisiques qui en font usage, même à un degré avancé de la maladie, nonseulement l'affection pulmonaire s'amender, mais encore les forces revenir ainsi que l'embonpoint. C'est à tort qu'on lui attribue une action laxative : du raisin de table, de bon chasselas, ne purge pas, souvent même il constipe. Quant aux acides organiques qu'il contient, les expériences de Wœhler et de Millon ont parfaitement démontré que ces acides se brûlent et se détruisent dans l'économie, en laissant pour résidu des carbonates alcalins. C'est ce qui explique pourquoi les urines, dès les premiers jours du traitement, deviennent alcalines, et, par suite, comment certaines affections de la vessie et des reins se trouvent avantageusement modifiées.

Le docteur Curchod, de Vevey, qui a publié une excellente monographie[1] sur ce genre de traitement, insiste sur l'action reconstituante du raisin, et le recommande spécialement aux

1. Voir son « Essai théorique et pratique sur la Cure du raisin. »

personnes faibles et étiolées. Il s'est assuré par des pesages successifs que le poids du corps augmentait dans des proportions indiquant que l'assimilation tendait rapidement à reprendre son équilibre normal. Le travail de notre savant confrère prouve que la Suisse peut parfaitement le disputer à l'Allemagne pour les cures de ce genre. Montreux et Vevey, près du lac de Genève, sont les localités qu'il indique comme produisant le meilleur raisin.

Mais qu'avons-nous besoin d'envoyer nos malades au delà de nos frontières? La plupart de nos crus du midi ne le cèdent à ceux d'aucun autre pays pour les qualités physiologiques et médicinales de leurs vignobles. N'oublions pas surtout Fontainebleau : c'est à son délicieux chasselas que je donnerais encore la préférence.

— J'ai entendu vanter également, de l'autre côté du Rhin, les *Cures* de *fraises*, de *figues*, de *pêches*, et autres fruits. Leurs effets thérapeutiques m'ont paru être les mêmes que ceux de la cure de raisin; toutefois il m'a semblé que cette dernière a une influence plus directe sur l'appareil pulmonaire : par conséquent elle devra être préférée pour les phthisiques.

— Enfin, dans le nord de l'Italie et le Tyrol, où ces traitements par les fruits sont également très en vogue, on leur substitue quelquefois les *Cures de jambon cru.* Un haut personnage allemand avec qui je voyageais, il y a quelques années, de Milan à Venise, en avalait de temps en temps, sans pain, de petites tranches, coupées excessivement minces, et il me dit bien se trouver de ce régime. Cependant j'appris sa mort peu de temps après. On comprend du reste que le bruit qui s'est fait dernièrement autour de la trichine, et les preuves que l'on a apportées de la possibilité de sa transmission à l'homme, aient dû jeter d'autant plus de défaveur sur les cures de jambon cru qu'une forte cuisson est le seul préservatif de ce genre d'empoisonnement. En France, on préfère la viande de boucherie crue, surtout celle de bœuf; au moins on n'a rien à redouter de la trichine. Mais ces médications excentriques compensent-elles par leurs vertus propres, la répugnance si naturelle qu'elles inspirent à la plupart des malades? Je n'oserais l'affirmer.

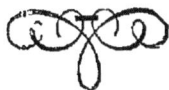

EAUX MINÉRALES

DE

L'ITALIE.

L'Italie est une des contrées les plus riches de l'Europe en eaux minérales. Je crois avoir le premier, en France, fait ressortir leur utilité et leur valeur dans la relation que j'ai publiée, en 1843, de mon *Voyage à Naples avec Magendie*. Toutefois mon travail, à ce point de vue, était loin d'être complet, n'ayant décrit que les eaux qui avoisinent la Méditerranée. C'étaient, en effet, les seules à cette époque qui offrissent un véritable intérêt pratique, par suite de la facilité plus grande de leurs abords. Aujourd'hui que les sources de l'Italie centrale et celles du nord se trouvent reliées aux grandes lignes de nos chemins de fer, on s'y rend sans plus de fatigue et avec la même promptitude qu'aux sources de la Suisse et de l'Allemagne. Il m'a donc fallu entreprendre de nouveaux voyages pour me mettre au courant des richesses hydrologiques, si peu connues encore, de cette partie de la péninsule. Le travail que je publie aujourd'hui comprend mes premières recherches avec Magendie ainsi que celles que j'ai exécutées depuis lors, cette fois, hélas! sans le concours de mon illustre et regrettable maître. Combien, et l'on ne s'en apercevra peut-être que trop dans mon récit, combien son absence m'a fait défaut !

Je vais décrire toutes ces sources dans l'ordre où elles se présenteront à nous, à mesure que nous nous éloignerons de notre frontière pour pénétrer au cœur même de l'Italie. L'étendue de chaque notice sera proportionnée à l'importance de de la station thermale qui en sera l'objet. Quant aux sources qui, délaissées aujourd'hui, ne se recommandent plus que par le prestige d'anciens souvenirs, nous leur accorderons simplement, à titre de consolation et aussi un peu pour jeter quelque

variété dans nos récits, une mention empruntée aux principaux traits de leur passé et de leur histoire.

ACQUI (Piémont).

Boues sulfureuses chaudes.

Itinéraire de Paris a Acqui. — Gagner Suze par le mont Cenis : 28 heures.
Chemin de fer de Suze à Acqui : 5 heures. — *Débours : 120 fr.*

Acqui est une petite ville fort laide, mais assez agréablement
située sur la lisière des Apennins, à six lieues d'Alexandrie et
à dix de Gênes. Son nom lui vient de ses sources minérales,
dont la plus chaude, appelée la *Bollente*, jaillit au centre même
de la ville. Elle a été captée dans un vaste réservoir, d'où elle
se distribue sur la place du *Ghetto* par deux gros robinets de
bronze. L'écoulement en est continu. Sa température, qui est
de 75⁰ C., constitue pour les habitants une immense économie
de combustible, car, de même qu'à Chaudesaigues et à Dax, on
emploie l'eau thermale pour toute espèce d'usages domestiques.
Elle n'est point utilisée en médecine.

C'est à un quart de lieue plus loin, au delà de la Bormida,
et sur la rive droite de ce torrent, si intéressant par les ruines
de son aqueduc romain, que se trouvent les sources médicinales. Celles-ci jaillissent au centre de profonds bassins qu'elles
alimentent. Elles rivalisent par leur abondance avec la Bollente,
et appartiennent comme elle à la classe des eaux sulfureuses
calcaires. Seulement, leur température est beaucoup moindre,
la source la plus chaude ne dépassant pas 46 degrés ; il y en a
même une, la source Ravanasco, qui est tout à fait froide.
Bien qu'on administre ces diverses sources en bains, l'emploi
des boues qu'elles déposent constitue la spécificité thérapeutique d'Acqui.

Ces boues (*fanghi*), d'un gris cendré, friables entre les doigts,
d'une odeur de marécage, ne sont autres que le limon et les éléments salins des sources accumulés là depuis des siècles. Autrefois, pour se les procurer, des plongeurs se précipitaient, munis
d'un seau, jusqu'au fond des bassins, puis remontaient à la
surface, rapportant leur seau plein de boue. C'était un rude
métier ; c'était de plus, à cause de la chaleur des eaux, un métier
dangereux qui a fait plus d'une victime. On se contente aujour-
d'hui d'extraire, chaque jour, à l'aide de longues pelles, la
provision de boue nécessaire pour les besoins du service. La

minéralisation de cette boue se rapproche beaucoup de celle des
sources elles-mêmes; malheureusement une bonne analyse de
ces dernières est encore à faire. Tout ce qu'on peut en dire,
c'est qu'elles contiennent du soufre, des sels de chaux et de
magnésie, de la silice, un peu d'iode et une matière végétale
bitumineuse.

La manière de prendre les bains de boue à Acqui n'est pas
tout à fait celle que nous avons indiquée en parlant de Marienbad et d'Eger. Voici comment on procède : Le patient (et ce
nom ne lui convient que trop) s'étend tout de son long et entièrement nu sur une paillasse préalablement recouverte de boue,
laquelle conserve encore sa chaleur native, puis des *fangarolli*
lui badigeonnent le corps entier, moins la face, avec un enduit
de même nature qu'ils pétrissent entre leurs mains comme du
mortier, et qu'ils appliquent par couches de 4 à 5 centimètres
d'épaisseur. L'opération terminée, ce n'est plus un homme,
c'est un moule. Après une demi-heure ou trois quarts d'heure,
on enlève cette boue ; elle se détache avec d'autant plus de facilité que, par le fait de l'évaporation opérée à sa surface, elle
s'est durcie et crevassée. Enfin, un bain d'eau minérale, dit
bain de propreté, clôt la séance.

Il n'est pas toujours nécessaire d'entourer ainsi le corps
entier d'une atmosphère de boue. Si l'affection est limitée,
si, par exemple, elle occupe un membre ou seulement une
articulation, on peut s'en tenir à de simples fomentations locales.

Le premier effet de ces boues est de déterminer dans les
parties qui en subissent le contact, un prurit singulier, une
vive chaleur, quelquefois même une cuisson insupportable ;
il s'y développe aussi des battements insolites et profonds.
Lorsque l'enveloppement est général, vous observez, de plus,
du malaise, de l'anxiété, de la dyspnée. J'ai vu des malades
éprouver ainsi jusqu'à un commencement de suffocation, et
pourtant l'enduit qui leur recouvrait le cou et la poitrine était
disposé de manière à ne pouvoir gêner aucunement les mouvements respiratoires.

Ces boues conviennent plus particulièrement pour les cas où
il est besoin d'éveiller dans les tissus un travail interstitiel, et de
provoquer vers la périphérie de véritables congestions humorales. Aussi est-il d'observation que les maladies que l'on traite
avec le plus de succès à Acqui, sont les atrophies et les rétractions musculaires, certaines paralysies, les engorgements torpides des articulations d'origine rhumatismale ou goutteuse, les

cicatrices difformes, les ulcères calleux et généralement les affections liées à la répercussion de quelque principe humoral ou diathésique.

Il existe à Acqui un établissement thermal où tout baigneur est tenu de loger. Cet établissement aurait besoin d'importantes réformes; le séjour en est triste et la vie y est fort dispendieuse. Ces circonstances, jointes à la nature peu engageante du traitement, font que vous ne verrez à Acqui que de vrais malades, et encore en très-petit nombre.

RÉCOARO (Vénétie).
Sources ferrugineuses froides.

ITINÉRAIRE DE PARIS A RÉCOARO. — Gagner Milan par le Saint-Gothard : 42 heures. Chemin de fer de Milan à la station de Vicence : 7 heures. Voitures de cette station à Récoaro : 4 heures. — *Débours :* 150 fr.

Le bourg de Récoaro est situé au pied de la chaîne des Alpes, qui sépare la haute Italie du Tyrol méridional. La route qui le relie au chemin de fer suit le torrent de l'Agno, et est principalement remarquable par les souvenirs attachés au pays qu'elle traverse. N'oubliez pas de vous faire montrer, à Montechio, les deux vieux châteaux de ce nom, qui conservent encore l'empreinte de leur origine féodale. C'est là que vécurent Roméo et Juliette, dont la romanesque histoire a inspiré de si beaux vers à Shakspeare, et de si touchantes mélodies à Bellini. Ne soyez pas surpris non plus si la population de Récoaro vous offre dans sa physionomie et son accent quelque chose d'un peu tudesque. Ne se vante-t-elle pas de descendre directement de ces fameux Cimbres auxquels Marius fit subir, sous les murs de Vérone (101 ans avant J. C.), une de ces foudroyantes défaites qu'il ne leur ménageait guère, non plus qu'aux Teutons, leurs inséparables et malheureux frères d'armes? Quant à l'aspect du sol, il dénote de toutes parts une puissance de végétation admirable. Ainsi des plants de mûriers et de vignes couvrent les premières assises de la montagne, tandis que des forêts de hêtres et de châtaigniers en couronnent la cime.

Les eaux de Récoaro appartiennent à la classe des eaux ferrugineuses froides. La principale source, appelée source *Lélia*, jaillit sur une hauteur, à cinq ou six minutes du village. L'eau en est limpide, pétillante, mousseuse, d'une saveur d'encre très-prononcée. Elle contient par litre 0^{gr},030 de carbonate de fer, quelques sels alcalins, des traces d'arsenic, et 0^{lit}, 786 de gaz acide carbonique libre.

Ces eaux conviennent dans les diverses affections où il s'agit de redonner du ton et des forces à l'organisme ; telles sont surtout l'anémie, la chlorose, l'aménorrhée, l'hystérie, certaines gastralgies flatulentes. On les boit à la dose de cinq ou six verres par jour. La source Lélia est celle qu'on préfère habituellement ; cependant quelques malades commencent par la source *Marianna*, comme étant douée d'une énergie un peu moindre.

A deux lieues environ de Récoaro, se trouve la source *Catulienne*, contenant une quantité notable de fer, que Mélandri évalue à 5 ou 6 grammes par litre ; il s'y mêle de plus une proportion sensible de sulfate de chaux. Cette eau a une odeur vitriolique, un goût astringent et âpre, une teinte tirant légèrement sur le jaune. Son action, fortement styptique, fait qu'on ne peut la boire qu'à doses très-fractionnées ; quelques cuillerées d'abord, puis un demi-verre ou un verre tout au plus. La source Catulienne agit comme un puissant hémostatique dans les hémorrhagies passives du poumon et de l'intestin, ainsi que dans certaines hématuries.

Les eaux de Récoaro sont beaucoup plus fréquentées aujourd'hui qu'elles ne l'étaient il y a quelques années. On loge dans le village même où se trouvent de nombreux hôtels, dont plusieurs sont disposés d'une manière aussi confortable qu'économique. Quant aux baigneurs auxquels il faut du faste, de la dépense, ils préfèrent la villa Giorgetti, où règne un luxe princier, et qui, par sa situation près de la source Lélia, domine orgueilleusement la vallée.

ABANO (Vénétie).

Boues salines chaudes.

ITINÉRAIRE DE PARIS A ABANO. — Le même que pour Récoaro : seulement on quitte le chemin de fer plus près de Venise, à la station de Padoue. De cette station à Abano, une heure de voiture.

Abano ! voilà un nom qui ne figure dans aucun de nos traités d'hydrologie, que nul touriste n'inscrit sur son carnet, que les meilleurs *Guides* du voyageur mentionnent à peine, encore bien que la localité qu'il désigne soit une de celles qui méritent le plus de fixer notre attention. Vous y verrez sourdre, du sommet d'un petit tertre appelé Mont-Iron, et au milieu d'une prairie que bordent les Apennins, une véritable rivière minérale, laquelle, par son extrême abondance, alimente huit établissements thermaux, en même temps qu'elle fait tourner à elle seule la roue d'un moulin. Ses eaux ont la limpidité du cristal. Elles exhalent une légère odeur de naphte et ont une saveur à la fois saline et bitumineuse. N'en approchez vos lèvres qu'avec précaution, car leur température est de 83° C.; en d'autres termes, elle est voisine de l'ébullition[1]. Et cependant, chose remarquable! des plantes, des animaux trouvent moyen d'y vivre, particularité que Pline n'a garde d'oublier. « Dans les eaux chaudes de Padoue, dit-il, naissent des herbes vertes et des grenouilles. » (*Pataviorum aquis calidis herbæ virentes innascuntur nec non ranæ*). Du reste, Pline aimait d'autant mieux à parler de ces eaux, qu'il négligeait rarement l'occasion de s'y rendre lorsque ses fonctions de grand amiral de la flotte romaine l'appelaient dans l'Adriatique.

Les eaux d'Abano possèdent des vertus thérapeutiques très-réelles, que leur composition fait en partie pressentir. En effet elles contiennent, par litre, 6gr,598 de principes fixes ; ce sont surtout des chlorures, des sulfates et des carbonates de soude et de chaux. Il y a de plus des traces d'iode et de brome.

C'est donc à peu près la minéralisation de Bourbonne, de Wiesbaden et d'Ischia. Aussi ces eaux sont-elles fortement stimulantes. Elles conviennent, comme celles que nous venons de citer, dans les diverses maladies où il importe de réveiller la vitalité des tissus et d'activer la circulation tant profonde que périphérique. On ne les boit pas. On les administre seulement en bains, surtout en bains de boue. Ces boues, et c'est encore Pline qui nous l'apprend, étaient déjà utilisées de son temps : (*utuntur et cœno fontium utiliter.*) On les obtient en délayant dans de l'eau des sources le terreau grisâtre qui les entoure, et qui, imprégné déjà de substances salines, achève de se saturer dans les réservoirs où on les soumet à une nouvelle macération. Le principe actif de ces boues n'est donc autre que celui des sources elles-mêmes, mais avec un degré de concentration plus énergique.

Les boues d'Abano sont appliquées en topique pour les mêmes cas à peu près que celles d'Acqui ; seulement, le caractère sulfureux de ces dernières les fera préférer toutes les fois que l'affection se trouvera liée à quelque vice herpétique.

_____

[1]. Aussi la roue du moulin que ces eaux font mouvoir finit-elle par être corrodée au point qu'il faut en renouveler le bois tous les ans.

Les établissements thermaux d'Abano sont au nombre de huit. Ils sont tous médiocrement confortables; le plus important porte le nom de bain *Orologio*.

Dans un rayon de quelques milles autour d'Abano, surtout à Monte-Grotto et à Battaglia, jaillissent un grand nombre d'autres sources, également exploitées, qui offrent avec celles du Mont-Iron la plus complète analogie. Tout ce groupe de sources s'appelait anciennement *thermes Euganées*, en souvenir des compagnons d'Anténor qui vinrent, dit-on, se fixer dans ces contrées, où ils fondèrent la ville de Padoue.

Abano fut en très-grande faveur chez les Romains. Bien que singulièrement déchu aujourd'hui, on y respire encore je ne sais quel parfum d'antiquité qui vous charme et vous captive. Ainsi, voilà les débris de la somptueuse piscine où Tite Live, Aronzio Stella, Valérius Flaccus, et tant d'autres personnages illustres que Padoue a produits, aimaient à se baigner; voilà l'antre mystérieux où se pressait la foule accourue de toutes parts pour consulter l'oracle d'Aponum[1]; enfin, c'est ici que Martial, séduit par la beauté des sites, s'écriait : « C'est vous qui serez le refuge et le repos de mes vieux jours, si toutefois il m'est permis de régler mes loisirs : »

> Vos eritis nostræ portus requiesve senectæ,
> Si juris fuerint ostia nostra sui.

Plus heureux que le poëte latin, Pétrarque vint terminer, près de Battaglia, dans le calme et le silence de la retraite, les dernières années d'une vie si pleine d'agitations et de gloire. On montre au petit village d'Arqua le tombeau qui renferme ses cendres. On y montre aussi sa maison où, si l'on en croit Tassoni, « sa chatte, dans sa fourrure desséchée, protége encore contre les souris ces doctes seuils » :

> . . . . Ove la sua gatta
> In secca spoglia guarda dai topi ancor la dotta
> Solia.
> (*Secchia rapita.*)

Mais est-ce bien la même chatte? Puisque Tassoni l'affirme, je ne vois aucun inconvénient à l'en croire sur parole.

---

1. « L'oracle, dit Lucien (si ce qu'on raconte est vrai), qui siégeait sur le mont Euganée, là où s'échappe du sol la source fumante d'Aponum : »

> « Euganeo (si vera fides memorantibus) augur
> « Colle sedens; Aponus terris ubi fumiger exit, »

s'écria, au plus fort de la bataille de Pharsale, dont le séparaient plus de trois cents lieues : « Tu es vainqueur, César » (*Vincis, Cæsar*).

PISE (Toscane).

Sources salines sulfatées chaudes.

Itinéraire de paris a pise. — Gagner Livourne par Marseille et la Méditerranée : 44 heures. Chemin de fer de Livourne à Pise jusqu'à Saint-Julien : 40 minutes. — *Débours :* 200 fr.

Les bains sont situés à environ 7 kilomètres de la ville de Pise, à l'extrémité d'une plaine remarquablement fertile et au pied d'un monticule couvert d'oliviers, où s'élève une chapelle dédiée à saint Julien : d'où le nom de bains de *Saint-Julien* par lequel on les désigne plus communément. Les sources minérales sont nombreuses et renferment à peine quelques sulfates alcalins. Leur température oscille entre 27° et 33° C.; circonstance qui, jointe au rendement considérable des griffons, permet l'emploi immédiat de l'eau en bains, et son renouvellement continuel dans les baignoires.

Ces diverses sources, qui portent chacune le nom d'une divinité païenne (Mars, Neptune, Apollon, Junon, Cérès, etc.), ont été aménagées dans deux établissements situés à côté l'un de l'autre sur une petite place en regard de la splendide façade du Casino. Tous les deux comprennent plusieurs piscines et de nombreux bains particuliers. « C'est, a dit Dupaty, la plus belle eau qui coule dans le plus beau marbre. » Cette fois, du moins, le prétentieux auteur des *Lettres sur l'Italie* a jugé sainement. L'un de ces établissements reçoit le groupe des sources de l'Est, l'autre le groupe des sources de l'Ouest.

Rien donc ne manque à ces eaux, rien.... si ce n'est plus de baigneurs. Il en est, hélas! des bains de Pise, comme de la ville elle-même, qui ne renferme, aujourd'hui, que 22 000 habitants, tandis qu'elle pourrait facilement, comme autrefois, en contenir 150 000. Et cependant, ces bains ont eu aussi leurs jours de splendeur. Malheureusement, dans les circonstances critiques où se trouve la péninsule, la fortune ne semble pas devoir leur sourire de sitôt. Je crains bien même que les anciennes inscriptions votives dont le sol est couvert ne soient pour eux, longtemps encore, d'inutiles épitaphes.

Bien que les eaux de Saint-Julien soient avant tout des eaux hygiéniques, leur action, d'après le docteur Torri, est souvent utile pour tempérer l'excitation nerveuse, calmer les spasmes, combattre la tendance aux migraines et relever les

forces légèrement déprimées. On les emploie principalement
en bains. Une seule source, celle d'*el Pozetto*, est quelquefois
prise à l'intérieur : elle n'a d'autre effet que d'être un peu
diurétique.

Les baigneurs qui fréquentent ces eaux demeurent, pour la
plupart, à Pise, d'où le chemin de fer ne met que dix minutes
pour les conduire aux thermes de Saint-Julien.

CASCIANA (Toscane).
Sources ferrugineuses chaudes.

ITINÉRAIRE DE PARIS A CASCIANA. — Gagner Livourne par Marseille et la Méditerranée : 44 heures. Chemin de fer de Livourne à Pontedera, puis voitures jusqu'à Casciana : 3 heures. — *Débours :* 210 fr.

Les sources minérales de Casciana, appelées anciennement
bains d'*Aqui*, ne possèdent aucun monument, aucune ruine
qui indique qu'elles aient été connues des Romains. Elles s'en
dédommagent en rattachant leur découverte à une légende qui
remonte à la fin du onzième siècle, et dont le héros ne serait
autre que le merle favori de la fameuse comtesse Mathilde. Ce
merle, au dire des chroniqueurs, avait vu successivement
tomber toutes ses plumes, et, dans sa confusion, il s'était retiré
au fond d'un marécage. Là, un secret instinct, ou peut-être
l'excès même du désespoir, le firent se rouler chaque jour dans
le limon des eaux. Bientôt, ô prodige ! tout son corps se re-
couvrit d'un épais duvet. Ce duvet grandit, devint plume, et
plume du plus beau noir, de telle sorte qu'au bout de trois
semaines d'absence, l'oiseau revint chez sa maîtresse plus éclatant que jamais. Il produisit, on le comprend, une vive sensation. Comme on avait épié ses démarches, les mérites de la
cure furent généralement rapportés à la source, qui avait passé
jusqu'alors pour eau croupissante et malsaine : aussi s'em-
pressa-t-on d'y organiser des bains. Inutile d'ajouter que les
dames de la cour dont la chevelure, par ses avaries, rappelait
plus ou moins les infortunes du merle, furent les premières
qui en firent usage. Le résultat, je le crains bien, trompa quelque peu leur attente ; mais, en revanche, elles ne tardèrent pas
à se sentir plus agiles et plus fortes. Ainsi fut fortuitement ré-
vélée l'action tonique des eaux de Casciana.

Et qu'on ne croie pas que ce petit conte soit extrait des
œuvres de quelque Perrault italien. Il est, au contraire, relaté
tout au long et avec accompagnement de déductions philoso-

phiques dans les graves traités de Bellincioni, Rustighelli et autres hydrologues distingués. L'inspecteur actuel, le docteur Chiari, a renchéri encore sur l'histoire du merle, en rapportant, dans son *Traité des bains de Casciana*, le fait d'une tourterelle que possédait sa fille et qu'il a vue recouvrer ainsi toutes ses plumes par l'action régénératrice des bains.

Toujours est-il que l'expérience de plusieurs siècles a prouvé que ce sont des eaux essentiellement réconfortantes. Leur température fixe est de 36° C. Quant au fer qu'elles renferment, il s'y trouve à l'état de carbonate, dans des proportions que l'analyse n'a pas encore précisées.

Les eaux de Casciana sont employées en bains et en douches, mais surtout en bains; habituellement deux par jour. Une saison se compose de trente bains en moyenne.

On traite à ces eaux les diverses affections qui reconnaissent comme caractère prédominant un appauvrissement du sang ou un défaut de ressort de la fibre nerveuse elle-même. Et, je ne désigne pas seulement ainsi certaines débilités fonctionnelles, telles que la chlorose et l'anémie, dont les eaux ferrugineuses froides triomphent avec assez de facilité. Non. Je parle surtout des paralysies par énervement, et des atrophies musculaires qui en sont si souvent la conséquence. Leur action m'a rappelé tout à fait celle de nos eaux de Lamalou.

Les sources ont été captées dans un assez bel établissement qui sert en même temps de Casino. Mais les distractions de salon sont peu de chose à côté de la promenade dans les riantes collines de Pise, et sous un ciel qui réalise pleinement tout ce que l'on raconte du ciel de l'Italie.

Castrocaro (Toscane). — *Sources iodo-bromées froides.* — Elles sont situées à 19 lieues de Florence et à 2 de Forli, près de la route qui relie l'Adriatique à la Méditerranée. Il y a trois sources. L'eau en est limpide, d'une odeur *sui generis* et d'une saveur amère tout à fait désagréable. Elle renferme, par litre, 0gr,043 de bromure et d'iodure de sodium, ainsi que 8gr,753 de sel marin.

Les eaux de Castrocaro conviennent pour les engorgements strumeux et les accidents tertiaires de la syphilis. Malheureusement elles occasionnent parfois de la pesanteur et des pincements à l'estomac. Aussi devra-t-on commencer par des quantités médiocres, un quart de verre ou un demi-verre, par exemple, pour arriver graduellement à un ou deux verres, proportion que peu de personnes dépassent ou même peuvent atteindre. Il s'en expédie des quantités considérables.

Rapolano (Toscane). — *Sources sulfureuses chaudes.* — Les eaux de Rapolano sont situées à une heure de Sienne, dans un pays sauvage, qui n'offrirait actuellement aux baigneurs qu'une hospitalité par trop primitive. Si donc je les mentionne, c'est que leur valeur intrinsèque m'a paru très-réelle, et que je les crois appelées à un sérieux avenir. Il y a six sources, d'une température de 39° C. Une bonne analyse en est encore à faire : tout ce qu'on peut en dire, c'est que le soufre s'y trouve à l'état de gaz sulfhydrique. On les prend surtout en bains. Sous cette forme, elles rendent de signalés services dans le traitement des maladies de la peau.

LUCQUES (Toscane).

Sources salines sulfatées chaudes.

ITINÉRAIRE DE PARIS A LUCQUES. — Gagner Livourne par Marseille et la Méditerranée : 44 heures. Chemin de fer de Livourne à Lucques : 1 heure 1/2. Voitures de Lucques aux bains : 2 heures. — *Débours* : 240 fr.

Les bains de Lucques ne se trouvent point à Lucques même, mais dans un village qui en est distant de 20 kilomètres. On suit, pour s'y rendre, une très-jolie route qui, après avoir traversé une plaine riche en vignobles et en pâturages, s'engage dans une vallée qu'ombragent des marronniers tout à fait dignes de leur réputation européenne. Vous ne verrez en chemin d'autre objet d'art qu'un pont de pierre, d'une seule arche, dont la clef de voûte est tellement à pic, que les deux rampes qui en partent le font ressembler à un V renversé. On l'appelle le *Pont du Diable*, dénomination, du reste, fort en usage dans tous les pays de montagnes.

C'est au pied des Apennins, sur le versant occidental de la colline de Corsena, que se trouvent les cinq établissements thermaux, échelonnés par étages dans l'ordre suivant : *Cardinali, Douches basses, Barnabé, Bains chauds* et *Saint-Jean.* Ces deux derniers occupent le sommet même de la colline, et sont voisins de la délicieuse maison de campagne qui appartenait au grand-duc. Un autre établissement, dit *Bain alla villa*, est distant du village d'environ une demi-lieue. Son exposition au levant et son peu d'altitude y attirent de préférence les malades auxquels il ne faut pas un air trop vif. Ces divers bains, y compris le petit hôpital fondé par M. Demidoff, ont une organisation à la fois élégante et sévère; il y règne même un véritable luxe; baignoires et piscines, tout y est de marbre.

Les sources qui les alimentent sont nombreuses et d'une extrême abondance; leur température varie de 31° à 56° C. L'eau en est limpide, inodore, onctueuse et presque sans saveur, ce qu'explique leur faible minéralisation, qui est à peu près la même pour toutes. Un litre de la source Barnabé, la plus employée de Lucques, ne contient que $2^{gr},637$ de sels alcalins, à base de chaux et de magnésie.

L'eau, en se refroidissant, dépose de légers flocons rougeâtres qui ne sont autres que de l'oxyde de fer et de manganèse; le phénomène est surtout très-prononcé à la Douche basse, ce qui lui a valu le nom de Douche *rouge*, par lequel elle est quelquefois désignée.

Dans un livre remarquable, publié récemment par le docteur Carina, l'auteur tend à établir que les eaux de Lucques sont souveraines contre les affections herpétiques, rhumatismales et goutteuses. Cette appréciation s'accorde peu avec celle du docteur Del Punta, médecin de l'ancien grand-duc, qui me disait plaisamment : « Lucques possède trois grands agents « thérapeutiques : la promenade, le Casino et les bains. »

Je n'ai trouvé, au point de vue clinique, aucune différence marquée entre les eaux minérales de Lucques et celles de Pise. Mais, tandis que celles-ci restent à peu près désertes en été, celles-là, au contraire, sont fréquentées par un grand nombre de familles italiennes ou étrangères; en revanche, l'approche des premiers froids est le moment où la ville de Pise commence à se peupler et où l'on abandonne celle de Lucques. C'est que la première de ces résidences offre en hiver les conditions les plus salubres, tandis que la seconde est presque constamment infestée de brouillards qui en rendent l'habitation désagréable et le séjour malsain.

MONTE-CATINI (Toscane).
Sources salines chlorurées tièdes.

ITINÉRAIRE DE PARIS A MONTE-CATINI. — Gagner Livourne par Marseille et la Méditerranée : 44 heures. Chemin de fer de Livourne à Monte-Catini : 2 heures 1/2. — *Débours :* 205 fr.

L'Italie est bien réellement la terre classique des souvenirs. Ainsi Lucques, que nous venons de quitter, a été témoin d'une des plus grandes scènes de l'histoire : c'est dans ses murs que César, Crassus et Pompée, lors de leur trop célèbre triumvirat, se partagèrent les différentes provinces de l'empire, en pré-

sence de nombreuses légions prêtes à appuyer par les armes
les rivalités de leurs chefs. Monte-Catini que nous abordons
avait, deux années auparavant, été le théâtre d'événements non
moins mémorables. Ce fut à peu de distance des bains, « au
pied même, dit Salluste, de la montagne qui les domine » (*ad
montis radices*), que Catilina vint camper avec son armée avant
de livrer, « près de Pistoïa, dans le champ du Picenum » (*in
agro Piceno, juxta Pistoiam*), la bataille où il fut défait par le
consul Petreius. On m'a montré la place où il aurait été trouvé
percé de coups, « le visage encore animé de toute sa férocité
naturelle » (*ferociam animi quam habuerat vivus in vultu reti-
nens* [1]). Or, je ne fais allusion ici qu'à des événements accom-
plis sous l'ancienne Rome. Que serait-ce si, abordant le moyen
âge, je rappelais le rôle que la vieille forteresse de Monte-Catini, dont on admire sur les hauteurs les ruines gigantesques,
a joué pendant les sanglantes luttes des Guelfes et des Gibelins?
C'est sous ces murs qu'Uguccione della Faggiola remporta la
victoire qui décida du sort de l'Italie. Mais nous sommes ici
pour faire de l'hydrologie et non de l'histoire. Occupons-nous
donc, avant tout, des eaux minérales.

Ces eaux sont situées au pied du versant méridional des
Apennins, dans la vallée de la Nievole, l'une des plus fertiles
et des mieux cultivées de la Toscane. Le nombre des sources
en est considérable; dix aujourd'hui sont utilisées. Ce sont des
eaux thermales, mais comme elles sourdent dans de grands
bassins appelés *cratères*, il est difficile d'indiquer exactement
leur température au griffon.

Les sources de Monte-Catini renferment toutes les mêmes
éléments salins; les proportions seules varient. La source du
Tettuccio, qu'on cite toujours comme type, contient 8^{gr},508 de
sels, dont 6^{gr},672 de chlorure de sodium.

L'eau de ces diverses sources est claire, transparente, un
peu gazeuse. Sa saveur offre quelque chose de salé qui n'a
rien de désagréable. Je ne saurais mieux la comparer qu'à celle
de l'eau contenue dans des huîtres qu'on vient d'ouvrir.

On traite à Monte-Catini la plupart des affections rhumatismales et arthritiques que vous êtes sûr de rencontrer dans
toute station thermale, et qui en constituent en quelque sorte
la monnaie courante. Mais on y traite de plus presque tous les

---

1. Cette belle image de Salluste, l'éloquent historien de ces guerres, a été
assez heureusement imitée par Silius Italicus. « La menace, dit-il, vit encore
sur son front et la haine sur son visage : »

  Fronte minæ durant et stant in vultibus iræ.

états morbides qui réclament une médication dépurative, soit qu'il s'agisse d'engorgements des glandes et des parenchymes, soit qu'on veuille neutraliser quelque diathèse humorale. Telles sont tout particulièrement les hypertrophies du foie et de la rate; telles sont aussi la pléthore par suppression des hémorrhoïdes, les flux diarrhéiques, le catarrhe vésical ou utérin, et les diverses cachexies qui se lient au tempérament strumeux. Disons-le, toutefois, une bonne monographie de ces eaux est encore tout entière à faire.

On emploie ces sources en boisson, en bains et en douches. Elles ont été aménagées dans divers établissements, dont les deux principaux sont les thermes de Léopold et de la Torretta. Si le premier est plus grandiose dans son ensemble, le second offre plus de coquetterie dans ses détails : avec ses simulacres de créneaux et de mâchicoulis, il ressemble à une miniature de forteresse du moyen âge.

La situation de Monte-Catini, à égale distance à peu près de Florence et de Livourne, distance que le chemin de fer ne met que deux heures à franchir, permet aux baigneurs de profiter des ressources de toute espèce qu'offrent ces deux villes. La campagne qui avoisine le village leur fournit encore d'agréables distractions. Mais, l'excursion qu'ils préfèrent à toutes, tant par la nouveauté que par la splendeur du spectacle qui les y attend, a pour objet la Grotte de Monsummano, à une demi-heure des bains.

Grotte de Monsummano. — Cette grotte, dont la découverte ne date que de 1849, représente une immense galerie naturelle, creusée dans l'épaisseur de la montagne dont elle porte le nom, et ne communiquant avec l'extérieur que par une étroite ouverture. Celui qui le premier y pénétra, dut se croire au milieu d'un de ces palais enchantés dont l'imagination des poëtes a peuplé les îles de Paphos et de Cythère. Ce ne sont, en effet, que voûtes étincelantes, délicates arabesques, colonnes en stalactites et stalagmites, siéges de marbre, bassins du plus beau cristal, et, au milieu de toutes ces merveilles, une nappe d'eau, limpide et tiède, très-légèrement alcaline, dont les doux effluves se répandent dans l'atmosphère. Aussi vous attendez-vous, à chaque pas, à quelque apparition fantastique. L'avouerai-je ? Au lieu de nymphes et de naïades, je n'y ai vu que des rhumatisants qui y prenaient de prosaïques bains de vapeur.

— On m'écrit de Florence (1867) que ces bains ont acquis depuis quelque temps une assez grande vogue, et qu'on leur associe avec succès la médication hydrothérapique.

LA PORRETTA (ROMAGNE).

Sources sulfureuses chaudes.

ITINÉRAIRE DE PARIS A LA PORRETTA. — Gagner Livourne par Marseille et la
Méditerranée : 44 heures. Chemin de fer de Livourne à Pistoïa jusqu'à la
Porretta même : 7 heures. — *Débours :* 220 fr.

Le petit village de la Porretta, situé au cœur même des
Apennins, entre Pistoïa et Bologne, occupe une gorge sauvage
que traverse un torrent appelé le Reno. Là jaillissent, dans un
étroit périmètre, plusieurs sources sulfureuses chaudes (36°C.)
qui, par leur composition et leurs vertus thérapeutiques, m'ont
paru offrir la plus grande analogie avec celles d'Uriage. Elles
sont, comme elles, très-riches en principes salins : près de
8 grammes par litre, dont 7 de chlorure de sodium. Le soufre
s'y trouve de même à l'état de gaz sulfhydrique : 0 lit.017.
Enfin, elles ont encore cela de commun qu'elles purgent franchement et sont très-appropriées au traitement des maladies
de la peau. Mais les eaux de la Porretta possèdent de plus
une particularité fort curieuse que je n'ai rencontrée, du moins
au même degré, dans aucune source minérale : je veux parler
de la présence au sein de ces eaux d'un gaz inflammable.

Pour s'en assurer, il suffit d'approcher de la surface des
sources, principalement de la source d'*el Bue,* un corps en
ignition. Il s'y produit à l'instant une petite flamme rouge su-
périeurement, et d'un beau bleu à sa partie inférieure, que
traversent par intervalles des étincelles accompagnées d'explosions légères. Le gaz qui brûle ainsi n'est autre que du carbure
d'hydrogène.

Ce même gaz s'échappe spontanément du sol par de nombreuses fissures, surtout au voisinage du rocher de Sasso-Cardo.
Ce fut un simple cordonnier nommé Spiga qui eut le premier
l'heureuse idée de l'utiliser pour l'éclairage, ainsi que le constate le dystique gravé en son honneur dans l'établissement
Léoni et Bovi : « De même, y est-il dit, que la nature a donné
aux sources le pouvoir de chasser les maladies, de même,
ô Spiga, ton art est parvenu à chasser les ténèbres : »

> Natura ut dederit morbos dispellere lymphis,
> Pellere jam tenebras ars tua, SPIGA, parat.

Il est de fait que le réverbère qu'il alluma en 1834 n'a

depuis lors, jamais cessé de brûler : c'est une flamme bleuâtre qui répand dans l'air quelque chose d'un peu lugubre.

Sans vouloir disputer à Spiga les mérites de son invention, je ferai remarquer que celle-ci n'est peut-être pas aussi neuve qu'on serait tenté de le croire. Voici ce que je lisais récemment dans Pline : « Polycrite dit que, près de Soles, en Cilicie, « l'eau d'une source tient lieu d'huile ; Théophraste, que le « même phénomène est présenté, en Éthiopie, par une source « de même vertu ; Lycus, que dans l'Inde est une source dont « l'eau brûle dans les lanternes; on mentionne une eau sem- « blable à Ecbatane. » Peut-être, il est vrai, Pline désigne-t-il ici des sources d'huile de pétrole. Mais, qui n'a entendu parler des fontaines ardentes si communes en Chine ? Ce sont évidemment des sources plus ou moins analogues à celles de la Porretta et alimentées, comme elles, par un gaz inflammable. Quoi qu'il en soit, peu de personnes se doutent qu'il existe, au fond des Apennins, une petite ville jouissant du privilége d'avoir un de ses édifices éclairé au moyen d'un gazomètre naturel inépuisable.

On boit les eaux, le matin, à la dose de cinq à six verres; elles activent les sécrétions de l'intestin, sans provoquer en général ni coliques, ni ténesme. La source du *Lion* est celle que l'estomac supporte le mieux. Quant aux bains, ils sont administrés à la température native des griffons dont le rendement est assez considérable pour permettre le renouvellement continuel de l'eau dans les baignoires.

Nous avons dit que les eaux de la Porretta sont spéciales pour le traitement des maladies cutanées; ce sont surtout : l'acné rosacea, le psoriasis scrotal, le porrigo, l'impétigo, l'eczéma et l'érythème chronique de la face. Une condition essentielle, c'est que toute trace d'inflammation ait disparu dans les surfaces affectées, sans quoi ces eaux, malgré la quantité énorme de barégine qu'elles contiennent et qui en tempère l'activité, provoqueraient une stimulation beaucoup trop vive.

Les cinq petits établissements où les diverses sources ont été captées sont assez bien tenus. Leur architecture, élégante et gracieuse, contraste agréablement avec l'aspect austère de la gorge qu'ils occupent. Vous ne vous attendrez pas, bien entendu, à y rencontrer les délicatesses ni les raffinements de la vie parisienne, mais, en revanche, ils vous offriront ce doux laisser aller de la vie champêtre, si plein de charme pour quiconque sait comprendre la nature, alors même que l'art n'en a pas mis en relief les beautés.

VITERBE (ÉTATS PONTIFICAUX),
Sources sulfureuses et sources ferrugineuses chaudes.

ITINÉRAIRE DE PARIS A VITERBE. — Gagner Rome par Marseille, la Méditerranée et Civita-Vecchia : 54 heures. Voitures de Rome à Viterbe : 8 heures.
— *Débours* : 250 fr.

Viterbe est situé au centre d'une contrée volcanique, sur le
versant nord de la chaîne du Cimino, et au pied du cône désigné sous le nom de Palanzana. Sur son emplacement s'élevait
l'antique Vétulonie[1], cette métropole de la Confédération étrusque qui lutta si longtemps avec succès contre Rome, dont elle
sembla plus d'une fois devoir balancer la fortune. La ville
actuelle n'a pas joué un moindre rôle dans les guerres du moyen
âge ; son histoire se trouve, en quelque sorte, écrite sur chaque pierre des tours démantelées et des bastions en ruine qui,
de tous côtés, hérissent son enceinte ou en défendent les abords.
La campagne qui l'environne est cultivée et fertile, sans cependant mériter l'épithète « d'opulente » par laquelle Quintus
Fabius la saluait autrefois : *opulentæ Etruriæ arva*. Du côté de
la mer, la plaine offre une nudité roussâtre. Quant aux sommets
du Cimino, ils sont couronnés par des bois de chênes-liéges
et de châtaigniers, faibles débris de ces forêts presque impéné-
trables où les légions romaines redoutaient de s'aventurer.

Les sources minérales jaillissent à peu de distance de la
ville. Elles sont aussi remarquables par leur abondance que par
la richesse et la variété de leurs éléments fixes. Il y en a de
sulfureuses, de ferrugineuses, de magnésiennes et d'acidules
froides. Les Romains les appelaient *Aquæ Cajæ*. Ce sont elles
que Tibulle désigne quand il écrit à un de ses amis : « Pourquoi vous retiennent-elles près de leurs ondes, ces sources qui
coulent dans l'Étrurie ? »

Cur tenet Etruscis manat quæ fontibus unda ?

Qu'est-il besoin, du reste, du témoignage des auteurs ? Les
somptueuses ruines qui avoisinent leurs griffons sont des preuves plus authentiques encore du cas immense que les anciens
faisaient de ces thermes. C'est tout à côté de la source de

1. Ce fut Désidérius, dernier roi des Lombards qui, en 774, changea par un
décret le nom de Vétulonie en celui de Viterbe, menaçant de mort quiconque
serait assez téméraire pour enfreindre ses ordres.

Bullicame, si féconde en légendes [1], que se trouvent les plus curieuses et les mieux conservées. Cette source qui appartient à la section des eaux sulfurées calcaires, et dont la température est de 64° C., jaillit, comme un puits artésien, du sommet d'un cône volcanique où elle forme un véritable lac, puis elle va se distribuer à l'aide de canaux rayonnants dans des fossés où l'on fait rouir du chanvre. Elle alimente aussi deux bassins qui servent de bain public à la classe nécessiteuse.

Parmi les autres sources, et elles sont très nombreuses, deux seulement sont utilisées aujourd'hui, savoir : la source sulfureuse de la *Croix* et la source ferrugineuse de la *Grotte*. L'une est minéralisée par le gaz sulfhydrique ; température, 51° C. : l'autre par le carbonate de fer ; température, 49° C. Toutes les deux sont d'une limpidité parfaite.

L'établissement thermal où ces deux sources sont captées contient 30 baignoires de marbre, 5 douches et une piscine pour quinze à vingt personnes ; il y a, de plus, quelques appartements à l'usage des malades.

Les eaux de Viterbe sont employées en boisson, en bains et en douches, contre les maladies de la peau, les rhumatismes, les syphilides, certaines paraplégies traumatiques, l'adénite scrofuleuse, l'anémie et les débilités consécutives à l'intoxication paludéenne. On combine souvent avec avantage l'eau sulfureuse et l'eau ferrugineuse (bains mixtes). On se trouve très-bien aussi de faire prendre aux repas de l'eau de la source ferrugineuse dite *acqua Rossa*, laquelle jaillit à 6 kilomètres de la ville, près des ruines de Ferentum.

Quelle est la part de ces diverses sources et de leurs principes constituants dans les guérisons obtenues ? J. Durante, médecin du collège romain, qui écrivait en 1575, s'exprime à ce sujet en termes plaisamment catégoriques : « **La vertu de** « ces eaux, dit-il, est de réchauffer par le soufre, de rafraîchir « par le fer, d'assouplir par le bitume, de restreindre par « l'alun, d'humecter par le nitre, de dessécher par le cuivre « et de réjouir par l'or en chassant la mélancolie. » Voilà des explications qui seraient plus à leur place dans le *Malade imaginaire* que dans un traité d'hydrologie.

---

1. Lucrèce prétend que ce fut Hercule qui la fit jaillir d'un coup de sa massue. D'après le même auteur, les émanations « qui s'en exhalaient » (*quæ surgit in auras*) suffisaient pour tuer les oiseaux volant à sa surface. Ce n'est peut-être là qu'une fiction poétique, encore bien que l'asphyxie pût s'expliquer par un dégagement plus considérable alors que maintenant du gaz acide carbonique et des vapeurs sulfureuses.

VICARELLO (ÉTATS PONTIFICAUX).

Sources alcalines chaudes.

ITINÉRAIRE DE PARIS A VICARELLO. — Gagner Rome par Marseille, la Méditerranée et Civita-Vecchia : 54 heures. Voitures de Rome à Vicarello : 3 heures.
— *Débours* : 240 fr.

Des ouvriers étaient occupés, en 1852, à creuser sur l'emplacement d'anciens thermes, près de Vicarello, les fondations
d'un nouvel établissement, lorsqu'ils arrivèrent à un bassin
rempli d'eau minérale que masquait une voûte de maçonnerie
étrusque. La voûte enlevée et l'eau épuisée à l'aide de pompes,
quel ne fut pas leur étonnement de voir le fond du bassin occupé par une masse énorme d'objets d'or, d'argent ou de
bronze ! Heureusement toutes les mesures furent aussitôt prises
pour les extraire avec les précautions convenables ; on en re-
tira ainsi plus de deux milles livres pesant. La couche supérieure était formée de médailles à l'effigie des empereurs jusqu'à Trajan ; au dessous se trouvaient des types plus anciens ;
plus bas encore ces monnaies massives connues sous le nom
d'*æs grave signatum* [1] ; enfin, tout à l'étage inférieur l'*æs rude*,
espèces de dés de cuivre, taillés grossièrement, qui servirent
aux échanges lors de l'origine des sociétés. Ainsi on venait de
découvrir un établissement thermal antérieur de plusieurs
siècles à la fondation de Rome, car le bassin qui renfermait
ces vénérables reliques n'ayant subi aucune atteinte dans la
disposition de ses couches, la place occupée par l'*æs rude*
témoignait d'une époque plus reculée que la première civilisation de l'Étrurie.

Comment expliquer ces dépôts successifs dans un même
bassin ? Il suffit, pour cela, de se rappeler l'habitude où étaient
les anciens de jeter dans l'eau de la source dont ils avaient usé
une pièce de monnaie en l'honneur de la naïade. Cette offrande
était connue sous le nom de *stips*. On la faisait aussi bien pour
demander aux dieux la guérison que pour en rendre grâce.
« Tous les ordres, dit Suétone, jetaient chaque année la stips
« dans le lac de Curtius, afin d'obtenir le salut d'Auguste »
(*omnes ordines in lacum Curtii quotannis pro salute ejus stipem*

---

1. Ce sont des carrés allongés, pesant d'une à quatre livres, et frappés d'un
côté seulement. La figure représentée est un cheval, ou une tête d'animal
domestique (*pecus*) ; d'où l'étymologie du mot *pecunia*.

jaciebant). Les prêtres égyptiens, dans certaines solennités, payaient le même tribut aux eaux du Nil ; il fallait que la stips fût d'or (*aurea stips*). Enfin, d'après Pline le jeune, on jetait aussi des stips dans le fleuve Clitumne, et, comme c'étaient des dépôts sacrés, nul n'aurait osé en soustraire, « encore bien que « la limpidité de l'eau permît de les compter au fond » (*flumen adeo vitreum ut numerare jactas stipes possis.*)

Ces *ex-voto* ne consistaient pas uniquement en médailles et en monnaies. On a retiré du bassin de Vicarello un grand nombre d'autres objets d'une nature toute différente et d'un intérêt non moindre. C'étaient surtout des vases, des coupes et des gobelets, la plupart ornés de dessins, comme ces cristaux aujourd'hui en usage aux eaux de l'Allemagne. Quelques-uns portaient des inscriptions. Ainsi on lit sur une coupe de forme ovoïde et d'un très-beau travail : « A Apollon, Q. Cassius, portier [1] » (*Apollini Q. Cassius januarius*). C'était donc Apollon qui présidait à la source. Ce premier temoignage, que vinrent appuyer plusieurs autres aussi significatifs, se trouve encore confirmé par un cippe de marbre sur lequel est écrit en lettres grecques Ἀπολλνιώ. Or on savait bien, d'après l'itinéraire d'Antonin et la Carte de Peutinger, qu'il existait dans l'Étrurie méridionale, à 31 milles de Rome, une station du nom d'eaux Apollinaires, aujourd'hui bains de Vicarello ; seulement, avant les fouilles de 1852, il avait été impossible d'en déterminer exactement la place.

Les pièces les plus remarquables de cette merveilleuse collection ont été déposées et classées, par les soins de l'illustre P. Marchi, dans le musée Kircher de Rome. C'est là que vous pourrez aller les admirer. Je vous recommande surtout trois gobelets d'argent, de forme cylindrique, sur lesquels sont gravés en caractères droits de la belle époque des listes de noms suivis de chiffres romains, le tout aligné symétriquement

---

1. Au lieu de « portier » j'aurais peut-être dû traduire « concierge ». Remarquons en effet que ce Q. Cassius qui, à en juger par la valeur artistique de son offrande, devait être un certain personnage, s'intitule « *januarius* » et non « *portitor* ». Or n'y avait-il pas, même à Rome, quelque nuance entre ces deux dénominations ? J'en verrais presque une preuve dans la manière dont Virgile qualifie le geôlier des enfers : « Cet affreux *portier*, dit-il, Caron, dont la maigreur est si horrible, surveille ces eaux et le seuil de ces portes : »

PORTITOR has horrendus aquas et limina servat
Terribili squalore Charon....

Pourquoi « portitor » plutôt que « janitor » ? Le vers eût été le même, mais non peut-être la valeur du mot.

en quatre colonnes. Ces gobelets constituaient, on peut le dire, de véritables livres de poste. En effet, on lit sur la frise de chacun : *Itinéraire de Cadix à Rome;* puis, dans les quatre colonnes disposées au-dessous, se déroule l'indication des relais [1], avec la distance qui les séparait. Ces stips avaient appartenu très-probablement à des baigneurs étrangers qu'avait attirés du fond de l'Espagne la réputation des eaux Apollinaires, et qui, après avoir terminé leur cure, avaient offert chacun à Apollon le gobelet postal dans lequel ils avaient puisé la santé.

Quittons, à regret sans doute, mais il le faut, cette mine aussi variée qu'inépuisable qui n'intéresse pas seulement le numimaste et le géographe, mais aussi le médecin, puisque, depuis l'heureux hasard qui a amené la découverte de la fameuse piscine, un établissement thermal a été construit sur la source, et l'on va y boire et s'y baigner. C'est une eau limpide, abondante, d'une teinte un peu opaline et d'une saveur franchement salée. Température, 45°, C. Elle contient, par litre, 2^{gr},039 de sels alcalins et calcaires. Quant à ses vertus médicinales, il paraît prouvé qu'elle rend d'importants services dans les engorgements granuleux de l'utérus, l'aménorrhée, certaines névralgies, surtout les névralgies sciatiques, ainsi que dans la plupart des affections goutteuses et rhumatismales; mais une monographie de ces eaux est encore à faire.

Acqua Santa (Campagne de Rome). — *Source saline froide.* — Cette source jaillit à une demi-heure de Rome. C'est une eau limpide, froide, sans odeur, mais d'une saveur désagréable persistante. Sa minéralisation est très-faible : 0^{gr},553, par litre, de chlorure, de sulfate, de carbonate et de silicate à base de soude, de chaux et de magnésie. Il y a un bel établissement thermal, construit par Alexandre VII, restauré par Pie VI; il contient actuellement 24 cabinets de bains. De la fontaine où on boit, l'eau passe dans un bassin assez large pour qu'on puisse s'y livrer à la natation. Elle est surtout employée avec succès dans les maladies de la peau, les affections calculeuses et les engorgements abdominaux consécutifs à la malaria.

Acqua Acetosa (Campagne de Rome). — *Eau de table.* —

---

1. Ces relais, à partir de Cadix, sont : Cordoue, Valence, Sagonte, Tarragone, Narbonne, Nîmes, Embrun, Briançon, Suze, Turin, Pavie, Plaisance, Parme, Reggio, Modène, Bologne, Faenza, Forli, Cesena, Rimini, Pesaro, Fano, Nucérie, Otricoli, puis enfin Rome, en tout 1840 milles romains, soit 732 lieues métriques.

Cette source jaillit comme la précédente, aux portes de Rome. Tout à côté se trouve Ponte-Molle, célèbre par la victoire de Constantin sur Maxence, dont Jules Romain a fait le sujet d'une des plus belles fresques des *chambres* dites *de Raphaël*, au Vatican. C'est une eau fraîche, limpide, petillante, d'une saveur aigrelette fort agréable, dont on fait grand usage à Rome pendant l'été, et qui rappelle nos eaux gazeuses les plus estimées.

EAUX ALBULES (CAMPAGNE DE ROME).

Sources sulfureuses tièdes.

Tout près de Tivoli se trouve un lac appelé *Eaux Albules*, d'où s'échappe aujourd'hui, comme du temps de Virgile, « un nuage de vapeurs nauséabondes : »

> . . . . Sævamque exhalat opaca mephitim.

Martial signale de même le caractère sulfureux de ces eaux, « Elles exhalent, dit-il, des émanations de soufre : »

> Canaque sulphureis Albula fumat aquis.

C'est en effet le gaz sulfhydrique qui les minéralise et elles offrent encore la teinte lactescente (*cana*) dont parle le poëte. Quant à leur température, elle est de 24° C. Ce sont par conséquent des eaux presque tièdes. C'est le motif pour lequel Auguste, qui était très-impressionnable au froid [1], allait y prendre les lotions hydrothérapiques qu'Antonius Musa lui avait fait continuer, après sa grande maladie, pour combattre l'extrême susceptibilité de son système nerveux. Suétone, à qui nous devons ces détails, nous apprend de plus qu'Auguste, au lieu de se mettre le corps tout entier dans l'eau, se contentait d'y plonger alternativement les pieds et les mains, en se tenant assis sur une pièce de bois qu'il désignait du mot espagnol *dureta*, parce que c'était d'Espagne qu'il en avait rapporté l'usage. Du reste, les eaux Albules devaient d'autant mieux lui convenir, qu'il avait, au dire du même historien, la peau couverte de dartres. Suétone en parle absolument comme s'il les avait vues. « C'étaient, dit-il, de larges plaques qui,

---

1. Il le craignait à tel point, qu'au dire de Suétone, « il portait en hiver quatre tuniques', une sorte de justaucorps et un gilet de flanelle » (*Per hiemem quatuor tunicis, subucula et thoraceo laneo muniebatur*).

par leur disposition, leur ordre et leur nombre, rappelaient la grande Ourse » (*in modum, ordinem et numerum cœlestis Ursæ*). J'avoue que, malgré le pittoresque de la comparaison, je ne vois pas trop à quelle famille des dermatoses Auguste devait appartenir. Toujours est-il qu'Agrippa avait fait construire pour l'empereur, tout près du lac, une villa délicieuse; on y montre encore quelques débris de la belle piscine où l'on admet, un peu sans preuves, qu'il se baignait.

Les eaux Albules de même que les eaux Apollinaires, n'ont plus guère pour nous aujourd'hui d'autre attrait que celui des souvenirs. Il est de mode, depuis quelques années, que la jeunesse de Rome s'y rende pour s'exercer à la natation, soit dans le lac lui-même, soit dans le canal qui le relie à l'Anio. On y a récemment élevé un petit bâtiment thermal.

NAPLES (VILLE).

ITINÉRAIRE DE PARIS A NAPLES. — Chemin de fer de Marseille et paquebots de la Méditerranée jusqu'à Naples : 3 jours. — *Débours : 280 fr.*

La ville de Naples possède dans son enceinte deux sources minérales froides, l'une sulfureuse et l'autre ferrugineuse, où l'on puise, comme aux fontaines publiques. On fait surtout usage de la source sulfureuse, laquelle jaillit dans le quartier de Sainte-Lucie, près du château de l'OEuf [1]. C'est cette eau que les *venditori d'acqua* colportent par la ville; elle agit à la manière des eaux sulfureuses, sans cependant avoir de propriétés bien tranchées.

Les principales sources du royaume de Naples se trouvent réparties dans trois localités principales, savoir : la partie est, la partie ouest et l'île d'Ischia.

1° Sources à l'est de Naples.

Ces sources, malgré leur voisinage du Vésuve, sont froides, excepté une seule, l'eau Vésuvienne-Nunziante, dont la température est de 30° C. Elles appartiennent à la classe des sources salines chlorurées. Les plus fréquentées sont l'eau *Media*, l'eau du *Muraglione* et l'eau *Vésuvienne-Nunziante*.

[1]. Appelé anciennement *Castello Lucullano*, du nom de Lucullus, à qui il avait appartenu. C'est contre ce château que, sous Charles VIII, en 1495, on fit pour la première fois usage des bombes.

Eau Média. — *Source sulfureuse froide.* — Cette source à laquelle Pline accorde tant d'éloges sous le nom d'eau *Dimidia*, « pour la guérison de la pierre » (*calculosis medetur*), jaillit au pied du mont Gauro, près de la mer, à Castellamare. Elle est limpide, d'une saveur un peu salée, avec un arrière-goût sulfureux. On la boit le matin à jeun et par verres ; la dose moyenne en est d'un litre.

Eau du Muraglione. — *Source saline sulfatée froide.* — Beaucoup plus active que la précédente, cette eau a été comparée à l'eau de Sedlitz ; un demi-litre suffit pour purger. Aussi sert-elle plutôt à préparer les malades, qu'on envoie ensuite à l'eau Media pour le reste de la saison. Souvent on joint à l'emploi interne de ces eaux l'usage des bains de mer.

Eau Vésuvienne-Nunziante. — *Source saline chlorurée froide.* — En allant de Naples à Castellamare par le chemin de fer, qui est, dans la plus grande partie de son trajet, taillé dans la lave, on traverse la Torre dell'Annunziata où se trouve l'eau Vésuvienne-Nunziante. Cette eau, la plus minéralisée de toutes les sources de cette région, a une odeur de naphte et une saveur un peu ferrugineuse. Elle contient, par litre, 7^{gr},633 de principes fixes, dont le chlorure de sodium et le sulfate de soude et de magnésie forment les principes prédominants.

Ces diverses sources sont particulièrement employées dans les engorgements des viscères abdominaux, surtout du foie et de l'intestin, les anciens catarrhes de la vessie, certaines gravelles et les embarras de circulation de la veine porte. Les Italiens les vantent beaucoup aussi contre ce qu'ils appellent le *spasme cynique*.

2° Sources à l'ouest de Naples.

Ces sources, au rapport unanime des historiens, ont joui autrefois d'une vogue et d'une célébrité bien grandes. Écoutons Pline : j'aime d'autant mieux à le citer que son livre, image fidèle de l'état de la science à son époque, s'adresse aux personnes du monde aussi bien qu'aux savants. « Nulle part, « dit-il, les eaux minérales ne coulent avec plus d'abondance « et avec des propriétés plus diverses que dans le golfe de « Baïa : sulfureuses, alumineuses, salées, nitreuses, bitumineu- « ses, quelques-unes même mêlées d'acide et autres substan- « ces. On utilise jusqu'à la vapeur qui s'en échappe. Suivant

« leurs espèces, ces eaux sont bonnes pour les nerfs, les pieds,
« le bassin, les os luxés ou fracturés. Elles purgent les hu-
« meurs, elles cicatrisent les plaies, guérissent les maux de
« tête et d'oreille [1]. La source de Cicéron est surtout souve-
« raine pour les yeux. »

Au témoignage des historiens s'ajoute celui des monuments.
Ainsi, à en juger par les ruines qui couvrent le sol, l'espace
compris entre Pouzzoles et Baïa devait être littéralement en-
combré d'établissements thermaux. Il y a même trois édifices
désignés communément encore sous les noms de Temples de
Diane, de Vénus et de Mercure que je me suis assuré n'être
autres que les débris d'anciens bains romains : j'y ai retrouvé
les canaux de terre cuite qui servaient à amener l'eau minérale
jusque dans leur enceinte.

Malheureusement si, comme le dit Horace, « Baïa était l'endroit le plus délicieux de l'univers : »

> Nullus in orbe locus Baiis prælucet amœnis,

Martial le proclame « un rivage d'or pour l'heureuse Vénus »
(*littus beatæ Veneris aureum*), et Properce, « l'écueil le plus
dangereux des chastes jeunes filles : »

> Littora quæ fuerunt castis inimica puellis.

Tibulle va encore plus loin. « Toute femme, dit-il, qui y
vient sans son mari, arrivée Pénélope, s'en retourne Hélène : »

> . . . . Relicto
> Conjuge, Penelope venit, abit Helena.

Enfin Sénèque, ce beau parleur de vertus que cependant il
pratiquait si peu, va jusqu'à reprocher à Scipion l'Africain de
s'être retiré à Baïa pendant son exil : « La chute d'un tel
« homme, dit-il, ne devait pas avoir lieu sur un sol aussi
« mou » (*ruina ejus non erat tam molliter collocanda*). C'est
près de là qu'on montre son tombeau.

Aujourd'hui toutes ces sources sont bien délaissées par suite
de l'insalubrité de l'atmosphère qui, particulièrement en été,
empêche qu'on puisse se fixer à Baïa Je ne ferai par conséquent que leur consacrer une simple mention. Ce sont :

---

[1] Il est souvent parlé, chez les auteurs anciens, « des plaies d'oreille » lesquelles étaient la conséquence des luttes du pugilat. Ces plaies, très-rares chez
nous, sont au contraire très-fréquentes chez les Anglais, où la boxe est encore
aujourd'hui en assez grand honneur.

Bagnoli. — Vis-à-vis de l'île de Nisida, qui vit les adieux de Porcie et de Brutus, et qui sert aujourd'hui de lazaret. — *Subveni homini.* On l'aperçoit un peu avant d'arriver de Naples à Pouzzolles. — *Pisciarelli.* Située sur le flanc septentrional de la Solfatara. —Enfin, l'eau du *Temple de Sérapis*, au milieu de magnifiques ruines dont les colonnes sont percées, à une hauteur de 5 mètres, par des mollusques lithophages, preuve évidente qu'elles ont séjourné assez longtemps dans la mer. L'immersion de la partie inférieure de l'édifice, par suite de l'affaissement du sol[1], qu'un nouveau mouvement de terrain a reporté à la place qu'il occupe aujourd'hui sur une hauteur, a dû avoir lieu depuis le règne de Septime-Sévère ou de Marc-Aurèle, car, sous ces empereurs, il était encore dans tout son éclat.

Ces diverses eaux sont thermales. J'ai cherché vainement, près des ruines de la somptueuse villa que Cicéron possédait sur le bord de la mer, entre le lac Averne et Pouzzoles, la source si célèbre pour les yeux qui jaillit peu de temps après sa mort, et à laquelle on donna son nom. Cette source, que l'affranchi Laurea Tullius a célébrée dans des vers qui, au jugement de Pline, « méritent d'être gravés dans la mémoire de tout ami de l'humanité[2] » a disparu aujourd'hui.

3° Sources d'Ischia.

Ischia, ancienne Pythécuse des Grecs, est une île de formation volcanique. C'est pour faire allusion aux cataclysmes qui accompagnèrent sa sortie spontanée des ondes, que les légendes païennes l'attribuent à la lutte des géants contre les dieux, et portent que Typhon, foudroyé par Jupiter, fut enseveli sous l'Épomée. Les sources minérales d'Ischia sont, à juste titre, les plus célèbres de toute l'Italie. Deux surtout méritent une description à part ; ce sont : Gurgitello et Citara.

---

1. Ces affaissements du sol, dans les terrains volcaniques, sont loin d'être rares. Ainsi, par exemple, sur la côte de l'Inde, les massives pagodes de *Mélien Warom*, qui dominaient toute la contrée, sont descendues presque entièrement au-dessous du niveau de la mer, dont les vagues se brisent aujourd'hui contre ces singuliers écueils.

2. Voici comment se termine ce fameux morceau qui, je l'avoue, m'inspire un peu moins d'enthousiasme qu'à Pline : « Et comme ses écrits devaient être lus par l'univers entier, il fallait pour les yeux le secours de nouvelles eaux : »

Ut quoniam totum legitur sine fine per orbem,
Sint plures oculos quæ medeantur aquæ.

17

GURGITELLO.

Sources salines chlorurées chaudes.

Cette source ou plutôt ce groupe de sources d'une température de 52° à 60° C, jaillit dans le vallon d'Ombrasco. L'eau
en est claire, limpide, un peu onctueuse au toucher, sans odeur
bien déterminée, d'une saveur faiblement saline et nauséeuse.
Une grande quantité de bulles, formées de gaz acide carbonique, viennent éclater à sa surface en produisant une sorte
de gargouillement : d'où le nom de *Gurgitello*. D'après Lan-
cellotti, l'eau de ces sources renferme, par litre, 6^{gr},952 de
chlorures ou de bicarbonates alcalins.

On en fait surtout usage en bains et en douches. Son action
paraît plus particulièrement se porter vers la peau, qui devient
le siége d'un travail congestif, sans toutefois qu'il s'y manifeste
habituellement d'éruption. On l'emploie également à l'intérieur ; quelques verres suffisent pour purger.

L'eau de Gurgitello est spécialement appropriée aux tempéraments lymphatiques ou strumeux. Vous voyez disparaître,
sous son influence, l'engorgement des tissus parenchymateux,
les gonflements articulaires, les ankyloses incomplètes, certaines collections aqueuses ou purulentes, et les divers flux
muqueux qu'entretenait l'atonie des membranes. Combien de
malades perclus d'un ou de plusieurs membres, par le fait de
vieilles affections goutteuses ou rhumatismales, ont dû leur
guérison à ces puissantes eaux ! M. Chevalley de Rivaz vantait
beaucoup leur efficacité contre les caries osseuses ; il s'appuyait
du témoignage de Dupuytren qui, pendant son séjour à Ischia,
avait été témoin de nombreuses cures. Mais c'est surtout dans
le traitement des paralysies des membres inférieurs, indépen-
dantes de toute affection organique de la moelle, que les eaux
de Gurgitello peuvent être regardées comme jouissant de propriétés réellement admirables. Souvent, en pareil cas, on emploie, concurremment avec l'eau minérale, les étuves et les
bains de sable chauffé naturellement par les émanations volcaniques du sol.

Les malades d'un tempérament nerveux et irritable feront
bien de commencer le traitement par des eaux moins minéralisées, et de n'arriver que par degré à celles de Gurgitello.
Aussi la plupart prennent-ils d'abord les bains de *Bagno-
Fresco*, de la *Rita* ou de l'*Immaculata*.

CITARA.

Sources salines chlorurées chaudes.

Cette source est renommée, depuis les temps les plus anciens, comme possédant des vertus héroïques contre la stérilité : on croit même que le nom de *Citara* lui a été donné en l'honneur de la déesse de Cythère [1] qui avait tout à côté un temple magnifique. Elle n'a, du reste, presque rien perdu aujourd'hui de sa célébrité. De jeunes femmes, privées du bonheur d'être mères, viennent chaque année à Citara, d'où la plupart emportent une douce et consolante certitude. Serait-ce que ces eaux, par quelque vertu merveilleuse, justifieraient réellement les fictions des poëtes? Laissons à ces derniers leur brillant domaine, et cherchons une interprétation plus positive.

L'eau de Citara, dont la composition rappelle celle de Gurgitello, sauf qu'elle contient plus de chlorure de sodium et moins de sels alcalins, est éminemment tonique et stimulante. Aussi convient-elle surtout à ces jeunes femmes pâles et maladives qui font tout pour déterminer ou entretenir cette décoloration des traits qui donne plus de relief à leur beauté. Elles sont stériles. C'est que l'atonie et la langueur qui pèsent sur leur constitution entretiennent chez la plupart d'abondantes leucorrhées et rendent la menstruation irrégulière. Dès lors, quoi d'étonnant que la stimulation minérale, en même temps qu'elle remonte l'organisme dans son ensemble, se fasse tout particulièrement sentir sur l'appareil utérin et réveille ses aptitudes à la conception!

J'en ai dit assez pour faire voir dans quelles circonstances principales les eaux de Citara peuvent triompher de la stérilité. En conclurons-nous que toute stérilité doive céder ainsi à leur influence? Evidemment non : à côté de quelques cas heureux, il y a nécessairement des insuccès. Je sais qu'à Ischia les jeunes filles sont pubères de très-bonne heure. Je veux bien encore que le séjour au milieu de sites enivrants prédispose l'âme aux sensations affectueuses; que nos corps, enveloppés

---

1. Vénus n'était pas la déesse qui, dans les idées païennes, présidait à la conception. Je croirais plutôt que le mot *citara* vient de κυθήριον, qui signifie *favorable à la grossesse.* Hippocrate donne à un médicament l'épithète d'ἀκυθήριον, pour désigner qu'il rend stérile.

d'une atmosphère volcanique, reçoivent de l'air et du sol quelque chose de ce feu secret qui se traduit, chez le végétal, par une séve exubérante. Mais prenons garde de trop généraliser : l'enthousiasme mène à la déception.

La source de Citara, par le seul fait de l'affluence des personnes que la vogue y conduit, a dû guérir plus de cas de stérilité que les autres sources de l'île. Toutefois il n'est pas impossible que ces eaux, par leurs qualités intrinsèques, soient mieux appropriées à l'appareil utéro-vulvaire.

On peut quelquefois rapporter à la stérilité ce qui est le fait de l'impuissance virile. L'observation démontre que la source de Citara a de même ici une efficacité marquée, laquelle s'explique très-bien par l'action tonique de l'eau minérale, et par les influences climatériques dont je viens de parler.

— Mentionnons simplement les autres sources d'Ischia, car, à quelques nuances près, elles ont les mêmes propriétés.

L'eau de *Cappone* était appelée autrefois eau de l'*Estomac*, à cause de son utilité dans les maladies de ce viscère : comme celle d'*Olmitello*, on la prescrit avec succès contre la gravelle rouge. *Bagno-Fresco* est célèbre pour la guérison des affections cutanées. *Santa-Restituta* paraît exercer une action spéciale sur les contractions utérines, qu'elle sollicite vivement. Le bain de la *Fontaine* convient aux personnes amaigries (*consumptos reparat*); celui de *Castiglione* aux personnes obèses (*emaciat*). Quant aux sources de la *Rita*, de *San-Montano*, de *François I*er et de *Nitroli*, je n'ai rien à en dire, si ce n'est qu'elles sont très-franchement toniques.

Ischia possède des étuves naturelles assez nombreuses. Celle de Castiglione est la plus forte : en plaçant un thermomètre dans les crevasses par où s'échappe la vapeur, le mercure monte entre 50° et 60° C. On préfère généralement celle de San-Lorenzo, dont l'action, beaucoup plus douce, est aussi mieux supportée. La vapeur de cette étuve est humide : elle est, au contraire, sèche à Testaccio. Quant aux bains de sable, j'ai surtout remarqué ceux de Santa-Restituta, près de la source de ce nom.

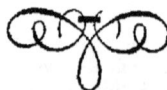

INFLUENCE DES VOLCANS

SUR

LES SOURCES MINÉRALES.

Un fait démontré aujourd'hui, c'est qu'il existe certaine liaison entre la composition des eaux minérales et celle des volcans qui les avoisinent. Ainsi, les gaz que charrient ces eaux, les sels qu'elles tiennent en dissolution sont pour la plupart de formation volcanique. On rencontre, de même, près de certains volcans en activité, des sources dont les éruptions coïncident avec celles de ces volcans : tels sont les fameux Geysers d'Islande. Ces sources font entendre d'abord un bruit souterrain formidable, puis tout à coup de volumineuses gerbes d'eau jaillissent jusqu'à une hauteur de près de 100 mètres, lançant avec elles du sable, des cailloux et même des masses granitiques. On a pareillement observé, dans quelques eaux minérales de Naples, des alternatives de baisse et de hausse, coïncidant avec diverses évolutions des volcans. Enfin personne n'ignore qu'un grand nombre d'eaux minérales empruntent leur température élevée au terrain volcanique qu'elles traversent avant de venir s'échapper à la surface du sol : ainsi le Vésuve, la Solfatare et l'Épomée peuvent être envisagés comme d'immenses foyers de réchauffement.

Puisque les volcans agissent tout à la fois sur la composition, le mode de jaillissement et la chaleur des eaux minérales, il n'est peut-être pas sans utilité de faire suivre l'histoire de ces eaux de quelques détails sur les volcans eux-mêmes. Ces détails nous serviront aussi d'introduction à ce qui nous reste à dire des étuves, lesquelles sont également, pour la plupart, de provenance volcanique.

Le Vésuve, par sa proximité de Naples s'offre tout naturellement à nous comme objet d'exploration. On s'est plutôt

attaché jusqu'ici à dépeindre les grandes éruptions, alors que
le cratère se déchire, que des roches incandescentes pleuvent
dans l'atmosphère, et qu'une avalanche de feu coule, avec une
majestueuse lenteur, sur les flancs embrasés du volcan. Seulement, toutes ces descriptions n'apprennent rien sur ce qu'est
le Vésuve dans ses moments de repos. Pour nous, acceptant
un rôle plus modeste, mais peut-être plus instructif, nous gra-
virons paisiblement la montagne pendant qu'elle est calme,
puis nous descendrons dans le cratère, jusqu'à l'orifice même
de l'immense fournaise où fermentent et bouillonnent les matériaux d'une prochaine éruption.

ASCENSION AU VÉSUVE.

Parti de Portici le soir, je fis mon ascension au Vésuve dans
la nuit du 28 juillet 1843. Un guide me précédait, éclairant le
chemin avec une grosse torche de résine et de chanvre. Quand
il y a plusieurs ascensions dans la même nuit, c'est un curieux
spectacle que celui de ces lumières qui serpentent, comme autant de météores, sur le versant occidental du volcan. Depuis
le bas de la montagne jusqu'à la petite cabane appelée l'*Ermitage*, les substances qui proviennent de la décomposition des
cendres vomies par le cratère recouvrent la lave d'un terreau
extrêmement fertile. C'est là qu'on récolte le fameux vin de
Lacryma Christi. Triste fécondité cependant que celle qui est
ainsi achetée au prix d'incessantes alarmes !

Il était une heure quand j'arrivai à l'Ermitage. Je m'attendais
à rencontrer là quelqu'un de ces vénérables religieux qui
inspirent à la fois l'admiration et le respect. Je fus bien désap-
pointé. Le prétendu ermite du Vésuve est tout bonnement un
cabaretier qui a pris à ferme cette auberge, et vend fort cher
du vin frelaté ; il n'a d'un ermite que la robe de bure, le capuchon et un gros trousseau de clefs, auxquelles il manque des
serrures à ouvrir.

A partir de l'Ermitage, le chemin cesse bientôt d'être praticable pour les montures. Nous nous trouvons au milieu d'une
nature aride, désolée, morte, sans trace aucune de végétation.
Le sol, bouleversé affreusement, est partout hérissé de masses
volcaniques, d'un gris plombé, miroitantes, jetées pêle-mêle
les unes à côté des autres, et unies entre elles par un ciment
de lave. Il nous faut marcher sur les aspérités des roches, et

souvent sauter par-dessus de larges crevasses. A notre gauche est le cratère, à demi écroulé, de l'ancien volcan aujourd'hui éteint, et appelé *Monte di Summa*, le même qui a enseveli Pompéi et Herculanum et asphyxié Pline [1].

On aperçoit de distance en distance des *fumerolles* ; ce sont de petites bouches de vapeurs, correspondantes aux fissures du volcan, dont je commence à entendre les détonations.

Notre marche devient de plus en plus pénible. La cendre, superposée par couches molles et fines, constitue un plancher mouvant qui s'affaisse sous les pas, et dans lequel on peut craindre à chaque instant de rester embourbé. Nous enfoncions quelquefois jusque près du genou. En même temps nos pieds accusaient une chaleur assez vive.

Enfin, nous voici au sommet du volcan, dont la hauteur totale est de 1207 mètres. Il est trois heures du matin. Mon œil plonge dans le cratère. Quel imposant spectacle !

Représentez-vous un large gouffre, profond de plus de 200 pieds, irrégulièrement circulaire, d'où s'échappe un nuage de fumée suffocante et roussâtre. Enveloppé de ténèbres, il s'illumine par intervalles de jets de lumière, accompagnés d'explosions qui sont immédiatement suivies d'une chute de pierres sur des surfaces retentissantes. On dirait souvent un bouquet d'artifices. Ainsi, du fond de l'abîme, l'éclair a brillé ; une fusée s'élance, s'irradie à une certaine hauteur, retombe verticalement, et ruisselle en filons étincelants sur les facettes sonores d'une pyramide. La base de cette pyramide repose au milieu d'une nappe de feu, semée de fissures en zigzag, qui reflètent inégalement la lueur de l'incendie. Cependant le sol que nous foulons est brûlant : dans certains endroits, la chaleur est si forte, qu'elle pénètre la chaussure et oblige à changer de place fréquemment.

Ce gouffre, ces vapeurs, l'horreur des ténèbres, toutes ces conflagrations constituent un panorama dont aucune expression ne pourrait traduire la terrible harmonie. Aussi le premier sentiment que j'éprouvai fut-il un sentiment de stupeur mêlée de crainte. J'osais à peine circuler autour du cratère ; la poussière crépitait sous mes pas et il me fallait prendre garde aux dangereuses inégalités du terrain.

1. L'an 79 de notre ère. Parti du cap Misène pour aller étudier de plus près l'éruption, Pline, déjà asthmatique, fut asphyxié près de Stabies par les cendres vomies par le volcan. (Voir la lettre de Pline le Jeune à Tacite, dans laquelle il raconte la mort de son oncle et les détails de la catastrophe.)

Le jour paraît. Il éclaire peu à peu l'intérieur du volcan ; les objets se dessinent et les scènes de la nuit s'expliquent.

Le cratère a la forme d'un immense entonnoir, dont l'orifice évasé couronne la crête de la montagne, et se continue insensiblement avec les parois de l'infundibulum. Ces parois aboutissent à une étroite enceinte, qu'elles circonscrivent : au centre est la bouche du cratère. Celle-ci n'occupe pas la partie la plus déclive de l'excavation, mais, au contraire, le sommet tronqué d'une pyramide formée par les déjections du volcan, et qui se dresse, comme une île, au milieu de la lave. Le sommet de cette pyramide vomit des matières incandescentes. Ces matières retombent, les unes perpendiculairement dans la bouche du cratère, les autres sur son pourtour, d'autres enfin roulent jusqu'à la base ou bondissent, en se brisant, sur les aspérités de la pyramide. A mesure qu'elles se refroidissent elles passent par diverses nuances de coloration, dont on n'apprécie bien la teinte que pendant la nuit.

Ces éruptions se succèdent toutes les huit ou dix secondes. Elles sont précédées d'un murmure profond, et la bouche du volcan paraît embrasée : puis on entend une explosion pareille à un coup de pistolet, à un coup de canon ou même au roulement de la foudre : c'est la lave qui jaillit. La hauteur du jet dépasse rarement 30 ou 40 pieds. Court moment de silence ; bientôt un petillement sec, à grains nombreux et gros, indique que la lave retombe en pluie sur la pyramide. La quantité et le volume des matières lancées ainsi par chaque éruption sont très-variables. Tantôt il n'y a que quelques scories ; d'autres fois, de véritables fragments de roches [1].

Par quel mécanisme s'opère le jaillissement de la lave ? Voici comment j'ai cru pouvoir l'expliquer. Quand on fait bouillir de la poix ou toute autre substance résineuse sur un foyer ardent, de grosses cloches se forment à la surface de la liqueur, éclatent et projettent des éclaboussures. Même bouillonnement dans le cratère et mêmes effets physiques. La vapeur formée au centre du brasier s'engouffre dans la pyramide, soulève par sa force expansive la lave dont la viscosité résiste, puis, par une brusque explosion, s'élance, balayant tout ce qui se trouve devant elle. L'éruption est immédiatement suivie d'un abaissement du niveau de la lave restée dans le cratère ; mais déjà un nouveau flot de vapeur détermine une nouvelle

1. Vu de Naples, le Vésuve ne trahit par aucun signe apparent les phénomènes ignés dont il est le siége ; seulement une petite colonne de fumée plane, comme un léger nuage, au-dessus de l'orifice du cratère.

ascension. C'est cette succession de flux et de reflux, dans l'intérieur du cratère, par le passage alternatif de la vapeur, qui constitue l'intermittence du jet : sa direction verticale lui est communiquée par celle du couloir qu'il parcourt en sortant

La bouche du cratère n'a pas plus de deux mètres de diamètre. Il arrive très-rarement que la lave monte jusque près de ses bords : vous êtes averti, par un rayonnement plus éclatant du foyer, que le niveau s'élève, mais presque toujours l'éruption s'est faite avant que la lave soit à portée de la vue. Cependant je l'ai aperçue à trois ou quatre reprises ; c'est une lame d'un rouge ardent, à surface inégale et âpre, qui répand une lumière éblouissante, et sur laquelle scintille comme la flamme d'un punch.

Tels sont les objets que, du haut du volcan comme d'un observatoire, je ne pouvais me lasser de contempler. Cependant je n'étais encore qu'à la moitié de mon exploration ; il me restait à descendre dans le cratère.

Il n'y a pas de chemin tracé. Les parois du cratère me rappelaient assez ces grandes falaises qui bordent le rivage de certaines côtes : seulement, au lieu d'être taillées à pic, elles représentent un plan incliné, dont la surface est inégalement onduleuse. La pente est trop rapide pour qu'on puisse suivre une ligne directe : je marchais donc en biaisant, tantôt à droite, tantôt à gauche, revenant souvent sur mes pas, en un mot obéissant à tous les caprices du terrain. Le guide allait devant moi, sondant avec son bâton les endroits suspects. On ne peut pas se traîner sur les genoux, ni se cramponner avec les mains, car le sol n'est formé que de cendres et de roches brûlantes. Ces roches sont de nature sulfureuse ; elles offrent, suivant leur degré plus ou moins avancé de combustion, toutes les nuances possibles de couleur, depuis le jaune safrané jusqu'au jaune paille. On rencontre à chaque pas des fumerolles dont les émanations, semblables à celles du soufre qui brûle, provoquent la toux et oppressent.

La différence de sonorité des parois du cratère indique que leur épaisseur n'est pas la même partout. Ayant enfoncé mon bâton dans un endroit où le sol était le plus retentissant, il s'en échappa brusquement un jet de vapeur, avec un sifflement aigu, comme si j'eusse ouvert une soupape. Le guide me prévint de ne pas répéter ces expériences, qui auraient pu déterminer un affaissement ou même un éboulement partiel.

J'arrive ainsi, non sans peine, jusqu'au fond du cratère. Il est six heures ; nous avions mis près de quarante minutes à

descendre. Pour bien comprendre l'endroit où je pose actuellement le pied, qu'on se figure un cirque, et, au milieu de l'arène
une pyramide. Il règne un espace libre entre la base de la pyramide et les premiers gradins du cirque : or, c'est dans cet
espace que me voici parvenu. La cheminée du cratère représente la pyramide de l'arène, et le pourtour des parois les gradins du cirque. La largeur de cet espace est d'une douzaine de
mètres environ. Son plancher, qu'on me pardonne l'expression, est uni et légèrement granuleux, comme l'asphalte d'un
trottoir; et en effet ce n'est autre chose qu'une couche de lave
refroidie. Cette lave a la solidité de la dalle : frappez-la avec
le talon de la chaussure ou l'extrémité ferrée du bâton, vous
ne pourrez ni la fendre ni l'entamer.

L'épaisseur de la couche refroidie est très-peu considérable :
je l'évalue à quelques centimètres tout au plus. Il est facile de
la mesurer par les crevasses dont l'écorce, d'un gris plombé,
tranche sur l'éclat de la lave incandescente. Cette épaisseur
n'est pas partout la même ; on juge qu'on arrive sur un plancher plus mince par un petit craquement pareil à celui qu'on
produit en marchant sur de la neige qui commence à fondre.
La consistance et la malléabilité de la lave en fusion se rapprochent assez de celles de la terre glaise.

La chaleur de l'atmosphère que je respirais n'était pas aussi
forte qu'on pourrait peut-être le supposer : mon thermomètre,
tenu à la hauteur de la ceinture, ne marquait que 37°. C'est
que la lave, dans les endroits même les plus ardents, est recouverte d'une pellicule solide qui s'oppose au rayonnement direct
du calorique. On évite de se tenir au-dessus des crevasses ; il
s'en échappe une vapeur brûlante dont l'odeur toutefois est
moins sulfureuse que celle des fumerolles du volcan.

Le bruit produit par la combustion de la lave est parfaitement celui du brasier d'une forge, qu'on active avec le soufflet :
c'est un frétillement assourdissant. Il n'y a point d'émission
d'étincelles. Je n'ai point remarqué non plus, même au fond
des crevasses, ce dégagement de flammes que je crois avoir
vues à la bouche du cratère. C'est que la combustion de cette
lave n'est plus assez ardente, ou que le phénomène ne devient
apparent que la nuit.

Maintenant que nous nous sommes occupés de ce qui est à
nos pieds, levons les yeux vers la pyramide du cratère.

Cette pyramide ressemble à un énorme tas de coke ; seulement sa couleur est d'un gris plus foncé : ce n'est pourtant pas
tout à fait celle du charbon de terre, ni surtout son reflet lui-

sant. Les détritus volcaniques qui la composent sont entassés grossièrement les uns au-dessus des autres, de manière à laisser des creux où l'air pénètre : c'est à cette disposition que la pyramide doit sa sonorité, alors que les matières lancées par le cratère pleuvent à sa surface. Ces matières arrivaient quelquefois, en roulant, jusqu'à nous. On les évite aisément, car, arrêtées en chemin à tout instant par leur viscosité, elles laissent derrière elles une traînée de feu qui en diminue et ralentit la masse. Jamais elles ne sont venues d'emblée de notre côté : pour franchir d'un seul bond la pyramide, il eût fallu qu'elles décrivissent dans l'air une parabole, que leur projection verticale rendait impossible.

La lave lancée par le volcan est plus liquide, et a une température sensiblement plus élevée que celle qui baigne la base de la pyramide. En voici la preuve.

Je m'étais amusé à détacher du fond des crevasses des fragments de lave ardente, dans lesquels j'enfonçais avec mon bâton de petites pièces d'argent : la lave, en se refroidissant, acquérait bientôt la dureté de la pierre, et la pièce restait ainsi emprisonnée. Je veux répéter la même expérience sur un morceau de lave que venait de lancer le cratère : la pièce y pénètre par son propre poids ; mais à l'instant même elle fond, brûle et disparaît. Il me fallut, pour prévenir la fusion du métal, laisser s'écouler près d'une demi-minute avant d'introduire d'autres pièces dans la lave.

Chaque éruption du volcan faisait vibrer le sol sous nos pas : au moment des plus fortes détonations, c'étaient des oscillations véritables. Il me sembla aussi plusieurs fois entendre une sorte de mugissement souterrain. Ayant recouvert de mon mouchoir un endroit refroidi de la lave, j'y appliquai l'oreille : d'abord il me fut impossible de rien distinguer ; j'étais comme assourdi par le frétillement des couches voisines en ébullition. Mais bientôt j'entendis par intervalles, dans la profondeur du volcan, une sorte de clapotement humide, de gargouillement tumultueux, qui indiquaient des déplacements de gaz et de matières liquides.

Quel est le principe igné qui produit et entretient ces immenses fournaises ? L'opinion, généralement admise aujourd'hui, que le noyau de la terre est incandescent, et que ses matériaux sont à l'état pâteux ou liquide, permet d'envisager les volcans comme étant en communication avec les feux souterrains. L'orifice de leur cratère ne serait donc qu'une fente, j'ai presque dit qu'une fêlure du globe. Il est probable aussi

que la vaporisation des eaux qui affluent au sein de ces montagnes embrasées joue un grand rôle dans le phénomène de
l'éruption. « L'eau sert d'aliment au feu. » (*aqua ignes alit*)
disaient à ce propos les anciens. Et, en effet, les principaux
volcans, tels que l'Etna, le Vésuve, l'Hécla et toute la batterie
volcanique des Cordillères, sont situés sur les bords de la mer
ou dans son voisinage [1].

Nous en avons fini avec nos explorations au fond du cratère,
que je ne quittai qu'après y avoir séjourné près de deux heures.
L'ascension en est beaucoup plus facile que la descente.

Les éruptions dont, à diverses époques, le Vésuve a été le
siége, ont fourni quelquefois des matières en quantité si considérable, qu'elles confondent réellement l'imagination. Ainsi,
en 1794, la lave représenta une masse de 4200 mètres de longueur, sur 300 mètres de largeur et 10 mètres d'épaisseur;
l'éruption de 1805 couvrit une surface de 8000 mètres; enfin
celle de 1850 forme actuellement un immense plateau dont les
bords constituent un véritable rempart cyclopéen.

On comprend que ces montagnes, minées par de semblables
déperditions, puissent s'abîmer tout à coup, comme une masure que le temps a rongée. En 1638, le pic de l'île de Timor,
qui se voyait à plus de trente lieues en mer, et servait de
phare aux matelots, disparut en entier au milieu d'une violente
éruption : un lac occupe sa place. En 1698, le volcan de Car-
guarazo s'écroula, et couvrit de fange dix-huit lieues carrées
de pays. Le 11 août 1772, le plus élevé des volcans de Java
s'abîma subitement, engloutissant quarante villages : il fut également remplacé par un lac. Vous visiterez dans la campagne
de Rome, près d'Albano, un magnifique lac, d'une profondeur
énorme, dont le bassin n'est autre non plus que le cratère
d'un volcan écroulé. Et, sans chercher si loin nos exemples,
n'avons-nous pas en France, surtout dans l'Auvergne, plusieurs
lacs sur l'emplacement d'anciennes montagnes volcaniques?

De semblables souvenirs, en pareil endroit, ne laissaient pas
que d'offrir un haut intérêt de géologie; toutefois, je l'avouerai
bien franchement, les vibrations du sol que je sentais onduler
sous mes pas, nuisaient un peu au charme du tableau. Aussi
ne saurais-je dire si ce fut avec plaisir ou regret que je quittai
le Vésuve pour reprendre le chemin de Naples.

---

1. A l'exception des volcans de l'Asie centrale et de deux volcans du nouveau monde, tous les autres volcans, au nombre de 167, actuellement actifs,
se trouvent à des distances de la mer inférieures à 50 lieues, ce qui semble
donner raison à la théorie des anciens.

ÉTUVES NATURELLES.

Les anciens employaient fréquemment les bains de vapeur comme moyen de délassement et de volupté. Ulysse, racontant ses aventures chez Circé, s'exprime ainsi dans Homère : « J'en-« trai dans une salle que recouvraient des marbres précieux « et dont l'atmosphère était imprégnée d'une douce et bien-« faisante chaleur. Une nymphe, ravissante de beauté, épancha « de l'eau chaude sur ma tête et m'arrosa d'essences. Lorsque, « enivré de parfums, je sentis mon corps et mon esprit libres « de toute lassitude, elle me revêtit d'une fine tunique de laine « et m'invita à me coucher sur un lit de repos. »

La médecine ancienne savait également utiliser ces bains pour atténuer les douleurs, ou pour obtenir la guérison de cer-taines affections rebelles aux médications ordinaires ; telle était en particulier l'hydropisie. « Les étuves naturelles, dit Héro-« dote, ne font pas seulement du bien par les vapeurs chaudes « ou sèches qui s'en élèvent, sans cela, les étuves artificielles[1] « qu'on a imaginées d'après le modèle des étuves naturelles, « produiraient le même effet ; mais les premières agissent en « vertu de propriétés spéciales, car les exhalaisons subtiles et « agréables qui s'échappent dans l'air fondent partout les élé-« ments morbides du corps et raffermissent les tissus sains. » Puis il ajoute : « Après l'emploi des étuves naturelles, les mala-« des devront recourir à la natation dans la mer, ou seulement « à des affusions d'eau froide. »

Les anciens, on le voit, ne s'écartaient jamais de ce prin-cipe : « Au bain chaud faire immédiatement succéder le bain « froid. » Sous ce rapport, notre pratique a quelque tendance, aujourd'hui, à se rapprocher de la leur.

Je n'ai point à faire ici l'historique des bains de vapeurs. Disons seulement qu'après avoir subi des fortunes bien di-verses, ils constituent maintenant, de l'avis de tout le monde, un des ressorts les plus puissants de la médecine thermale. Si j'en ai ajourné l'étude jusqu'à présent, c'est que je devais y

---

1. Ces étuves artificielles s'appelaient chez les Grecs, ἡ ἐν πίθῳ πυρία, c'est-à-dire, le *réchauffement dans le tonneau*. Ce tonneau, par sa disposition et ses usages, ressemblait parfaitement à la *caisse* au moyen de laquelle nous admi-nistrons aujourd'hui nos bains de vapeurs.

être insensiblement conduit par la nature même du sol napoli-
tain. Ainsi nous avons vu qu'à Ischia se trouvent d'importantes
étuves; il s'en trouve un plus grand nombre encore à Baïa et
à Pouzzoles [1]. Dans l'impossibilité de les décrire toutes, et
afin d'éviter d'inutiles redites, je parlerai seulement de celles
de Néron que je visitai, en 1843, avec Magendie. Ce sont les
plus célèbres et les mieux conservées : ce sont aussi celles qui
se prêtèrent le mieux à nos expériences.

ÉTUVES DE NÉRON.

A peu de distance de Pouzzoles, non loin du cap Misène et
de l'antre de la sibylle de Cumes, se trouvent les étuves de
Néron, appelées anciennement *Posidianæ*, du nom d'un affranchi de Claude. Elles sont renfermées dans une excavation pratiquée sur le versant méridional de la montagne de Baïa, à
15 mètres environ au-dessus du niveau de la mer. Les flots
baignent la base de la montagne, dont le sommet était autrefois couronné par un palais communiquant avec les étuves au
moyen de splendides galeries; il en reste encore plusieurs
voûtes et quelques colonnes. C'est un des sites les plus beaux
des environs de Naples. Devant vous apparaissent, au milieu
de la mer, les débris du pont de Caligula et, si vous promenez
vos regards sur le golfe, vous rencontrez à l'horizon Ischia,
Caprée, Sorrente et le Vésuve. Malheureusement le souvenir
d'un parricide [2] dont l'horreur vivra éternellement dans le récit
de Tacite, répand sur les lieux je ne sais quelle teinte sombre
et lugubre.

L'intérieur des étuves est divisé en plusieurs salles, disposées les unes à la suite des autres et regardant la mer. Dans

---

1. On lit dans Vitruve, « Sur les hauteurs de Cumes et de Baïa sont des étuves dans lesquelles la vapeur formée sous terre, perce le sol et se répand dans
la pièce pour y provoquer d'utiles et bienfaisantes transpirations. » (*In monti-
bus Cumanorum et Bajanis sunt loca sudationibus excavata, in quibus fervidus
ab imo nascens ignis vehementia perforat eam terram per quam manando in
his locis oritur et ita sudationum egregias facit utilitates.*)

2. C'est à Bauli, à quelque pas de là, que Néron accueillit sa mère, et même
la combla de caresses avant son embarquement, pour mieux assurer son for-
fait; c'est vis-à-vis des étuves qu'elle fut précipitée dans les flots, par l'immersion criminelle du vaisseau qui la portait; enfin c'est cette même rive qu'A-
grippine aborda à la nage, et c'est sur ce même sol que la poignardèrent les
meurtriers envoyés par son fils.

le fond se trouve une ouverture semblable à la gueule d'un four; il s'en échappe sans cesse un nuage de vapeur humide et brûlante : c'est l'orifice du couloir qui mène à la source où cette vapeur se forme.

Le gardien (il doit être mort aujourd'hui) est un petit vieillard dont l'aspect fait mal. Son excessive maigreur, sa peau sèche et racornie, sa respiration sifflante, n'indiquent que trop le pénible métier qu'il exerce journellement. En effet, sa seule industrie est de traverser une atmosphère embrasée pour aller puiser à la source un seau d'eau, dans lequel les visiteurs s'amusent ensuite à plonger des œufs, qui deviennent durs en moins de cinq minutes. A peine Magendie et moi étions-nous entrés, qu'il alluma de lui-même une grosse torche de résine, pour éclairer sa descente dans l'étuve. Je fus curieux de l'accompagner. Après donc nous être débarrassés de nos vêtements et avoir pris, lui sa torche, et moi mon thermomètre, nous pénétrâmes dans le conduit.

La hauteur de son orifice est de 2 mètres et sa largeur de 1 mètre environ. Température, 40° C., en haut et 33° seulement en bas : aussi la chaleur paraît-elle étouffante ou supportable, suivant qu'on élève la tête ou qu'on la tient baissée. La différence est due à cette cause toute physique que, la couche la moins échauffée étant la plus lourde, doit nécessairement occuper le plan inférieur. Cet air plus chaud et cet air plus froid constituent un double courant, dans le sens de la sortie du premier et de l'entrée du second, de sorte que si vous placez la torche près de la voûte, la flamme s'incline en dehors, ou si vous l'approchez du sol, elle s'incline en dedans.

Nous faisons quelques pas. Le couloir change brusquement de direction, puis il décrit des sinuosités. Je marchais accroupi, la tête courbée le plus possible, tandis que le gardien, vu sa petite taille et surtout ses habitudes d'incombustibilité, dédaignait ces précautions. Après avoir parcouru environ 40 mètres, nous arrivons à un point où le chemin se coude à angle presque droit. Le thermomètre marque 43° C. en haut et 37° en bas. Déjà je me sens fort incommodé de la chaleur ; mon pouls s'est élevé de 70 pulsations à 90.

Après une halte de quelques instants, nous avançons. La température augmente ; le couloir se rétrécit, et, au lieu du plan légèrement incliné que nous avions suivi, il n'offre plus qu'une pente très-rapide. Le gardien lui-même marche avec une extrême difficulté. Je continue de le suivre ; mais bientôt, afin de me maintenir la tête plus élevée, et d'empêcher le sang de s'y

porter par son poids, je m'agenouille ; puis, je me laisse péniblement glisser à reculons. Mes artères temporales battent avec
force. Ma respiration est plaintive, courte, saccadée, haletante.
Mon corps ruisselle : 120 pulsations. A chaque instant je m'arrête, épuisé, pour appliquer ma bouche contre le sol, ou j'as-
pire avidement la couche d'air la moins brûlante. Le courant
supérieur indique 48°, l'inférieur 40°. Nous sommes enveloppés d'une vapeur telle, que la flamme de la torche, d'où
s'exhale une fumée fétide, n'apparaît que comme un point
brillant au milieu d'un anneau lumineux.

Nous descendons toujours. L'atmosphère est de plus en plus
étouffante : il me semble que ma tête va se briser, et qu'autour
de moi tout projette un éclat phosphorescent. J'ai à peine la
conscience de mes sensations. Au moins, s'il me fallait du
secours, ma voix pourrait-elle se faire entendre ? J'appelle, puis
j'écoute..... Rien que le bruit de nos deux respirations.

Cependant le terrain se redresse. Un léger bouillonnement
indique que nous sommes près de la source. La voici. Mais
la vapeur est si épaisse, qu'il faut que le gardien promène
sa torche au-dessus des objets pour les éclairer. Autant qu'il
me fut possible de le reconnaître, l'eau jaillit dans un petit
bassin, dont le fond est percé d'un trou, par où elle s'échappe
en tournoyant.

Je me traîne vers la source, tenant mon thermomètre à la
main ; mais j'avoue qu'à ce moment les forces me manquèrent.
Le mercure indiquait 55° C., sans différence entre les couches
supérieures et les couches inférieures. Mon pouls battait tellement vite, que je ne pouvais plus en compter les pulsations ; il
me sembla que, si je venais à me baisser, j'allais tomber asphyxié. Ce fut donc le gardien qui plongea mon thermomètre
dans la source dont la température est de 85° C., puis il remplit le seau dans le bassin.

Mon but était atteint. Je rassemblai toute mon énergie pour
sortir de cette épouvantable fournaise, où j'avais regretté plus
d'une fois de m'être engagé. Ayant à monter, au lieu de descendre, je n'étais plus forcé de ramper à reculons : aussi fûmes-
nous bientôt hors de l'étuve.

Le contact de l'air frais me fit éprouver un saisissement voisin de la syncope. J'y voyais à peine et chancelais comme un
homme ivre. Mon front violacé, mes cheveux collés par la vapeur, mes bras, mes jambes, mon visage, toute la partie antérieure du tronc, salis par une poussière humide et noire, me
donnaient un aspect effrayant ; j'avais 150 pulsations. Heureu-

sement le sang me jaillit par le nez. A mesure qu'il coule, je me trouve soulagé : ma respiration est plus libre, mes idées sont plus nettes.

Nous étions restés près d'un quart d'heure dans l'étuve, dont le parcours total a une longueur de 100 mètres environ. Magendie, inquiet de ne pas me voir revenir, m'avait appelé plusieurs fois; mais, bien que forte et sonore, sa voix, pas plus que la mienne, n'avait pu traverser le couloir.

Le gardien, qui n'avait pas l'habitude d'y séjourner aussi longtemps, n'était pas beaucoup plus vaillant que moi. Ses mouvements respiratoires s'accompagnaient d'un sifflement si bruyant, qu'on l'aurait cru atteint d'un violent accès d'asthme.

L'eau que nous venions de puiser à la source était parfaitement claire, limpide et inodore. Elle n'est point gazeuse : si elle exhalait de l'acide carbonique, on serait asphyxié dès les premiers pas dans l'étuve. Je l'ai fait analyser à Paris; elle nous a offert des quantités considérables de sels de chaux, soude et magnésie.

Pendant que j'étais occupé à faire disparaître les traces de ma visite souterraine, le guide que nous avions amené de Naples, fatigué sans doute de son rôle de muet observateur, nous raconta qu'un Français était mort, l'année précédente, en huit jours, des suites d'une semblable pérégrination. L'anecdote me parut plus intéressante qu'opportune.

En quittant les étuves, nous nous dirigeâmes vers les bains de Néron. Abandonnés aujourd'hui, ils sont alimentés par la source minérale des étuves que nous avons dit se perdre dans le bassin, et qui vient ensuite sortir au pied de la montagne. Sa température n'a perdu que 2 degrés.

De retour à Naples, je conservai 100 pulsations pendant toute la soirée. Le lendemain, je ne sentais plus que de la fatigue. Magendie remarqua que mes yeux restaient injectés par l'extravasation d'un peu de sang dans la conjonctive : cette injection, qui n'était nullement douloureuse, se dissipa d'elle-même au bout de deux ou trois jours.

J'en ai fini avec ce que je pourrais appeler la partie descriptive de mon récit. Si quelques détails ont paru minutieux, qu'on n'oublie pas que souvent, dans la relation d'une expérience, telle particularité, qui n'a d'abord qu'un intérêt médiocre, peut acquérir de la valeur au point de vue scientifique. J'espère justifier cette observation par les considérations suivantes, dans lesquelles je vais envisager l'action physique et physiologique des étuves.

ACTION PHYSIQUE ET PHYSIOLOGIQUE DES ÉTUVES.

Les étuves, de même que les eaux minérales, agissent tout à la fois par leur température et leur composition, nos corps absorbant avec une égale rapidité le calorique et les fluides aériformes. Cette action des étuves s'exerce particulièrement sur l'appareil circulatoire. Le sang, en effet, quelque grande que soit sa faculté de résistance à une chaleur élevée, est puissamment influencé par celle de l'atmosphère qui l'enveloppe. Établissons d'abord quel est le plus haut degré que puisse atteindre sa température.

Deux lapins, ayant une température de 39⁰ C.[1], sont placés dans deux étuves différentes, dont l'une marque 100⁰ C., l'autre 60⁰. Le sang du premier animal s'échauffe plus vite que celui du second, et la mort est également plus rapide. Mais si vous prenez la température de chacun au moment où ils vont périr, vous trouvez 44⁰ C.; par conséquent, une même augmentation de 5 degrés.

Cette expérience, répétée sur des chiens, fournit des résultats identiques; d'où je conclus qu'il existe chez les animaux de même espèce une même limite à l'accroissement de température. Si cette limite est plus promptement atteinte, selon que l'atmosphère est plus chaude, elle ne peut cependant être dépassée, quelle que soit l'intensité de la chaleur.

En expérimentant sur une autre classe de vertébrés, nous avons pu établir de curieux rapprochements. Par exemple, la température normale du sang des oiseaux est précisément la température extrême que peut atteindre le sang d'un mammifère, c'est-à-dire 44⁰ C. Mettez un oiseau dans l'étuve, il meurt lorsque la température de son sang s'est élevée à 49⁰ C.; en d'autres termes, lorsqu'elle a dépassé de 5⁰ C. son chiffre normal. Il y a donc pour l'oiseau comme pour le mammifère, une même limite de réchauffement au delà de laquelle la vie n'est plus possible.

Mais il ne suffit pas de savoir que la chaleur des étuves influe sur la somme du calorique du sang; on peut encore se demander par quelle voie s'opère cette élévation de température.

---

[1]. Ces expériences ont été faites principalement sur des chiens et des lapins, dont la température normale est d'environ 39⁰ C. J'adopterai ce chiffre comme constant, afin d'avoir des résultats plus précis.

Est-ce par la peau? est-ce par le poumon? L'expérience suivante de Magendie me semble décider la question.

Il place un lapin, la tête dans l'étuve et le corps dehors : la température, prise dans le rectum, au bout de quelques instants, n'indique qu'une faible élévation. — Un second lapin lui succède dans une attitude inverse, par conséquent la tête hors de l'étuve et le corps dedans : au bout du même temps, on prend également sa température, et l'on trouve qu'elle s'est beaucoup plus élevée que dans l'expérience précédente. D'où je conclus que le calorique pénètre dans le sang plutôt par la surface cutanée que par la surface pulmonaire.

Cette dernière expérience est de nature à jeter du doute sur les idées qu'on s'est faites jusqu'ici relativement à la source de la chaleur animale. Si réellement le poumon était l'appareil de réchauffement par excellence, la température du sang devrait s'élever à mesure que le calorique lui parviendrait par cette voie : or c'est ce qui n'a pas lieu. De même, le sang artériel qui vient de la poitrine devrait avoir une température supérieure à celle du sang veineux; rien ne prouve non plus qu'il en soit ainsi. J'ai vu plus d'une fois Magendie placer simultanément, chez le même animal, un thermomètre dans la veine jugulaire et un thermomètre dans l'artère carotide : les deux instruments indiquaient à peu près le même degré. Dans quelques cas même, c'est le sang veineux qui nous a paru avoir la température la plus élevée.

Autre fait non moins extraordinaire. Un chien, dont le corps seul est plongé dans une étuve à 100° C., la tête restant dehors, y vit vingt-deux minutes environ; au contraire, celui dont la tête seule est plongée dans la même étuve, le corps restant dehors, y vit près de quarante minutes. Nous arrivons donc toujours à ce curieux résultat, savoir : que le poumon est moins impressionné que la peau par l'action directe du calorique.

Un mot maintenant sur les phénomènes d'évaporation que subissent les animaux en expérience dans ces étuves. Pour apprécier quelle quantité de liquide a été ainsi évaporée, il suffit de peser l'animal avant et après son séjour dans l'étuve : la différence indique le chiffre de l'évaporation.

Mais ici nous devons distinguer les étuves sèches des étuves humides. Parlons d'abord des premières.

Un animal placé dans une étuve sèche perd de son poids; en d'autres termes, l'action de cette étuve détermine chez lui une évaporation appréciable. Il semble, au premier aspect, que

cette évaporation doive être d'autant plus considérable que la
température de l'étuve sera plus élevée: mais, ce qui est vrai
pour les corps inorganiques, cesse de l'être pour les corps vivants. Il résulte de nos expériences, que la quantité de poids
perdue n'est point du tout en rapport avec le degré de chaleur
de l'étuve, mais seulement avec la durée du séjour. Ainsi, un
animal placé dans une étuve à 100° C. ne perd pas plus, par
l'évaporation, qu'un animal placé dans une étuve à 50° : si,
après dix minutes de séjour, le premier a perdu 5 grammes de
son poids, la perte du second n'est pas autre, au bout du même
temps. La même expérience apprend que l'évaporation continue à se faire, dans une proportion à peu près constante,
pendant tout le temps que l'animal reste vivant dans l'étuve.
Ainsi deux animaux furent placés dans deux étuves différentes,
à température inégale. L'un y demeura cinq minutes et l'autre
quinze ; le second perdit trois fois plus de poids que le premier,
comme y ayant séjourné trois fois plus de temps.

Tout ceci, nous le savons, ne s'applique qu'aux étuves sèches.
S'agit-il, au contraire, d'étuves humides, les résultats sont différents. Dans ce dernier cas, nous n'avons jamais remarqué
que l'animal eût perdu de son poids; souvent même il offrait
une légère augmentation, ce qu'il faut sans doute attribuer à
l'humidité que la vapeur avait déposée à la surface du corps.
On ne peut cependant dire d'une manière absolue que, dans
ces circonstances, il n'y ait pas eu d'évaporation, car il pourrait se faire que le liquide évaporé eût été remplacé par la vapeur absorbée : ce serait une sorte d'endosmose. Toujours est-il
qu'il reste ce fait concluant, de quelque manière qu'on l'explique, c'est que « l'étuve humide ne détermine aucune déperdition appréciable. »

Si la distinction entre les étuves sèches et les étuves humides
est importante par rapport aux phénomènes d'évaporation, elle
ne l'est pas moins quand on veut apprécier l'intensité de leur
action respective. Cette intensité d'action, à température égale,
est beaucoup plus forte dans les étuves humides que dans
les étuves sèches. Ainsi aux étuves de Néron, dont la vapeur est humide, j'étais suffoqué par une température de 50° C.;
tandis qu'aux étuves de Testaccio, dont la vapeur est sèche, je
n'éprouvais, au milieu d'une atmosphère à 80° C., qu'un simple
malaise. Enfin, un animal meurt plus vite dans une étuve humide que dans une étuve sèche.

Comment la chaleur d'une étuve détermine-t-elle la mort?
Ce n'est pas, ainsi que le prétendait Boerhaave, par la coagula-

tion de l'albumine du sang, puisque le sang d'un mammifère ne s'échauffe pas au delà de 44° C., tandis qu'il en faut 70° pour que l'albumine se coagule. Ce n'est pas non plus par la vaporisation de la partie aqueuse du sang. En effet, je lis dans mes notes que, deux animaux ayant été placés dans deux étuves différentes, l'une à 130° C., l'autre à 60°, le premier mourut en six minutes, après avoir perdu 8 grammes, l'autre, en vingt-cinq minutes, après en avoir perdu 22. Il est évident que si les 8 grammes de perte du premier avaient produit la mort, le second aurait péri de même dès le huitième gramme : or, il ne manifestait encore aucun malaise.

Quelle a donc été, dans ces expériences, la cause principale de la mort des animaux? Je crois qu'il faut surtout la rapporter aux désordres produits dans les fonctions du système nerveux. Mais, comme nous touchons ici à des phénomènes vitaux, toujours difficiles à interpréter, et que d'ailleurs, je n'ai point envisagé sous ce point de vue l'action des étuves, je n'entrerai pas à leur sujet dans de plus longs développements.

EXHALAISONS GAZEUSES.

Parmi les fluides aériformes qni s'échappent à travers les porosités du sol volcanique de Naples, nous choisirons de préférence, comme sujet d'étude, l'acide carbonique et l'ammoniaque. On désigne généralement sous le nom de *Grottes*, deux emplacements spéciaux, bien connus des curieux, où ces gaz se trouvent accumulés en quantités considérables : c'est aussi sous ces dénominations que nous allons les décrire, mais en nous plaçant sur le terrain physiologique et médical.

GROTTE DU CHIEN.

La grotte du Chien est située à Pouzzoles, sur le penchant d'une petite montagne extrêmement fertile, en face et à peu de distance du lac d'Agnano. Elle a l'apparence et la forme d'un petit cabanon, dont les parois et la voûte seraient grossièrement taillées dans le tuf; sa largeur est d'environ 1 mètre, sa profondeur de 3 mètres, sa hauteur de 1 mètre et demi. Il serait difficile de juger, par son aspect, si elle est l'œuvre de l'homme ou de la nature; on ne saurait dire non plus qu'elle ait été connue des anciens [1]. L'aire de la grotte est terreuse, noirâtre, humide, brûlante; de petites bulles sourdent dans quelques points de sa surface, éclatent et laissent échapper un fluide aériforme, qui se réunit en un nuage blanchâtre au-dessus du sol : ce nuage est formé de gaz acide carbonique, mêlé d'un peu de vapeur d'eau. Il me fut aisé de constater la présence de ce gaz par les réactifs ordinaires.

Ainsi une torche allumée s'éteint immédiatement. On comprend de même pourquoi la poudre ne prend pas feu. En faisant des expériences avec un pistolet, le hasard me fournit la particularité suivante. Plusieurs fois déjà j'avais lâché la détente, et le choc de la pierre contre l'acier ne faisait pas jaillir d'étincelle. Je tire au-dessus de la couche d'acide carbonique : le coup part. A l'instant, la grotte se trouve remplie de fumée : mais peu à peu cette fumée retombe, et, s'arrêtant à la surface du gaz, elle s'étale en une nappe onduleuse qui donne la mesure de la hauteur de la couche. Voici cette mesure exacte : à l'entrée de la grotte, 20 centimètres; au milieu, 35; au fond, 60. Ainsi, la couche d'acide carbonique représente un plan incliné, dont la plus grande épaisseur correspond à la partie la plus profonde de la grotte.

Comme préliminaire de mes recherches, je rapporterai l'expérience que le gardien montre aux visiteurs.

Il a un chien [2] dont il lie les pattes pour l'empêcher de fuir, et qu'il dépose ensuite au milieu de la grotte. L'animal manifeste une vive anxiété, se débat, et paraît bientôt expirant. Son maître alors l'emporte hors de la grotte, et l'expose au grand air, en le débarrassant de ses liens : peu à peu l'animal revient à la vie, puis tout à coup il se lève et se sauve rapidement, comme s'il redoutait une seconde séance. Il y avait plus de trois ans que le même chien faisait le service, et qu'il était ainsi chaque jour asphyxié et désasphyxié plusieurs fois. Sa santé générale me parut excellente, et il semblait se trouver à merveille de ce régime.

Une épreuve aussi incomplète ne pouvait me suffire. J'avais

1. C'est peut-être à la grotte du Chien que s'appliquent ces paroles de Pline : « Il existe à Pouzzoles un endroit d'où s'exhalent des émanations mortelles (*est locus in Puteolis lethalem spiritum exhalans*).
2. Ce chien, du plus loin qu'il aperçoit un étranger, devient triste, hargneux, aboie sourdement, et est tout disposé à mordre. Quand, au contraire, l'expérience finie, l'étranger s'en retourne, il l'accompagne avec tous les témoignages de la joie la plus vive et la plus expansive.

eu soin d'emporter de Naples quelques animaux; mais je voulus tout d'abord tenter quelques expériences sur moi-même.

M'étant mis à genoux dans la grotte, je me plongeai la tête au milieu de la couche d'acide carbonique, et gardai cette attitude une quinzaine de secondes, en ayant soin de ne point respirer. Je n'éprouvai aucune sensation particulière, à part un peu de picotement dans les yeux.

Après avoir été renouveler la provision d'air de mes poumons, je me remis dans la même posture, et essayai quelques mouvements de déglutition, évitant toujours de respirer. L'acide carbonique me parut agréablement sapide : il me rappelait assez l'eau de Seltz. Je trouvai même quelque plaisir, par la chaleur qu'il faisait, à répéter plusieurs fois cette expérience. Il me restait encore à respirer le gaz. Je fis une forte inspiration : à l'instant je fus saisi d'une sorte d'éblouissement, de vertige, ainsi que d'un resserrement douloureux dans toute la poitrine. Un mouvement instinctif et raisonné m'obligea aussitôt à relever la tête pour respirer un air pur. Au bout de quelques minutes il n'y paraissait plus. Je repris mon attitude horizontale; puis, procédant avec plus de prudence, je fis une toute petite inspiration. Même saisissement que la première fois; seulement la suffocation fut moindre. Je ressentais toujours une oppression très-forte, ainsi qu'une espèce de bouillonnement vers le front.

Je commençais à en avoir assez de ces expériences. C'était maintenant le tour de mes animaux.

Je déposai un lapin dans la grotte, près de la porte d'entrée. L'animal fut immédiatement saisi d'une agitation extrême; il levait le nez et le dirigeait dans tous les sens, comme pour chercher un air meilleur. Enfin, obéissant à une sorte d'instinct, il se dressa sur ses pattes de derrière[1]; là il put trouver un air respirable, car nous avons vu que, dans cet endroit de la grotte, la couche d'acide carbonique n'a pas plus de 20 centimètres de hauteur. Quand le lapin était fatigué il retombait sur ses pattes de devant; puis il se relevait de nouveau, respirait pour retomber encore. Ce petit manége aurait pu se prolonger assez longtemps, avant que l'animal fût asphyxié; aussi, comme je voulais arriver à des résultats sérieux et précis, le plaçai-je dans le fond de la grotte.

Entouré de toutes parts d'un atmosphère d'acide carbonique,

---

1. Tous les chasseurs savent que cette attitude verticale est assez familière aux lapins, lorsqu'ils entendent du bruit ou qu'ils pressentent un danger.

le lapin passa par tous les degrés d'une rapide asphyxie :
tremblement général et convulsif; respiration courte, saccadée,
plaintive. Au bout de dix secondes, il tombe sur le côté, et
reste immobile un instant. Tout d'un coup, il se relève, s'al-
longe, pousse des cris de détresse et retombe expirant : j'aper-
çois encore de petits frémissements dans ses pattes, mais bientôt ces derniers vestiges du mouvement disparaissent. Je
prends l'animal, je le retourne en tous sens. Aucun signe de
vie; les battements du cœur sont insensibles, la respiration
nulle: on dirait un corps inanimé.

L'animal est dans la grotte depuis 75 secondes. Je l'en
retire et l'expose au grand air : il conserve d'abord l'immobilité du cadavre, et ce n'est qu'au bout de cinq minutes que
les mouvements respiratoires reparaissent. Il s'écoula près
d'un quart d'heure avant que tous les symptômes de l'asphyxie
se fussent dissipés.

Remarquons que, dans les diverses expériences que je ré-
pétai, c'était souvent après plusieurs minutes que l'animal
donnait les premiers signes de vie. Aussi, dans les cas malheureusement trop fréquents d'asphyxie par la vapeur du charbon,
est-il de la plus haute importance de porter des secours et de
les continuer longtemps, alors même que la mort paraîtrait
certaine; elle peut n'être qu'apparente. Ne sait-on pas qu'on
a vu des personnes n'être rappelées à la vie qu'au bout d'un
assez grand nombre d'heures?

La grotte m'offrait un excellent laboratoire pour étudier la
valeur des moyens qu'on met habituellement en usage dans le
traitement de l'asphyxie. Je vais indiquer sommairement comment je procédai et les résultats que j'obtins :

Deux lapins asphyxiés ayant été retirés en même temps de la
grotte, je fis respirer à l'un de l'acide acétique, et à l'autre de
l'ammoniaque : le premier revint à lui beaucoup plus vite que
le second. Ce fait me surprit. L'ammoniaque étant doué de
plus d'énergie que l'acide acétique, j'aurais cru son action
plus efficace, tandis que l'inverse venait d'avoir lieu. Voici
peut-être comment on pourrait l'expliquer. L'acide acétique
est un simple stimulant du système nerveux, et il n'irrite point
la poitrine d'une manière dangereuse. Au contraire, l'ammoniaque, qui est un stimulant bien plus puissant, ne saurait être
respiré sans danger : par conséquent, si vous vous servez de
ce dernier agent, ses effets bienfaisants, comme vapeur excitante, seront neutralisés par ses effets nuisibles, comme vapeur
délétère. C'est le motif pour lequel, lorsque j'ai à traiter un

cas d'asphyxie, je n'hésite pas aujourd'hui à donner la préférence à l'acide acétique sur l'ammoniaque.

Dans le but de vérifier l'influence de l'insufflation pulmonaire, je pris un autre lapin asphyxié, puis, appliquant ma bouche sur la sienne, j'y fis ·pénétrer de l'air lentement, à faibles doses et à plusieurs reprises. Au bout de 20 secondes il était revenu à lui, tandis qu'il n'eût pas fallu moins de quatre à cinq minutes, si on l'eût abandonné sans soins. La même expérience, répétée· sur un autre lapin, me fournit des résultats non moins remarquables.

L'insufflation pulmonaire est donc un très-bon moyen, à la condition toutefois· qu'elle sera pratiquée avec ménagement. L'air déploie lentement le poumon, dilate ses cellules, épanouit son parenchyme. Ajoutez à cela que cet air, en traversant la poitrine de celui qui insuffle, a pris une température plus élevée; or, on sait que la chaleur accélère et favorise singulièrement la circulation du sang dans les capillaires. Sans doute l'air qui vient du poumon est moins pur, puisqu'il y a perdu environ trois centièmes d'oxygène, que remplacent des quantités équivalentes d'acide carbonique : mais les faits ont prouvé qu'on avait conçu à cet égard des craintes exagérées. Peut-être même cette très-légère altération de l'air offre-t-elle son côté avantageux. Raisonnons par analogie. Si, à la suite d'une abstinence prolongée d'aliments, vous donnez trop tôt une nourriture substantielle, la digestion sera plus laborieuse que si vous eussiez moins chargé l'estomac. De même si, par une brusque transition, vous introduisez dans le poumon, en cas d'asphyxie, un air trop riche, cet air sera moins bien supporté que s'il eût contenu moins d'oxygène.

J'ajouterai, comme complément de ces expériences, les renseignements suivants, qui me furent fournis par le gardien de la grotte, et dont je ne pus vérifier l'exactitude que sur des lapins et des grenouilles. C'est la liste des animaux qu'il a vu déposer dans la couche d'acide carbonique, ainsi que le temps que ces animaux ont mis à y mourir :

Lapin. . . . .   2 minutes.
Poule.   2   —
Chien.   3   —
Chat.   4   —
Grenouille.   5   —
Couleuvre   7   —

Au bout de combien de temps un homme succomberait-il?

18

S'il faut en croire la tradition, l'expérience en a été faite, il y a
trois siècles, par le prince de Tolède. Il fit étendre dans la
grotte un criminel, dont on avait lié les pieds et les mains, de
manière qu'il ne pût se soulever au-dessus de la couche d'acide
carbonique ; au bout de dix minutes il était mort. On sait, du
reste, que les phénomènes déterminés sur l'homme par la
respiration du gaz acide carbonique sont rapidement mortels :
témoins les nombreux accidents qui résultent du dégagement
de ce gaz pendant la fermentation vineuse, ou de son accumulation spontanée au fond de vieilles carrières.

Je remarquai qu'aucun végétal ne croît dans la grotte : ceux
qu'on y dépose meurent promptement. C'est que les plantes,
comme les animaux, ont besoin d'oxygène pour respirer.

Un mot maintenant sur le mode de production et d'exhalation de ce gaz ; question qui a été jusqu'ici plus féconde en
conjectures qu'en recherches expérimentales.

L'aire de la grotte est humide, et représente une terre friable
et poreuse ; sa température est notablement élevée. N'oublions
pas non plus que le gaz acide carbonique, au moment où il se
forme dans la grotte, est chargé de vapeur d'eau. Il est donc
déjà très-probable qu'une source thermale plus ou moins gazeuze passe au-dessous de la grotte, et fournit le gaz exhalé ;
j'ajouterai à l'appui que, le sol de Pouzzoles étant essentiellement volcanique, les eaux de cette classe y abondent. Mais
poursuivons.

A quelques pas de la grotte, et à 5 ou 6 mètres au-dessous
de son niveau, est le lac d'Agnano, dont nous avons parlé. Ses
eaux bouillonnent en deux ou trois endroits, dans la partie
voisine du bord qui regarde la grotte. J'y plongeai la main :
l'eau était froide, comme dans le reste du lac ; le thermomètre
n'indiqua pas non plus d'élévation de température. D'où provenait donc ce bouillonnement? J'appris des mariniers que,
quand l'eau du lac est transparente (elle contenait alors du
chanvre à rouir), on aperçoit, au fond, des courants qui
viennent de la direction de la montagne. Je ne doutai point
que ce ne fût la source dont j'avais soupçonné le passage dans
la grotte, et qui perdait sa chaleur en se versant dans le lac :
le bouillonnement devait être produit par le gaz qui s'en dé-
gageait. De quelle nature était ce gaz? Pour m'en assurer,
je remplis d'eau une éprouvette, et la pose, renversée, au-
dessus d'un endroit bouillonnant. L'eau est peu à peu chassée
par le gaz, qui prend sa place. Je plonge dans l'éprouvette
une bougie allumée, elle s'éteint ; j'y verse de l'eau de chaux,

cette eau blanchit. C'était donc du gaz acide carbonique qui montait ainsi à la surface du lac.

De ce qui précède, je conclus qu'une source d'eau thermale gazeuse passe au-dessous de la grotte du Chien, et qu'elle laisse échapper, à travers les porosités du sol, le gaz acide carbonique, qui y détermine les phénomènes d'asphyxie.

GROTTE AMMONIAQUE.

A peu de distance de la grotte du Chien, et au pied d'un petit tertre remarquable par sa riche végétation, se trouve la grotte d'Ammoniaque.

Son aspect est celui d'une fosse à peu près carrée, d'un mètre de profondeur, que recouvre une voûte de maçonnerie, haute de trois mètres environ. On y pénètre par une petite porte, que le gardien n'ouvre qu'en exigeant un assez fort péage ; il a cela de commun avec son collègue de la grotte du Chien et avec tous les *ciceroni* d'Italie.

Il est facile, à l'aide des réactifs ordinaires, de constater les caractères d'une exhalation ammoniacale. Le papier de tournesol, rougi par un acide, reprend rapidement sa teinte bleue, quand on le plonge dans la couche gazeuse. En débouchant, au milieu de cette couche, un flacon d'acide chlorhydrique, il s'en dégage des vapeurs blanches formées de chlorhydrate d'ammoniaque. Ayant puisé du gaz avec la main, je le portai vivement à mon nez et à ma bouche. Il me fit éprouver une sensation très-désagréable : c'était bien l'odeur *sui generis* de l'ammoniaque, ainsi que sa saveur pénétrante. Enfin, si l'on approche une torche allumée de la surface du gaz, elle fume et s'éteint : cette expérience me servit à mesurer la hauteur de la couche d'ammoniaque, qui est d'un mètre environ.

Pendant que je recueillais mes notes et mes observations, un étranger entra dans la grotte, arrivant de Naples. Nos qualités respectives de médecin et de malade nous eurent promptement mis en rapport. Il me raconta qu'atteint depuis plus d'un an d'un engorgement chronique des paupières, avec injection de l'œil, larmoiement et affaiblissement de la vue, sans qu'aucun traitement eût encore pu le soulager, il avait quitté le climat humide et froid de l'Angleterre pour voyager en Italie. Il vint à Naples. Étant allé visiter, dans une de ses excursions, la grotte d'Ammoniaque, on lui dit que des personnes, ayant comme lui mal aux yeux, s'étaient guéries par des fumigations avec le gaz de cette grotte. Il en essaya, et, au bout de peu de jours, s'en trouva très-bien.

Le malade en était à sa quatorzième séance. Voici comment je le vis faire ses fumigations. Il s'inclina le visage dans la couche d'ammoniaque, le nez et la bouche hermétiquement fermés, puis, au bout de sept à huit secondes, il se redressa pour respirer ; après quoi il reprit la même attitude. Cependant ses yeux se remplirent de larmes ; celles-ci commencèrent à tomber par gouttes, qui se succédèrent bientôt avec une abondance extrême : le clignement des paupières était devenu involontaire et très-rapide. Après plusieurs immersions dans le gaz, il se lava les yeux avec de l'eau bien fraîche, mit des lunettes de verre bleu, garnies de taffetas noir sur les côtés, et sortit de la grotte. Pendant une demi-heure encore, ses yeux restèrent rouges et les pupilles fortement contractées ; il y avait de la cuisson et quelques élancements. Puis, peu à peu, tous ces phénomènes se dissipèrent, excepté le larmoiement qui se prolongeait d'habitude le reste de la journée.

Le gardien de la grotte me dit avoir vu guérir bon nombre d'amauroses par des fumigations faites sur les yeux avec ce gaz. Il y a longtemps, du reste, qu'à l'exemple de Scarpa, la médecine emploie avec avantage la vapeur d'ammoniaque pour combattre certaines paralysies de la rétine et de l'iris.

Ce gardien ne montre aucune expérience. Il n'a pas même de chien, car, vu la rareté des visiteurs, l'animal lui coûterait plus à nourrir qu'il ne lui rapporterait à asphyxier. Heureusement j'avais apporté des lapins.

J'en plaçai un au fond de la fosse. Il se mit aussitôt à courir dans tous les sens, cherchant une issue pour fuir ; puis il tomba sur le côté, se grattant vivement le nez avec ses pattes de devant. Respiration haletante, extrême anxiété : il se relève à moitié, chancelle comme dans un état d'ivresse, retombe. Il pousse ces cris de détresse, que nous savons être l'indice d'une mort prochaine, et reste étendu, l'œil ardent, la bouche entr'ouverte, le corps agité d'un tremblement rapide et convulsif. En moins d'une minute il était mort.

Je plaçai un second lapin dans la grotte ; il mourut aussi rapidement que le premier et avec les mêmes symptômes. J'en restai là de ces expériences qui, ne m'apprenant plus rien, auraient inutilement fait souffrir de pauvres animaux.

Cependant je fus curieux encore de voir comment se comporterait une grenouille, au milieu de la couche d'ammoniaque.

Elle y était à peine, qu'elle se mit à faire des bonds avec une force et une agilité d'élan dont je ne l'aurais jamais crue capable. C'est que sa peau, mal protégée par un épiderme muqueux, était le siége de douloureux picotements. En une minute la grenouille mourut. La rapidité de la mort ne peut être attribuée seulement à l'action asphyxiante de l'ammoniaque sur l'appareil pulmonaire ; il est évident que le gaz, absorbé en même temps par la peau, circulait avec le sang, portant ses ravages dans tous les organes.

Voici la liste des animaux que le gardien a vu placer dans la grotte d'Ammoniaque, et l'indication de la durée de l'asphyxie :

Lapin	1	minute.
Grenouille...............	1	—
Chien	2	—
Poule.	2	—
Chat....................	3	—
Couleuvre...............	4	—

Ainsi, tous ces animaux ont été beaucoup plus rapidement asphyxiés par l'ammoniaque que par l'acide carbonique.

J'étais tout entier à mes expériences, lorsque je m'aperçus que j'en avais fait, en même temps, une sur moi sans m'en douter. En effet, je ressentais depuis un instant dans les membres inférieurs une chaleur pénétrante, accompagnée de démangeaisons et de cuisson vers la peau : j'éprouvais, par conséquent, quelque chose de ce que je venais de faire si cruellement sentir à la grenouille. Mais, s'il est aisé de comprendre pourquoi la peau d'un batracien se laisse facilement traverser, on ne voit pas aussi bien comment l'épiderme solide qui revêt la nôtre n'oppose point un obstacle infranchissable. C'est que l'épiderme, ainsi que toute membrane animale, est perméable aux gaz : propriété essentielle, dont l'importance a été rendue plus manifeste encore par les expériences de Magendie que voici :

Le célèbre professeur fit revêtir le corps de lapins et autres animaux d'un enduit visqueux, tel qu'une dissolution concentrée de gomme, de gélatine ou de térébenthine. Ces substances, fort innocentes de leur nature, agglutinaient les poils, et, en se desséchant, emprisonnaient l'animal tout entier, moins sa face, dans une coque imperméable. De cette manière, les mouvements de la poitrine et le jeu des grands appareils n'éprouvaient point d'entraves : la peau seule ne communiquait plus avec l'atmosphère. Ces animaux moururent en peu d'heures, comme s'ils étaient asphyxiés.

Ainsi, du moment que, par un procédé quelconque, on met obstacle aux phénomènes de perméabilité de l'épiderme, l'équilibre des fonctions se trouve spontanément compromis. De là l'utilité des bains, des lotions et de tous ces soins de propreté que réclame l'entretien de nos corps. Combien à cet égard l'hygiène des anciens l'emportait sur la nôtre !

Une circonstance non moins curieuse de ces expériences, c'est que, chez les animaux recouverts de l'enduit imperméable, la température baissa de 10, 15, 20 degrés. Nous constatâmes même que cet abaissement pouvait aller jusqu'à 25° au-dessous de la température normale du corps.

Magendie procéda encore d'une autre manière. Il fit faire de petits costumes, et, qu'on me pardonne l'expression, de véritables *dominos* d'étoffes imperméables dites de caoutchouc, qui nous servirent à habiller d'autres animaux. Ceux-ci parurent assez mal s'en trouver ; ils offrirent de même un abaissement rapide et considérable de température. Ces faits prouvent combien nos connaissances sont peu avancées encore relativement à la source de la chaleur animale. Les conséquences physiologiques à en déduire, c'est que tout obstacle apporté à la perspiration cutanée modifie d'une manière très-sensible et très-grave les phénomènes de calorification.

On attribue, dans toute la contrée, une grande vertu aux bains de gaz de la grotte d'Ammoniaque pour combattre les douleurs, l'engourdissement et la paralysie des membres. Le gardien et les mariniers me racontèrent des guérisons vraiment surprenantes. A les entendre (ce qui ne m'était pas toujours très-facile), il paraîtrait que ce gaz a été surtout utile dans les paraplégies anciennes, dans la roideur et l'engorgement des articulations, suites de vieilles affections goutteuses et rhumatismales. L'un d'eux me dit aussi avoir été guéri d'une sciatique rebelle jusqu'alors à tous les traitements : il m'indiquait parfaitement avec son doigt le trajet du nerf, et, avec l'expression animée de ses traits, les élancements de la douleur propre à la névralgie. Je regrette de ne pouvoir reproduire ici quelques-uns des faits qui me furent racontés ; toutefois, je dois le dire, plusieurs me semblèrent empreints d'exagération, car, vers la fin, les histoires devinrent de plus en plus extraordinaires, chaque interlocuteur réclamant ensuite la *buona mano*, comme si je devais mesurer le salaire du récit aux prodiges de la cure.

La grotte d'Ammoniaque est située entre la grotte du Chien et les étuves de Saint-Germain. Malheureusement, s'il est peu d'endroits aussi intéressants à visiter, par une fatale compensation, il en est peu, pas même les marais Pontins, qui réunissent autant de conditions insalubres. Vous admirez la variété, la richesse et la puissance de la végétation ; combien ces vignes sont belles et ces orangers chargés de fruits ! Mais les roseaux gigantesques qui couvrent les haies et s'élèvent, par groupes, dans les champs livrés à la culture, ne vous indiquent-ils pas que vous marchez sur un sol marécageux d'où s'échappent des effluves meurtriers ?

Voyez plutôt ces populations que décime la fièvre intermittente. La race en est belle, mais elles ont la plupart un visage terreux, des traits flétris, des yeux éteints. De pauvres enfants tout nus, attristent le chemin, étalant, pour exciter votre pitié, leur gros ventre et leurs membres amaigris : douloureux contraste. C'est qu'une atmosphère impure, l'*aria cattiva*, comme on l'appelle, pèse sur tout être vivant ; son influence est surtout pernicieuse le soir. Prenez garde de vous endormir ici la nuit ni même le jour, car peut-être, à votre réveil, sentiriez-vous déjà le prodrome de la fièvre. Aussi le coucher du soleil devient-il le signal, dans beaucoup d'endroits, d'une émigration générale. Des familles entières abandonnent leurs maisons pour aller se réfugier sur les hauteurs et s'entasser, par centaines d'individus, dans d'étroites masures où l'air ne saurait être suffisamment renouvelé. Nouveau foyer d'infection souvent plus redoutable que celui qu'elles avaient voulu fuir.

Quelle ne dut pas être, au contraire, la parfaite salubrité de ces contrées, alors que les poëtes y plaçaient les Champs Élysées, les oracles, et que Rome entière en faisait un séjour de voluptueuse débauche ! Mais le même arrêt providentiel qui frappa le paganisme a bouleversé jusqu'au sol qu'avaient souillé ses autels, afin que l'enseignement suivît l'expiation. Aujourd'hui,

Tout est mort : c'est la mort qu'ici vous respirez.
Quand Rome s'endormit, de débauche abattue,
Elle laissa dans l'air ce poison qui vous tue ;
Il infecte les lieux qu'elle a déshonorés.
(Casimir Delavigne, LA SIBYLLE, *Messéniennes*.)

ÉTUDES

SUR

LES BAINS DE MER.

LA MER.

Voir la mer! Tel est le rêve de quiconque est né loin de ses bords, et ici, contrairement aux rêves ordinaires, la réalité dépasse de beaucoup tout ce que l'esprit avait pu concevoir de plus fantastique comme de plus grandiose. Les montagnes exercent sans doute un très-puissant attrait sur l'habitant de la plaine; mais on peut, avec quelques efforts, se les représenter en s'aidant des peintures qu'on en a vues, des récits qui en ont été faits, au besoin même de la comparaison des accidents de terrain dont elles ne sont qu'un monstrueux grossissement. D'ailleurs la montagne, c'est encore la terre. Combien les conditions sont autres pour l'Océan! Ni les grands fleuves, ni les grands lacs, ni les longs espaces fuyant à l'horizon, ne sauraient en donner une image même affaiblie. C'est un monde à part, dont l'imagination elle-même ne saurait pressentir la majestueuse immensité.

Avant que vous ne soyez près de ses bords, déjà l'impression commence. Ce murmure lointain des vagues, cet air piquant et vif dont l'arome a quelque chose qui flatte et qui étonne, cet azur des eaux qui semble se confondre avec l'azur du firmament, tout concourt à la mise en scène de ce splendide panorama. Nos corps eux-mêmes éprouvent une sensation insolite de force et de vigueur. La respiration devient puissante, l'appétit surtout tellement formidable que Sénèque s'écriait, à peine arrivé aux bains d'Ostie : « Je vais devenir comme les rats qui mangent jusqu'au fer » (*haud aliter quam mures qui ferrum edunt.*)

C'est que la mer n'agit pas seulement par ses éléments liquides; elle agit de plus par les modifications que subit l'atmosphère qui l'enveloppe. Aussi, avant d'aborder l'étude de la mer elle-même, me paraît-il indispensable de dire quelques mots de son atmosphère.

DE L'ATMOSPHÈRE MARITIME.

Beaucoup de personnes se rendent à la mer, moins pour s'y baigner que pour y respirer l'air qui règne sur la plage. On admet généralement que cet air est riche en brome, en iode, en oxygène à l'état naissant et en chlorure de sodium, tous principes qu'il puiserait au contact des eaux. Mais c'est plutôt là une supposition théorique qu'un fait constaté par l'analyse. On ne saurait nier, cependant, qu'il ne renferme des molécules salines, témoin cette poussière qui parfois effleurit à la surface de la peau, et cette saveur piquante que perçoit la langue, en passant sur les lèvres, lorsqu'on s'est promené quelque temps sur le pont d'un navire ou sur le rivage: seulement il me paraît difficile d'attribuer leur présence à des phénomènes de sublimation. Je croirais plus volontiers que ces légers dépôts proviennent des particules d'eau de mer qui, soulevées par le sillage, puis entraînées par les vents, se vaporisent insensiblement à la surface du corps, en y déposant des cristaux de chlorure de sodium. Ces particules sont même quelquefois transportées par la brume à plusieurs kilomètres des côtes : aussi les habitants du littoral les désignent-ils communément sous le nom de *brumes salées*.

Quelle que soit, du reste, l'explication que l'on adopte, toujours est-il que l'air de la mer l'emporte sur celui de nos cités en ce que, rafraîchi et renouvelé par une brise continuelle, il ne renferme aucune des émanations insalubres qui s'élèvent des grandes agglomérations d'individus. Il semble même que l'odeur de varech dont il est imprégné ait quelque chose de restaurant pour l'ensemble de nos organes. Combien ses effets doivent être plus prononcés en pleine mer, c'est-à-dire là où aucun effluve venant de la terre ne saurait pénétrer ! Aussi a-t-on vanté de tout temps, pour les personnes faibles et délicates, les bons résultats de la navigation maritime. Pline l'Ancien y voyait une très-précieuse ressource pour les phthisiques. « Nous les embarquons, dit-il, pour l'Egypte, moins

« encore en raison du pays qu'à cause de la traversée. » Celse
et Arétée recommandent dans le même but, les longs voyages
sur mer. Enfin Galien mentionne des malades qui s'étaient
rendus de Rome en Libye pour se guérir d'un ulcère du poumon, et qui, par le fait de la navigation, revinrent entièrement
rétablis.

Cette confiance dans les voyages sur mer est assez généralement partagée par les modernes, encore bien que M. le docteur Rochard en ait contesté récemment la valeur et la légiti-
mité. Mais n'est-ce pas un peu la manie de notre siècle de
prétendre tout remettre en question? J'ai obtenu dans ma
pratique d'excellents effets de ces voyages: toutefois je n'admets pas qu'on puisse les conseiller indistinctement à tous les
phthisiques.

Ils conviennent particulièrement pour ceux qui ont un
tempérament mou, des digestions lentes et difficiles, une toux
muqueuse, une expectoration catarrhale, et dont le larynx et
les bronches ne sont pas trop irritables. Défiez-vous-en, au
contraire, chez les phthisiques dont la toux est sèche, la peau
aride et brûlante, les pommettes vivement colorées comme
par un pinceau. Défiez-vous-en surtout chez ceux qui sont
sujets à l'hémoptysie, dans la crainte que le sang ne jaillisse
de nouveau de leur poitrine pendant les efforts de vomissements provoqués par le mal de mer. Enfin ce mal lui-même
peut devenir la contre-indigestion positive de toute navigation; il est des personnes qui sont jetées ainsi dans de telles
angoisses, dans un tel anéantissement, qu'il n'est pas de sup-
plice comparable au leur.

Qu'il me suffise, pour en donner une idée, de rappeler ce
qui advint à Sénèque pendant la traversée de Naples à Baïa
(la même distance à peu près que du Havre à Honfleur). Le
philosophe se sentit si découragé et si malade, qu'oubliant
en un instant toutes ses magnifiques maximes sur l'impas-
sibilité de l'âme dans les épreuves, il se précipita dans la
mer, où, « malgré son habileté de nageur » (*vetus frigoris
cultor*), il se fût infailliblement noyé, sans le secours que lui
portèrent quelques bateliers de la côte. Lui-même a raconté,
en termes fort gais, sa malencontreuse équipée. « Mon plus
« grand tourment, dit-il, était d'éprouver des nausées sans
« résultat (*nausea me sine exitu torquebat*). Ne vous apitoyez
« donc pas tant sur le sort d'Ulysse, ballotté sans cesse par la
« tempête, car lui, du moins, avait le privilége de pouvoir
« vomir (*vomebat*.) »

DE L'EAU DE MER.

Il n'est peut-être pas d'eau dont la nature soit aussi complexe que celle de l'eau de mer, par suite du caractère variable et du défaut de stabilité de ses éléments. Songez à la quantité prodigieuse d'êtres organisés, animaux ou végétaux, qui naissent, vivent, meurent et se putréfient dans ce même milieu : c'est tout un monde. Il est vrai que, ne devant étudier la question qu'au point de vue médical, nous n'avons besoin que de faire sommairement connaître les particularités les plus essentielles et les moins controversées de son histoire.

Ce qui frappe tout d'abord dans l'aspect de la mer, c'est la couleur bleuâtre de ses eaux, ainsi qu'on l'observe pour la Méditerranée et l'Océan. Mais elle offre beaucoup d'autres nuances, suivant les différents points du globe où on l'examine. De là, les noms de *mer Noire*, *mer Blanche*, *mer Rouge*, etc., appliqués à certaines mers d'après leur teinte prédominante. Du reste, ces variétés de couleur dépendent beaucoup moins de la mer elle-même que de certaines circonstances particulières à son bassin ou à l'état habituel de l'atmosphère. Examinée, non plus en masse, mais dans un vase, l'eau de mer est généralement incolore.

Ce qui explique la facilité extrême avec laquelle elle reflète les objets, soit du dedans, soit du dehors, c'est son extrême transparence. Elle n'a d'égale, sous ce rapport, que l'eau de roche la plus pure. Ainsi, dans les mers des Antilles, où les rayons solaires ont une si grande intensité, on distingue les coquillages à une profondeur de près de 300 mètres. Par contre, la lumière de la lune n'éclaire pas une couche d'eau de plus de 13 mètres d'épaisseur. Les poëtes sont donc dans le vrai quand ils parlent de ses « pâles rayons. »

La température de l'eau de la mer est moins sujette à varier que celle des rivières et des fleuves. En général, elle leur est supérieure, ce qui est la suite nécessaire de la densité plus forte de l'eau salée, d'où résulte une plus grande capacité pour le calorique. Cette température est d'autant plus basse que la profondeur est plus considérable : c'est donc l'inverse de ce qui existe pour la terre, la chaleur de celle-ci augmentant d'une manière sensible et régulière à mesure qu'on pénètre plus profondément dans le sol.

L'eau de la mer n'a point d'odeur qui lui soit propre ; celle qui s'en exhale doit être attribuée aux algues et aux fucus que le flot roule ou jette sur la plage. Ai-je besoin d'ajouter que sa saveur est saumâtre et nauséabonde? Cette saveur, elle la doit surtout aux sels de magnésie qu'elle tient en dissolution.

Le degré de saturation saline de la mer est bien moins grand dans les régions froides et rapprochées des pôles que dans les régions chaudes et voisines de l'équateur. Comme si la nature, dans sa prévoyance admirable, avait doublé la dose de préservatifs dans les parties du globe où la grande chaleur double, en quelque sorte, les accidents de la putréfaction!

Mais en voilà assez sur les caractères généraux de l'eau de mer. Entrons maintenant dans quelques détails sur certains points qu'il nous importe plus spécialement d'élucider, à savoir : son degré de salure, le mucus qu'elle renferme, sa phosphorescence.

DEGRÉ DE SALURE DE L'EAU DE MER.

L'eau de mer est une véritable eau minérale ; c'est même la plus minéralisée de toutes les eaux. Les principes salins qu'elle tient ainsi en dissolution offrent un tel volume, qu'il a été calculé, approximativement sans doute, qu'ils suffiraient pour couvrir tout le continent américain d'une montagne de sel qui n'aurait pas moins de 1500 mètres d'élévation. On cessera d'en être surpris si on songe que la mer est profonde, dans certains points, d'environ 700 mètres, qu'elle occupe les trois quarts de notre globe, et qu'en la supposant également répartie sur sa surface, elle la ferait disparaître sous une couche dont la hauteur dépasserait 200 mètres. Je recommande ces chiffres à ceux qui invoquent l'insuffisance d'eau comme principal argument contre le déluge biblique.

La quantité moyenne de sels que contient l'eau de mer est de 28 à 30 millièmes. Les sels de magnésie y entrent pour un sixième à peu près ; ce sont eux, avons-nous dit, qui lui donnent sa saveur caractéristique. Les autres sels sont presque exclusivement à base de chlorure de sodium.

C'est un fait de physiologie élémentaire que, plus une eau est chargée de sels, plus, en général, son action sur l'économie est rapide et énergique. Toutes les mers n'ayant pas le même degré de salure, il n'est donc pas sans intérêt de dire un mot de ces différences.

Une des mers les moins salées que nous connaissions, c'est la mer Noire, la somme de sels qu'elle renferme n'étant que de 14 millièmes, par conséquent à peine moitié des salures ordinaires. C'est que les immenses affluents qu'elle reçoit, le Danube, le Dniester, le Kouban, le Don, le Phâse et tant d'autres, y versent sans cesse des torrents d'eau douce, lesquels, se mêlant à l'eau salée, forment un trop plein qui s'échappe par le Bosphore dans la mer de Marmora, puis, de cette mer, dans la Méditerranée par les Dardanelles. C'est ce que Lucien exprime avec une grande précision quand il dit : « La Propontide entraînant l'Euxin, se précipite avec lui par une étroite embouchure : »

Euxinumque ferens parvo ruit ore Propontis.

La mer Noire ne répare donc les pertes qu'elle fait en eau salée que par les acquisitions qu'elle fait en eau douce. D'où il résulte qu'elle doit de plus en plus aller en se dessallant[1]. Si les Argonautes, lors de leur expédition de Colchide (aujourd'hui Crimée), avaient eu la précaution, comme plus tard Bonaparte pour sa campagne d'Egypte, de se faire accompagner de savants, peut-être saurions-nous aujourd'hui quel était, à cette époque, le degré de salure de l'Euxin. Nous pourrions alors, par comparaison, prédire le moment où ses eaux cesseront complétement d'être salées, ce qui sera peut-être une nouvelle complication de la « question d'Orient. » En tout cas, c'est là un résultat à peu près inévitable. Voyez plutôt ce qui est advenu pour la mer de Baïkal, en Tartarie.

Cette mer qu'on désigne plus communément aujourd'hui sous le nom de *lac*, à cause de la douceur extrême de ses eaux, n'est bien évidemment qu'une mer dessalée. Sans cela comment s'expliquer qu'elle soit peuplée de raies, d'éponges, d'esturgeons, de phoques, tous animaux qu'on ne rencontre originairement que dans la mer? Si la mer de Baïkal s'est dessalée plus complétement et plus vite que l'Euxin, c'est qu'elle reçoit des masses d'eau douce infiniment plus considérables. Ses affluents, en effet, au nombre de 170, représentent autant de rivières ou de fleuves qui balaient incessamment son lit pour y

1. Ce dessallement explique comment, lors du siége de Sébastopol, notre flotte éprouva certains troubles de navigation provenant de ce que la densité moindre des eaux rendait le tirant d'eau plus considérable. On comprend de même comment il se trouve dans la mer Noire certains vers qui ne pourraient vivre dans les eaux trop salées de la Méditerranée; ce sont ces vers qui perforent les navires dépourvus d'un revêtement de cuivre.

19

former un immense et impétueux courant, lequel va se déverser dans les mers polaires.

En opposition à la mer Noire, que nous avons dit ne contenir que 14 millièmes de sel, citons la mer Morte qui en renferme, au contraire, 240. D'où lui vient cet excès de salure? Il est possible qu'elle l'ait eu déjà lors de la catastrophe qui engloutit les deux villes coupables dont elle occupe l'emplacement; mais je l'attribuerais plutôt aux pluies torrentielles si fréquentes dans ces contrées, ces pluies lessivant sans cesse les montagnes de sel gemme qui entourent le lac Asphaltique et qu'une pente naturelle dirige vers son bassin. Qui sait même si la trop curieuse épouse de Loth n'entre pas pour quelque chose dans cette salure, les pluies ayant dû également finir par résoudre en eau la statue de sel qui fut tout à la fois son châtiment et sa métamorphose? Toujours est-il que cette salure ne pourra qu'aller encore en augmentant, car, chaque nouveau dépôt de sel devient forcément un dépôt à perpétuité, la mer Morte étant isolée de toute autre mer : *mare clausum.*

Mais, n'insistons pas davantage, très-peu de nos baigneurs devant être tentés d'aller suivre une cure sur les bords de la mer Noire, un plus petit nombre encore sur les bords du lac Asphaltique. Mieux vaut donc parler des mers qui sont plus rapprochées de nos rivages.

La Méditerranée, sauf son étendue plus grande, peut être comparée à la mer Noire. Comme elle, elle reçoit de nombreux et volumineux cours d'eau par ses affluents d'Europe, d'Afrique et d'Asie ; comme elle aussi, elle communique avec une autre mer par un détroit, le détroit de Gibraltar, que traverse de même un courant. Seulement, chose extraordinaire ! ce courant qui semblerait, par suite des masses d'eau douce qui se déversent dans la Méditerranée, devoir se diriger vers l'Océan, se dirige au contraire de l'Océan vers la Méditerranée. C'est que cette dernière mer, au lieu d'un excédant d'eau, présente un déficit. Comment se l'expliquer? Il suffira d'un mot : l'évaporation. Laissons le fils de Louis Racine nous en développer le sens :

> La mer dont le soleil attire les vapeurs,
> Par ses eaux qu'elle perd voit une mer nouvelle
> Se former, s'élever et s'étendre sur elle.
> De nuages légers cet amas précieux,
> Que dispersent au loin des vents officieux,
> Tantôt, féconde pluie, arrose nos campagnes ;
> Tantôt retombe en neige et blanchit nos montagnes.

Tel est le merveilleux mécanisme de cette sublimation des eaux et de leur dispersion sur les continents. Les pertes qui en résultent pour la Méditerranée, à cause surtout de son immense surface, sont telles que son niveau baisserait, si l'Océan ne venait en maintenir l'équilibre.

Si nous songeons que la Méditerranée reçoit, en plus de ses affluents d'eau douce, des eaux à demi salées par les Dardanelles, et des eaux salées tout à fait par Gibraltar, et que l'évaporation ne lui enlève que des eaux douces, nous serons amenés à conclure qu'un excès de sels doit rester dans son bassin. Effectivement, l'eau de cette mer contient 3 millièmes de sels de plus que l'eau de l'Océan.

Quant à l'Océan, sa libre communication avec les autres mers le met à peu près complétement à l'abri de ces variations de salure. Celles-ci ne s'observent qu'au voisinage de certaines côtes, par le fait des affluents d'eaux douces.

On s'exagère du reste assez généralement la facilité d'assimilation des eaux douces et des eaux salées. Ces eaux au contraire peuvent rester très-longtemps en contact sans se confondre, à cause de leur différence de densité. Ainsi, vous reconnaissez l'eau de Seine à sa teinte et à sa saveur, à plusieurs kilomètres en amont de Quillebœuf, son point d'immergence dans la Seine. Rappellerai-je que, pendant le blocus continental, les croisières anglaises de l'Adriatique purent s'approvisionner d'eau douce en pleine mer, bien au delà de la portée des canons de la côte, et cela grâce aux affluents du Pô? Il est vrai que ce fleuve, comme le dit Ausone, « a, vers son embouchure, l'impétuosité d'un torrent : »

Padi ruentis impetu torrentior.

Quel que soit du reste le degré de dessalement de la mer au voisinage des cours d'eau, ce dessalement est un fait qu'on ne saurait méconnaître. Prenons-en acte. Il nous faudra en tenir compte quand nous aurons à faire un choix parmi les diverses plages où l'on se baigne.

MUCUS DE L'EAU DE MER.

L'eau de mer, quand on la froisse entre les doigts, offre une légère viscosité due à l'existence d'un principe onctueux et transparent auquel on a donné le nom de mucus. C'est au mucus que les plantes et les animaux marins doivent leur poli glissant et velouté; c'est au mucus que certains poissons et certains mollusques empruntent ces reflets argentés et bizarres, qui les font paraître comme enveloppés dans une atmosphère de nacre. Mais quelle est sa nature et en quoi consiste son rôle? Pour la plupart des hydrologues, cette nature importe peu et ce rôle est nul. Aussi se contente-t-on d'habitude de rappeler que c'est une substance glutineuse, un peu sapide, azotée comme l'osmazome et putrescible à la manière des matières animales. M. Keraudren a même voulu n'y voir qu'une sorte de déjection organique, assez analogue à l'adipocire ou « gras de cadavre » qui se forme dans les cimetières. Qu'y a-t-il d'étonnant, d'après cela, qu'on se refuse à lui attribuer aucune valeur physiologique?

Eh bien, je crois que c'est là une très-grave omission. Le mucus représente, au contraire, l'élément essentiel, et en quelque sorte vital de la mer, sa présence rendant compte de certains phénomènes et de certains actes que, sans lui, on ne saurait expliquer.

Jetez un coup d'œil sur ces plantes, dont le nombre est si prodigieux qu'au dire de Darwin, « nos prairies et nos forêts sont presque des déserts à côté des forêts et des prairies qui peuplent les Océans. » Autant il est facile de concevoir comment les végétaux terrestres empruntent au sol les sucs qu'ils s'assimilent, autant il est impossible d'admettre qu'il puisse en être de même pour les végétaux marins. Ceux-ci, soit qu'ils adhèrent simplement aux rochers, soit qu'ils plongent directement dans le sable, ne sauraient rien recevoir du sol. L'eau seule leur fournira leurs principes nourriciers, non pas par ses sels, mais bien par son mucus. La preuve que le mucus est en réalité l'élément que ces végétaux s'approprient, c'est que vous le retrouvez à peu près intact dans leurs feuilles, dans leurs tiges et jusque dans leurs racines; leurs moindres fibres en sont imprégnées, leurs moindres cellules remplies; de là le nom de « plantes grasses, » par lequel on les désigne communément.

Et les poissons, quel autre agent que le mucus pourrait faire face à leur subsistance? Sans doute ils ont la ressource de s'entre-dévorer, ressource dont ils usent si largement que l'amiral Smith doute qu'aucun d'eux meure de sa mort naturelle; mais enfin ces provisions, si elles n'étaient renouvelées, finiraient par s'épuiser. Jugez donc ce qu'un consommateur tel qu'une baleine, par exemple, doit engloutir dans un seul repas, si tant est que l'appétit puisse se calculer d'après le volume du corps qu'il faut nourrir! « Un seul de ces animaux, dit La-cépède, dressé le long du portail de Notre-Dame, en dépas-serait les tours de toute la moitié de sa hauteur. » Il ne faudra rien moins que des bancs entiers de poissons pour rem-plir son immense abdomen. Je sais bien que la fécondité de certaines espèces suffit pour réparer à mesure les pertes éprouvées, mais elle ne les répare qu'autant qu'il y a de quoi sustenter le frai, les œufs, les petits, les adultes, enfin le poisson lui-même, jusqu'au moment où il sera assez venu pour servir de pâture à son camarade ; or, ce sera encore là, comme pour les végétaux, l'œuvre du mucus. Ceci est si vrai que, dans ces diverses transformations d'un même individu, l'élé-ment primitif et toujours dominant, est une sorte de gelée dans laquelle on voit se dessiner graduellement les caractères de l'animalité. Et encore, comme dans le poulpe et la méduse, ces caractères restent-ils parfois tellement obscurcis que les natu-ralistes ont voulu longtemps n'y voir qu'une masse informe qu'ils appelaient poétiquement un « flot solidifié. »

Puisque telle est l'importance du mucus par rapport aux êtres qui vivent au sein des mers, pourquoi vouloir qu'il soit sans action sur nos corps, alors que, pendant le bain, nous en subissons le contact? Il me paraît impossible que son rôle si puissant d'un côté soit si effacé de l'autre. Je croirais bien plutôt qu'il doit en être de ce mucus comme de la barégine des eaux minérales dont on commence aujourd'hui également à pressentir l'influence.

PHOSPHORESCENCE DE L'EAU DE MER.

Il est un phénomène particulier à certaines mers et que j'ai eu surtout l'occasion d'admirer sur la Méditerranée, pendant mon voyage à Naples avec Magendie (*juillet* 1843); c'est la phosphorescence. La roue du bâtiment, au moment où elle frappe et divise l'eau, fait jaillir une écume lumineuse comme un punch ardent, et le sillage qu'elle laisse après elle se dessine longtemps sous la forme d'un ruban de nacre. A quelle cause attribuer la production de ces feux, qu'on prendrait de loin pour des feux grégeois? Les uns n'y voient qu'une sorte de combustion chimique, de la nature de celle qui s'opère sur le bois mort ou sur le poisson putréfié; d'autres prétendent qu'elle est due à des myriades de vers marins (ophiures et noctiluques), dont

l'agitation des flots met en relief les vertus phosphorescentes [1];
d'autres, enfin, soutiennent qu'elle est le résultat de phénomènes électro-magnétiques assez semblables à ceux qui se
développent dans l'atmosphère par la rencontre ou le choc
des nuages. J'avoue que j'incline volontiers vers cette dernière
opinion. En effet, ce sont plutôt des gerbes et des lueurs; par
moments même, vous voyez la vague s'illuminer comme par la
décharge d'une bouteille de Leyde. Et qu'on ne croie pas que
cette étude de la phosphorescence soit un simple objet de curiosité pour le savant; elle est essentiellement, au contraire,
du ressort du médecin. Il est de remarque que la mer,
quand cet état est très-prononcé, impressionne bien plus vivement la peau, et même développe chez bon nombre de baigneurs de véritables éruptions miliaires. N'est-ce pas là une
nouvelle preuve à l'appui de l'opinion qui envisage l'électricité
comme l'agent principal de cette phosphorescence?

DES VAGUES; DES MARÉES; INFLUENCES SIDÉRALES.

La mer est agitée de deux sortes de mouvements, connus
sous le nom de *vagues* et de *marées*, qui, bien qu'ils se confondent dans leur manifestation, résultent cependant de deux
causes bien différentes.

Les vagues sont entièrement subordonnées à l'état de l'atmosphère. Quand, par exemple, le temps est à l'orage, la colonne d'air qui pèse sur les eaux étant devenue plus légère,
leur surface offre plus de mobilité, je pourrais dire plus d'impressionnabilité; par suite les vents y ont plus de prise. Or,
comme ce sont les vents qui, suivant qu'ils glissent sur la mer
ou au contraire la pénètrent, déterminent et règlent ses ondulations, il en résultera une agitation nécessairement proportionnée à leur faiblesse ou à leur violence. Ainsi s'explique
comment elle est tantôt unie et calme comme un lac; tantôt
tumultueuse et écumante comme un torrent; comment enfin il
peut arriver qu'elle soit inabordable.

Si nous analysons le phénomène de plus près, nous verrons
que les vagues, au moment où elles s'élèvent et se renflent pour

1. Cette phosphorescence n'appartient pas seulement à certaines espèces
microscopiques. Ainsi, d'après Shaw et Spallanzani, la pennatule, qui a un volume beaucoup plus respectable, jette une lumière si vive, qu'elle permet de
distinguer les poissons qui sont pris avec elle dans les mêmes filets.

se briser, emprisonnent une colonne d'air que dissout ensuite
le va et vient des flots. Cet air fournit à la respiration des
plantes et des animaux marins, comme l'air extérieur fournit
à la respiration des plantes et des animaux terrestres. Il y a
donc quelque chose de plus dans une mer en courroux qu'un
spectacle curieux ou grandiose ; il y a un but d'utilité.

On comprend que les vagues, par la mobilité même des
causes qui les produisent, ne sauraient offrir rien de fixe dans
leur retour. Et cependant les anciens, qui voulaient voir
partout des présages, leur attribuaient au contraire un ordre
fatidique. La « dixième » (*fluctus decumanus*) avait, suivant eux,
quelque chose de particulièrement redoutable. C'est au point
qu'Ovide, dans sa triste et périlleuse navigation de Rome à
Tomi, où l'exile le ressentiment d'Auguste, n'ose même pas la
nommer. « C'est, dit-il, celle qui dépassant toutes les autres
en hauteur, suit la neuvième et précède la onzième : »

> Qui venit hic fluctus fluctus supereminet omnes,
>   Posterior nono est undecimoque prior.

Si les vagues, tant par leur formation que par leur volume,
sont ainsi sous la dépendance des caprices de l'atmosphère, il
n'en est pas de même de ces déplacements en masse de l'Océan
qu'on appelle « marées. » Celles-ci obéissent à des influences si-
dérales, régulières et périodiques, au premier rang desquelles
figure l'action de la lune. Voici comment se succèdent, sur nos
côtes, les intéressants phénomènes de la marée :

La mer coule pendant environ six heures, du sud au nord,
en s'enflant par degrés ; elle reste à peu près un quart d'heure
stationnaire, et se retire du nord au sud, pendant six autres
heures. Après un second repos d'un quart d'heure, elle re-
commence à couler, et ainsi de suite. Le temps du flux et du reflux est, terme moyen, d'environ douze heures vingt-cinq minutes ; c'est la moitié du jour lunaire, qui est de vingt-quatre
heures cinquante minutes, temps qui sépare deux retours successifs de la lune au même point du méridien. Ainsi, la mer
éprouve le flux et le reflux en un lieu aussi souvent que la lune
passe au méridien de ce lieu, c'est-à-dire deux fois en vingt-
quatre heures cinquante minutes.

Mais la lune n'est pas seule à agir sur la mer. Il faut également faire la part du soleil dont l'influence, bien que deux
fois et demie plus faible que celle de la lune, modifie cependant la force attractive de celle-ci. Une marée est donc, en
réalité, régie par deux éléments, l'un lunaire et l'autre solaire,

dont les effets s'ajoutent ou se retranchent, suivant la direction des forces qui les produisent. Ainsi, quand la lune est pleine, les deux astres se trouvant dans le même méridien, leurs effets concourent, et l'effet est le plus grand possible : de là les *grandes* marées[1]. Quand, au contraire, la lune est en quadrature, elle tend à élever les eaux que le soleil tend à abaisser, et réciproquement, de façon que, les deux astres se combattant, l'effet est le plus faible possible : de là les *petites* marées. On s'explique alors parfaitement comment les flux les plus hauts et les reflux les plus bas surviennent au temps des équinoxes (mars et septembre), puisque, à cette époque, toutes les circonstances qui agissent sur le mouvement ascendant ou descendant des eaux concourent pour produire leur plus grand effet.

Il semblerait, comme conséquence de ces faits, que la mer devrait être pleine à l'instant où la force résultante des attractions du soleil et de la lune, y est parvenue à sa plus grande intensité; or, l'expérience a prouvé qu'il n'en est pas ainsi. C'est seulement trente-six heures après les jours de nouvelle lune que surviennent les grandes marées. On a conclu de ces retards que c'est par la transmission successive des ondes et des courants que l'action sidérale se fait sentir dans les ports et sur les côtes.

Cette transmission du mouvement, qui met trente-six heures à parvenir jusqu'à nos rivages, en expliquant le flux et le reflux sur les vastes mers qui le reçoivent, explique, par contre, l'absence de ces phénomènes sur les mers que leur trop peu de largeur place en dehors de ce mouvement. En effet, si l'on ne remarque pas de marées bien sensibles dans la Méditerranée ni dans la Baltique, c'est qu'en raison du peu d'étendue de ces mers, les forces soulevantes ne peuvent pas agir sur une extrémité, sans faire sentir à peu près le même effet sur le bord opposé, ce qui ne permet pas de déplacement en hauteur. A plus forte raison, les lacs, sur lesquels l'influence

---

1. C'est surtout aux époques des grandes marées qu'a lieu l'irruption de la mer dans les fleuves qui s'y déversent, phénomène désigné sur les côtes de la Manche sous le nom de *barre* et sur celles de l'Océan sous le nom de *mascaret*. Homère, cet admirable peintre de la nature, en donne la fidèle description que voici : « Telle, aux embouchures d'un fleuve qui coule guidé « par Jupiter, la vague immense mugit contre le courant, tandis que les « rives escarpées retentissent au loin du fracas de la mer que le fleuve re- « pousse hors de son lit. » N'est-ce pas là le magnifique spectacle que la Seine offre plusieurs fois tous les ans à Quillebœuf?

lunaire ne saurait avoir prise, conservent-ils à peu près uniforme l'équilibre de leur niveau. Par contre, ils offrent, dans les mouvements de leurs vagues que nous avons dit être régies par les agitations de l'atmosphère, la même furie que sur l'Océan.

Les anciens connaissaient aussi bien que nous la liaison intime qui existe entre la production des marées et les diverses phases de la lune. Ainsi Pline dit en toutes lettres : « C'est dans la lune que la mer puise la cause de ses marées » (æstus maris causam habent in luna); puis il prouve par des exemples heureusement choisis que toute modification du flux et du reflux correspond à quelque évolution de cet astre. Quant à l'explication du phénomène, c'est Laplace qui a eu la gloire de la trouver[1] en établissant que les marées reposent tout entières sur la grande loi de l'attraction universelle, découverte par Newton. Encore le mot attraction est-il presque prononcé par Pline, car il dit, en parlant de la lune : « Cet astre avide entraîne les mers vers soi par une sorte d'ASPIRATION » (avidum sidus secum TRAHIT HAUSTU maria).

Mais en voilà assez, trop peut-être, sur ces questions plutôt physiques que médicales. Qu'il me soit seulement permis d'ajouter, car ceci est plus directement de notre ressort, que si les coïncidences des phases de la lune avec certaines conditions atmosphériques sont, pour les hommes de mer, une indication certaine de beau ou de mauvais temps; si même cette influence se fait sentir jusque sur certains oiseaux qui, par leurs mouvements agités, prédisent la tempête avec un instinct infaillible, nous ne saurions admettre que l'action lunaire s'exerce d'une manière également saisissable sur le moral de certains individus. Pour que l'épithète de lunatique signifiât autre chose qu'un simple artifice de langage, assimilant des bizarreries de caractère aux péripéties fantasques de notre satellite, il faudrait que la science eût groupé un nombre assez imposant d'observations pour en tirer au moins des inductions spécieuses. Il n'en est rien. Si, par exemple, on a re-

---

1. Les poëtes, il est vrai, éludaient la difficulté en faisant intervenir Neptune, Éole, les Tritons, ou l'esprit qui, d'après Virgile, meut la matière (mens agitat molem). Quant aux philosophes et aux naturalistes, il semble qu'ils aient pris beaucoup plus vivement les choses, si vivement même qu'Aristote, d'après une tradition, il est vrai fort contestable, se serait précipité dans l'Euripe de l'île d'Eubée, de dépit de ne pouvoir pénétrer la cause des marées de ce détroit. Malheureusement, je n'ai lu nulle part qu'il se soit ensuite écrié, comme Archimède au bain : J'ai trouvé! (εὕρηϰα!)

marqué que les aliénés sont plus bruyants les nuits où il y a clair de lune que celles où il n'y en a point, cette différence tient tout simplement à ce que la lumière qui pénètre dans leur chambre agite ou empêche leur sommeil. La preuve que telle est l'explication, c'est qu'il suffit de clore les fenêtres de manière à obtenir une complète obscurité, pour que de suite les choses redeviennent ce qu'elles étaient auparavant.

DU BAIN; DE LA RÉACTION.

Les bains de mer, pris dans certaines conditions, exercent sur les organes une action physiologique, qu'il importe d'étudier pour bien saisir les applications qu'on peut en faire à l'hygiène et à la thérapeutique. Je n'ai rien à dire de particulier sur la manière dont on se baigne à la mer, non plus que sur les précautions qu'il faut observer pour entrer dans l'eau ou pour en sortir. Ce sont de ces détails que l'on apprend mieux sur le rivage que dans les livres, d'autant plus que souvent les ordonnances dont les malades sont porteurs, en arrivant aux bains de mer, sont d'une exécution difficile ou même impossible. Ainsi on recommande presque toujours de recevoir la *lame*; mais l'espèce de petite ondulation médicinale qu'on désigne par ce nom n'est pas chose très-facile à rencontrer. De même, on conseille de se baigner plutôt à la marée montante qu'à la marée descendante. Je n'ai jamais trop compris quel peut en être le grand avantage, sauf, il est vrai, un peu plus de limpidité de l'eau : admettons le précepte, reste la difficulté de son application. Sur les côtes de la Manche et de l'Océan, où le flux et le reflux sont si prononcés, le malade, s'il veut être fidèle à sa prescription, sera obligé, tous les jours, de changer l'heure du bain, celle des repas, enfin toutes ses habitudes, le moment de la marée n'étant jamais le même. Pour moi, je ne connais d'autre précepte, à la mer, que de se baigner comme cela se rencontre, qu'elle monte ou qu'elle descende, qu'il y ait des lames ou qu'il n'y en ait point. La seule chose importante, c'est de trouver assez d'eau, une mer assez calme et une plage assez douce, pour que le bain soit facile et agréable.

La même latitude ne sera pas laissée aux malades, quant à ce qui regarde la durée du bain, car celle-ci forme le point capital du traitement. Si la première immersion dans la mer est habituellement un peu pénible, le bien-être qui lui succède est si rapide, la natation si facile, la dépense de force musculaire si imperceptible, que le baigneur se laisserait facilement entraîner aux charmes d'un pareil exercice. Il faut donc en régler la durée, et cela en se laissant guider par la manière dont s'opérera la réaction. Expliquons-nous dès maintenant sur la nature et la valeur de ce dernier phénomène.

La réaction, c'est le réchauffement du corps par ses seules ressources de calorique, après qu'il a été mis en contact avec un liquide froid. La circulation capillaire, qui avait été ralentie ou même partiellement suspendue par le fait du refroidissement, reprend son cours dès l'instant où la réaction commence; ce qui a lieu quelquefois dans le bain, mais plus souvent quand on en est sorti. La peau se colore : on dirait que le sang y afflue avec d'autant plus d'activité que son passage y a été plus subitement interrompu. Les battements du cœur redeviennent libres, à mesure que le retour de la chaleur diminue les obstacles apportés par le froid à l'élasticité des vaisseaux et à leur perméabilité.

Aux phénomènes physiques de la réaction se lient, inséparablement, les phénomènes vitaux correspondants, dont le rôle est plus important encore. En effet, la vitalité qui préside à l'admirable équilibre des fonctions a pour but et pour résultat de nous protéger contre les causes de destruction qui nous entourent, et de remédier aux atteintes que celles-ci nous auraient déjà fait subir. C'est ainsi qu'au moment où le froid semble devoir paralyser tout notre être, elle accroît chez le baigneur la force du cœur, répare les pertes de calorique, et même, en l'absence de tout excitant extérieur, suffit pour déterminer la réaction.

Une condition pour que la réaction se fasse bien, c'est que le corps ait été préalablement échauffé par la marche ou par tout autre moyen; c'est surtout que l'immersion dans l'eau froide ne dure pas longtemps. Je citerai, à l'appui de ce dernier précepte, une observation vulgaire. Lorsque, pendant l'hiver, les pieds ont séjourné dans une chaussure humide, on les réchauffe très-difficilement, par ce que les tissus se sont refroidis peu à peu et couche par couche, jusqu'à une certaine profondeur. Vous frottez-vous au contraire les mains dans la neige, le froid vous saisira plus vivement, mais il n'aura pas le temps de pénétrer. Aussi la réaction, lente dans le premier cas, est-elle rapide dans le second.

Rien de plus aisé, maintenant, que de faire l'application de ces données physiologiques. C'est Galien lui-même qui va nous indiquer la marche à suivre. « Si, dit-il, une fois sorti de l'eau, la peau reprend rapidement, par l'effet des frictions, une bonne couleur, c'est qu'on y est resté pendant un temps convenable ; mais, si elle se réchauffe difficilement et demeure longtemps pâle, c'est que le bain froid aura été trop prolongé. Il faut alors en modifier la durée soit en plus, soit en moins. »

Ces préceptes, comme tout ce qui repose sur l'observation, sont aussi vrais aujourd'hui qu'ils l'étaient il y a dix-huit siècles. Ajoutons, à titre de complément, qu'il est rare que la durée du bain doive dépasser dix minutes à un quart d'heure ; on est du reste presque toujours averti par une sensation de froid, ou un commencement d'horripilation, de l'instant où il convient de quitter l'eau. Quelques personnes prennent, sans en être incommodées, jusqu'à trois ou quatre bains par jour : c'est beaucoup trop, et l'impunité ne justifie point ici l'imprudence. Un seul bain suffit d'habitude ; deux me semblent être le maximum que l'on puisse se permettre.

Il est assez d'usage, au sortir de la mer, de prendre un bain de pieds légèrement chaud. C'est une précaution que ne doivent pas négliger les individus affaiblis, chez lesquels, sans cela, la réaction aurait peine à se faire.

On reconnaît une bonne réaction à deux caractères essentiels : d'une part, à la promptitude avec laquelle elle s'opère ; d'autre part, à la coloration vive de la peau. Quand l'empreinte du doigt s'efface rapidement, c'est une preuve que la circulation capillaire est active, et que le retour du sang n'est pas uniquement dû aux lois d'équilibre et d'égalité de pression. La promenade facilite et achève la réaction, d'autant mieux que le cours du sang se trouve stimulé également dans tout l'appareil vasculaire. Qu'on ne soit pas surpris de cette influence des mouvements sur la circulation. Chacun a vu le jet de la saignée s'échapper avec force ou couler avec lenteur, suivant que le malade fait mouvoir les doigts ou les tient immobiles. C'est que les muscles, en se contractant, pressent sur les vaisseaux, tant profonds que superficiels, et communiquent une impulsion notable aux fluides qu'ils contiennent.

Les bains de mer déterminent, à température égale, une réaction plus vive et plus prompte que les bains d'eau douce, les particules salines et le choc des vagues agissant sur la peau, à la manière des rubéfiants, au point même de développer quelquefois à sa surface de véritables exanthèmes. Aussi les personnes faibles et délicates supportent-elles, en général, beaucoup mieux les bains de mer que les bains de rivière. Quant à la quantité des sels absorbés pendant le bain, elle est difficile à déterminer. Je doute en tout cas qu'elle puisse être considérable, car l'impression du froid sur la peau et l'action astringente des chlorures ont bien plutôt pour effet de fermer les pores que de les ouvrir.

D'après ce qui précède, l'immersion dans la mer aura d'abord pour résultat une augmentation de vitalité des organes intérieurs, vers lesquels les liquides se trouveront refoulés momentanément, en raison des corrélations de continuité ou de sympathie qui les unissent à l'enveloppe cutanée ; puis, par le fait de la réaction, le sang reviendra brusquement vers la périphérie, en s'accompagnant de phénomènes d'excitation et de caloricité. Sous l'influence de ce double mouvement, les fonctions organiques et nerveuses s'accompliront avec plus de force, de régularité, de plénitude. De là une nutrition plus active, et l'accroissement de l'énergie musculaire.

ACTION HYGIÉNIQUE DES BAINS DE MER.

Puisque telle est la manière dont les bains de mer impressionnent nos organes et nos tissus, on comprend de suite quelle devra être leur utilité au point de vue de l'hygiène.

Ces bains conviennent toutes les fois que l'économie est frappée d'atonie, soit par le défaut d'action de quelque organe important, soit par une sorte de débilité générale qui affecte l'ensemble des fonctions, sans s'attaquer directement à aucune. Ils conviennent surtout aux tempéraments lymphatiques et scrofuleux. Les enfants étiolés, dont le ventre est proéminent et les membres amaigris, ou chez lesquels la croissance paraît éprouver une sorte de temps d'arrêt, se trouvent particulièrement bien de l'usage longtemps continué de ces bains. Souvent ceux-ci impriment à la constitution tout entière une impulsion forte et progressive, et y produisent une de ces grandes révolutions dont les heureux effets pourront se faire sentir pour le reste de la vie. Les Anglais ont, beaucoup mieux que nous, compris cette vérité, eux qui ne négligent jamais d'envoyer leurs enfants aux bains de mer, leur préparant ainsi ce magnifique développement physique dont nous admirons plus tard les proportions et la force. Aussi ai-je la parfaite conviction que ces bains, employés de bonne heure et à propos, contribueraient à prévenir la dégradation progressive de notre espèce. Combien voyez-vous d'enfants rester faibles et maladifs, alors que leurs auteurs jouissent d'une santé relativement plus robuste! C'est que se reproduire et se maintenir sont deux actes, dont l'un suppose une puissance de vitalité bien supérieure à l'autre; par suite, un père et une mère peuvent avoir en eux assez de force pour faire face à leur propre individualité, mais pas assez pour communiquer à l'être auquel ils donneront l'existence une énergie suffisamment vivace. Or, l'intervention des bains de mer pourra suppléer ici à la débilité originaire dont le germe a été virtuellement entaché, et qui survit à la naissance. Ce sera aussi le moment de faire prendre quelques ferrugineux. Sous ce rapport les *Dragées au lactate de fer de Gélis et Conté* ont le double avantage de permettre d'administrer la préparation de fer la plus assimilable et de la dissimuler sous les apparences d'une friandise.

Il y aurait, sans doute, un inconvénient réel à faire baigner les enfants trop jeunes, alors surtout qu'une extrême pusillanimité leur fait redouter le contact ou seulement l'aspect de la vague, et que, par suite, la lutte qu'ils opposeraient amènerait une tension de tous les ressorts, essentiellement nuisible aux bons effets du bain. Mieux vaut attendre qu'ils aient plus de raison et plus d'âge. Toutefois il est facile, par une sorte d'anticipation, de les familiariser avec l'impression de l'eau. Laissez-les courir sur la plage, aux moments où la mer est calme, où la température est douce, de manière que leurs pieds reposent mollement sur le sable humide; faites quelques pas dans l'eau avec eux, puis sortez aussitôt pour y rentrer de nouveau, et bientôt ce qui leur paraissait un épouvantail deviendra au contraire une distraction et un jeu.

La puberté est encore une époque de l'âge où les bains de mer offrent d'incontestables ressources. Par leur action méthodique et répétée, ils régularisent chez les jeunes filles le travail de l'évolution des menstrues, jusqu'à ce que ce travail se trouve définivement constitué à l'état de fixité organique.

Mais c'est surtout la jeune femme de nos cités qui y puisera de nouvelles forces, j'ai presque dit une nouvelle existence. Songez combien sont nombreuses les causes de débilité qui pèsent sur elle comme une sorte de malaria! Soumise à l'empire despotique de la mode, rarement elle sort avant que le soleil ne soit sur son déclin; l'exercice à pied lui est à peu près inconnu, sauf la danse au milieu d'un air confiné, que vicient la combustion des lumières et les poitrines haletantes. Il en résulte un appauvrissement du sang et une atrophie de tout le système musculaire. Ne vous y trompez pas, et n'allez point prendre pour de l'embonpoint ce qui n'est qu'une prédominance maladive du tissu graisseux. Or, il n'est qu'un moyen de remédier au mal, ce moyen, la mer vous le fournira. Que la mollesse, les veilles prolongées, les émotions de la scène et du roman fassent place à l'insolation, au grand air, à l'activité du jour et au repos de la nuit, et vous verrez l'organisation reprendre son fonctionnement normal.

Les hommes, pour être moins généralement soumis aux causes débilitantes que nous venons de signaler, sont loin cependant d'en être exempts. C'est de Paris surtout que, malgré les assainissements modernes, on peut dire que, partout où l'on travaille, partout où l'on se repose, partout où l'on s'amuse, le milieu ambiant est plus ou moins adultéré. Il n'est pas jusqu'à nos promenades où nous soyons poursuivis par une fâcheuse poussière ou par les émanations de quelque asphalte en fermentation. Aussi avec quelle volupté nous allons respirer les douces et fraîches senteurs de la plage!

Enfin les vieillards se trouveront également bien de la fréquentation de la mer. Seulement le bain leur sera pour la plupart du temps interdit, les mouvements vitaux s'opérant chez eux avec trop de lenteur pour qu'il soit toujours prudent de compter sur une bonne réaction.

ACTION THÉRAPEUTIQUE DES BAINS DE MER.

Ce que nous venons de dire de l'action physiologique des bains de mer indique, dans une certaine mesure, ce que doit être leur emploi thérapeutique. C'est encore la femme qui en éprouvera les meilleurs effets.

Ces bains seront surtout avantageux dans la chloro-anémie, l'aménorrhée, la dysménorrhée et dans certains flux leucorrhéiques, se rattachant à l'inertie de l'utérus. Il n'est même pas rare que, chez certaines femmes, les règles devancent la période normale de leur retour, ou que, chez d'autres, elles reparaissent alors que, par l'effet de l'âge, elles avaient déjà cessé de se montrer. Chaque jour aussi on constate l'utilité des bains dans les relâchements et les abaissements légers de l'utérus, ainsi que dans les engorgements récents du col. Enfin, plus d'une fois ces bains ont fait cesser la stérilité : il y a longtemps du reste qu'on a signalé la fécondité remarquable des femmes qui habitent le bord de la mer.

Rappelons à ce propos combien de nos jeunes femmes, après une première grossesse, se trouvent dans de fâcheuses conditions de santé. Il leur faut rester des semaines, des mois étendues sur une chaise longue, tandis que nos campagnardes reprennent dès le lendemain sinon le jour même de l'accouchement, leur labeur accoutumé. Ces différences s'expliquent par la diversité d'aptitudes qu'a créées pour chacune leur régime antérieur.

Chez la villageoise dont le sang a toute sa richesse, dont les fibres ont toute leur énergie, la parturition, presque toujours facile, n'amène pas la cessation brusque du travail dont la matrice était le siége ; ce travail se déplace simplement pour se reporter à la glande mammaire. A mesure, en effet, que la sécrétion du lait s'établit, l'appareil utérin se dégorge et, comme tout se passe dans l'ordre fixé par la nature, il en résulte, non plus une diminution des forces générales, mais bien plutôt un surcroît de vitalité.

Telles ne sont malheureusement pas les conditions de la femme du monde. D'abord, l'accouchement chez elle est presque toujours pénible et laborieux par défaut de tonicité des fibres utérines. Puis, il ne s'opère qu'une dérivation incomplète du côté de la glande mammaire, celle-ci étant le plus souvent réduite à un petit nombre de granulations tout à fait impropres à fournir un lait réparateur. La mère se voit donc forcée de confier à d'autres l'un des plus utiles et des plus précieux priviléges de la maternité, l'allaitement. Il en résulte qu'en même temps que chez elle la sécrétion lactée se supprime, le dégorgement de la matrice qui en était la conséquence se trouve interrompu : l'organe reste plus ou moins volumineux. Cédant alors à son propre poids, il s'abaisse, son bas-fond plus lourd bascule et, suivant que l'inclinaison a lieu en avant ou en arrière, son col appuie sur la vessie ou sur le rectum. De là ces pesanteurs dans le bassin, ces tiraillements vers les reins et les aines, et ces pertes en blanc qui sont trop souvent le prélude de quelque dégénérescence.

C'est dans ce cas que les bains de mer agissent, moins encore peut-être comme moyen curatif que comme médication préventive. Seulement il est rare qu'ils dispensent d'un traitement local.

Ces bains conviennent de même contre la plupart des affections nerveuses, tant celles qui paraissent avoir pour siége l'appareil ganglionnaire (hystérie, dyspepsie, hypochondrie), que celles qui résident dans le système nerveux central ou périphérique (névralgie faciale ou sciatique, palpitations, chorée, migraine, paraplégie). Si l'on a affaire à ces céphalées rebelles, que rien ne peut déraciner, les affusions surtout seront fort utiles : pour cela le patient s'assied sur le sable, et on lui verse coup sur coup sur la tête plusieurs seaux d'eau qui, ruisselant sur son corps, produisent un vif saisissement. Le froid est en pareil cas le plus puissant de tous les sédatifs.

Les bains de mer seront également prescrits avec succès contre certaines maladies de la peau, surtout celles qui revêtent la forme sèche : tels sont en particulier le prurigo, le lichen, le psoriasis, le pityriasis et même l'impétigo chronique. En général, ils sont contre-indiqués dans les affections vésiculaires, bulleuses et pustuleuses, en en exceptant toutefois plusieurs variétés de porrigo. Si cependant ces dermatoses se lient à l'existence de quelque élément syphilitique, encore présent dans l'économie, comptez peu sur les bons effets des bains de mer. Ceux-ci pourront restaurer les forces et modifier la vitalité de la peau, au point de faire croire à la guérison; mais bientôt vous verrez les accidents reparaître, souvent plus intenses qu'avant l'emploi des bains. Toutefois ceci s'applique seulement à la syphilis acquise, et non à la syphilis congénitale, c'est-à-dire à celle qui s'est transmise par voie d'hérédité. Je citerai, à cette occasion, une remarque que j'ai eu l'occasion de faire, nombre de fois, et qui, malgré son importance, ne me paraît avoir encore été indiquée par personne.

Dans les ports de mer, surtout dans ceux où les matelots ne se livrent pas simplement au cabotage, mais font de lointaines excursions, il n'est pas rare qu'au retour ils rapportent avec eux la syphilis, qu'ils communiquent à leur femme, laquelle donne ensuite le jour à des enfants infectés. Ces enfants grandissent misérablement, offrant tous les stigmates du mal dont ils ont reçu le germe, et, en particulier, de hideuses ophthalmies. Mais arrive le moment où leur père les emmène, pour leur faire partager ses travaux qui nécessitent, comme chacun sait, le contact fréquent et prolongé de l'eau de mer sur le corps. A dater de ce moment, la santé de ces enfants subit une métamorphose véritable. Leurs yeux se guérissent, leurs forces se développent, leur constitution se raffermit : bientôt ce seront des hommes robustes. Et c'est bien réellement à l'eau de mer qu'ils doivent ces heureux changements, puisque leurs sœurs, restées au logis, continueront d'être chétives et étiolées.

Les bains de mer, en tant que bains, conviennent-ils aux phthisiques? Nous avons vu, en parlant des Eaux-Bonnes, qu'un grand nombre de malades vont compléter à Biarritz la cure qu'ils ont commencée à ces eaux, et qu'en général ils s'en trouvent bien. Les bains doivent agir surtout ici par la tonicité plus grande qu'ils communiquent à la peau, et cela, en vertu de la synergie fonctionnelle qui unit cette surface et l'appareil respiratoire. Qui ne sait que, chez les personnes prédisposées, un simple refroidissement du corps en sueur peut amener une bronchite, laquelle sera le point de départ de tubercules? Qui ne sait également que l'apparition de transpirations nocturnes et exagérées est l'indice d'une terminaison fatale de la phthisie? Fortifier la peau, c'est donc fortifier le poumon.

La chirurgie trouve aussi, dans l'emploi bien dirigé de l'eau de mer, d'utiles ressources contre les ulcères atoniques et indolents, les abcès froids, les trajets fistuleux, et certaines suppurations intarissables. Vous verrez encore ces bains rivaliser sans désavantage avec les eaux minérales pour le traitement des tumeurs blanches, des paralysies traumatiques, des rétractions musculaires et tendineuses, des ankyloses, des faiblesses ou des roideurs consécutives aux luxations, entorses et fractures. Enfin, ils conviennent dans toutes les formes de la cachexie scrofuleuse, spécialement quand elle s'attaque au tissu osseux; aussi constituent-ils un des plus puissants auxiliaires de la médication orthopédique.

— Indépendamment des bains, on utilise l'eau de mer en *douches, lotions, lavements* et *injections vagino-utérines;* c'est, du reste, la même disposition d'appareils que pour les établissements thermaux.

La mer communique également au sable qu'elle arrose par ses flux et reflux successifs, des propriétés analogues à celles qui appartiennent à certaines boues minérales. On est parti de ce fait pour prescrire des *bains de sable*, qu'on administre de la manière suivante : on creuse dans le sable une espèce de baignoire, et, quand le soleil en a suffisamment échauffé les parois, on y place le patient, en achevant ensuite de le recouvrir de sable. Ces bains conviennent, tout particulièrement, dans le rachitisme et dans les maladies goutteuses ou rhumatismales de nature torpide.

On prescrit, dans quelques cas, l'eau de mer *à l'intérieur*, comme médication fondante et résolutive. C'est une pratique qui remonte aux premiers temps de la médecine; seulement on avait soin de corriger et d'adoucir l'amertume de l'eau salée, par l'addition d'une certaine quantité de miel : de là le nom de *thalassomel*, par lequel on désignait ce breuvage médicamenteux. Prise à la dose de quelques verres, l'eau de mer purge assez franchement. Toutefois, comme elle pèse à l'estomac (*non sine injuria stomachi*, dit Pline), et que d'ailleurs elle ne paraît pas avoir une spécificité d'action suffisante pour racheter la répugnance qu'inspire sa saveur, on y a presque entièrement renoncé aujourd'hui.

Une autre méthode, que je crois avoir un des premiers conseillée, et dont j'ai obtenu les meilleurs résultats, consiste à faire boire aux baigneurs certaines eaux minérales, dont l'action, se combinant avec celle des bains de mer, l'accroît, la tempère ou la complète. C'est du reste ce qui se fait journellement aux bains d'Allemagne, tout établissement étant muni d'une trinkhalle où se trouve un approvisionnement des principales eaux minérales de l'Europe.

DANGERS DES BAINS DE MER.

Vous voilà, je le suppose, fixé sur la nature du traitement qui vous convient : il vous faut des bains de mer. Mais je n'aurais rempli ma tâche qu'à moitié, si je ne vous avertissais, tout d'abord, des dangers inhérents à ces bains.

Ce n'est pas seulement pour le navigateur que « l'onde est perfide, » c'est aussi pour le baigneur. Quiconque, en effet, s'éloigne assez du rivage pour perdre pied, quelque bon nageur qu'il soit d'ailleurs, court, on peut le dire, des dangers de mort. Un malaise soudain, une syncope, une crampe, peuvent le saisir et paralyser ses mouvements. Il pourra de même rencontrer quelques courants qui, l'entraînant à la dérive, rendront son retour et par suite son salut impossibles. Et je ne parle pas seulement des courants, toujours les mêmes, qui règnent sur certaines côtes et dont, à la rigueur, on peut être averti. Non. Je parle de ces courants accidentels, de ces tourbillons contre lesquels la lutte est d'autant plus difficile que le mouvement gyratoire qu'ils impriment aux vagues, vous entraîne et vous absorbe dans leur sphère d'activité.

La nature des plages peut créer pour le baigneur des dangers d'un autre ordre. Sous ce rapport, comme au point de vue de l'agrément du bain, elles doivent être distinguées en plages à fond de galet et en plages à fond de sable.

PLAGES A FOND DE GALET. — Ces galets qui ne sont autres que
des fragments de silex arrachés à la falaise, puis roulés et ar-
rondis par le double effort des siècles et des flots, sont le plus
habituellement disposés en assises. Il en résulte une pente qui
assure au baigneur, quel que soit le moment de la marée, une
quantité d'eau suffisante pour le bain. Cette eau a de plus l'a-
vantage, surtout par les gros temps, d'être beaucoup plus limpide que celle qui repose sur le sable. Mais, si la mer s'enfle
tout d'un coup, comme cela arrive si souvent quand il y a de
l'orage, vous êtes exposé à devenir le jouet de la vague, dont
la force d'impulsion vous pousse vers la côte, tandis que sa
force de retrait vous ramène incessamment en arrière. Comment pouvoir aborder? Comment même parvenir à se tenir
debout? Brisé et aveuglé par la lame, meurtri par les galets,
vous épuisez vos forces en vains efforts, et, si vous n'êtes
promptement secouru, une catastrophe est inévitable.

PLAGES A FOND DE SABLE. — Ce sable qui, par son élasticité et
sa finesse, forme une sorte de tapis moelleux, donne au bain un
charme particulier. Nous allons voir cependant qu'il présente
de même ses dangers et surtout ses perfidies.

D'abord, pour peu que la mer soit un peu basse, le baigneur
est obligé de s'éloigner à une assez grande distance, l'inclinaison trop douce de la plage ne fournissant plus une profondeur
d'eau suffisante pour l'immersion du corps, encore moins
pour la natation. Il en résulte que, s'il se trouve subitement
indisposé, on ne peut ni entendre sa voix, ni apercevoir ses si-
gnaux de détresse.

Mais, c'est moins encore dans le bain que dans la promenade que consistent les dangers les plus sérieux. En effet, ces
vastes étendues de sable qui, lorsque la mer est retirée, représentent de véritables plaines, offrent des ondulations et des
renflements que séparent d'assez nombreuses rigoles. Vous vous
avancez, séduit par la beauté du spectacle et comme attiré par
le flot qui semble fuir devant vous. Les heures se passent ainsi
sans que vous songiez de sitôt à la retraite. Qu'auriez-vous à
redouter? La mer n'est-elle pas là, en face, et encore assez
loin, pour que vous soyez à l'abri de ses atteintes? Oui, mais
regardez derrière vous et vous verrez des lames, glissant sur le
sable, envoyer vers la plage de perfides prolongements. Déjà
l'îlot qui vous porte n'est plus aussi solide; il oscille, il tremble,
et ces rigoles, tout à l'heure si peu profondes, sont devenues
de véritables ravins que laboure la vague. Hâtez-vous de fuir.
Hélas! il est trop tard. Ce n'est pas la mer qui vous gagne,

c'est le sol qui s'effondre, transformé qu'il est par les infiltrations en un bourbier déliquescent. Si vous ne savez pas nager, c'en est fait de vous. Êtes-vous au contraire habile nageur, vous avez quelques chances de vous sauver, et encore sera-ce au prix des plus grands efforts, car le sable va gêner et paralyser vos mouvements, comme le feraient les hautes herbes d'un marécage.

— Ainsi il est des précautions spéciales à prendre pour chaque plage, chaque plage offrant des dangers qui lui sont propres. Ce sont là toutes choses dont se gardent bien de vous prévenir les faiseurs de prospectus, et, si un malheur arrive, on ne manquera pas de vous en imputer la faute. Il y a même un « entrefilet » qui semble stéréotypé tout exprès pour annoncer les catastrophes de ce genre. Voici en effet ce qu'on lit de temps à autre dans les journaux :

« Encore une victime de son imprudence! M. X. qui, en dépit de tous les avertissements, avait persisté à se baigner immédiatement après un repas trop copieux, a été pris, en entrant dans l'eau, d'une congestion accompagnée de syncope. Vainement l'administration lui a fait prodiguer tous les soins usités en pareil cas. Il n'a pas tardé à succomber. Puisse du moins son exemple servir d'enseignement à ceux qui seraient tentés de l'imiter! »

Comme on le voit, l'oraison funèbre n'est pas longue; ajoutons qu'elle est de tous points inexacte. Ainsi le baigneur n'avait point fait de repas trop copieux; il n'en avait même pas fait du tout : par conséquent, on n'avait point eu besoin de l'avertir. S'il a succombé, c'est que, surpris par un de ces accidents dont nous parlions plus haut, il n'a pas été secouru à temps, ou même il ne l'a été par personne.

Mais, direz-vous, la faute doit en être imputée aux médecins inspecteurs. Que ne font-ils leur devoir? Les médecins inspecteurs! Sachez donc que le décret de 1860 a supprimé l'inspection aux bains de mer, de telle sorte que l'élément administratif a complétement absorbé l'élément médical. Il n'y a même plus de recours efficace à la publicité, puisque, nous venons de le voir, ce sont les intéressés eux-mêmes qui, prenant les devants, se chargent de rédiger les notices nécrologiques.

Vous demanderez peut-être quel grand avantage on peut avoir à dénaturer ainsi et les faits et les rôles. Le voici. Tout bain étant l'objet d'une exploitation commerciale, la question de dividendes domine forcément la question d'humanité. Jugez combien il devrait être préjudiciable aux recettes qu'on pût croire un instant qu'il y a eu mort d'homme par défaut de surveillance ou de soin des employés ! De là ces communications officieuses, avec une petite pointe de philanthropie, qui les fait ressembler à des communications officielles. D'ailleurs en s'en prenant à la victime elle-même, on a le double avantage de n'aggraver en rien sa position et de prévenir toute réclamation des familles.

Cette absence de responsabilité, et, par suite, de garantie, nous amène à dire un mot de la réglementation des plages et du droit des baigneurs.

RÉGLEMENTATION DES PLAGES.

Droit des baigneurs.

La loi française déclare que « la mer et ses rivages sont un domaine inaliénable et imprescriptible qui n'est la propriété de personne et qui appartient à tout le monde. » Voyons maintenant comment cette loi est appliquée au point de vue des bains et des baigneurs.

La plupart des plages, dans la partie du moins dont l'accès est le plus commode et l'emplacement le mieux choisi, sont concédées à des compagnies qui ont seules l'autorisation d'y élever des tentes et des cabines. Elles ont de plus le monopole de la fourniture du linge et autres accessoires du bain. Enfin on leur permet de construire près de la mer des casinos, et cela à l'exclusion de tout établissement pouvant leur porter ombrage ou leur faire concurrence.

Jusque-là rien à redire. La municipalité est parfaitement dans son droit en accordant ou refusant de tels priviléges, mais à une condition, c'est que les concessionnaires ne pourront s'en prévaloir pour interdire l'entrée des bains à personne. Écoutons à cet égard l'amiral Hamelin : « Tout individu, disait-il dans une de ses circulaires ministérielles, tout individu qui se baigne dans les limites assignées aux établissements de bains de mer, SANS FAIRE USAGE DES CABINES, NE PEUT ÊTRE TENU ENVERS LEURS PROPRIÉTAIRES AU PAIEMENT D'AUCUNE INDEMNITÉ. » Cette doctrine a reçu la sanction du Conseil d'État, lequel cassa, en 1852, un arrêté du maire de Trouville, « voulant obliger tout baigneur à prendre au contrôle un cachet de bains, sans même qu'il se servît de cabines. »

Ainsi donc, dès l'instant où vous ne faites usage ni des bâtiments, ni du linge, ni de quoi que ce soit appartenant à l'administration, il doit vous être parfaitement loisible de pénétrer dans l'enceinte même des bains et de vous y baigner gratuitement. C'est absolument comme pour nos jardins et nos squares où il n'est dû quelque chose qu'autant qu'on se sert des chaises ou des fauteuils réservés.

Voilà le droit. Malheureusement ce droit-là n'a pas cours dans les établissements de bains de mer. Le seul qui jouisse de quelque crédit,

> Est celui qu'à la porte on achète en entrant.

Comment donc parvient-on à l'éluder? On en fait une simple question de police, de telle sorte que ce qui était interdit au point de vue de la fiscalité devient parfaitement licite dans l'intérêt des mœurs. C'est par égard pour les mœurs que l'entrée des bains est interdite aux profanes, et est réputé profane quiconque se refuse à payer la taxe : il est vrai qu'en l'acquittant, il cesse de l'être.

Mais on va plus loin encore. Comme il y a des maîtres nageurs qu'il faut bien utiliser puisque c'est l'administration qui, par d'habiles retenues, touche le plus net de leurs recettes, il est défendu, toujours au point de vue des mœurs, à tout père et à tout mari d'accompagner sa fille ou sa femme dans les eaux où elles se baignent. Ceci revient de droit aux gens patentés et garantis par la direction des bains. C'est ainsi qu'on sauvegarde la société des périls que lui ferait courir l'exécution trop à la lettre des arrêtés ministériels et des sanctions du Conseil d'État.

Tels sont les abus qui se sont glissés dans la réglementation de nos plages. Sans doute il doit être loisible aux femmes d'avoir leur bain à part, comme dans nos chemins de fer elles ont leur compartiment réservé ; seulement d'une simple facilité ne faites pas une vexation, en isolant par des séquestrations arbitraires les membres d'une même famille. C'est à la mer surtout que le bain mixte a sa raison d'être et je dirai même est imposé par les convenances.

Hommes rigides et vertueux, qui croyez que la décence et les mœurs ont plus besoin de protection sur la plage où l'on se baigne au grand jour, que dans vos casinos où vous organisez vos réunions et vos fêtes nocturnes, commencez donc par prouver que le costume de bain offre plus de dangers que le costume de bal !

PLAGES OU L'ON SE BAIGNE.

Les bains de mer sont tellement passés aujourd'hui dans nos habitudes et dans nos goûts qu'il n'est peut-être pas de plage, sur tout notre littoral de la Manche et de l'Océan, qui ne compte plus ou moins de baigneurs. Nous n'avons point à nous occuper ici de celles qui, soit par leur exiguïté, soit par leur manque d'aménagement, ne sont fréquentées que par les personnes de l'endroit. Les seules qui nous intéressent sont les plages disposées de manière à recevoir des étrangers. Et encore ne leur consacrerons-nous point, comme pour les sources minérales, une notice particulière, car, étant toutes baignées par les mêmes eaux, elles ont toutes aussi les mêmes vertus médicinales ; elles ne varient que par quelques particularités d'un ordre un peu secondaire. On peut donc, dans la grande majorité des cas, se laisser guider dans son choix par ses goûts et ses couvenances.

Si la foule se porte de préférence sur les côtes de Normandie, il y a à cela plusieurs raisons. D'abord la proximité de la mer, qui permet de franchir en quelques heures la distance qui la sépare de la capitale. Puis la facilité des communications : sous ce rapport, la Direction du chemin de fer de l'Ouest, par la multiplicité des départs, le bas prix des billets d'aller et retour, l'intelligente concordance des heures et l'organisation des *Trains de plaisir* ou d'*excursion*, a bien mérité tout à la fois des baigneurs et des touristes. Il y a enfin le climat. Ce que nous allons demander à la mer pendant les mois de juillet et d'août, n'est-ce pas avant tout la fraîcheur ? Or les côtes normandes sont, de toutes, les plus favorisées, surtout si on les compare à celles de Biarritz et d'Arcachon qui représentent, à cette époque de l'année, de véritables rôtissoires.

Ceci posé, entrons en matière. Il ne saurait être question, ainsi que nous venons de le dire, d'une description détaillée, mais bien plutôt d'un simple aperçu des principales plages où l'on se baigne. Nous parlerons d'abord du littoral de la Manche, pour terminer par celui de l'Océan. Quant aux plages de la Méditerranée, nous n'avons point à nous en occuper, aucune n'étant convenablement aménagée pour le bain ; d'ailleurs leur étude rentre dans celle des stations hivernales.

PLAGES BALNÉAIRES DE LA MANCHE.

Elles commencent à Calais et même à Dunkerque, pour s'étendre jusqu'à Granville et Saint-Malo; mais ce n'est à vrai dire qu'entre Boulogne et Cherbourg que se trouvent celles que fréquentent nos baigneurs. Ce sont donc les seules qui méritent d'appeler notre attention. C'est dans cet ordre également que nous allons les énumérer, c'est-à-dire que, prenant Boulogne pour point de départ, nous longerons la côte pour finir par Cherbourg notre excursion sur le littoral.

BOULOGNE (Pas-de-Calais).

Plage à fond de sable.

Itinéraire de paris a boulogne. — Chemin de fer du Nord jusqu'à Boulogne même : 4 heures 35 minutes. — *Débours :* 28 fr. 45.

La plage de Boulogne, par son sable fin et sa légère inclinaison, est une de nos plus belles plages balnéaires. Il y a un magnifique casino. A peu de distance sont rangées les voitures roulantes qui servent tout à la fois de cabinet de toilette et de véhicule, pour suivre la mer à mesure qu'elle se retire. La ville actuelle n'offre, il est vrai, rien de bien remarquable ; en revanche elle a ses souvenirs. C'est dans son port que César prépara sa première expédition contre la Grande-Bretagne. C'est là que s'embarqua le comte de Boulogne, petit-fils de Guillaume le Conquérant, pour aller se faire sacrer à Londres. Enfin c'est sur ses rivages que Napoléon rassembla la flottille avec laquelle il méditait sa fameuse descente en Angleterre.

Combien aujourd'hui les choses ont changé de caractère et d'aspect ! Ces mêmes insulaires, tant de fois menacés ou conquis, sont devenus conquérants à leur tour. A force d'introduire dans Boulogne leurs cottages, leurs costumes et jusqu'à leurs coutumes, ils en ont fait une colonie britannique. Je plains le Français qui, ne sachant pas la langue anglaise, choisira cette plage pour y suivre sa cure. Il ne tardera pas à s'écrier, comme Ovide retiré chez les Scythes : « Je suis un barbare ici, car personne ne me comprend : »

Barbarus hic ego sum, quia non intelligor illis.

LE TRÉPORT (Seine-Inférieure).

Plage à fond de galet.

Itinéraire de paris au tréport. — Chemin de fer de l'Ouest[1] jusqu'à Dieppe : 4 heures 40 minutes. Voitures de Dieppe au Tréport: 2 heures. — *Débours :* 25 fr.

Autant Boulogne est une ville aristocratique, autant Le Tréport est une ville bourgeoise. C'est un de ces derniers refuges où les baigneurs qui fuient le bruit et le monde, sont le plus sûrs de rencontrer quelque chose qui rappelle la vie de province. Toutes les maisons, à part quelques hôtels de bonne apparence, sont des maisons de pêcheurs. Il y a bien un petit casino, mais il est presque aussi silencieux le soir que le jour, et on y joue surtout aux jeux dits « innocents. » Les véritables distractions sont la promenade. La plus intéressante est celle qui conduit au vieux château d'Eu où Louis-Philippe reçut en 1843 la reine d'Angleterre.

Mers. — A un kilomètre du Tréport, Il ne se compose encore que de quelques maisons, mais je le crois destiné à devenir un bain important.

DIEPPE (Seine-Inférieure).

Plage à fond de galet.

Itinéraire de paris a dieppe. — Chemin de fer de l'Ouest jusqu'à Dieppe même : 4 heures 40 minutes. — *Débours :* 22 fr. 50.

Dieppe est une de nos plus célèbres plages balnéaires ; c'est aussi celle dont la vogue remonte le plus haut ; il est vrai que ceux qui aiment médiocrement le galet peuvent trouver cette vogue quelque peu usurpée. Il y a un beau casino où se donnent de ravissantes fêtes ; il y a surtout une belle terrasse, moins peut-être par son exposition près de la mer que par le curieux spectacle qu'elle offre, quand arrive le soir. C'est là en effet que se donne rendez-vous de quatre à six heures ce qu'on est convenu d'appeler « le monde élégant. » J'y ai vu défiler ainsi tout ce qu'il est possible d'imaginer de plus excentrique et de plus burlesque en fait de costumes et de tournures.

---

1. On peut encore aller au Tréport par le chemin de fer du Nord, en prenant la correspondance à la station de Saint-Valery : même débours.

C'était à se demander si « ces petites dames » ne s'étaient pas inspirées des charges de Cham ou de Gavarni.

Il n'est pas jusqu'aux hôteliers qui n'aient une excentricité à leur manière : celle-là porte sur les prix. Je ne connais pas de bains de mer où il fasse aussi cher vivre qu'à Dieppe ; je n'en connais pas surtout où l'on prélève avec plus d'entente l'impôt masqué par les noms ingénieux de « service » et de « bougie ».

A une très-petite distance du casino se trouve un établissement hydrothérapique très-complet ; mais il est peu suivi.

Saint-Valery (Seine-Inférieure). C'est un petit port, à fond de galet, d'où partent tous les ans quelques navires pour la pêche de la morue, du hareng et du maquereau. Ils ne l'avaient certainement pas vu, les historiens qui veulent que Guillaume y ait réuni la flotte de *trois mille voiles* avec laquelle il alla conquérir l'Angleterre. Il y a une belle plage ; à côté se trouvent quelques hôtels à l'usage des baigneurs. La vie y est facile et peu dispendieuse, malheureusement l'eau dont on use aux repas laisse à désirer.

FÉCAMP (Seine-Inférieure).

Plage à fond de galet.

Itinéraire de Paris a Fécamp. — Chemin de fer de l'Ouest jusqu'à Fécamp même : 5 heures 5 minutes. — *Débours :* 24 fr. 85.

Le casino de Fécamp est certainement l'édifice le plus grandiose, comme bain de mer, qu'on puisse imaginer ; ou plutôt, il faut l'avoir vu pour s'en faire une idée. Il se compose de deux vastes corps de bâtiments reliés entre eux par une longue galerie que surmonte une terrasse, et dont l'ensemble représente un véritable palais. Sur la falaise qui le domine sont coquettement dressés une série de cottages qui en forment comme le couronnement. Pourquoi donc n'y rencontrez-vous que de rares baigneurs ? C'est que jamais lieu ne fut plus mal choisi pour une aussi splendide installation. D'abord l'établissement est trop loin de la ville avec laquelle il ne communique que par une chaussée où la marche est fatigante. Puis les galets qui forment le fond de la plage représentent de gros cailloux roulés qui blessent les pieds du baigneur s'il n'a eu soin de se munir d'espadrilles, nécessité qui, pour beaucoup, ôte au bain son principal agrément. Enfin aucune distraction ne saurait venir du dehors, Fécamp étant avant tout un port de cabotage et les habitants pour la plupart de simples pêcheurs.

Cet insuccès est d'autant plus à regretter qu'il n'est peut-être pas d'endroit où les bains de mer chauds aient été organisés avec plus d'entente. L'usage où l'on est de disposer au fond des baignoires une épaisse couche de varech communique à l'eau des propriétés adoucissantes et résolutives. C'est là une excellente pratique que je voudrais voir se généraliser dans nos autres bains.

Yport (Seine-Inférieure). A quatre kilomètres de Fécamp. C'était autrefois un réduit tellement misérable qu'on disait par opposition : « Qui a vu Paris et n'a pas vu Yport n'a rien vu. » Aujourd'hui, grâce à ses bains de mer, Yport est un petit village où respire l'aisance et où quelques-uns de nos baigneurs ne craignent pas, chaque année, d'aller s'égarer.

ÉTRETAT (Seine-Inférieure).

Plage à fond de galet.

ITINÉRAIRE DE PARIS A ÉTRETAT — Chemin de fer de l'Ouest jusqu'à la station des Ifs : 4 heures 44 minutes. De cette station à Étretat, 1 heure. — *Débours* : 26 fr.

Étretat est le bain de mer des hommes de lettres et des artistes. Du reste je connais peu de plages plus accidentées et dont l'aspect prête davantage à tous les caprices de l'imagination. Il semble même que la nature ait voulu marquer ces rivages au coin de ses sublimes fantaisies. C'est ainsi qu'à l'une des extrémités des immenses falaises qui bordent la côte, elle a ouvert, au milieu de la roche, une ogive assez grande pour livrer passage à un navire sans voiles.

Ne cherchez à Étretat ni casino somptueux, ni toilettes élégantes ; il y a plutôt des réunions intimes que des réceptions d'apparat. D'ailleurs les hommes y sont en majorité et le costume de marin y est à peu près de rigueur. Les hôtels eux-mêmes ont un aspect quelque peu primitif : c'est que tout baigneur a sa maison, au milieu des champs et de la verdure.

Dieppe et Étretat ont aujourd'hui une renommée à peu près égale. Seulement sachez faire un choix. Si vous avez plus d'argent que d'esprit, allez à Dieppe ; si vous avez plus d'esprit que d'argent, allez à Étretat.

Le HAVRE (Seine-Inférieure).

Plage à fond de galet.

Itinéraire de Paris au Havre. — Chemin de fer de l'Ouest jusqu'au Havre même : 4 heures 45 minutes. — *Débours :* 26 fr.

Il est des personnes qui ont un tel besoin d'animation et de bruit qu'il leur faut retrouver la ville, même à la mer. Celles-là ne sauraient mieux choisir comme plage que le Havre, ni comme établissement que Frascati. Frascati est tout à la fois un hôtel et un casino ; seulement son isolement, depuis la démolition des remparts qui l'avoisinaient, le fait ressembler à une sorte de monastère. Il est vrai que l'on peut se rendre en quelques minutes au cœur même de la cité.

Le Havre est justement célèbre par ses promenades et ses excursions. Qui n'a entendu vanter la côte d'Ingouville et le merveilleux panorama que l'œil embrasse des sommets du cap de la Hève ? C'est au pied de ce cap que se trouve le village de Saint-Adresse dont on a, ce me semble, quelque peu surfait les mérites comme station de bain. La plage n'y offre rien que de très-ordinaire : la campagne seule est ravissante.

Villerville. — C'est une petite plage, moitié galet et moitié sable, sans casino, n'offrant que quelques cabines pour abriter les baigneurs. Le village se trouve à quelque distance, perché sur les falaises. Pour comprendre et aimer Villerville il faut être artiste, car il n'y a d'autres récréations que la contemplation d'une nature champêtre.

TROUVILLE (Calvados).

Plage à fond de galet.

Itinéraire de Paris a Trouville. — Chemin de fer de l'Ouest jusqu'à Trouville même : 6 heures 5 minutes. — *Débours :* 24 fr. 65.

Voici enfin un bain à fond de sable. C'est même une particularité assez curieuse que tout le littoral de la Seine-Inférieure soit à fond de galet.

Il n'est personne qui n'ait entendu vanter Trouville ; or, je suis heureux de le dire, Trouville n'est nullement au-dessous de sa réputation. La plage en est admirable et tout y est convenablement disposé pour les exercices balnéaires. Son Casino, où les fêtes se succèdent avec une variété et une entente si parfaites, réunit chaque soir l'élite des baigneurs. Seulement, sont-ce bien des bains de mer que l'on prend à Trouville? Il suffit de jeter les yeux sur l'embouchure de la Tougue pour voir que ses eaux, au lieu de pénétrer directement dans la mer, s'inclinent à droite, du côté de la plage, déviées qu'elles sont par un banc de sable qui forme en ce point une sorte de digue. L'eau du bain est donc un mélange d'eau douce et d'eau salée; par suite son action ne saurait être bien énergique. Mais qu'importe! Les baigneurs qui fréquentent Trouville sont rarement de vrais malades, et ce qui les y attire, c'est plus encore l'attrait du plaisir que l'espoir de la guérison.

DEAUVILLE.

Plage à fond de sable.

ITINÉRAIRE DE PARIS A DEAUVILLE. — Le même que pour Trouville. A Deauville se trouve la gare du chemin de fer.

Lorsque, l'année dernière (1866), me rendant à Deauville, j'aperçus de mon wagon une cité splendide s'élever là où, peu de temps auparavant, je n'avais vu qu'un steppe aride et sauvage, je me demandai si je n'étais pas le jouet de quelque illusion. Non. J'étais, au contraire, en face de la réalité. Ces maisons étaient bien positivement des maisons, ces palais des palais, toute cette campagne une campagne véritable. Tout au plus pouvais-je en conclure qu'on construisait aujourd'hui les villes à la vapeur. Pourquoi fallut-il qu'à ce moment une pensée triste vînt tout à coup se jeter en travers de mes contemplations et de mes étonnements? Hélas! La main qui avait créé toutes ces merveilles et que j'avais tant de fois pressée dans une affectueuse étreinte, la mort l'avait glacée avant le temps…. Qui ne sait en effet que Deauville est l'œuvre du duc de Morny, mais œuvre en partie posthume, puisqu'il a laissé à d'autres le soin de l'achever? Heureusement cette œuvre ne pouvait périr; on peut même dire que déjà elle est achevée, grâce au pieux dévouement de sa veuve dont la douleur y a trouvé tout à la fois une diversion et un aliment, grâce aussi à l'intelligente activité de ses nombreux amis qui tous y apportèrent le concours de leur cœur et de leurs capitaux. A quoi bon citer leurs noms? Ils sont inscrits dans la mémoire de tous ceux qui ont gardé le souvenir de M. de Morny. Il en est un

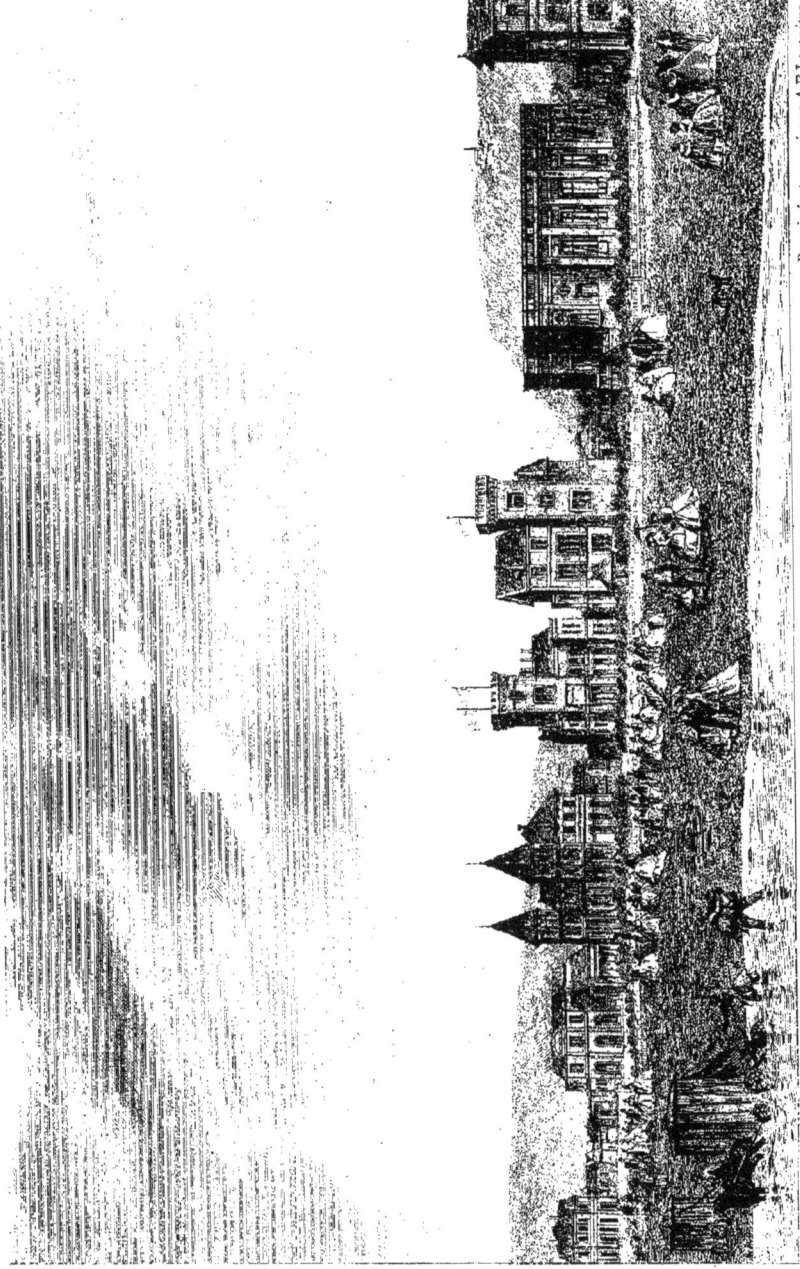

PLAGE DE DEAUVILLE.

Publié par Victor Masson et fils.

Imprimé par Jeanron.

Dessiné et gravé par A.P.Lemaitre.

cependant que nous ne saurions omettre, car il nous est particulièrement cher à tous égards, c'est celui de notre excellent confrère, le docteur Olliffe.

Deauville est donc aujourd'hui un de nos premiers bains de mer ; je me trompe, il en est le premier. Jamais du reste emplacement ne fut mieux choisi pour sa destination. Un sable uni et fin, pas un caillou, aucun mélange des eaux salées et des eaux douces, une pente bien ménagée, de vastes horizons, telle est cette admirable plage. Sur toute sa longueur règne une terrasse plus large que nos plus larges boulevards et d'un développement de deux kilomètres. Cette terrasse est bordée d'un quai de granit et s'illumine le soir d'un éclairage au gaz.

Vis-à-vis de la mer et faisant face à la partie la plus favorisée de la plage, se trouve l'établissement thermal. C'est tout un arsenal de bains d'eau chaude et de bains d'eau froide, soit douce, soit salée, de bains russes, de bains de Baréges, de piscines et d'étuves. Je n'ai vu nulle part une plus grande variété de douches, soit comme température, soit comme direction, soit comme force ; deux tours, à cet effet, ont été construites à l'extrémité du bâtiment où elles servent tout à la fois de réservoir et de chute. Enfin, à proximité des thermes, s'élèvent deux splendides hôtels qui offrent aux baigneurs, en plus des logements, tout le « comfort » de la vie matérielle la mieux entendue et la plus hygiénique.

Ainsi Deauville joint aux détails d'une installation balnéaire irréprochable, un ensemble d'appropriation de pièces et de facilités de service qui ne peuvent se rencontrer que dans une station destinée originairement, comme celle-ci, à être une station de bains de mer.

Cette même unité, mais unité sans monotonie, se retrouve dans la ville elle-même, chaque rue, on peut le dire, offrant son cachet et sa physionomie à part. Partout l'élégance, partout l'inattendu, partout la fantaisie dans ce qu'elle a de plus exquis et de plus ingénieux. Ici un chalet suisse, avec ses délicates arabesques ; à côté une maison hollandaise, avec tour et pignon étagés ; plus loin, deux villas construites dans le style le plus pur de l'ancienne architecture anglaise ; plus loin encore et sur tout le profil de la terrasse, une série de créations fantastiques, réunissant toutes les variétés et tous les genres, réunissant même toutes les nationalités. Ainsi Russes, Espagnols, Anglais, Américains, Hollandais et même Turcs, réalisent, par leurs excellents rapports, le rêve si cher aux utopistes de la « fraternité universelle. »

L'Église dont M. de Morny lui-même a posé la première
pierre, est située à égale distance de l'ancien et du nouveau
Deauville. Une place de plus de vingt mille mètres l'entoure
et l'isole, comme si le bruit des agitations mondaines ne devait
point parvenir jusqu'à elle.

Par contre, et il était impossible de mieux choisir, c'est au
voisinage des deux grands hôtels et des bains que s'élève le
casino. Ce magnifique édifice qui n'a son égal sur aucune autre
de nos plages, renferme une succession de pièces tout à fait
grandioses parmi lesquelles nous noterons la bibliothèque et la
salle de bal que l'on peut à volonté convertir en théâtre. Un
jardin anglais de trente mille mètres l'égaye de ses pelouses,
en attendant qu'il l'enveloppe de ses ombrages. C'est sur sa
terrasse que toutes les après-midi un excellent orchestre, conduit par un chef habile, fait entendre, devant une assistance
d'élite, ses notes les plus harmonieuses. Enfin, quand arrive
le soir, il règne dans ses salons une animation telle qu'on se
croirait transporté à Bade ou à Vichy.

Voilà Deauville. C'est beaucoup sans doute, mais ce n'est
pas tout encore.

Un bassin de 300 mètres de long sur 80 de large, vient d'y
être creusé, presqu'à côté de la gare, avec une célérité qui
tient du prodige. L'inauguration en a été faite au mois de mai
de l'année dernière (1866). C'est à la fois le port le plus sûr de
la côte du Calvados, et le point du littoral le plus rapproché de
Paris et de nos grands centres. Sur ses bords s'élève un hôtel
de douanes que suivront bientôt d'autres constructions. A en
juger par le nombre de bâtiments qui déjà affluent dans ses
eaux, il paraît appelé à un grand avenir commercial.

A l'extrémité opposée de Deauville et au pied du coteau boisé
qui domine la plage à distance, se trouve le nouveau champ de
course, œuvre personnelle du duc de Morny, tant était grand
l'intérêt avec lequel il en surveillait l'exécution. C'est, au dire
des sportsmen, le meilleur et le mieux situé de nos hippo-
dromes. Ses élégantes tribunes peuvent recevoir plus de trois
mille spectateurs. Quant à ses boxes[1], dont le nombre dépasse
cinquante, ils sont copiés sur ceux de Newmarket et sont la
première création de ce genre qui existe en France.

[1]. Je dois dire, pour ceux de nos lecteurs qui ne sont pas initiés au langage
du turf, ce qu'est un boxe. Un boxe est le logement destiné à un seul cheval.
Il occupe le rez-de-chaussée. Au premier se trouve la chambre du jokey qui
peut, à l'aide d'une ouverture pratiquée dans le plancher, voir tout ce qui se
passe à l'intérieur de l'écurie.

Mais arrêtons-nous. Si pour des motifs et surtout des souvenirs qui me sont personnels, j'ai cru devoir décrire Deauville avec quelques détails, alors que je ne consacrais aux autres stations maritimes qu'une simple mention, cet article cependant doit avoir ses limites. Disons donc adieu à cette délicieuse résidence. Aussi bien, je me propose bientôt d'y revenir, car le moment n'est pas éloigné où la ville va inaugurer la statue de l'homme éminent à qui elle doit son existence, et je ne serai certainement pas des derniers à aller mêler mes applaudissements à ceux qui acclameront cet hommage rendu à la mémoire du duc de Morny.

Villers. — A une demi-heure de Deauville, en longeant le littoral. La plage en est belle; seulement le sol y est inégal et le déplacement des bancs de sable par les fortes marées ou les courants, rend quelquefois le bain dangereux. Il y a un petit casino et une jolie terrasse.

Houlgate.-Beuzeval. — A cinq quarts d'heure de Villers. Ravissant pays, charmantes plages, mais installation balnéaire à peu près nulle ; et, par suite de l'échelonnement des habitations, difficulté des approvisionnements. On décore, je ne sais pourquoi, du nom de casino le petit pavillon construit à Houlgate, vis-à-vis de la mer. Il occupe un bel emplacement ; mais il est par lui-même fort peu de chose.

Ces bains sont fréquentés surtout par les personnes aisées qui préfèrent aux réunions bruyantes la vie de famille ou les simples relations de voisinage.

Cabourg. — Cabourg n'est séparé de Beuzeval que par la Dives que l'on traverse sur un pont de bois. C'est plutôt un but de promenade qu'un lieu de séjour, par suite des coups de mer qui, de temps à autre, emportent une portion de la terrasse, et des coups de vent qui ensablent à tout instant les jardins. Aussi n'y a-t-il ni végétation, ni baigneurs. Il semble même que tout, à Cabourg, doive avoir un cachet pittoresque, j'allais dire burlesque. Comprend-on que du village on ne puisse voir la mer? Le Casino lui-même est privé de cette vue, si chère à tout baigneur. Ce n'est plus, du reste, aujourd'hui qu'un bâtiment en ruine.

A Dives se trouve l'église Saint-Etienne, où Guillaume réunit les chefs de son armée, la veille même de son embarquement pour l'Angleterre. On ne peut rien voir de plus gracieusement découpé que les feuillages et les moulures de la porte occidentale de sa nef. Elle est classée aujourd'hui parmi les monuments historiques.

LION, LUC, LANGRUNE, COURSEULLES (Calvados).

Plages à fond de sable.

ITINÉRAIRE DE PARIS A CES BAINS. — Chemin de fer de l'Ouest jusqu'à Caen :
5 heures 30 minutes. Voitures de Caen aux bains : 1 heure 1/2 à 2 heures.
— *Débours :* 28 à 29 fr.

Vous voici à Caen. Il vous sera impossible de ne pas vous
y arrêter un instant, ne fût-ce que pour visiter ses principales
églises et son lycée[1]. N'oubliez pas non plus de vous faire expliquer ce qu'était, il y a quelques années encore, son nouveau boulevard, appelé spontanément par la population
« boulevard Bertrand, » du nom de l'éminent administrateur
qui l'a créé, en même temps qu'il transformait la cité tout
entière, tant au point de vue de l'hygiène que de l'art. Mais
enfin il vous faut partir pour les bains.

Ces bains, dont les principaux sont Lion, Luc, Langrune et
Courseulles, se recommandent tout à la fois par leurs plages
de sable, la modicité de leurs prix et leurs excellentes conditions de salubrité. On y est assez voisin de la ville pour en
avoir les avantages, assez éloigné pour n'en pas connaître
les assujettissements. Ce n'est réellement que sur ces petites
côtes, encore oubliées, qu'on peut goûter les douceurs de la
villégiature maritime.

ARROMANCHES (Calvados).

Plage à fond de sable.

ITINÉRAIRE DE PARIS A ARROMANCHES. — Chemin de fer de l'Ouest jusqu'à
Bayeux : 6 heures 50 minutes. Voitures de Bayeux à Arromanches : 1 heure.
— *Débours :* 31 fr.

Vous ne pourrez de même traverser Bayeux sans aller visiter
sa cathédrale, qu'un architecte du département a si heureusement restaurée, alors que ses collègues de Paris l'avaient vouée
à la démolition. Je vous recommande également la célèbre ta-
pisserie où la reine Mathilde a retracé la série d'exploits qui
signalèrent la conquête de l'Angleterre par son glorieux époux.

---

1. Qu'il soit permis à un ancien élève de ce lycée de rendre hommage au
zèle et au talent du proviseur actuel, M. l'abbé Desprez, pour y avoir élevé le
niveau des études à une telle hauteur qu'il peut rivaliser aujourd'hui avec les
premiers collèges de la capitale.

Arromanches a eu comme Trouville les commencements les plus humbles et, comme Trouville aussi, il devra à sa plage la renommée et la fortune. Seulement, hâtez-vous d'aller en jouir avant que la mode ne l'ait définitivement adoptée. Vous pouvez encore y mener cette vie calme et sans étiquette qui, je le crains bien, deviendra bientôt un mythe, à en juger par les progrès du luxe qui monte partout comme une marée sans reflux. Ainsi, une femme peut, à la rigueur, se contenter à Arromanches de deux toilettes par jour, et une longue canne historiée ne lui est pas absolument indispensable pour la promenade. Voilà, sans doute, qui va scandaliser nos baigneuses de Dieppe et de Trouville. Aussi n'est-ce point à elles que ces détails s'adressent.

Port-en-Bessin (Calvados). — A une heure de Bayeux. Seulement, au lieu de vous y rendre directement, faites-vous descendre aux deux tiers du chemin, à l'endroit appelé la *Fosse du Soucy*. Là, vous verrez une rivière, la Drôme, et d'autres petits cours d'eau aboutir dans une prairie, tournoyer sur eux-mêmes, puis disparaître à travers les porosités du sol, pour aller ressortir à deux kilomètres plus loin, près de la mer où ils se jettent. C'est une représentation en miniature de la célèbre « perte du Rhône. » On montre près de là également un ancien Camp de César.

Port-en-Bessin, contrairement aux autres plages du Calvados, est une plage de galet. Ce qui y attire surtout les baigneurs, c'est la possibilité d'y prendre son bain à toute heure de la marée, tandis qu'à Arromanches, comme sur toutes les plages à fond de sable, il faut, quand celle-ci est basse, aller chercher la mer un peu loin. Il n'offre, du reste, de curieux à visiter que d'imposantes falaises.

CHERBOURG (Manche).

Plage à fond de sable.

ITINÉRAIRE DE PARIS A CHERBOURG. — Chemin de fer de l'Ouest jusqu'à Cherbourg même : 9 heures 55 minutes. — *Débours* : 41 fr. 55.

C'est par Cherbourg que nous terminerons notre revue des plages balnéaires de la Normandie. Du reste, nous ne saurions mieux finir, car si, par ses chantiers et ses bassins, Cherbourg est notre premier port maritime, il est, par sa digue, la huitième merveille du monde. Par exemple, je ne saurais voir la neuvième dans la statue équestre de l'empereur Napoléon Ier qui regarde la mer. Contentons-nous de dire que c'est une œuvre comme il y en a peu.

Les bains sont situés à droite de la plage, dans un endroit un peu solitaire, ce qui leur donne de loin l'aspect d'un lazaret. Leur installation m'a paru fort bien entendue. Maintenant quel avenir les attend? La nouvelle direction sera-t-elle plus heureuse que ses devancières? Ce qui me le ferait croire, c'est que Cherbourg ne néglige rien pour attirer chez soi les étrangers, et qu'aujourd'hui le goût des bains de mer est beaucoup plus répandu qu'autrefois. Espérons donc que bientôt nos côtes normandes compteront un triomphe de plus.

PLAGES DE L'OCÉAN.

Parmi les nombreuses plages qui, de Brest jusqu'à la frontière d'Espagne, règnent le long de l'Océan, deux surtout nous intéressent, ce sont Arcachon et Biarritz. Quant aux autres, sans vouloir aucunement nier leurs titres à la confiance des baigneurs, nous n'en dirons que quelques mots, car elles n'ont guère recruté jusqu'à présent leur clientèle que dans les départements qui les avoisinent. Ce sont :

Le Croisic (Loire-Inférieure). — Belle plage sans rochers, sans galets et offrant une pente très-douce. On y trouve, en plus des bains, un établissement très-complet d'hydrothérapie où l'on utilise les eaux-mères provenant des salines du pays. Il y a un casino bien tenu ; mais la ville offre peu de ressources et encore moins de distractions.

Pornic (Loire-Inférieure). — La situation de Pornic, en face de l'île de Noirmoutiers et dans une anse profonde que bordent de magnifiques falaises, lui donne un aspect tout à fait pittoresque. La plage, formée d'un sable fin et moelleux, est parfaitement disposée pour les bains. Les cabines y sont propres et commodes, chose assez rare dans nos établissements. Enfin, il y a un beau casino.

Sables d'Olonne (Vendée). — Pour se rendre à ces bains il faut, en plus d'un long trajet en chemin de fer, *dix grandes heures de diligence*. En voilà assez pour effrayer les baigneurs les plus intrépides. Aussi n'y verrez-vous point de Parisiens, à moins que quelques circonstances particulières ne les amènent de ce côté. Du reste, la plage est superbe.

La Tremblade (Charente-Inférieure). — Petite plage sablonneuse qui commence à faire parler d'elle dans les meil-

leurs termes. Elle est encore, en quelque sorte, à l'état rudi-
mentaire ; mais je la crois appelée à un sérieux avenir.

Royan (Charente-Inférieure). — Magnifique plage, mais
eau à moitié dessalée par la Charente et adultérée par l'égout
de la ville. Le bain n'est réellement possible qu'à Pontaillac.
En revanche, charmant casino. Aussi, ce que les baigneurs
fréquentent le moins à Royan, est-ce le bain.

ARCACHON (Gironde).

Plage à fond de sable.

Itinéraire de paris a arcachon. — Chemin de fer de Bordeaux et Bayonne,
embranchement de Lamothe, jusqu'à Arcachon même : 12 heures 50 min.
— *Débours :* 70 fr.

J'ai reçu dernièrement, comme tous mes confrères de Paris,
une notice sur Arcachon, intitulée : *Sa plage, sa forêt et sa ville
d'hiver*, dans laquelle je n'ai pas été médiocrement surpris de
lire le passage suivant que je transcris textuellement :

« Un docteur éminent, justement célèbre par d'importantes
publications sur les eaux et les bains des côtes de France,
M. Constantin James, lui aussi, a rendu hautement justice à
cette ville méconnue qu'il visitait en 1859 : « Je m'attendais,
« dit-il, à voir un séjour de bains de mer, comme tous ceux
« qui existent en France et un instant grandi par la réclame.
« Il n'en est rien : cette station est au-dessus de sa renommée ;
« on ne sait peut-être pas tout l'avenir qui lui est réservé. *J'ai
« beaucoup voyagé et je n'ai rien vu d'aussi complet au point
« de vue médical.* »

Certes, je ne saurais trop remercier l'auteur de cette notice
du jugement beaucoup trop flatteur qu'il porte sur moi et mes
travaux, mais cependant je dois à la vérité de dire que je n'ai
jamais écrit un seul mot du passage qu'il m'attribue en le guil-
lemettant et même en en soulignant une phrase. Évidemment
sa religion a été surprise. Elle l'a été d'autant plus que, tout en
pensant beaucoup de bien d'Arcachon, mon enthousiasme n'a
jamais été monté à ce degré de lyrisme, et que surtout, à l'é-
poque dont il parle où je visitai ces bains, la partie médicale sur
laquelle je suis censé m'extasier, manquait presque complète-
ment d'organisation.

Je dirai donc simplement qu'Arcachon me paraît un excellent séjour pendant les mois de septembre et d'octobre, époque
où les côtes septentrionales deviennent beaucoup trop froides ;

seulement j'ajouterai que j'y ai trop souffert de la chaleur en juillet et août, pour y jamais envoyer un baigneur pendant les périodes caniculaires.

BIARRITZ (Basses-Pyrénées).

Plage à fond de sable.

Itinéraire de paris a biarritz. — Chemin de fer d'Orléans jusqu'à Biarritz même : 16 heures 54 minutes. — *Débours :* 88 fr. 60.

Je ne connais pas de station balnéaire d'un plus ravissant aspect que Biarritz. Son admirable plage, au sable élastique et fin, ses roches percées, où le flot s'engouffre comme en se jouant, ses maisons échelonnées en amphithéâtre sur la falaise qui regarde la mer, ses trois bassins d'un aspect si varié et d'un abri si sûr, tout dans Biarritz charme et captive. Pourquoi faut-il que la nature ait refusé à son sol toute espèce de végétation? Au moins Arcachon a les sapins de ses dunes; ici pas un arbre, pas une plante, pas un brin d'herbe. C'est comme un avant-goût des déserts du Sahara.

Biarritz, ai-je besoin de le dire? est comme Arcachon, plus encore même qu'Arcachon, une station d'automne. Il y a toutefois cette différence entre ces deux bains que, tandis que le premier, où domine l'élément espagnol, est éminemment aristocratique, le second, au contraire, où domine l'élément bordelais, est éminemment bourgeois. Enfin, il fait beaucoup moins cher vivre à Arcachon qu'à Biarritz.

FLORE ET FAUNE MARITIMES.

Nous en avons fini avec cette nomenclature un peu sèche des plages où l'on se baigne. Une compensation nous est donc bien permise. C'est à ce titre que nous allons jeter un coup d'œil sur la Flore et la Faune maritimes, gracieux sujet dont Pline a dit avec raison : « Tout ce qui existe ailleurs se retrouve dans la mer, mais la mer a beaucoup de choses qu'on ne rencontre pas ailleurs » (*quidquid nascuntur in parte naturæ ulla et in mare esse; præterque multa quæ nusquam alibi*).

Voyez ces fleurs qui émaillent les rochers que la mer vient d'abandonner, comme les pâquerettes émaillent le tapis de nos

prairies que le soleil inonde. Quelle vivacité de couleurs !
Quelle délicatesse et quelle variété de formes ! Les unes, portées par une tige charnue, s'épanouissent en une couronne d'é-
tincelants pétales ; d'autres se balancent au sommet d'un pédi-
cule menu et flexible, que surmonte une aigrette aux reflets
argentés ; plusieurs figurent des boules aériennes qu'on prendrait pour des têtes de pissenlit, et qu'on croirait de même pouvoir souffler en se jouant ; quelques-unes enfin rappellent ces
étoiles et ces disques dont les poëtes aiment à parer le front des
Néréides. Et dire que tout cela marche, que tout cela mange,
que tout cela obéit à de véritables instincts ! On les voit, l'été,
se rapprocher des côtes pour prendre leur part des rayons solaires, et, l'hiver, s'en éloigner pour gagner les profondeurs où
elles trouveront des températures plus stables. Aperçoivent-elles
quelque proie à leur portée, elles la saisissent avec leurs tentacules et l'engloutissent dans leur cavité centrale qui est tout
à la fois un estomac, un cœur et un cerveau. Il en est même
quelques-unes pour lesquelles cette existence par trop pro-
saïque ne saurait suffire ; il leur faut des impressions de
voyage.

En voici précisément une qui se dirige vers nous, voiturée
par une espèce de crabe dont la carapace lui sert de palan-
quin ; c'est l'*Anémone parasite*. Ce crabe lui-même, qui a nom
« Bernard l'hermite, » est un bien singulier personnage. Comme
la nature a garni la partie antérieure de son corps d'un teste
solide, mais a laissé la partie postérieure sans défense, il y
supplée en faisant choix d'une coquille vide dans laquelle il
s'introduit à reculons, comme on le fait pour les gondoles
vénitiennes. Jusque-là rien que de très-licite. Ce qui l'est
moins, c'est que, s'il rencontre quelque autre crabe dont la
coquille lui plaise mieux, il ne négligera rien pour en chasser
le propriétaire légitime ; caresses, ruses, perfidies, violence,
tout lui sera bon. Gardons-nous toutefois de nous montrer
trop sévère à son endroit, car c'est là un mode d'annexion qui
n'est pas exclusivement à l'usage des crustacés.

Inutile d'ajouter que notre anémone ne saurait prendre aucune part à ces luttes dont le résultat le plus net, si sa monture
est victorieuse, sera de la mettre à pied par l'abandon de la
coquille qui la portait. Laissons donc le couple voyageur continuer le cours de ses pérégrinations.

Ce qui, pour le médecin, distingue surtout la flore maritime et constitue sa supériorité sur la flore terrestre, c'est que
pas un de ses produits ne contient de principes vénéneux ;

plusieurs même, tels que les lichens et les fucus, fournissent
à la thérapeutique d'utiles préparations.

Par une particularité bien digne de remarque, les végétaux
qui peuplent les océans remplissent les mêmes fonctions que
ceux qui vivent dans notre atmosphère. Comme eux, ils constituent un puissant moyen d'assainissement, en ce qu'ils
renouvellent, par la décomposition du gaz acide carbonique,
la provision d'oxygène dont les animaux marins n'ont pas
moins besoin que les animaux terrestres pour respirer.

Les animaux marins ! Mais peut-on dire exactement où la
plante finit et où l'animal commence ? Sans doute ces différences sont tranchées au sommet des deux règnes; seulement
arrive-t-on aux degrés inférieurs, elles deviennent de plus en
plus obscures. Linné l'a dit en termes aussi concis que vrais :
« La nature ne procède point par bonds » (*natura non facit
saltum*). C'est au point qu'il semble qu'au moment d'animer la
matière inerte, elle ait hésité, incertaine si elle ferait du nouvel
être un animal ou un végétal. Il est vrai que le doute n'existe
plus pour les types plus parfaits. Choisissons donc parmi
ceux-ci quelques exemples qui pourront nous servir à donner
un aperçu de la faune maritime.

Une première chose à noter, c'est que, tandis que le végétal
ne saurait nous nuire, l'animal au contraire doit plutôt nous
inspirer de la crainte que de la confiance. Et je ne parle pas
seulement de ces monstres tels que le requin qui semblent
avoir voué une guerre à mort à notre espèce. Je ne désigne
pas davantage la pieuvre [1], ce Croquemitaine d'un autre genre
dont les exploits n'existent heureusement que dans l'imagination par trop féconde d'un poëte fantaisiste. Non. J'em-
prunterai mon exemple à un simple petit poisson, très-fréquent sur nos côtes, qu'on appelle la *Vive*.

La vive (*draco minor*) a la nageoire dorsale pourvue d'un dard
long et acéré qu'elle redresse subitement quand on veut la
saisir, et qui provoque une douleur aiguë et prolongée. Aussi
croit-on généralement que son arme est empoisonnée comme
celle de l'abeille, et est-on dans l'usage de cautériser la plaie.
Or, je me suis assuré par une dissection très-attentive qu'il
n'existe chez elle aucun organe pour sécréter le venin. Comment donc expliquer l'acuité de la douleur ? Je l'attribue à ce

---

1. C'est le poulpe. Sans doute ses ventouses ont quelque chose d'effrayant,
mais elles lui servent beaucoup plus pour ses usages personnels et au besoin
sa défense qu'il ne les emploie comme arme offensive.

que le dard pénètre les chairs très-profondément, que celles-ci sont très-sensibles et que leur texture serrée les expose à s'étrangler. Ce qui le prouve, c'est que le traitement le meilleur consiste dans l'emploi des topiques émollients ; si, malgré cela, la douleur persiste, il peut être utile de recourir au débridement, mais non à la cautérisation.

Je ne saurais donc trop engager ceux de nos baigneurs qui se complaisent aux pêches côtières, surtout à celle de la crevette, à se tenir en garde contre la vive, quand il s'en rencontrera quelqu'une dans leurs filets. Rien de redoutable comme l'habileté avec laquelle elle manie son arme.

Cette habileté, du reste, se retrouve chez tous les animaux, grands et petits, amphibies et autres, qui habitent la mer. Heureusement, c'est beaucoup moins encore contre l'homme que contre eux-mêmes qu'ils l'exercent. S'agit-il de s'entre-détruire, ils déploient toutes les ressources, toutes les ruses, j'allais dire tout le génie de la guerre de surprise et d'embuscade.

Voyez ce petit être qu'on appelle *Fourmi-lion*. Trop faible pour attaquer de front son ennemi, il étudie sur le sable les traces de son passage, y creuse un trou microscopique, puis se tient à l'affût. A peine l'a-t-il vu rouler dans l'abîme, qu'il se précipite vers lui, et, profitant de ce qu'il est tout étourdi de sa chute, en a facilement raison.

Non moins curieuse est l'industrie de certains crustacés (*Nassa reticulata*). Ils se blottissent sous le sable, ne laissant poindre au dehors que l'extrémité de leur petite trompe qui doit les avertir, à la manière d'un conducteur, de la présence de leur proie. Aussitôt qu'ils en sentent le contact, ils sortent de leurs cachettes, comme les nonnes de leur tombeau dans l'opéra de Robert, et l'accablent de leur nombre.

Vous citerai-je la *Sèche*, qui commence par aveugler son adversaire, en lui lançant du noir dans ses eaux, absolument comme certains voleurs commencent par aveugler leur victime, en leur lançant du poivre dans les yeux ?

Et la *Torpille !* La batterie électrique avec laquelle elle foudroie son ennemi à distance, est-elle donc sans analogie avec nos décharges d'artillerie ?

Si nous voulons par la pensée nous reporter à d'autres mers que les nôtres, nous assisterons à des spectacles plus curieux encore. Un poisson, par exemple, qui en pêche un autre à la ligne ! Tel est le passe-temps auquel se livre la raie appelée *Lophius piscatorius*. Elle ne fait du reste qu'employer l'amorce

dont la nature l'a dotée dans ce but. De sa tête partent plusieurs
tentacules terminés, à leur extrémité libre, par un renflement
spongieux et charnu, d'un aspect appétissant. Ce renflement
elle le laisse flotter, comme un appât, à la surface de l'eau,
tandis qu'elle-même se tient cachée sous une roche ou un fucus.
Quelque poisson sans défiance vient-il à y mordre, aussitôt
elle fait jouer un ressort qui ramène vivement le tentacule
dans sa bouche entr'ouverte de manière à y engloutir le prisonnier, et cela sans qu'il puisse en sortir, car ses dents, disposées en herse, n'ont d'écartement que juste ce qu'il faut pour
livrer passage au retrait de l'amorce.

Un combat plus loyal est celui que se livrent ces poissons
porte-épée nommés *Espadons*. Lorsque deux champions
se rencontrent, ils s'observent d'abord à distance, comme
pour juger de leurs endroits faibles, puis commence un véritable duel, lequel se termine assez souvent par la mort des
deux adversaires. Plus soucieux en effet de l'attaque que de la
parade, ils se précipitent l'un vers l'autre avec une telle furie
qu'il n'est pas rare qu'ils se transpercent mutuellement avec le
long glaive dont leur nez est armé.

Mais détournons nos regards de ces scènes de meurtre. D'ailleurs nous l'avons déjà dit, les poissons seraient destinés à
mourir de faim s'ils ne se dévoraient entre eux, et de deux maux
il est assez juste qu'ils choisissent le moindre. Puis qui sait si,
en subissant cette dure nécessité de la faim (*malesuada fames*),
ils ne font pas violence à leurs véritables instincts? Ce qui me
le ferait croire, c'est qu'on cite d'eux des traits qui prouvent
en faveur de leur excellent naturel. En voici un, par exemple,
que j'emprunte à Pline :

« Un enfant, dit-il, eut l'idée, pour se rendre sans fatigue à
l'école, de monter sur le dos d'un dauphin auquel il avait fait
signe d'approcher. L'animal s'y prêta de bonne grâce et vint
ainsi, tous les matins, le voiturer de Pouzzole à Baïa pour le
ramener, le soir, à la même place. Ce petit manége dura toute
une année, « sans que cela fît un doute pour personne » (*quod
nemo dubitaret*). Cependant l'enfant tomba malade et mourut.
Le dauphin continua, comme par le passé, de venir au rendez-
vous ; mais, comprenant à l'absence de son jeune ami qu'il lui
était arrivé quelque malheur, « il en éprouva un tel chagrin
qu'il ne tarda pas à succomber » (*desiderio expiravit.*)

Autre fait dû également au même naturaliste, et tout à fait
digne de lui servir de pendant.

« Un dauphin ayant été pris par un roi de Carie » *(rege*

Cariæ) fut attaché dans le port. Les autres dauphins arrivèrent de tous côtés, et implorèrent sa grâce par des signes dont il était impossible de ne pas comprendre l'éloquente tristesse (*eloquens mœstitia*). Ils restèrent ainsi dans l'attitude de suppliants, « jusqu'à ce que le roi eût rendu la liberté au captif » (*donec dimitti rex eum jussit*).

Voilà certes deux très-beaux traits, tellement beaux même que quelques personnes pourront être tentées d'en suspecter l'authenticité. On ne saurait nier toutefois que les dauphins ne soient réellement susceptibles de sentiments d'attachement. « On en voit, dit Martial, dans les piscines sacrées, qui connaissent leurs maîtres, et viennent en nageant leur lécher la main. Comme ils ont chacun un nom, dès qu'il les appelle, ils s'empressent d'accourir à sa voix : »

> Sacris piscibus hæ natantur undæ
> Qui noscunt dominum, manumque lambunt.
> Quid quod nomen habent et ad magistri
> Vocem quisque sui venit citatus.

Nous-mêmes n'avons-nous pas vu, il y a quelques années, à Paris, un dauphin (lisez phoque) qui faisait mieux que cela encore ? Il disait *papa* et *maman*, au commandement de sa maîtresse, puis il allait lui lécher les mains en lui lançant des regards où respirait la tendresse la plus vive.

Je suis donc très-disposé à croire tout ce qu'on me racontera de l'intelligence de ces amphibies. Cependant Pline met la crédulité de ses lecteurs un peu trop à l'épreuve lorsqu'il affirme que les dauphins de son temps connaissaient assez leur figure pour savoir qu'ils avaient le nez camard, assez leur latin pour savoir que camard se disait *simus*, et assez les étymologies pour savoir que de *simus* on avait fait Simon. « Voilà, s'écrie-t-il, la raison pour laquelle le nom de Simon leur est particulièrement familier, et pourquoi ils sont charmés qu'on le leur donne » (*qua de causa nomen Simonis omnes miro modo cognoscunt, maluntque ita appellari*). Si réellement les dauphins de Rome en savaient si long, j'avoue à ma honte qu'ils étaient beaucoup plus forts que moi en linguistique.

Ces animaux, du reste, ont été de tout temps des héros de légendes. Chacun connaît l'histoire d'Arion sauvé du naufrage par un dauphin qu'avaient ému les accents de sa lyre. Oppien dit en avoir vu sortir de la mer pour venir écouter des bergers qui jouaient de la flûte. Enfin Pausanias affirme en avoir

entendu un exécuter des *soli* sur une conque qu'il maniait avec
l'aisance d'un véritable virtuose.

Mais, et c'est par là que nous terminerons ce qui a trait à
la faune maritime, c'est surtout chez les Sirènes, ces « monstres
de la mer à la voix mélodieuse : »

> Monstra maris Sirenes erant quæ voce canora,

comme les appelle Ovide, que l'instinct musical était le plus
développé. Il l'était tellement qu'Homère en a fait le sujet
d'un des plus charmants épisodes de son immortelle *Odyssée*.
Disons-le de suite, leur voix n'a rien perdu aujourd'hui de
son pouvoir fascinateur; leurs goûts seuls se sont un peu modifiés. Ainsi, tandis que la Sirène d'autrefois recherchait de
préférence les écueils escarpés et les rochers déserts, la Sirène
moderne a, au contraire, un très-grand faible pour nos plages
les plus fréquentées et tout spécialement nos casinos. Il s'est
opéré de même quelques changements dans leur structure anatomique. La première était moitié femme et moitié poisson,
la seconde est moitié femme et moitié démon. Enfin, et c'est
là une circonstance des plus fâcheuses, la race qui avait le
privilége d'en affronter les séductions paraît bien près de
s'éteindre; c'est celle des Ulysses.

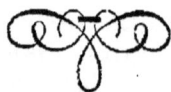

ÉTUDES

SUR

L'HYDROTHÉRAPIE.

A l'époque où je fis paraître ces Études (1845), dont je venais de recueillir les matériaux en Allemagne, l'hydrothérapie était à peine connue en France. Aujourd'hui, au contraire, elle y est pratiquée sur une très-grande échelle. Mais, avant d'entrer en matière, il ne sera peut-être pas sans intérêt de donner un aperçu historique de l'emploi de l'eau froide et du parti que les anciens savaient en tirer. Nous serons conduits ainsi à comparer leurs pratiques avec les nôtres ; or, je n'hésite pas à le dire tout d'abord, il ressortira de ce rapprochement que ce qu'il y a de réellement nouveau dans l'hydrothérapie moderne, c'est moins la chose que le nom.

DE L'EMPLOI DE L'EAU FROIDE.

L'eau froide est certainement le premier agent naturel dont l'homme ait fait usage, soit comme moyen d'hygiène, soit à titre de médicament, et cela dès l'origine des sociétés. Virgile dit en parlant des premiers habitants de l'Italie : « Ce peuple doit sa robuste constitution à l'habitude où l'on est de plonger l'enfant, aussitôt sa naissance, dans l'eau glacée des fleuves : »

Durum ab stirpe genus, natos ad flumina primum
Deferimus, sævoque gelu duramus et undis.

Il est de même parlé à tout instant dans les livres saints de l'emploi de l'eau froide. Sans doute, les ablutions, dans leur symbolisme transparent, devaient enlever à l'âme ses souillures, mais elles eurent souvent aussi pour objet, à un autre point de vue, la santé de nos corps. Ainsi, la fille de Pharaon était au bain quand elle sauva Moïse, exposé sur le Nil ; le prophète Élisée prescrivit à Naaman l'eau du Jourdain, comme le meilleur remède de ses maux ; enfin Judith, sur le point d'affranchir Israël en tuant Holopherne, allait chaque nuit retremper ses forces dans les fontaines de la vallée de Béthulie.

La théogonie païenne n'eut garde, non plus, d'oublier dans ses fictions cette utile intervention de l'eau froide. Ovide représente Diane « se délassant de ses fatigues de la chasse dans le cristal des sources voisines : »

> Hic Dea silvarum venatu fessa solebat
> Virgineos artus liquido perfundere rore.

De même les muses, au dire d'Hésiode, n'avaient pas de plus délicieux passe-temps que la natation dans les lacs qu'ombrageaient les bois sacrés de l'Olmius, du Permesse et de l'Hippocrène.

Si, le prenant sur un ton moins élevé, nous descendons dans les détails de la vie intime des anciens, nous y verrons l'eau froide employée absolument de la même manière et dans les mêmes circonstances que de nos jours. « Des lotions [1] sur le visage doivent former, dit Ovide, la toilette du matin : »

> Oraque suscepta mane leventur aqua.

Perse veut de même « qu'on se plonge deux ou trois fois la tête dans l'eau du Tibre, afin de faire disparaître les traces de la nuit : »

> . . . . Tiberino in gurgite merge
> Mane caput bis terque et noctem flumine purga.

Atalante, si l'on en croit Stace, « se rendait, dès avant le jour, près des ondes glacées du fleuve Ladon, pour dissiper la pénible impression de ses rêves : »

> Ante diem gelidas ibat Ladonis ad undas,
> Purgatura malum fluvio vivente soporem.

Enfin lorsque, dans l'*Agamemnon* de Sénèque, Iphigénie vient de s'évanouir : « Esclaves, s'écrie son père, accourez pour la

---

1. Consulter pour plus de détails sur ces lotions ma *Toilette d'une Romaine au temps d'Auguste*, et *Conseils à une Parisienne sur les Cosmétiques*. 2ᵉ édition, pages 10 et suivantes : Hachette. Paris, 1866.

ranimer avec de l'eau froide; déjà ses yeux languissants se
rouvrent à la lumière : »

> . . . . Famuli, attollite;
> Refovete gelito latice; jam recipit diem
> Marcente visu....

Si l'eau froide entrait ainsi pour beaucoup dans les habitudes et l'hygiène des anciens, elle jouait un rôle peut-être plus
important encore, comme topique chirurgical. Ouvrez Homère ; elle constitue le premier et souvent l'unique pansement. C'est Patrocle qui lave simplement avec de l'eau la
blessure de son ami Euripide ; c'est Hector, atteint d'une pierre
lancée de la main d'Ajax, qu'on emporte sur les bords du
Xanthe pour lotionner ses contusions avec l'eau du fleuve ;
c'est jusqu'à ce pauvre Polyphème qui, privé de la vue par
Ulysse, n'emploie pour bassiner son unique œil d'autre collyre que l'eau froide. Virgile n'a fait que copier Homère, quand
il a dit : « Une onde fraîche lave le sang de son œil évidé : »

> Luminis effossi fluidum lavit unda cruorem.

Dans Stace également, vous entendez Hécube s'écrier à l'aspect de Polyxène tout sanglant : « Pourquoi tarder ainsi à
arroser avec de l'eau ses plaies si cruelles ? »

> Quid moror interea crudelia vulnera lymphis
> Abluere?

Et l'infortuné Créon, que demande-t-il si ce n'est « de laver
avec de l'eau les blessures palpitantes de son fils, et d'en sécher
le sang qui coule encore? »

> . . . . Liceat misero tremebunda lavare
> Vulnera, et undantem lymphis siccare cruorem.

Notez ces expressions : « Sécher le sang avec de l'eau »
(siccare cruorem lymphis). Elles se retrouvent à tout instant
dans les poëtes. C'est que les anciens connaissaient parfaitement les vertus hémostatiques de l'eau froide. Témoin ce
passage où Virgile décrit le pansement fait à Énée : « Le vieil
Japis, dit-il, lotionne ses blessures avec de l'eau ; aussitôt tout
le sang s'arrête à la surface de la plaie : »

> Fovit ea vulnus lympha longævus Iapis,
> Ignorans; omnis stetit imo vulnere sanguis.

Stace va plus loin. Il explique par quel mécanisme Hippo-
médon eut une hémorrhagie consécutive : « Le sang, dit-il, se
remit à couler. Longtemps il s'était arrêté par l'action de l'eau,
mais, au contact de l'air, il s'échappa de nouveau par l'orifice
trop peu résistant de ses vaisseaux : »

> . . . . Tunc vulnera manant.
> Quippe sub amne diu stupuit cruor, aere nudo
> Solvitur et tenues venarum laxat hiatus.

Les anciens, nous le voyons, employaient l'eau froide avec
beaucoup de discernement; il n'est, du reste, question nulle
part qu'ils y joignissent aucun principe étranger. Sous ce rapport leur pratique l'emportait sur la nôtre, ou du moins sur celle
de nos commères, qui croient faire merveille en ajoutant du
sel à l'eau dont elles se servent pour laver les plaies. Ce sel n'a
d'autre effet, le plus souvent, que d'irriter les surfaces enta-
mées et d'accroître la douleur, sans aucune compensation avan-
tageuse pour les malades.

Nous bornerons là ces citations. Céder trop facilement à nos
souvenirs classiques serait nous écarter de notre sujet, car il
nous importe moins de connaître les applications générales de
l'eau froide que les procédés propres à la médication hydrothérapique. Voyons donc en quoi consistait cette médication chez
les anciens, et tout particulièrement à Rome.

HYDROTHÉRAPIE ANCIENNE.

ANTONIUS MUSA, CHARMIS.

C'est à Rome, sous le règne d'Auguste, que l'hydrothérapie
a pris naissance. Antonius Musa, affranchi de ce prince, et
frère d'Euphorbe, médecin du roi Juba, doit en être regardé
comme l'inventeur et le parrain. Il fut le premier, en effet, qui
sut faire intervenir l'eau froide en boisson, en bains et en
douches, dans le traitement des maladies les plus graves, trouvant ainsi, dans l'emploi d'un agent aussi simple que puissant,
le secret d'une nouvelle thérapeutique. L'essai qu'il en fit sur
Auguste, dans un cas désespéré, fut couronné par le plus éclatant succès. Écoutons Dion Cassius : « Auguste, dit-il, venait
d'être créé consul pour la onzième fois lorsqu'il tomba très-
dangereusement malade. Sentant sa fin approcher, il assem-

bla les magistrats, les sénateurs et les principaux chevaliers ;
puis, après avoir conféré avec eux des affaires relatives aux
choses de la république, il remit le sceau de l'empire entre les
mains d'Agrippa. C'est alors qu'Antonius Mura entreprit de le
traiter par un moyen nouveau, et qu'il le guérit en lui admi-
nistrant l'eau froide à l'intérieur et à l'extérieur (καὶ ψυχρο-
λουσίαις καὶ ψυχροποσίαις). Auguste, plein de reconnaissance, le
gratifia d'une forte somme d'argent, de l'anneau d'or, et lui fit
élever une statue près de celle d'Esculape; de plus, il lui con-
céda, pour lui et pour tous ceux qui exerçaient alors et qui
exerceraient désormais la même profession, la noblesse ainsi
que l'exemption des tailles [1]. »

De quelle maladie Auguste était-il atteint ? On admet assez
généralement que c'était d'une maladie du foie. Suétone parle
d'une affection hépatique qu'il aurait rapportée, l'année
précédente, de son expédition de Biscaye : « Son foie, dit-il,
était vicié par des distillations » (*jecur erat vitiatum distillatio-
nibus*). Au lieu de « distillations, » nous dirions aujourd'hui
« obstructions, » ce qui n'en apprendrait pas beaucoup davantage sur la nature du mal. Je croirais plutôt, d'après la
rapidité même de la guérison, qu'Auguste se trouvait en proie
à l'une de ces coliques néphrétiques dont les effrayants symptômes sont si éminemment propres à impressionner les esprits.
Notez qu'il y était sujet. « Elles lui causaient, dit Suétone, de
vives douleurs dans la vessie et n'étaient soulagées que par
l'expulsion de quelques calculs » (*questus est et de vesica cujus
dolore, calculis demum per urinam ejectis, levabatur.*) Or, ne
serait-ce pas, par une terminaison semblable, mais passée ina-
perçue, que, sous l'influence de l'eau froide, sa maladie se serait encore une fois jugée ? Toujours est-il qu'Auguste resta
fidèle à la médication hydrothérapique qui lui avait si bien
réussi. Seulement, comme il était d'une constitution délicate [2],

---

1. En France, jusqu'à la fin du dix-septième siècle, les médecins furent qualifiés
de « nobles » dans les divers actes publiques. Il y avait même des facultés où
l'on remettait au candidat, en même temps que son diplôme, un anneau d'or,
en lui adressant ces paroles sacramentelles : « Recevez cet anneau, comme
preuve de la noblesse accordée aux médecins par Auguste et par le Sénat romain » (*accipe aureum annulum in signum nobilitatis ab Augusto et senatu
romano medicis concessæ*). Ce titre, qui ne comportait du reste aucun privilége, finit par tomber en désuétude.

2. Aussi prenait-il un soin extrême de sa santé. Redoutant, dit Suétone,
tout exercice violent, « son passe-temps le plus habituel était la pêche à la
ligne » (*animi laxandi causa modo piscabatur hamo*). C'était un peu du reste
la passion des grands personnages de cette époque, passion malheureuse quel-

il aidait à sa réaction « en faisant précéder d'une sudation à la flamme ses lotions avec de l'eau dégourdie » (*sudabat ad flammam, deinde perfundebatur egelida aqua*). Cette « sudation à la flamme, » dont parle Suétone, n'était probablement pas sans analogie avec notre « sudation à la lampe. »

Voilà donc Musa à l'apogée de la fortune et de la gloire. La faveur du maître lui eut bientôt créé les amitiés les plus illustres et les adulations les plus démonstratives. Il devint, pour me servir d'une expression toute moderne, le *lion* du jour. « O Musa, s'écrie Virgile, que je meure si personne m'est plus cher que toi ! Qui donc se flatterait de pouvoir te dépasser en science ? »

> Dispeream si te fuerit mihi carior alter !
> Doctior ô quis te, Musa, fuisse potest ?

« Est-il quelqu'un qui puisse t'égaler dans l'art de bien dire ? »

> O quis te in terris loquitur jucundior imo ?

C'est Virgile encore qui, dans l'ivresse de son enthousiasme, « lui demande pour toute faveur la permission de l'aimer, osant à peine réclamer la réciprocité de ses sentiments : »

> Quare illud satis est si tu permittis amari,
> Non contra ut sit amor mutuus inde mihi.

Horace n'est ni moins expansif ni moins dévoué. Peut-être même subit-il plus directement encore, comme malade, l'ascendant de Musa. Qui l'aurait cru ? Le joyeux convive, l'épicurien, le chantre du vieux Falerne n'a plus qu'une seule préoccupation, savoir où se trouve la meilleure eau froide [1]. Ainsi, au moment de partir pour Vélie, où Musa l'envoie suivre un traitement hydrothérapique, il écrit à un de ses amis pour avoir des renseignements sur les eaux de ce pays. « Boit-

---

quefois comme elle l'est trop souvent aussi de nos jours. Témoin cet épisode si connu des amours d'Octave et de Cléopatre, l'un se désolant de ce que le poisson ne mord pas, et l'autre envoyant, par une attention délicate, des plongeurs en attacher furtivement à son hameçon.

[1]. Il n'est pas jusqu'à ce malheureux Ovide, exilé chez les Scythes, qui, lui aussi, ne s'écriât comme une sorte d'écho de la grande ville qu'il regrettait tant : « Il y a dans l'eau froide certaine volupté qui a bien son charme : »

> Est in aqua dulci non invidiosa voluptas.

on, lui demande-t-il, de l'eau de citerne ou de l'eau de source ?
Quant aux vins, il n'a plus à s'en occuper : »

> Collectosne bibant imbres, puteosne perennes
> Jugis aquæ? Nam vina nihil moror illius oræ.

Ce n'est pas sans regret, toutefois, qu'il abandonne les bains
sulfureux de Baïa qui lui avaient si bien réussi. Mais, ajoute-t-il,
« Musa n'en veut plus; il me les fait bien vivement regretter
quand il m'oblige, en plein hiver, à me plonger le corps dans
l'eau glacée : »

> . . . . Nam mihi Baïas
> Musa supervacuas Antonius; et tamen illis
> Me facit invisum, gelida cum perluor unda
> Per medium frigus....

Musa, heureusement, ne lui défend ni le gibier ni le poisson.
Aussi que de questions sur les ressources culinaires de la contrée ! Les lièvres et les sangliers y abondent-ils ? Le turbot y
est-il délicat ? « C'est que, dit-il, je compte revenir chez moi
gros et gras comme un Phéacien : »

> Pinguis ut inde domum possim Phæaxque reverti.

Cependant, au milieu de ces prospérités et de cette vogue,
Musa est appelé près du jeune Marcellus, dont les jours sont
en danger. Il croit devoir employer l'eau froide : Marcellus
succombe. A l'instant la réaction la plus vive éclate contre
lui et sa méthode. C'est la nature qui avait sauvé Auguste ;
c'est Musa qui a tué Marcellus[1]. Telle fut alors, telle serait hélas ! encore aujourd'hui la logique de l'opinion, toujours rail-
leuse et si souvent injuste à l'égard de la médecine. Voyez
plutôt dans quels termes Dion Cassius raconte l'événement :
« Peu de temps, dit-il, après le rétablissement d'Auguste, il fut
« reconnu que le médecin s'était attribué les mérites de la na-
« ture, car Marcellus ayant été traité par le même moyen, suc-
« comba. » C'est bien cela. Comme si l'on ne devait tenir au-

---

1. Nous sommes sans renseignements aucuns sur la maladie de Marcellus.
Elle offrit des phénomènes si étranges, que tout le monde à Rome crut à un
empoisonnement. Or, si réellement ce fut la main de Livie, épouse d'Auguste,
qui versa le poison pour assurer le trône à Tibère, n'est-il pas probable que
cette grande indignation contre Musa ne fut qu'une manœuvre pour distraire les
soupçons et égarer l'opinion ?

cun compte, pour l'appréciation des résultats, des différences dans la gravité de la maladie ou dans la maladie elle-même ! L'histoire a conservé le touchant souvenir des vers de Virgile sur Marcellus et de l'évanouissement d'Octavie à l'audition du célèbre hémistiche ; mais elle ne dit pas que le poëte ait été aussi heureusement inspiré dans les consolations qu'il adressa sans doute à l'ami et au médecin malheureux.

Si l'hydrothérapie ne fut pas étrangère à la mort de Marcellus, la mort de Marcellus, à son tour, porta à l'hydrothérapie un coup dont celle-ci ne put se relever ; c'est au point qu'elle ne tarda pas à être complétement oubliée. Aussi, lorsqu'un siècle plus tard, sous Néron, Charmis quitta Marseille, pour venir opérer à Rome une révolution analogue à celle que Musa avait produite, s'émerveilla-t-on, comme d'une grande nouveauté, de le voir plonger ses malades dans l'eau froide, et cela sans tenir aucun compte des rigueurs de la saison. Le bain froid redevint promptement de mode ; son usage prit même de telles proportions que ce fut à qui pousserait le plus loin la témérité et la folie. « Je voyais, dit Pline, des vieillards consu- « laires étalant, par ostentation, leurs membres roidis par le « froid » (*videbam senes consulares usque in ostentationem rigentes*). Sénèque ne se montrait pas moins fanatique de l'eau froide. Dans sa 83e *Lettre* qu'il écrivait dans un âge assez avancé, puisqu'il y dit de lui-même : « Déjà notre âge ne descend plus, mais tombe » (*jam ætas nostra non descendit, sed cadit*), il raconte que, le 1er janvier de chaque année, il était dans l'usage de se plonger dans les eaux de l'Euripe ou de la source Vierge. (C'est cette dernière source qu'on appelle aujourd'hui « fontaine de Trevi ».)

Il n'est pas jusqu'à l'empereur que cette contagion du froid. n'eût gagné. Ainsi Néron faisait ajouter de la neige à ses bains, ce qui, au rapport de Tacite, ne l'empêcha pas de tomber gravement malade, et de conserver par la suite une « santé chancelante » (*anceps valetudo*), pour avoir voulu, après une orgie, remonter à la nage l'eau de la fontaine Marcia. Qui ne sait, du reste, que la réaction a beaucoup plus de peine à se faire lorsque le corps a été affaibli et énervé par des excès ? Or, ces bains étaient bien réellement des bains hydrothérapiques, car, nous l'avons noté en parlant d'Auguste, on les faisait quelquefois précéder de sudation. « Nous nous rendîmes aux thermes, raconte Pétrone, et là nous nous précipitâmes, le corps tout en sueur, dans l'eau froide. » Martial dit également : « Pour peu que vous aimiez les pratiques des Laconiens, donnez-vous la jouissance d'un bain de l'eau Vierge ou de la fontaine Marcia, au sortir de l'étuve : »

> Ritus si placeant tibi Laconum,
> Contentus potes arido vapore
> Cruda Virgine Marciave mergi.

Il n'est pas jusqu'à la douche froide dont les Romains ne connussent l'usage. Horace parle de malades « qui osent se laisser tomber sur la tête et sur l'estomac l'eau glacée des fontaines de Clusium et de Gabies : »

> Qui caput et stomachum supponere fontibus audent
> Clusinis, Gabiosque petunt et frigida rura.

Et, dans Ovide, Midas ayant supplié Bacchus de reprendre le don fatal qu'il lui avait fait, sur sa folle demande, de changer en or tout ce qu'il toucherait, reçut du dieu l'ordonnance que voici : « Place-toi la tête sous une source écumante, là où sa chute a le plus de volume ; tu laveras tout à la fois et ton corps et ta faute : »

> Spumiferoque tuum fonti, quo plurimus exit,
> Subde caput ; corpusque simul, simul elue crimen.

Un bain froid et une douche sur la tête ! C'est le traitement des aliénés. Esquirol, en pareil cas, n'eût certainement pas mieux dit.

Ce n'est pas seulement sous forme externe que l'eau froide était employée. Charmis, aussi bien que Musa, la prescrivait à l'intérieur et même à très-haute dose. Il fallait, si l'on en croit Pline, en boire avant de se mettre à table, puis pendant le repas, puis avant de s'endormir ; « il fallait même, au besoin, se faire réveiller pour en boire encore » (*et, si libeat, somnos interrumpere*). La température de l'eau ne pouvait non plus jamais être trop basse. Sénèque en donne des motifs assez plausibles : « En été, dit-il, on boit de l'eau glacée par la neige parce que l'estomac affaibli et languissant demande un breuvage qui le restaure. N'arrosons-nous pas d'eau froide l'homme évanoui pour le rappeler au sentiment de lui-même? De même les entrailles des disciples du luxe restent engourdies si un froid violent ne vient les ranimer. » Pline se met beaucoup moins en frais d'imagination pour expliquer le fait. « Remarquez, dit-il, qu'aucun animal ne prend de boissons chaudes ; donc elles ne sont pas naturelles » (*notandum nullum animal calidos potus sequi, ideoque non esse naturales.*) Fort bien. Pourquoi alors, quand on conduit des chevaux malades ou bien portants près d'une source thermale, s'y désaltèrent-ils avec tant d'avidité, ainsi que cela s'observe tous les jours au Mont-Dore et à Cauterets?

L'impulsion donnée par Charmis se prolongea longtemps après sa mort. Celse et les successeurs de Celse prescrivaient fréquemment l'eau froide, et l'on peut voir dans leurs écrits les heureuses applications qu'ils savaient en faire au traitement des maladies. Sidoine Apollinaire, l'illustre évêque de Clermont, qui vivait quatre siècles plus tard, avait même fait graver au-dessus de ses bains l'inscription suivante : « Entrez dans ces flots glacés au sortir du bain brûlant, afin que votre peau reçoive l'impression fortifiante du froid : »

Intrate algentes post balnea torrida fluctus,
Ut solidet calidam frigore lympha cutem.

L'hydrothérapie eut-elle de nouveau son Marcellus? L'histoire ne le dit pas. Ce qu'on sait seulement, c'est que les bains chauds finirent par remplacer tout à fait les bains froids. De nos jours, ceux-ci étaient même presque entièrement délaissés, lorsque Priessnitz vint leur imprimer une vogue extraordinaire. De ce réformateur date, ainsi que nous allons le voir, l'hydrothérapie moderne.

HYDROTHÉRAPIE MODERNE.

PRIESSNITZ.

En 1816, un paysan de la Silésie, du nom de Priessnitz, est renversé par un cheval fougueux qui lui imprime ses fers sur la face, lui fait des contusions graves au bras gauche et lui fracture deux côtes. Comme les ressources de l'art ne lui offraient, dans son petit village de Freiwaldau, que la perspective d'une guérison incomplète, il entreprend de se traiter lui-même. C'est alors que, guidé par son seul instinct, il imagine d'appuyer sa poitrine contre l'angle d'une chaise, en retenant sa respiration, de manière à faire reprendre aux deux côtes brisées leur direction première. Ce résultat obtenu, il se sert pour tout bandage d'un essuie-main mouillé, boit de l'eau froide en abondance, conserve un repos absolu, et bientôt il est en état de retourner à ses rudes travaux de la campagne. Ce succès eut beaucoup de retentissement, et le nom de Priessnitz devint promptement populaire dans le voisinage. Lui-même, soit qu'il voulût exploiter sa célébrité de fraîche date, soit qu'il pressentît déjà l'utilité du nouveau moyen, promena dans les villages et les bourgs son existence nomade, appliquant l'eau froide aux animaux d'abord, puis bientôt à l'homme. Il suppléait à la science qui lui manquait par les observations de son esprit investigateur.

L'extrême simplicité du remède, l'humble condition de son auteur, d'incontestables cures, tout cela dut parler à l'imagination. Aussi la mode accueillit et enfla ses succès. Sa renommée s'étendit au loin, et l'on vit la foule enthousiaste accourir vers Priessnitz, comme, à la fin du siècle dernier, elle se pressait autour du baquet de Mesmer. L'ancien cabaretier fonda un vaste établissement où de nombreux malades vinrent, de toutes les parties du globe, demander à sa médication empirique la guérison que la médecine n'avait pu leur procurer.

Cependant l'hydrothérapie fut accueillie à Paris avec une extrême défiance. Pour moi, j'avais déjà vu Récamier, dans le service duquel j'étais interne à l'Hôtel-Dieu, employer les bains et les affusions d'eau froide avec une justesse de coup d'œil et une hardiesse de manœuvres que parfois le succès couronnait. J'avais souvent aussi entendu Magendie, dans ses leçons au Collège de France, parler avec éloge de l'hydrothérapie, alors qu'il s'élevait énergiquement contre l'homœopathie, le magnétisme et autres rêveries germaniques. C'étaient des motifs suffisants pour me faire envisager sérieusement cette méthode. Je crus devoir, par conséquent, aller l'étudier dans les contrées mêmes où elle avait pris naissance, persuadé que là seulement je la connaîtrais à fond.

Mais où me fixer pour ces études ? L'espèce de dédain et d'hostilité que Priessnitz affectait pour les médecins inspirait à ceux-ci fort peu de goût pour le séjour de Græfenberg. Mes incertitudes furent promptement dissipées quand j'eus visité le bel établissement de Mariemberg, près de Coblentz, où la méthode de Priessnitz était employée alors avec une rare habileté. Me voilà donc mêlé aux malades, vivant avec eux, assistant à tous leurs exercices, les interrogeant sur les effets du traitement, et cherchant à me rendre compte de leurs sensations. Mais bientôt je m'aperçus que, si je me contentais du rôle d'observateur, je ne pourrais acquérir que des notions tout à fait incomplètes. Il est si difficile, dans de pareilles études, de se faire une idée exacte de ce qu'on n'a pas éprouvé soi-même! Qui ne sait que souvent des malades soumis à un même traitement sentent chacun d'une manière différente? Leurs paroles reflètent, à leur insu, leurs dispositions morales, enthousiastes ou dénigrants, selon qu'ils sont animés par la reconnaissance ou froissés par la déception. Ainsi, mon but ne pouvait être atteint tant que je m'en tiendrais aux vagues généralités d'impressions étrangères. Il me sembla d'ailleurs que je serais plus fort de moi-même, et que j'aurais plus d'autorité près du lit des malades, lorsque je pourrais invoquer mon expérience personnelle.

Je me décidai donc à me soumettre aux principales épreuves qui constituent le traitement. Au lieu de m'y préparer par gradation, ainsi qu'on procède à l'égard des personnes affaiblies par l'âge ou ébranlées par la souffrance, je pus aborder tout d'un coup les moyens les plus énergiques, ne consultant pour leur classement que ma plus grande commodité.

Il me faut maintenant rapporter en quoi consistèrent ces épreuves. Simple historien, je vais transcrire mes notes.

Expériences sur moi-même.

Enveloppement humide. — Le 8 septembre 1845, à six heures du matin, un domestique entre dans ma chambre. Je me lève. Il défait mon lit, n'y laissant que le sommier, sur lequel il étend une épaisse couverture de laine, puis sur celle-ci un drap de grosse toile, mouillé et fortement tordu. Je me recouche, tout nu, sur le drap humide, la peau moite encore de la chaleur du lit; puis, étendant les jambes, je m'applique les bras le long du tronc. Je sens du frisson. Je tremble tout à fait au moment où, ramenant les deux bouts du drap vers les côtés opposés de mon corps, on les entre-croise au devant de la poitrine, du ventre et des membres, de manière à m'envelopper tout entier, moins la face, comme dans un linceul. Même disposition pour la couverture de laine : on a soin d'en replier le bout inférieur au-dessous des pieds et des jambes, car ce sont les parties qui s'échauffent le plus difficilement; quant au bout supérieur, on me l'enroule autour du cou, afin de prévenir l'introduction de l'air. On pose ensuite sur toute la longueur de la couverture un édredon, que fixe et recouvre une seconde couverture, bien bordée de chaque côté, comme la première. Le tout est fortement serré dans un drap sec, au-dessus duquel est étendu mon manteau. Ma tête seule reste libre, supportée par un traversin.

Me voici donc emmaillotté. Il me faut maintenant attendre patiemment, sur le dos, que la sueur arrive.

Au bout de quelques minutes je ne sens plus le froid ; je finis même par ne plus m'apercevoir de la fraîcheur du drap. Mais cette attitude immobile et fixe me cause un extrême agacement : par cela seul que j'ai les mains prisonnières, je crois sentir partout des démangeaisons. Une mouche qui voltige près de mon visage me fatigue et m'obsède, car je n'ai pour la chasser que le mouvement de ma tête et le souffle de mes lèvres.

Il est six heures et demie. J'éprouve un sentiment de chaleur très-prononcé vers l'abdomen et la poitrine, puis vers les membres. A sept heures, je suis brûlant : mon visage est coloré ; je me sens un peu d'excitation dans le système nerveux. Vers sept heures et demie, je commence à transpirer ; en même temps je m'assoupis légèrement. La sueur se développe successivement au tronc, aux cuisses, aux jambes et aux mains ; les épaules sont envahies ensuite, puis le visage, puis enfin les pieds. Il est bientôt huit heures. Il me semble que mon corps entre en ébullition : la chaleur est devenue insupportable. A huit heures, on me débarrasse de mes enveloppes, en ne me laissant que le drap et la première couverture. On m'assied dans un fauteuil à roulettes, les pieds libres, le cou, la tête et une partie du visage recouverts d'un capuchon de laine, puis on me dirige vers une trappe disposée dans le plancher du corridor. Le poids de mon corps fait jouer une poulie : la trappe s'abaisse, et je descends lentement dans la salle des bains. M'y voici.

Grand bain froid. — On m'ôte la couverture et le drap. Devant moi est un bassin, profond de quatre pieds et large de quinze, rempli jusqu'aux bords, et alimenté par une source à 12° C., d'une limpidité parfaite. Quand je réfléchis qu'il fallait me plonger tout en sueur dans cette eau si froide, je ne fus pas maître d'une certaine émotion. Cependant je m'y précipitai, en songeant à Curtius.

La première impression fut moins pénible que je ne m'y étais attendu. J'éprouvais par toute la surface du corps une sorte de pincement, comme si ma peau, devenue trop étroite, comprimait en se resserrant les tissus plus profonds. Tantôt je nage ou je plonge ; tantôt je me tiens debout, m'arrosant vivement le visage pour empêcher le sang de s'y porter. Peu à peu je sens le calme renaître : je me mets en rapport avec les personnes et les objets qui m'entourent; je parle, j'entends. Ma peau devient souple, chaude, colorée ; mon visage s'anime. C'est que déjà la réaction commence.

Je quitte le bain où j'étais depuis une minute environ. Le contact de l'atmosphère me parut délicieux. Mon corps fumait comme un fer qu'on a plongé brûlant dans l'eau, et qu'on retire incomplétement refroidi. Aussitôt on me jette par-dessus la tête un drap sec, de grosse toile, qui me tombe jusqu'aux pieds, et l'on s'en sert pour me frictionner rudement. Je me frictionne moi-même. Ma peau rougit de plus en plus ; ses papilles se hérissent; bientôt elle offre une teinte écarlate. La pression du doigt y détermine une empreinte blanchâtre, qui disparaît immédiatement dès qu'on cesse d'appuyer. Ce sont les signes d'une réaction complète.

Une fois habillé, je gagne le parc dont je me mets à parcourir rapidement les longues allées. Je suis leste, dispos, plein d'ardeur : ma peau est brûlante, ma tête parfaitement dégagée. Je bois plusieurs verres d'eau aux sources vives qu'on a disposées de distance en distance, pour l'usage des malades, puis je rentre à neuf heures pour déjeuner. Ce premier repas se compose de pain bis, de beurre et de lait froid.

Frictions avec le drap mouillé froid. — Je me rends, à onze heures, dans une des salles de bain où je me déshabille : mon corps était plutôt en moiteur qu'en transpiration. Le baigneur me jette par derrière, sur la tête, un grand drap imbibé d'eau froide, non tordu, qu'il ramène sur ma poitrine, de manière à m'envelopper instantanément le corps; ensuite il me frictionne très-rudement la peau par-dessus le drap. J'avais d'abord éprouvé un saisissement assez vif ; mais la réaction s'établit promptement, et, au bout de cinq minutes, ma peau était rouge et chaude : le drap même s'était échauffé au contact de mon corps. On m'essuie avec un autre drap bien sec. Je reprends mes vêtements et retourne dans le parc.

Douches froides. — A midi, j'étais dans la salle des douches. J'expérimentai les deux principales, savoir : la douche en arrosoir et la douche à colonne.

Douche en arrosoir. — Je me place sous la douche, les mains étendues au-dessus de la tête, afin d'en amortir le premier choc. De cette manière, l'eau se brise et retombe sur moi en poussière écumeuse. La sensation fut désagréable ; elle devint pénible lorsque, sans interposer les mains comme je l'avais fait d'abord, je présentai à la douche le dos et les reins, puis

successivement les autres parties du corps. J'essaye aussi de la
recevoir sur la tête, mais cela m'étourdit. Au bout de cinq
minutes, je passe à la douche à colonne qui se trouve dans
une pièce tout à côté.

Douche à colonne. — Celle-ci, je la supporte beaucoup
mieux. Si son choc est plus fort, au moins il est plus franc : on
n'a qu'une sensation, au lieu de ces milliers de petites impressions tellement divisées et uniformes qu'on ne sait à laquelle
répondre. Cette douche excite très-rapidement la peau ; j'y
reste le même temps que sous la première. Quand je me retirai
j'avais le corps rouge ; mes mains et mon visage offraient, au
contraire, une teinte un peu violacée. Le baigneur m'essuya
et me frictionna rudement. Ma réaction se fit à merveille,
ainsi que cela arrive ordinairement après la douche.

A une heure, le dîner, que je vis arriver avec plaisir. Il se
composa des mêmes aliments dont on fait usage dans les habitudes de la vie : seulement on ne boit que de l'eau.

Bain de siége froid. — Je prends un bain de siége à cinq
heures. C'est un bassin dont la lame intérieure est percée,
dans toute son étendue, d'une multitude de petits trous. Il n'y
a point encore d'eau. J'ouvre un robinet : à l'instant un jet
s'échappe avec bruissement de chaque pertuis et vient frapper
la peau comme un petit dard. La réunion et l'entre-croisement
de tous ces jets constituent une atmosphère liquide, formant
plutôt une irrigation continuelle qu'un bain. Quelques bassins
sont, de plus, munis d'une douche ascendante qui, pendant
l'arrosage latéral, dirige verticalement un jet plus fort sur le
périnée. L'eau me parut extrêmement froide. Elle n'était
cependant, comme pour les autres exercices, qu'à 12° C. Pendant toute la durée du bain, je me frictionne les surfaces en
expérience, afin de provoquer la réaction.

Au bout d'un quart d'heure, à peu près, je quitte le bain. La
peau avait rougi au contact de l'eau, et une zone bien nette
indiquait le niveau de l'immersion. J'éprouvais un sentiment
de fraîcheur locale qui mit quelque temps à disparaître.

Bain de pieds froid. — Je prends à six heures le bain de
pieds qui doit être la dernière épreuve de ma journée. L'eau
m'atteignait à peine les chevilles : comme j'avais très-chaud,
elle me glaçait. Je me frotte vivement les pieds l'un contre
l'autre : de son côté, le baigneur les frictionne. Bientôt, m'as-
sure-t-il, je vais sentir une douce chaleur remplacer peu à peu
cet affreux saisissement. Tout ce que je puis dire, c'est qu'après
dix minutes j'en suis sorti ayant les pieds presque aussi froids

qu'en y entrant. A peine étais-je hors de l'eau, que ma réaction commença ; la promenade l'acheva complétement. Toute la soirée, j'eus les pieds brûlants.

Un goûter, frugal comme le repas du matin, nous réunit à sept heures. A dix je me couchai, ne me sentant pas plus fatigué que d'ordinaire, et je dormis profondément.

Enveloppement sec. — Le lendemain matin, dès cinq heures, l'homme de service vient m'emmaillotter comme la veille; seulement il n'emploie pas le drap mouillé : mon corps se trouve ainsi mis en contact immédiat avec la couverture de laine. Lequel des deux procédés donne la sensation la moins désagréable? Je ne saurais le dire. Ce frottement de la laine sèche sur la peau entretient un picotement général qui, pour beaucoup de malades, est aussi incommode que la fraîcheur du drap : j'ai vu même des personnes nerveuses en être tellement agacées, qu'il fallait les désemmaillotter à l'instant pour leur mettre le drap mouillé. Quant à moi, je n'y trouvai pas une grande différence. Vers six heures et quart, je transpirais aussi abondamment que la veille.

A sept heures, on me conduit au grand bain froid : cette fois, je m'y précipite très-hardiment. La sensation fut loin de me paraître pénible; je compris même comment les malades s'y habituaient, et, pour la plupart, finissaient par y trouver quelque charme. Ma réaction se fit très-bien, et j'en restai là de mes manœuvres.

— Un fait ressort de ces diverses expérimentations, c'est que, dans des cas déterminés, il n'y a aucun péril à se plonger le corps en sueur dans l'eau froide. Comment l'expliquer? On peut dire que les procédés hydropathiques laissant l'individu dans un repos complet, l'organisme continue de fonctionner avec le même calme, tandis que la peau est l'objet d'une vive stimulation ; par conséquent, c'est sur elle que doit se concentrer surtout l'impression du froid. Cette explication paraîtra plus plausible encore si l'on se rappelle que c'est à la suite d'un exercice violent que l'immersion du corps dans l'eau froide peut être l'occasion de graves accidents. A cet instant, tous les organes se trouvent dans une sorte d'activité fébrile : la transpiration ne constitue plus le fait prédominant; elle n'est que l'indice de l'excitation générale. Quand alors vous provoquez un refroidissement subit, qu'y a-t-il d'étonnant à ce que quelquefois les rouages de l'économie se confondent, s'arrêtent ou se brisent?

Quelle que soit la valeur de cette explication, il reste parfaitement établi que si le refroidissement par l'air est toujours à redouter, le refroidissement par l'eau n'offre, au contraire, de dangers qu'autant que la transpiration a été produite par l'exercice. Je pourrais me dispenser de citer des faits à l'appui de cette dernière proposition, une triste expérience ne nous en fournissant que trop chaque jour. Toutefois nos déductions physiologiques seront mieux comprises encore, si nous y joignons un exemple.

Le plus remarquable que nous offre l'histoire est, sans contredit, celui qui a trait à Alexandre. L'importance du personnage, les circonstances et les phases de l'événement justifient suffisamment mon choix ; d'ailleurs je suis heureux d'avoir à rappeler une des pages les plus honorables des annales de la médecine. J'emprunte donc à Quinte-Curce le récit qui va suivre.

ALEXANDRE AU CYDNUS.

« Ce fut au milieu d'une des journées les plus chaudes d'un « été brûlant, qu'Alexandre arriva sur les bords du Cydnus. « La fraîcheur ainsi que la limpidité de l'eau invitèrent le roi, « couvert de sueur et de poussière, à prendre un bain. Il se « dépouille de ses vêtements, et, le corps tout ruisselant, « descend dans le fleuve. A peine y est-il entré que tous ses « membres se roidissent par un saisissement subit : la pâleur « se répand sur tout son corps, et peu à peu la chaleur vitale « semble l'abandonner. Ses officiers le reçoivent presque expi- « rant dans leurs bras, et le transportent sans connaissance « dans sa tente. »

Nous trouvons ici la réunion de toutes les conditions les plus défavorables. Alexandre avait le corps en sueur par suite d'une marche forcée ; il n'attend pas que l'excitation générale se calme ; il se déshabille en plein air, « descend dans le fleuve » (*descendit in flumen*) au lieu de s'y jeter, et n'a pas même la ressource de prévenir le saisissement par la natation [1]. A l'instant, la circulation s'arrête dans les capillaires, et le sang abandonne la peau (*pallor diffusus est*), pour se concentrer au cœur, ce qui amena la syncope.

[1]. Alexandre ne savait pas nager. Un jour qu'il était séparé de l'ennemi par un fleuve qui arrêtait sa marche victorieuse, on rapporte qu'il s'écria : « Malheureux que je suis! Pourquoi n'ai-je pas appris à nager. » (*O me pessimum, qui natare non didicerim!*)

« Au bout de quelque temps, continue l'historien, le malade
« commence à respirer ; il lève les yeux et, reprenant ses es-
« prits, reconnaît ses amis qui l'entourent. Cette légère détente
« ne servit qu'à lui faire comprendre l'immensité du danger.
« En proie à une vive anxiété, il déclare qu'il ne veut ni
« traitement long, ni médecin timide, et qu'il préfère une mort
« prompte à une lente convalescence. C'est alors que Philippe
« promet au roi un breuvage énergique : seulement il ne le
« donnera que le troisième jour. »

Pourquoi ces retards alors que le danger presse? Philippe
obéissait ici aux préoccupations superstitieuses de la médecine
d'Hippocrate. Une crise seule pouvait sauver le roi ; or, le
troisième jour étant regardé comme un jour critique beaucoup
plus favorable que le premier et le deuxième, il préfère attendre.

Je néglige ce qui a rapport à la fameuse lettre de Parménion, ainsi qu'à l'épisode si connu qui s'y rattache, et j'arrive
au dénoûment :

« Au commencement du troisième jour, Philippe entre dans
« la tente du roi avec la potion qu'il avait préparée. Alexandre,
« se soulevant sur son coude, prend la coupe et la vide.... Telle
« fut la violence du remède que les phénomènes qui suivirent
« parurent justifier l'accusation de Parménion ; la respiration
« du roi devint plus embarrassée. Philippe ne négligea rien de
« ce que son expérience lui suggérait. Il entoure le corps du
« malade de fomentations ; pour le réveiller de sa stupeur, il
« lui fait respirer l'odeur du vin et des aliments : dès qu'il
« le voit reprendre ses sens, il ne cesse de lui parler de sa
« sœur, de sa mère, et de la victoire éclatante qui l'attend.

« Aussitôt que le médicament fut passé dans les vaisseaux,
« la santé parut se répandre peu à peu dans tout son être.
« L'esprit recouvra son énergie et le corps sa vigueur, beau-
« coup plus tôt qu'on ne devait l'espérer, puisque le même
« jour, le troisième depuis l'accident, Alexandre put se mon-
« trer à son armée. »

La potion prescrite par Philippe ne pouvait être qu'une
potion tonique, puisque avant tout il s'agissait de rappeler la
chaleur. S'il fut heureux dans le choix du remède, il ne fut
pas moins habile dans son application. Il comprit que, le froid
ayant fait refluer le sang dans la profondeur des tissus, il fallait
que l'excitation vînt d'abord de l'intérieur, et qu'elle fût seulement favorisée par les moyens externes ; aussi, avant d'employer les fomentations et autres stimulants, attend-il que la

liqueur ait été ingérée dans l'estomac. Il n'est pas étonnant
que le travail de l'absorption se soit manifesté tout d'abord par
l'aggravation apparente des symptômes; mais à peine le médicament « se fut-il répandu dans les vaisseaux » (se diffudit in
venas), que la réaction commença.

Remarquons avec quelle sagacité Philippe fait intervenir les
influences morales. Afin de détourner l'attention du malade
des idées d'empoisonnement que les premiers effets du remède
pouvaient lui rappeler, il met en jeu ses affections les plus
chères et son impatience de conquérant. D'ailleurs ne fallait-il
pas, pour que la réaction devînt complète, que la surexcitation
de l'esprit fût en rapport avec celle des organes?

C'est à cette heureuse combinaison de moyens, et aussi à la
force de sa constitution, qu'après deux jours d'une inutile et
dangereuse attente, Alexandre dut de revenir à la vie; il avait
alors toute l'énergie de la jeunesse. Au contraire, l'empereur
Barberousse qui, seize siècles après, succomba pour s'être
baigné dans le même fleuve[1], était âgé de soixante-dix ans.
Tant il est vrai que les jeunes gens ont une force de réaction
bien supérieure à celle des vieillards!

**Institut hydrothérapique de Plessis-Lalande. Le doc-
teur Louis Fleury.** — J'en étais là de mon travail, lorsque,
fidèle à mes habitudes de tout voir par moi-même, je fus curieux d'aller visiter le nouvel établissement hydrothérapique
de Plessis-Lalande, que M. le docteur Louis Fleury a récemment fondé, et qui se trouve aux portes mêmes de Paris.
Disons-le de suite: cet établissement qui n'est autre que l'ancienne maison de plaisance des princes de Conti, est, comme
bâtiments, comme parc et comme hygiène, quelque chose de
réellement splendide. Il réunit de plus, au point de vue de
l'installation et de l'outillage balnéaires, tous les perfectionnements de la science moderne. J'avoue que j'aurais eu peine à
comprendre qu'il en fût autrement. N'est-ce pas M. le docteur
Fleury qui a le plus fait pour ses perfectionnements, tant par
ses écrits que par sa clinique de Bellevue?

Je quittai donc Plessis-Lalande avec une bonne provision de

---

1. C'était en 1190. L'empereur ramenait en Europe les débris de la magnifique armée qu'à la voix de Guillaume de Tyr il avait conduite, l'année précédente, en Orient, pour la troisième croisade. Nous sommes sans renseignements sur les détails de l'accident qui l'enleva.

souvenirs. Mais j'en rapportai, ce qui valait mieux encore, la promesse par notre éminent confrère, d'une note sur l'*Etat actuel de l'hydrothérapie en France.* Cette note, j'ai cru ne pouvoir mieux l'utiliser qu'en la substituant à mon propre travail, heureux d'une collaboration qui ne pouvait qu'accroître l'autorité de mon *Guide.* Ainsi il doit être bien compris que ce qui va suivre est l'œuvre de M. Fleury, et non la mienne.

DE L'ÉTAT ACTUEL DE L'HYDROTHÉRAPIE
EN FRANCE.

C'est en 1846 que j'ai commencé l'étude de l'hydrothérapie, et mon premier soin fut d'envisager isolément chacun des modificateurs hydrothérapiques, et d'en déterminer rigoureusement les actions physiologiques et thérapeutiques. Cette première base de toute thérapeutique rationnelle étant solidement établie, je combinai entre eux ces modificateurs de manière à constituer des *médications*, et je me plaçai alors hardiment sur le terrain de la *clinique.*

En 1852 fut publié le *Traité d'hydrothérapie* dans lequel je démontrai, par de nombreuses observations, la remarquable efficacité de l'eau froide rationnellement, scientifiquement, méthodiquement appliquée, dans le traitement d'un grand nombre de maladies, efficacité que je crus devoir attribuer à l'action exercée par le modificateur, directement sur le système nerveux, la contractilité des vaisseaux sanguins et la circulation capillaire, et médiatement sur toutes les grandes fonctions de l'économie : la respiration, l'hématose, la calorification, la digestion, l'absorption, l'assimilation, les sécrétions, etc.

« L'hydrothérapie scientifique, disais-je, bien loin d'être en opposition avec nos connaissances physiologiques et pathologiques et de reposer sur une théorie chimérique, est, au contraire, une médication essentiellement physiologique, et elle représente l'agent le plus puissant de la *thérapeutique fonctionnelle.* »

Les mots étaient aussi nouveaux que les choses. L'on tint peu de compte des considérations de pathologie et de thérapeutique générales sur lesquelles je m'appuyais; mais, si l'on fit ainsi bon marché de la *théorie*, il ne put en être de même des *faits*, et deux autorités imposantes ne craignirent pas de témoigner en faveur de l'hydrothérapie rationnelle. « Grâces en « soient rendues à M. Fleury, disait M. Raige-Delorme, dans « les *Archives générales de médecine*, la médication hydrothé- « rapique va désormais prendre place dans la thérapeutique « rationnelle. » — « C'est assurément aujourd'hui, disait à son « tour Valleix, dans le *Bulletin de thérapeutique*, un des sujets « de thérapeutique les plus intéressants que l'hydrothérapie. « On ne peut guère douter qu'elle ne soit un moyen puissant « et on doit reconnaître aussi qu'il est peu de médications « applicables à un plus grand nombre de cas divers. »

De 1852 à 1864, il ne se passa pas d'année sans que je publiasse quelque nouveau travail sur l'hydrothérapie, et entre autres une *Clinique de Bellevue* qu'alimentaient de nombreux malades venus de tous les points du globe.

C'est en 1864 que j'ai installé l'hydrothérapie rationnelle à l'école des enfants de troupe d'Alost, ainsi qu'à l'hôpital militaire de Bruxelles où, un service de cent lits ayant été mis à ma disposition, j'ai fait pendant six mois un « Cours de clinique hydrothérapique » dont les principales leçons ont été publiées par les *Archives médicales belges*. »

Enfin parut, en 1866, la troisième édition de mon *Traité thérapeutique et clinique d'hydrothérapie*.

Aujourd'hui, on peut le dire, la cause d'une doctrine à laquelle j'ai consacré vingt ans de labeur a définitivement triomphé. Il serait même superflu d'entrer dans de longs développements pour établir :

1° Que l'hydrothérapie, méthodiquement appliquée par un médecin instruit et expérimenté, n'est pas une médication extrême, une dernière ressource dans les cas désespérés, une espèce de *va-tout* qu'il ne faut risquer qu'après avoir vainement épuisé tous les autres arcanes de la médecine ; qu'elle n'est pas même une médication trop énergique, pénible, difficile à supporter, et renfermée dans une formule systématique.

2° Que l'hydrothérapie est, au contraire, une médication offrant le précieux avantage de pouvoir être graduée, modifiée à l'infini dans toutes ses conditions, dans tous ses agents, de façon à être toujours mise en rapport avec l'âge, la constitution, le tempérament, la force, l'impressionnabilité du sujet; avec toutes les indications thérapeutiques qui varient suivant les diverses maladies et, dans chaque maladie, suivant la marche de l'état morbide, les épiphénomènes, les complications, etc.

3° Que l'hydrothérapie n'est et ne doit jamais être une médication douloureuse, pénible, mais une médication *agréable*, acceptée avec plaisir par les femmes les plus délicates, les enfants les plus jeunes, les vieillards les plus cacochymes.

4° Que la plus extrême faiblesse du malade n'est jamais une contre-indication à l'emploi de l'hydrothérapie, cette médication pouvant toujours être mise en rapport avec l'état des forces, et fournissant au médecin un agent spécifique et héroïque pour ranimer l'organisme le plus épuisé, alors que toutes les autres ressources de la thérapeutique sont manifestement impuissantes.

5° Que dans le domaine des *maladies chroniques* l'emploi de l'hydrothérapie peut être généralisé dans le but soit d'obtenir une guérison complète, soit de soulager le malade et de prolonger son existence ; l'application méthodique, rationnelle de la médication étant d'ailleurs exempte de toute espèce de danger, et les accidents, les mauvais effets qu'a pu parfois produire l'hydrothérapie devant être attribués, non à la médication considérée en elle-même, mais à un procédé opératoire rendu défectueux par les dispositions mécaniques des instruments, la température mal calculée de l'eau, l'emploi inintelligent de la douche, l'inexpérience, l'inhabileté du médecin, etc.

6° Que l'hydrothérapie manifestera sa puissante efficacité d'autant mieux et d'autant plus fréquemment, qu'elle sera mise en œuvre à une époque plus rapprochée du début des maladies, et non, comme-on le fait encore trop souvent, à leur période ultime, alors que l'*habitude morbide* est invétérée, que les lésions sont devenues graves ou incurables, que l'organisme, épuisé par le mal et par les médicaments, est devenu incapable de réagir ; alors, enfin, qu'entre la maladie locale et l'état morbide général s'est établi ce *cercle vicieux* qui pousse si rapidement les malades vers une terminaison fatale.

7° Qu'en raison de l'action directe qu'elle exerce sur toutes les fonctions de l'organisme, l'hydrothérapie est un modificateur *spécifique*, sans équivalent dans la thérapeutique médicamenteuse, et que ne peuvent remplacer ni les bains de mer ni les eaux thermo-minérales.

Ceci posé, il nous reste à faire connaître, en peu de mots, les effets 1° physiologiques, 2° hygiéniques, 3° thérapeutiques de l'hydrothérapie[1].

---

[1]. Voir *Traité thérapeutique et clinique d'hydrothérapie. — De l'application de l'hydrothérapie aux traitements des maladies chroniques, dans les établissements publics et au domicile des malades. — Études de philosophie médicale et de pathologie générale*, par Louis Fleury. Paris, 1866, Asselin, éditeur.

1° EFFETS PHYSIOLOGIQUES.

Les *applications extérieures d'eau froide* — nous ne parlerons pas de la *sudation*, qui est suffisamment connue et qui n'est qu'un adjuvant de l'hydrothérapie — ne peuvent exercer sur l'organisme que deux actions ; toutes deux puissantes mais très-différentes, ou, pour mieux dire, entièrement opposées l'une à l'autre : une *action réfrigérante* et une *action excitante*. C'est sur cette distinction que reposent, tout entières, la doctrine et la pratique de l'hydrothérapie scientifique.

Ces deux actions sont produites par le contact de l'eau froide avec la peau, c'est-à-dire avec le système nerveux périphérique, et par l'influence réflexe qui s'exerce sur la contractilité et la circulation des vaisseaux capillaires sanguins. L'induction clinique m'avait dès 1852 conduit à cette théorie, laquelle est devenue un fait expérimentalement démontré par les belles recherches de M. Claude Bernard et de M. Marey sur les nerfs vaso-moteurs et sur la circulation capillaire.

Le premier effet du froid est constamment de déterminer la contraction des vaisseaux capillaires de la partie réfrigérée et d'en chasser le sang, lequel se porte vers un point plus ou moins éloigné. Lorsque l'action réfrigérante s'exerce sur toute la surface du corps, elle produit donc l'anémie des organes périphériques, et la congestion des organes profonds. C'est là ce que j'ai appelé l'*action réfrigérante* de l'hydrothérapie. La cause déterminante de cette action est l'agent physique extérieur.

Si l'action réfrigérante n'a pas été trop énergique et trop longue, il se produit, au moment où elle cesse, un phénomène inverse de celui que nous venons d'indiquer : le sang revient avec force et abondance dans les vaisseaux d'où il avait été chassé, et produit la congestion des organes périphériques et l'anémie des organes profonds. C'est là ce qui a été appelé la *réaction*. La cause déterminante de cette réaction réside dans les propriétés de la matière organisée vivante ; c'est un mouvement vital.

L'*action*, est surtout un phénomène physico-chimique, en rapport avec les caractères de l'agent physique extérieur et les conditions de son application ; la *réaction*, est surtout un phénomène vital, en rapport avec les conditions organiques et fonctionnelles du sujet.

Sur tout individu, le froid intense et prolongé produit la paralysie de la sensibilité et de la motricité, la gangrène, la congélation, la mort. Les conditions de l'*action* sont à peu près les mêmes pour tous. Les conditions de la *réaction* varient non-seulement suivant le degré du froid et le mode d'application, mais encore suivant l'âge, la constitution, le tempérament, les circonstances morbides, etc.

Il résulte de ceci, qu'il doit exister une foule de degrés, de variétés dans les actions et les réactions hydrothérapiques ; qu'on doit pouvoir, et qu'on peut, en effet, les produire à volonté, en modifiant convenablement les conditions physiques du modificateur (*température de l'eau*), les conditions mécaniques des appareils (*forme, puissance, direction des douches*), les conditions du procédé opératoire (*durée des douches, lieu d'application*, etc.), et en tenant compte des conditions individuelles du sujet ; que le choix entre ces divers modes d'action ne saurait être indifférent, et que l'adoption exclusive, empirique, aveugle de l'un d'eux est évidemment irrationnelle et dangereuse.

L'hydrothérapie ne peut être une médication scientifique, méthodique, efficace et toujours exempte de danger, que si l'action et la réaction sont toujours en rapport avec les indications physiologiques et pathologiques que présente chaque malade à tout moment donné ; et voilà précisément pourquoi l'hydrothérapie rationnelle n'est pas une formule qui puisse être exécutée par une mécanique ou par le premier venu, mais une opération délicate, difficile, qui exige impérieusement l'intervention d'un homme instruit, expérimenté et habile.

Sans entrer ici dans des détails qui nous entraîneraient beaucoup trop loin, nous dirons que pour obtenir l'*action réfrigérante*, il faut que l'application frigorifique soit *très-prolongée et continue*. Or, lorsque le froid est très-intense, lorsque surtout l'on se sert de glace, il ne saurait en être ainsi sous peine de provoquer d'abord de vives douleurs et ensuite la gangrène. Pour éviter ces deux inconvénients, l'on est obligé de rendre l'application intermittente à courts intervalles, et dans ce cas il n'est pas toujours facile de prévenir la réaction qui tend à succéder à chaque réfrigération interrompue ; il vaut donc mieux employer de l'eau modérément froide : 12 à 14° C. La température du modificateur doit toutefois varier suivant le degré de la température animale générale et locale.

La durée et la continuité de l'application doivent également être en rapport avec les circonstances pathologiques que présente le malade à chaque moment donné. Il ne faut dans aucun cas pousser les choses trop loin, sous peine de macérer les tissus et d'y éteindre la vitalité.

L'eau ne doit pas frapper les tissus avec force, la percussion étant, comme nous le dirons plus loin, l'un des éléments du mouvement de réaction. A ce point de vue, les irrigations ont souvent des inconvénients, et il est presque toujours bon de leur substituer les poches en caoutchouc vulcanisé remplies d'eau froide ou de glace concassée, les compresses fréquemment renouvelées, les lotions, les immersions, les affusions, etc.

Pour obtenir l'*action excitante*, c'est-à-dire la *réaction*, il faut évidemment se placer dans des conditions opposées à celles que nous venons d'indiquer ; il faut *que le froid soit vif et que l'application soit courte*. Le meilleur moyen de provoquer la réaction dans une partie qui vient d'être congelée, c'est de la frotter rapidement avec de la neige. La percussion, le frottement favorisent singulièrement le mouvement de réaction. Les moyens hydrothérapiques les plus propres à produire l'action excitante de l'eau froide sont l'immersion instantanée, les lotions avec des éponges rudes, les frictions avec le drap mouillé, les compresses tordues à demeure, et principalement des douches d'une température, d'une puissance et d'une durée rigoureusement déterminées.

La température la plus convenable pour la douche est celle de 8 à 10° C. Sa force doit correspondre à une pression d'une atmosphère et demie (15 mètres). Au delà, elle devient douloureuse, contusive, inflammatoire. Quant à sa durée, elle doit varier suivant la puissance de réaction du sujet, c'est-à-dire suivant l'état de l'innervation, de la circulation, de l'énergie musculaire, etc. Elle peut ne point dépasser quelques secondes, et il est rare qu'elle doive se prolonger au delà d'une minute, sous peine de rendre la réaction difficile, tardive ou impossible. Nous avons formulé un axiome qu'il ne faut jamais perdre de vue : *Une douche trop courte n'a jamais d'inconvénients, une douche trop longue est toujours dangereuse.*

Il est cependant des hydropathes qui, pour attirer le public, se flattent d'avoir placé leur réservoir à 50 mètres au-dessus du sol, et d'administrer des douches de cinq à dix minutes !

La forme des douches exerce également une influence considérable. Les douches les plus excitantes sont celles dans lesquelles l'eau est très-divisée : la douche verticale en pluie, le bain de cercles, les bains de siége à eau courante ; viennent ensuite la douche mobile en jet, la douche verticale en lames.

Les douches filiformes sous une pression considérable ont une puissance toute spéciale, qui exige beaucoup de prudence dans l'application.

L'on connaît les recherches de Poiseuille, Magendie sur les effets physiologiques produits par le froid ; au point de vue de l'hydrothérapie, nous avons fait sur nous-même de nombreuses expériences qui nous ont conduit aux conclusions suivantes :

ACTION RÉFRIGÉRANTE. — 1° Une immersion suffisamment prolongée (une demi-heure) dans de l'eau modérément froide (15 à 9°) peut abaisser la température de la partie immergée, de la main par exemple, de 19 et même de 20° C., de telle façon qu'il n'existe plus entre la température de la partie vivante et celle du milieu réfrigérant qu'une différence de 1° 5 au profit de la première.

2° Cet énorme abaissement de la température partielle n'exerce aucune influence appréciable sur la température générale du corps prise sous la langue.

3° Une immersion ou une douche générale, suffisamment prolongée (25 minutes à 1 heure) dans de l'eau modérément froide (14 à 18°) peuvent abaisser la température animale prise sous la langue de 4 degrés. Ce résultat est accompagné d'une sensation si pénible pour le sujet de l'expérience, qu'il ne m'a pas été possible de pousser celle-ci plus loin.

4° L'abaissement de la température générale est accompagnée d'une diminution dans la fréquence du pouls (6 à 9 pulsations par minute) sans modification appréciable de la respiration.

5° Pendant les quelques minutes (10 à 15) qui suivent l'immersion générale, la température du corps, quelle que soit celle de l'atmosphère ambiante, baisse encore de quelques dixièmes de degré (4 à 9 dixièmes), et ce nouvel abaissement est également accompagné d'une nouvelle diminution dans la fréquence du pouls (1 à 2 pulsations).

Ces résultats ont été confirmés par Bence Jones et Dickinson, Brown Séquard et Tholozan.

ACTION EXCITANTE. — 1° Les phénomènes que nous venons de décrire sont suivis d'un mouvement vital, d'une *réaction*.

2° Toutes choses égales d'ailleurs, la réaction est d'autant plus prompte et plus énergique que l'atmosphère ambiante est plus chaude, que le sujet se livre à un exercice musculaire plus violent, et que l'eau frappe les tissus avec plus de force. La douche provoque la réaction bien plus promptement que l'immersion.

3° Toutes choses égales d'ailleurs, la réaction est plus prompte après une application rélativement courte avec de l'eau plus froide, qu'après une application relativement longue avec de l'eau moins froide.

4° La puissance de réaction varie d'individu à individu, suivant un grand nombre de circonstances physiologiques et pathologiques, qui se rattachent principalement à l'état de la circulation et de l'innervation générales.

5° La réaction spontanée ramène plus ou moins rapidement la température animale et le pouls à leurs chiffres physiologiques ; puis, pendant un temps plus ou moins long, la température s'élève de quelques dixièmes de degré, au *maximum* d'un degré, et le pouls s'accélère de 3 à 4 pulsations par minute. La respiration n'est pas modifiée dans sa fréquence, mais elle est plus profonde. Le sujet éprouve une sensation très-marquée de bien-être, d'agilité, de force musculaire.

« Voilà tout, avons-nous dit ailleurs, et cependant sous l'influence, souvent renouvelée et longtemps continuée de ces phénomènes, si insignifiants en apparence, l'on voit se produire les changements, les transformations les plus extraordinaires dans le tempérament, la composition du sang, les fonctions de circulation, de respiration, de digestion, de nutrition, d'absorption et d'innervation. »

Terminons par ce nouvel axiome : *Toutes les fois que la réaction ne s'opère point d'une manière satisfaisante, il faut en accuser exclusivement l'opérateur qui, dans ce cas, a fait usage d'un modificateur défectueux ou n'a as psu appliquer méthodiquement un modificateur convenable.*

2° EFFETS HYGIÉNIQUES.

Pour comprendre la puissance hygiénique et prophylactique de l'hydrothérapie, il faut se rappeler :

1° Que la santé n'est autre chose que l'harmonie, l'équilibre entre toutes les conditions statiques et dynamiques, organiques et fonctionnelles de l'économie.

2° Que toutes les grandes fonctions, respiration, hématose, sanguinification, digestion, absorption, assimilation, nutrition, sécrétion, s'accomplissent sous l'influence de l'innervation et de la circulation capillaire générales.

3° Qu'il existe des liens intimes, physiologiques et pathologiques, entre le tégument externe — la peau — et le tégument interne — les membranes muqueuses.

Or, l'hydrothérapie exerce son action sur le système nerveux général, sur la circulation capillaire, sur la peau, et elle
a pour effet principal d'établir, de maintenir ou de rétablir
l'harmonie, l'équilibre entre toutes les conditions organiques
et fonctionnelles de l'organisme.

Il est évident, dès lors, que l'hydrothérapie est l'agent
hygiénique et prophylactique par excellence, l'agent *spécifique* :

1° Des enfants, chez lesquels elle développe le tempérament sanguin inné, ou substitue un tempérament sanguin
acquis au tempérament lymphatique; chez lesquels elle fortifie
la constitution et fait prédominer le système musculaire.

2° Des vieillards, chez lesquels elle prévient et retarde les
effets et les infirmités de l'état sénile, lequel n'est autre chose
que l'allanguissement progressif de toutes les fonctions. Nous
avons douché des vieillards de 75, 80, 84 ans, et pour eux
l'hydrothérapie a été une véritable fontaine de Jouvence.

3° Des femmes, chez lesquelles elle modère et équilibre le
système nerveux, que surexcitent si fâcheusement les mœurs,
les habitudes, les excès de notre *civilisation*.

4° Enfin, de tous les individus qui ont une prédisposition
plus ou moins prononcée aux coryzas, aux bronchites, aux
angines, aux ophthalmies, aux diarrhées, aux névralgies, aux
rhumatismes musculaires, en un mot, aux états morbides qui
se rattachent à la prédominance du système nerveux, du système lymphatique et du système muqueux.

L'hydrothérapie n'a été appliquée à l'école des enfants de
troupe d'Alost que d'une manière bien incomplète, bien insuffisante, et cependant dès la première année elle a rendu tous
ces états morbides beaucoup moins fréquents et notablement
diminué le chiffre des journées d'infirmerie.

Je disais en 1852 : « Substituer au tempérament lympha-
« tique un tempérament sanguin acquis, prévenir les affections
« scrofuleuses, favoriser le développement physique et intel-
« lectuel de l'enfant, rendre facile l'établissement de la pu-
« berté, de la menstruation, éloigner les causes les plus fré-
« quentes de l'hystérie, de la chlorose, d'un grand nombre de
« maladies nerveuses, de la grossesse pénible, de l'avortement;
« tels seraient les résultats produits par l'introduction des ap-
« plications froides dans l'hygiène de l'enfance. »

Ce que j'avançais ainsi par une sorte d'intuition est devenu aujourd'hui un fait acquis et confirmé.

3° EFFETS THÉRAPEUTIQUES.

Nous allons maintenant passer en revue les divers états morbides dans lesquels l'eau froide peut être utilement employée.

PHLEGMASIES AIGUËS. — La médication réfrigérante a toujours été préconisée dans le traitement des phlegmasies aiguës. Hippocrate dit que l'eau froide est le remède de l'*inflammation récente*. « Un agent, a dit Hunter, qui posséderait la propriété « de faire contracter les vaisseaux serait probablement le spé- « cifique de l'inflammation. » Or le froid possède cette propriété, et il peut être considéré comme le spécifique des inflammations commençantes, simples et facilement accessibles à l'agent réfrigérant. Telles sont celles qui attaquent nos principaux organes.

Tout le monde connaît également les merveilleux effets de l'eau froide dans le traitement des inflammations qui accompagnent les contusions, les plaies par arrachement, les fractures comminutives, les écrasements, les grandes opérations chirurgicales, etc.

FIÈVRES ÉRUPTIVES. — L'eau froide, si préconisée par les médecins anglais, américains et allemands, dans le traitement de la fièvre typhoïde, de la scarlatine, de la rougeole, de la variole, est beaucoup trop négligée en France, malgré les succès éclatants, inespérés, que lui a dus Récamier. A la vérité l'emploi de l'eau froide exige ici beaucoup de discernement et d'expérience, soit qu'on se propose de combattre des accidents inflammatoires exagérés, une réaction générale trop vive, des phénomènes nerveux, etc., soit qu'il s'agisse de favoriser l'évolution des éruptions cutanées ou muqueuses. Régulariser une fièvre éruptive anomale, tel est ici le rôle de l'eau froide.

FIÈVRE INTERMITTENTE. — J'ai montré ailleurs que la fièvre intermittente n'est que l'une des manifestations — et une manifestation accessoire — de l'intoxication par les miasmes des marais. Trois ordres de phénomènes morbides principaux la caractérisent : un état fébrile, se traduisant par des accès intermittents, réguliers ou irréguliers; un état hyperémique, se traduisant par des congestions de la rate, du foie, des poumons, du cœur, etc.; un état hémopathique, se traduisant par

de l'anémie, de la cachexie. Le *criterium* de la guérison n'est
pas la suspension, ni même la cessation des accès fébriles, mais
le retour des organes à leurs conditions physiologiques et la
reconstitution du sang.

J'ai démontré aussi par plus de deux cents observations que
les douches froides *formulées* — et ici la formule est absolue,
impérieuse, — constituent le traitement rationnel et spécifique
de la maladie paludique, parce qu'elles combattent l'état fébrile
par leur action antipériodique, l'état hyperémique par leur
action révulsive et résolutive, et l'état hémopathique par leur
action tonique et reconstitutive.

Je disais en 1848 : « Dans le traitement des fièvres inter-
« mittentes récentes, simples, non pernicieuses, les douches
« froides *peuvent* être substituées au sulfate de quinine. Dans
« les fièvres intermittentes anciennes et rebelles, les douches
« froides *doivent* être préférées au sulfate de quinine. »

Je dis aujourd'hui : « Dans le traitement des fièvres intermittentes non pernicieuses, de tous les types, de tous les âges,
de toutes les origines, la médication hydrothérapique *doit*
être substituée au quinquina, au sulfate de quinine, à l'acide
arsénieux, à tous les médicaments dits fébrifuges. »

Chlorose, anémie, cachexies. — Le sang se fait dans les
capillaires généraux. Par son action sur la circulation de ces
vaisseaux, sur la respiration, la digestion, l'absorption, l'assimilation, la nutrition, l'hydrothérapie est le plus puissant de
tous les *reconstitutifs*. Elle réussit là où ont échoué le fer, le
quinquina, la viande crue, la pepsine, les bains de mer, les
eaux thermo-minérales ; elle guérit, toutes les fois que ces états
hémopathiques ne sont pas le résultat d'une lésion chronique
radicalement incurable, et, même dans ce cas, elle soulage les
malades et prolonge leur existence.

Gastralgie, entéralgie, dyspepsie. — Si la remarquable
efficacité de l'hydrothérapie est constatée et généralement acceptée, c'est surtout dans le traitement des affections organiques
des voies digestives ; il est donc inutile d'insister sur ce point.

Congestion chronique du foie. — En 1852 et 1855, j'ai
déterminé le volume et les limites physiologiques du foie ; j'ai
montré que la congestion chronique de cet organe est très-
fréquente ; j'en ai établi les signes, les symptômes, et j'ai prouvé
que l'hydrothérapie en est le traitement spécifique, en raison
de ses actions révulsives et résolutives. Chaque douche froide,
méthodiquement dirigée sur la région hépatique, diminue immédiatement le volume du foie, et l'organe revient graduelle-

ment à ses conditions physiologiques, suivant une loi rigoureusement formulée.

La congestion hépatique joue un rôle considérable dans la pathologie des maladies chroniques ; elle se rattache intimement, comme cause ou comme effet, aux anémies, aux dyspepsies, à l'hypochondrie, aux pertes séminales involontaires, etc. Elle est souvent méconnue, parce que l'examen du foie est souvent négligé ; parce que, pour le pratiquer utilement, il faut que le médecin soit initié aux pratiques de la percussion médiate ; et parce que surtout, contrairement à l'usage général, il faut que le malade sur lequel on explore le foie soit *debout* et non pas *couché*.

NÉVRALGIES et RHUMATISMES MUSCULAIRES. — Ici encore, la supériorité de l'hydrothérapie sur toutes les autres médications connues est trop bien établie pour qu'il soit nécessaire d'insister. Nous en dirons autant des *maladies articulaires* et spécialement de l'*entorse*, de l'*hydarthrose*, des *arthrites aiguës et chroniques*, de l'*ankylose* et enfin des *tumeurs blanches*. Que d'amputations l'hydrothérapie n'a-t-elle pas évitées ! A combien de malades n'a-t-elle pas sauvé, non plus seulement un membre, mais la vie !

MALADIES UTÉRINES. — Tout le monde connaît l'impuissance de la thérapeutique médicamenteuse et mécanique en présence des engorgements et des déplacements de l'utérus, et de l'*état nerveux général* si grave qui accompagne souvent ces maladies. Je démontre chaque jour par ma pratique que l'hydrothérapie rationnelle peut s'attribuer ici une efficacité à peu près constante.

HYSTÉRIE. — En étudiant l'hystérie au flambeau de l'observation physiologique, j'ai prouvé qu'elle est aussi souvent une lésion fonctionnelle qu'une lésion organique, et que l'hydrothérapie est non-seulement la médication la plus puissante que l'on puisse employer pour combattre les accidents nerveux de toutes sortes qui accompagnent cette névrose protéiforme (toux, hoquet, vomissements, convulsions, paralysie, etc.), mais encore les désordres qui se rattachent à la menstruation et qui se traduisent par de l'*aménorrhée*, de la *dysménorrhée* et des *menstrues hémorrhagiques*.

L'espace dont nous pouvons disposer dans ce GUIDE ne nous permet plus que d'indiquer la *scrofule*, la *syphilis constitutionnelle*, les *paralysies*, maladies dans le traitement curatif et palliatif desquelles l'hydrothérapie nous a rendu les plus précieux services ; mais nous ne pouvons nous dispenser d'in-

sister sur la remarquable efficacité de l'eau froide dans le traitement de certaines maladies qui, trop généralemeut encore,
sont considérées comme des contre-indications *absolues* à l'emploi de ce puissant modificateur. Ce sont :

La PHTHISIE PULMONAIRE et les AFFECTIONS ORGANIQUES DU
COEUR. — *A priori*, l'esprit est épouvanté à l'idée seule de soumettre un phthisique à des applications extérieures d'eau
froide. Vient-on à analyser cette horreur instinctive, on la
justifie théoriquement en se disant : « Il est évident que l'eau
« froide doit produire une réfrigération générale et une con-
« gestion pulmonaire qui ne peuvent être que défavorables, que
« mortelles pour le malade. » Et l'on a raison, en ce qui concerne l'*action réfrigérante* de l'eau froide.

« Cependant Valleix a dit, en 1848 : « Croirait-on que
« l'on a soumis au traitement hydrothérapique, des phthisiques,
« et des phthisiques parvenus à une période souvent très-
« avancée? Il est vrai que ce n'est guère qu'à Graefenberg
« qu'on a commis cette énormité. Il va sans dire que ce traite-
« ment n'a eu aucun succès, mais bien des médecins penseront
« tout d'abord qu'il en est résulté des inconvénients immenses.
« ILS AURAIENT TORT. Il y a quelques mois, un malade ayant des
« cavernes bien caractérisées au sommet des deux poumons,
« est venu consulter à Paris un de nos honorables confrères,
« auquel il dit qu'il venait de passer deux mois entiers à
« Graefenberg, qu'on l'avait soumis aux principales pratiques
« de l'établissement, et que, pendant ces deux mois, *il n'a-
« vait pu parvenir* A SE RÉCHAUFFER *un seul instant*. Eh bien ! il
« est résulté de renseignements précis que ce malade, qui
« présente une phthisie, à marche chronique, est sorti de
« Graefenberg, à très-peu de chose près, dans le même état où
« il y était entré, et qu'il n'avait éprouvé aucun accident
« notable. »

Valleix ajoutait : « On ne saurait trop s'élever contre cette
« pratique barbare, quand on voit des individus dans le ma-
« rasme, ayant à peine un souffle de vie, soumis à *tout ce que
« l'hydrothérapie a de plus pénible*, lorsqu'il n'y a évidemment
« qu'à LES LAISSER MOURIR EN PAIX. »

Soit, en ce qui concerne *tout ce que l'hydrothérapie (irrationnelle) a de plus pénible*. Mais si, suffisamment initié aux
pratiques et à la doctrine de l'hydrothérapie *rationnelle*, l'on
considère l'eau froide au point de vue de la *réaction*, c'est-à-dire de
ses influences révulsives, toniques, reconstitutives, régulatrices
des fonctions de l'économie, l'on commence à comprendre que

la question vaut la peine d'être examinée, et l'on en appelle à l'observation et à l'expérimentation. Or l'observation et l'expérience ont prononcé, et l'arrêt qu'elles ont rendu est formel, définitif. Elles ont démontré que, grâce à l'hydrothérapie rationnelle, il y a mieux à faire, aujourd'hui, que de laisser les phthisiques MOURIR EN PAIX.

L'HYDROTHÉRAPIE RATIONNELLE EST LA MÉDICATION LA PLUS EFFICACE QUE L'ON PUISSE OPPOSER A LA PHTHISIE PULMONAIRE, soit pour GUÉRIR les malades, soit pour les soulager et prolonger leur existence.

Voilà ce que prouvent, sans contestation possible, les faits que nous avons publiés dans notre *Traité d'hydrothérapie*, et la pratique d'Alf. Becquerel, à l'hôpital de la Pitié.

Nous avons dit ailleurs : « Si la guérison de la phthisie « pulmonaire par cicatrisation des cavernes n'est pas plus fré- « quente, c'est évidemment parce que la plupart des malades « sont enlevés par l'émaciation, la diarrhée, les sueurs, la fiè- « vre hectique ; par un *état général* qui, non-seulement n'ac- « corde pas à la *lésion locale* le temps qui lui est strictement « nécessaire pour guérir, mais qui place, en outre, le sujet « dans les conditions les plus propres à retarder, et souvent à « empêcher le travail réparateur. »

Eh bien ! dans les deux premières périodes de la phthisie pulmonaire, l'hydrothérapie rationnelle a pour effet de combattre la détermination morbide localisée, la congestion pulmonaire qui favorise le développement et le ramollissement des tubercules ; dans la troisième période, elle maintient ou rétablit l'*état général* dans les conditions les plus propres à donner à l'organisme les moyens, le temps et les forces nécessaires pour accomplir le travail réparateur de la *lésion locale* produite par la fonte des tubercules.

Les résultats que l'on obtient dans des cas nombreux et désespérés dont nous avons déterminé les conditions, justifient donc de tous points la proposition que nous avons formulée plus haut en ce qui concerne les maladies chroniques.

Mêmes remarques pour le cœur. Si l'on fait abstraction des considérations de pathologie générale, qui restent les mêmes, les effets spéciaux de l'hydrothérapie dans le traitement des affections organiques de ce viscère sont 1° de prévenir et de combattre la congestion chronique, l'hypertrophie que détermine la gêne de la circulation centrale ; 2° de prévenir et de combattre les épanchements séreux que produit l'alanguissement de la circulation capillaire.

Je me résume :

L'hydrothérapie née en Allemagne, l'hydrothérapie de Priessnitz, a été et n'est encore trop souvent qu'une médication puissante, mais empirique et hasardeuse, lorsqu'elle n'est pas irrationnelle et dangereuse.

L'hydrothérapie que nous avons créée en France n'est pas seulement une médication rationnelle, scientifique, méthodique, héroïque et spécifique dans un grand nombre de maladies ; elle est devenue l'une des principales causes de la *révolution médicale* qui s'opère en ce moment, et qui tend à placer la *médecine physiologique* au-dessus de la *médecine anatomique*, et la *thérapeutique fonctionnelle* au-dessus de la *thérapeutique organique.*

L'induction logique devait me conduire, et elle m'a conduit, en effet, à une théorie générale qui, dédaignée ou combattue pendant longtemps, est aujourd'hui à l'ordre du jour des discussions médicales.

L'hydrothérapie guérit en agissant sur les fonctions. Il était donc légitime d'en conclure qu'à la *physiologie curative* doit correspondre une *physiologie pathogénique ;* que beaucoup de maladies ne sont, à leur début et même pendant une période plus ou moins longue de leur durée, que des *lésions fonctionnelles*, et que l'hydrothérapie doit pouvoir guérir non-seulement les *lésions fonctionnelles*, primitives ou secondaires, mais encore, par son action sur les fonctions, certaines *lésions organiques,* que celles-ci soient à leur tour secondaires ou primitives.

Cette théorie, fondée sur l'observation clinique, est de plus en plus justifiée par les découvertes les plus récentes de l'histologie et de la physiologie expérimentale, et c'est ainsi qu'en 1843 M. Scoutetten fut prophète, sans le savoir, en disant : « *L'hydrothérapie n'est pas un système médical nouveau, mais elle peut y conduire.* »

Dr. Louis FLEURY,

Professeur agrégé à la Faculté de médecine, médecin de l'institut hydrothérapique de Plessis-Lalande.

— Telle est la manière neuve et hardie dont M. le docteur Fleury comprend la médication hydrothérapique. Je n'ai rien à ajouter à son travail dont personne n'apprécie plus que moi la haute portée, tout en lui en laissant, bien entendu, la responsabilité. Je veux seulement compléter ce qui se rattache à l'emploi de l'eau froide en disant quelques mots de ce qu'on peut appeler l'*Hydrothérapie chez soi*.

L'HYDROTHÉRAPIE CHEZ SOI.

Une très-bonne coutume, d'origine anglaise ou américaine, à ce que je crois, tend depuis quelques années à se généraliser parmi nous, c'est celle qui consiste à faire chez soi, le matin, des lotions froides. On a pour cela un bassin circulaire de zinc[1], qu'on fait remplir de deux ou trois seaux d'eau la plus froide possible, et dans lequel, au sortir du lit, on s'arrose tout le corps avec des éponges. La durée de ces lotions ne doit pas dépasser quelques minutes. Immédiatement après, on se sèche vivement la peau en se la frictionnant avec des serviettes un peu rudes, puis on s'habille pour aller achever sa réaction par la promenade. Lorsque la réaction se fait facilement, la promenade est même chose superflue. Ces lotions doivent être continuées chaque jour, en toute saison, car, en même temps qu'elles constituent un puissant tonique, elles mettent le corps à l'abri des variations et des injures de l'atmosphère. Et qu'on ne croie pas qu'elles soient l'occasion de sensations pénibles. Une fois au contraire l'habitude prise, elles deviennent (j'en parle par expérience) un véritable besoin qui a certainement son charme.

Il est de remarque, toutefois, que les bains tout à fait froids ne conviennent pas à la première enfance. Il y a à cet âge trop d'impressionnabilité, et les mouvements vitaux qui constituent la réaction dépasseraient facilement une légitime mesure. D'un autre côté, les bains chauds répétés trop fréquemment affaiblissent et énervent. Il y a là un double écueil à éviter.

De même ce n'est que par degrés que peut s'établir la tolérance pour l'eau froide : on ne saurait donc user de trop de ménagements. « J'ai vu, dit Galien, nombre de personnes auxquelles les bains froids convenaient parfaitement, finir par les prendre en une extrême aversion, et cela parce qu'elles avaient mal commencé. Voici comment je procède : j'atténue l'effet trop immédiat du bain froid en y ajoutant de l'eau

---

1. Quelques personnes préfèrent à ces lotions des douches en pluie qu'elles s'administrent au moyen d'un petit appareil surmonté d'un réservoir qu'on ouvre ou qu'on ferme à volonté. Cet appareil, qui ressemble à une sorte de guérite, trouve facilement place dans un appartement. J'en ai vu de très-commodes chez M. Chevalier.

chaude, réglant la proportion du mélange d'après la nature de l'individu, ses habitudes, son âge, le pays qu'il habite et la constitution actuelle de l'atmosphère. Ce n'est que graduelle- ment et pour ainsi dire en tâtonnant, que j'arrive à permettre l'emploi de l'eau tout à fait froide. » Que pourrions-nous ajouter à ces judicieux conseils ?

L'hydrothérapie n'a pas seulement pour but d'accoutumer nos corps à l'impresssion salutaire de l'eau froide ; il faut aussi qu'elle sache remédier aux inconvénients qui résultent trop souvent de mauvaises habitudes hygiéniques : à ce point de vue elle peut encore rendre les services les plus importants.

On voit des femmes du monde qui passent leur vie dans la tiède atmosphère de leurs appartements et dont le système nerveux est tellement impressionnable, qu'elles s'émeuvent et tressaillent pour une futilité. Ce n'est qu'après s'être informées de la température extérieure qu'elles osent hasarder de courtes promenades, rarement à pied, le plus souvent étendues sur les moelleux coussins d'une voiture bien douce. Mais si la gêne a ses inconvénients, le bien-être a quelquefois ses dangers. Pour se garantir de l'impression du froid, on se couvre de vêtements trop chauds : ceux-ci entretiennent autour du corps une sorte de bain de vapeur continuel, qui relâche la peau et l'attendrit ; la susceptibilité augmente de plus en plus, au point que, chez certaines femmes, elle constitue une prédisposition maladive que le moindre refroidissement exaspère. C'est en vain qu'on redoublera de précautions. Plus on accorde aux exigences physiques, plus elles deviennent impérieuses et difficiles à con- tenter. Que faire alors ? Il faut s'attaquer à la peau même. L'hydrothérapie, en rendant cette membrane moins impres- sionnable, lui restituera peu à peu, sans altérer sa finesse, la tonicité qui lui manque pour réagir contre les influences fâ- cheuses de l'atmosphère. C'est ainsi que l'acier acquiert plus de résistance quand on le plonge incandescent dans l'eau froide.

Je sais que les moyens hydrothérapiques effrayent tout d'abord : mais on s'accoutume bien vite à ces sensations toutes nouvelles, et le sentiment de vigueur qu'elles communiquent à l'économie, encourage à tel point les malades, que c'est au médecin à cal- mer leur impatience et à réprimer leur ardeur. J'ai vu des femmes d'une délicatesse infinie qui s'étaient si bien aguerries au froid par ces ablutions à domicile, qu'elles allaient, très- légèrement vêtues, à leurs promenades journalières, sans tenir aucun compte de la température, ni de l'état hygrométrique de l'atmosphère ; elles n'avaient même plus à redouter un simple rhume.

C'est qu'en hygiène, comme en médecine, le grand art consiste à saisir les indications, et, au besoin, à ne pas reculer devant une détermination énergique. Comment traitez-vous certaines gastralgies consécutives à une alimentation débilitante ? Vous changez totalement le régime. Souvent alors les malades digéreront facilement du bouillon de bœuf et des viandes rôties, tandis que le laitage et les légumes eussent continué d'être rejetés par le vomissement. De même pour la peau : une chaleur trop uniforme l'énervait, un froid subit la fortifie.

Restons-en là de ces détails. Il résulte des faits qui précèdent que les procédés de l'hydrothérapie sont quelquefois accessibles à nos explications, et que leur emploi peut être doublement utile, soit pour combattre la maladie, soit pour la prévenir. Mais on ne saurait trop se tenir en garde contre le désir d'ajouter de l'éclat au traitement par des tentatives audacieuses et, malheureusement, beaucoup d'hydropathes s'autorisent de l'exemple de Priessnitz, pour négliger les lois les plus simples de la prudence. On expose ainsi la vie des malades, et en même temps on compromet gravement sa propre responsabilité, car, ce que le monde eût appelé heureuse hardiesse, en cas de réussite, deviendra promptement, s'il y a revers, imprudence coupable. Rappelons-nous souvent ces sages paroles du chancelier Bacon : « En médecine, c'est avec des « ailes de plomb que l'imagination doit s'élever. »

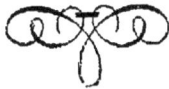

TRAITÉ

DE

THÉRAPEUTIQUE THERMALE.

MALADIES QUE L'ON TRAITE AUX EAUX.
SOURCES APPROPRIÉES.

Maintenant que nous savons ce que sont les eaux minérales, non plus envisagées uniquement dans leurs propriétés d'ensemble, mais étudiées sur les lieux mêmes dans la spécialité de leur action individuelle, il nous faut, pour compléter et résumer notre œuvre, aborder la question suivante : Une maladie étant donnée, quelle est la source la mieux appropriée à son traitement? Tout le problème des eaux minérales est là. Or les détails dans lesquels nous venons d'entrer, à propos de chaque station thermale, ainsi que nos ÉTUDES sur les bains de mer et l'hydrothérapie, fournissent les éléments d'une solution possible; seulement, toute possible qu'elle soit, cette solution ne laisse pas que d'offrir encore des difficultés assez graves, par suite du rôle immense que les idiosyncrasies jouent en thérapeutique. C'est au point qu'une même maladie pourra, par la diversité des tempéraments, constituer autant d'états morbides particuliers, réclamant une médication à part. Il n'est donc pas en notre pouvoir de simplifier suffisamment l'exposé récapitulatif qui nous reste à faire, pour que le nom seul de la maladie puisse servir d'étiquette à un groupe de sources, parmi lesquelles le médecin n'aurait plus ensuite qu'à faire un choix. Non. Il nous faudra, de toute nécessité, entrer dans plus de détails et dans plus de développements.

La liste des affections que nous allons ainsi passer en revue pourra paraître un peu longue. Peut-être même voudra-t-on en inférer que nous nous exagérons la valeur curative des eaux,

et, par suite, leur champ d'application. Il n'en est rien. Les eaux minérales, en se mêlant au sang et en circulant avec ce fluide, prennent nécessairement une part plus ou moins directe aux phénomènes physiologiques ou morbides qui se succèdent au sein des tissus vivants ; par conséquent, elles doivent puissamment les influencer.

On a comparé avec raison le corps de l'homme à un fleuve, dont toutes les eaux coulent dans un flux perpétuel. On a dit : « C'est le même fleuve par son lit, ses rives, sa source, en un « mot par tout ce qui n'est pas lui ; mais, changeant à tous « moments son eau, qui constitue son être, il n'y a nulle iden- « tité pour ce fleuve. » Cela est vrai. Je vais même encore plus loin, et j'ajoute que son lit, ses rives et sa source sont soumis, comme le reste, à de continuels changements. Il résulte, en effet, des belles expériences de M. Flourens que, par le fait de la variabilité perpétuelle des éléments qui forment matériellement nos corps, tout se renouvelle à chaque instant au dedans de nous, de telle sorte qu'il arrive un moment où nous n'avons plus une seule des molécules, solides ou liquides, qui servaient primitivement à nous constituer. Un homme peut donc, à sa mort, avoir littéralement usé plusieurs corps ; par conséquent, il y a indépendance parfaite entre la force vitale qui préside à ces décompositions et recompositions incessantes, et la matière qui subit passivement de semblables métamorphoses. Toutefois il ne saura être indifférent que la matière elle-même renferme tels éléments plutôt que tels autres, puisqu'en définitive ce sont ces éléments qui, déposés sans cesse et sans cesse repris, forment le canevas et la trame de nos organes.

Ceci établi, est-il possible d'admettre que les eaux minérales, en versant à tout instant dans la circulation de nouveaux principes, lesquels se répandent dans l'universalité des tissus, puissent rester étrangères à ce travail profond, intime, moléculaire ? N'oublions pas que les eaux sont réservées pour les maladies chroniques, c'est-à-dire pour cette classe d'affections qui, semblables à certaines plantes parasites, vivent de la vie de l'individu et finissent à la longue par en tarir la séve. Tout principe nouveau qu'elles ajouteront au sang agira donc sur la vie elle-même par l'intermédiaire de ce fluide. On ne saurait, par conséquent, assigner de limites réelles à la vertu curative des eaux, surtout quand on réfléchit à leur puissance d'assimilation, aux nouvelles combinaisons qu'elles sont appelées à former, ainsi qu'à la rapidité avec laquelle elles modifient l'état acide, alcalin ou neutre de nos humeurs.

Je n'essayerai pas de pénétrer plus avant dans les profondeurs de cette vitalité mystérieuse, où l'erreur peut se trouver
si voisine de la vérité. Il me suffira d'insister sur ce point vers
lequel l'expérience nous rappelle invariablement, savoir, que
tandis que la matière, purement matière, obéit d'une manière
absolue aux lois de la physique, de la mécanique et de la chimie, et par suite est accessible à nos explications, les corps vivants, au contraire, présentent de continuelles dérogations à
ces lois. Ces dérogations sont telles que, toutes les fois que l'intelligence de l'homme s'obstine à vouloir s'en rendre un compte
systématique, elle s'égare au lieu d'avancer; de telle sorte que,
parvenue au plus haut point qu'il lui soit donné d'atteindre,
elle est encore aussi éloignée du but qu'au moment du départ.
Sachons donc douter quelquefois; le doute dans les sciences
n'est pas le scepticisme. Sachons même dire : « Je ne sais pas. »
Il y a souvent un vrai courage à s'incliner devant les problèmes
dont l'auteur de la nature s'est réservé le secret.

Fidèle à ces préceptes, je vais, dans les tableaux qui suivront, m'attacher à prendre pour guide l'observation, évitant
les théories et les hypothèses, qui ne sont que des présomp-
tions jusqu'au moment où leur vérification par les faits leur
donne une sanction définitive. En médecine rien n'est absolu :
ce qui paraît vérité pour une époque, devient souvent, par le
fait des progrès de la science, erreur dans un autre âge.

Pour plus d'ordre et de méthode, je traiterai d'abord, dans
trois chapitres différents, des maladies qui attaquent le SYSTÈME
NERVEUX, les ORGANES DE LA POITRINE et ceux de l'ABDOMEN ;
un quatrième sera consacré aux MALADIES CHIRURGICALES; enfin
j'aborderai, dans un cinquième, celles qu'on appelle MALADIES
GÉNÉRALES, parce qu'elles se lient à l'existence de quelque vice
répandu au sein de l'organisme.

Ce n'est pas, je le sais, sur ces seules indications, toutes
pratiques qu'elles puissent être, qu'un médecin pourra formuler
des prescriptions sur la convenance *absolue* de telle ou telle
source contre telle ou telle affection. Non. Il restera toujours
la difficulté des applications individuelles. Aussi n'ai-je et ne
pouvais-je avoir d'autre but que de préparer les voies, faciliter
les recherches, et prévenir les erreurs journalières qui se
commettent dans le choix des eaux, erreurs dont les conséquences ne sont que trop souvent désastreuses pour les malades.

CHAPITRE I.

MALADIES DU SYSTÈME NERVEUX.

Les maladies du système nerveux peuvent affecter des siéges différents. Les unes frappent le cerveau, les autres se localisent dans la moelle épinière, d'autres dans les cordons nerveux, d'autres enfin résident dans la généralité du système, et sont communément désignées sous le nom de *névroses*. Nous allons passer successivement en revue ces quatre ordres de maladies. Les travaux tout spéciaux de Magendie sur le système nerveux. travaux dont il voulut bien me confier la rédaction [1], et auxquels j'ai joint plus tard les résultats de mes propres recherches, me mettront, je l'espère, à même d'élucider la plupart de ces questions.

Maladies du cerveau.

La seule maladie dont nous ayons à nous occuper maintenant, est celle qui se traduit par l'hémiplégie, et qui reconnaît comme cause une hémorrhagie cérébrale.

Hémiplégie (*paralysie d'une moitié du corps*). — Pour bien se rendre compte de l'influence que les eaux minérales peuvent avoir sur la curabilité de cette affection, ainsi que du moment où il convient de les appliquer, il importe de ne pas perdre de vue la manière dont le sang, épanché dans le cerveau, se comporte aux diverses époques qui suivent l'accident.

A peine l'hémorrhagie est faite que déjà, on peut le dire , le travail de réparation commence. Le sang se résorbe peu à peu, et, par suite, la compression qu'il exerçait sur la pulpe nerveuse environnante diminue ou même cesse. Aussi voyez-vous la paralysie s'amender au point que tout semble quelquefois présager une guérison très-prochaine. Mais bientôt l'amélioration se ralentit, puis même elle s'arrête. C'est que la partie aqueuse de l'épanchement a seule été résorbée; la partie fibrineuse reste dans le foyer apoplectique, d'où elle ne disparaîtra, si toutefois

---

1. *Leçons sur les fonctions et les maladies du système nerveux*, professées au Collége de France par Magendie, rédigées par Constantin James.

elle doit disparaître, que très-lentement et par une sorte ꞇ dissolution moléculaire.

Or, convient-il de faire intervenir ici les eaux minérales e dans ce cas, à quelle période de la maladie devront-elles êtr le plus utilement conseillées ?

S'il fallait ne consulter que les relevés statistiques que foı sonner bien haut certaines stations thermales, il semblerait qu l'action des eaux, dans le traitement de l'apoplexie, serait d'un efficacité rapide et merveilleuse. Ce que nous venons de dire d mode de résorption du caillot et du temps qu'il exige, nou montre au contraire le cas qu'il faut faire de ces prétendu guérisons à la minute. Elle nous montre surtout la nécessité o l'on est de ne pas recourir trop tôt à une semblable médicatioɪ

Est-ce à dire qu'il vaille mieux, pour plus de sécurité, retaɪ der le plus longtemps possible le moment où l'on fera interví nir les eaux ? Ce serait tomber dans un excès opposé qui aurai non plus ses dangers, mais ses inconvénients, en ce que traitement serait frappé d'impuissance. Il arrive une époque ᴄ le foyer apoplectique se trouve circonscrit et comme séquestı dans le cerveau, par la formation d'un kyste pseudo-membrɛ neux contre lequel les eaux ne sauraient avoir prise ; de plu lorsque les parties que la paralysie a frappées, sont depu trop longtemps réduites à une complète inaction, elles finiꞇ sent par désapprendre leur fonctionnement ordinaire, et ɪ peuvent plus, quoi qu'on fasse, être réveillées de leur torpeu Il faut donc savoir, entre ces deux extrêmes, trouver un term moyen. Je crois pouvoir établir, en thèse générale, qu'on peɪ recourir aux eaux dès le cinquième ou le sixième mois qui suivi l'accident, rarement avant ; par contre, si déjà deux ᴄ trois ans s'étaient écoulés, les chances d'amélioration seraieː sensiblement moins nombreuses.

Les eaux salines, surtout les eaux salines laxatives, so celles auxquelles on devra donner la préférence. Se défier d sulfureuses ; c'est d'elles que Bordeu a dit : « Le mieux eꞇ « dans presque toute paralysie cérébrale confirmée, de s'abst « nir des eaux minérales. »

Les eaux ne devront pas être employées de la même maniè suivant que la paralysie sera récente ou qu'elle remontera une époque plus éloignée. Dans le premier cas, on aura plut recours à la boisson, car il importe de faire pénétrer dans sang une quantité d'eau minérale suffisante pour favoriser dissolution du caillot hémorrhagique. La portion d'eau q n'aura pas été absorbée, servira également à activer les sécrₑ

tions de l'intestin, de manière à opérer de ce côté une prudente diversion. Dans le cas contraire, c'est-à-dire si l'hémiplégie est plus ancienne, on administrera la douche de préférence ; en effet, comme il est présumable que le travail de cicatrisation du foyer sanguin est à peu près terminé, c'est en s'adressant à l'état dynamique des parties paralysées, qu'on pourra dissiper l'engourdissement qui persiste, alors même que la lésion cérébrale a plus ou moins disparu. On peut aussi faire marcher de front ces deux modes de traitement, insistant plus particulièrement sur celui-ci ou sur celui-là, suivant la date de l'hémiplégie. Seulement procédez toujours avec une extrême réserve.

Maladies de la moelle épinière.

Les maladies de la moelle épinière sont aujourd'hui infiniment plus fréquentes qu'elles ne l'étaient autrefois. Cette recrudescence doit être nécessairement le résultat de quelque modification apportée à nos habitudes ou à nos mœurs. Parmi les habitudes nouvelles qui ont été accueillies avec le plus de faveur par toutes les classes de la société et par tous les âges, il n'en est pas de plus universellement répandue que l'usage immodérée du tabac. Avant de faire ressortir les rapports qui peuvent exister entre un semblable abus et les maladies de la moelle épinière, disons ce qu'est le tabac, au point de vue de ses effets sur l'économie vivante.

Le tabac. — Le tabac est un poison narcotico-âcre. Il a cela de commun avec les autres plantes de la famille des solanées, telles que la belladone, la jusquiame, la stramoine et la mandragore. Ingéré dans l'estomac, à dose un peu élevée, il détermine des accidents rapidement mortels. C'est ainsi que fut empoisonné Santeuil, pour avoir bu un verre de vin dans lequel, par une sotte plaisanterie dont on ne soupçonnait pas la portée, on avait jeté du tabac d'Espagne. Il n'est pas moins vénéneux en décoction qu'en poudre ; administré de cette manière à l'intérieur, il a dans plus d'une circonstance occasionné la mort. Enfin personne n'ignore que c'est à la nicotine[1] qu'il doit

---

1. La nicotine est une matière huileuse, incolore, d'une saveur brûlante et d'une odeur qui rappelle un peu celle du tabac. Elle est associée à une huile empyreumatique particulière, et ne se vaporise qu'à une température de 250 degrés. Tandis que le tabac d'Orient renferme 2 pour 100 de nicotine, celui de France en contient jusqu'à 7 et 8 ou même davantage, ce qui explique sa plus grande activité.

ses propriétés toxiques, et que la nicotine, qui est au tabac ce que la quinine est au quinquina, est un poison des plus terribles. Et cependant on dirait que l'homme ne veut pas perdre un atome de ce dangereux végétal. Il le prise, il le mâche, il le fume ; en un mot, il se l'assimile par toutes les voies absorbantes. Mais parlons surtout du tabac réduit en fumée, car c'est sous cette forme que son usage est le plus affectif.

Il est un fait de physiologie que je dois d'abord rappeler ici, c'est que toute vapeur, tout gaz mêlé à l'air et mis en contact avec les poumons, passe rapidement dans le sang, où il manifeste sa présence par des phénomènes parfaitement caractérisés. C'est ainsi que les peintres en bâtiments et les doreurs sur métaux sont sujets à de graves accidents, par cela seul qu'ils vivent au milieu d'une atmosphère chargée d'émanations métalliques. C'est ainsi, également, qu'il pourra suffire de traverser un marais pour contracter, par l'absorption des miasmes, une fièvre intermittente. Rappellerai-je la fin si cruelle de Gehlen, professeur distingué de l'Académie de Munich, qui mourut empoisonné pour avoir respiré, dans une expérience, quelques bulles de gaz hydrogène arsénié ? La vapeur du tabac, pénétrant par les mêmes voies, sera nécessairement absorbée de la même manière, et son action sur l'organisme se fera sentir tant à raison de son degré de nocuité que de la disposition de l'individu lui-même. L'absorption pulmonaire de la fumée de tabac ne saurait donc être indifférente. A ceux qui en doutent, j'opposerai les qualités calmantes des feuilles de belladone et de stramoine que nous faisons fumer quelquefois avec succès pour combattre certains accidents nerveux et en particulier l'asthme.

Mais peut-être la combustion aura-t-elle enlevé au tabac son principe vénéneux, développant seulement son élément aromatique ? Nullement. Ce principe, le tabac brûlé le conserve ; je dirai plus, la combustion y ajoute encore un degré d'activité, en ce qu'elle le rend beaucoup plus absorbable.

Voyez une personne qui fume pour la première fois. Elle est prise, au bout de quelques instants, de maux de tête, de nausées, de vomissements, de sueurs froides ; sa démarche devient titubante ; elle se plaint de vertiges ou même tombe dans une sorte d'hébétude. Ce n'est que peu à peu que ces graves troubles nerveux, qui sont tous ceux de l'empoisonnement, se dissipent ; et encore « cite-t-on des cas où ils ont été mortels » (CHRISTISON, *On poisons*). Or rien de semblable ne s'observe chez l'individu qui essaye, pour la première fois, de priser du tabac en poudre. Il en sera quitte pour quelques éternuements, du larmoiement, un peu de céphalalgie ; puis tout rentre dans l'ordre. Et cependant la membrane muqueuse des fosses nasales offre une surface éminemment absorbante. C'est même cette faculté d'absorption que le crime a plus d'une fois utilisée, en associant au tabac certaines substances qui, introduites avec lui dans les narines, provoquent un sommeil artificiel ou même la mort. Mais il y aura toujours cette différence, entre le tabac prisé et le tabac fumé, que le premier ne produit jamais de désordres graves que quand il est sophistiqué par des mélanges, tandis que le second porte son danger en lui-même, et le manifeste occasionnellement par des effets instantanés. J'avais donc raison de dire que le tabac en fumée est plus actif que le tabac en poudre [1].

Maintenant, je le demande, est-il possible d'admettre qu'un pareil poison puisse impunément être introduit, chaque jour, et même plusieurs fois par jour, au sein de nos tissus ?

L'habitude, dira-t-on, finit par neutraliser ses effets ; la preuve, c'est que l'apprentissage est bientôt fait. Alors le fumeur, loin d'être incommodé, comme à ses débuts, trouve au contraire, dans l'usage journalier du tabac, des récréations toujours nouvelles dont l'absence constituerait pour lui une cruelle privation.

La réponse est facile. Le danger d'un poison consiste moins dans la sensation actuelle qu'il produit, que dans les effets ultérieurs qu'il détermine. Voyez plutôt ce qui arrive pour une substance d'une activité moindre que le tabac, pour l'alcool. L'individu qui s'accoutume peu à peu à faire abus des boissons spiritueuses, n'éprouve plus l'action stupéfiante de l'ivresse ; il ressent au contraire, chaque fois qu'il en use, une sorte de remontement général, qui constitue pour lui une jouissance et surtout un besoin. Mais, attendez quelque temps, et bientôt vous verrez se développer, chez ce même individu, une série d'accidents qui aboutiront peut-être au *delirium tremens*.

---

1. Quand on fume le cigare, on absorbe davantage que quand on fume la pipe, car, avec le cigare, il y a tout à la fois absorption de la fumée par le poumon et absorption des sucs du tabac par la bouche. Mais, d'un autre côté, la pipe, surtout celle qu'on appelle communément *brûle-g....* (existe-t-il un synonyme ?), peut entraîner de graves accidents, par suite de l'irritation que provoque le contact fréquemment répété d'une tige brûlante sur un tissu spongieux comme celui des lèvres. Aussi certains cancers des lèvres ne reconnaissent-ils souvent d'autres causes chez des individus qui, sans doute, en portaient le germe, mais chez lesquels peut-être il fût resté latent. C'est là un fait que les statistiques ont mis hors de doute.

Choisissons, si vous le voulez, un exemple plus saisissant encore. Tout le monde sait que certains peuples fument l'opium comme nous autres nous fumons le tabac; personne n'ignore non plus que ces *teriaki* finissent, à la longue, par tomber dans l'étiolement et le marasme. Or par quel privilége, tout à fait exceptionnel, les fumeurs de tabac seraient-ils seuls affranchis de tout inconvénient? Est-ce donc que le tabac constitue un poison moins dangereux que l'opium? C'est précisément le contraire qui existe. La nicotine (et les souvenirs du procès Bocarmé sont trop récents pour que j'aie besoin d'invoquer d'autres témoignages), la nicotine a une action bien plus terrible que la morphine; c'est au point que cette action se rapproche de celle de l'acide prussique.

Ainsi, nous venons d'établir que le tabac est par lui-même un poison; qu'il agit comme tel sur l'économie, sous quelque forme qu'il y pénètre; que, réduit en vapeur, il exerce sur nos organes une action perturbatrice, laquelle se traduit immédiatement par des troubles de l'inervation; enfin, que, d'après ce qu'on observe pour d'autres substances, son usage longtemps continué doit finir par déterminer de graves accidents sur un nombre plus ou moins grand d'individus[1]. Poursuivons.

Parmi les nombreux poisons qui impressionnent, à des degrés différents, le système nerveux, il en est peu qui n'aient une sorte de préférence élective pour tel ou tel point de ce système, et, par suite, ne concentrent sur lui leur principale activité. Ainsi, l'opium agira surtout sur le cerveau, la noix vomique sur la moelle épinière, la belladone sur les nerfs de l'iris, la digitale sur ceux du cœur, le *curare*, enfin, anéantira les propriétés des nerfs moteurs, tout en laissant subsister celles des nerfs sensoriaux. Or, trouvons-nous quelque chose d'analogue pour le tabac? Oui, le tabac a aussi son organe de prédilection, et cet organe est la moelle épinière : seulement il l'influence d'une manière tout à fait différente de la noix vomique. En effet, tandis que celle-ci provoque des convulsions et des soubresauts, puis une telle rigidité de muscles qu'on croirait avoir affaire au tétanos le plus violent, le tabac agit plutôt comme un stupéfiant de la moelle. Je vais rappeler

1. En Orient, où la pratique si répandue de fumer paraît être exempte d'inconvénients, les appareils destinés à la combustion du tabac sont disposés de manière que la fumée n'arrive à la bouche qu'après avoir traversé un vaste récipient rempli d'eau, puis un long tuyau flexible. La fumée perd ainsi son principe âcre et la presque totalité de sa nicotine.

à ce sujet les expériences que j'ai faites avec Magendie, pendant les années 1845 et 1846, et qui, sur la demande du gouvernement d'alors, ne reçurent point de publicité, dans la crainte de porter préjudice aux recettes de la régie.

Quand on injecte dans les narines ou dans la bouche[1] d'un cheval quelques gouttes de nicotine, le poison est absorbé très-rapidement. Aussi l'animal manifeste-t-il presque de suite la plus vive anxiété. Sa respiration s'accélère, s'embarrasse, devient plaintive et bruyante. Il regarde de tous côtés avec effroi, et fait des efforts comme pour fuir; mais il ne peut faire un pas : on dirait qu'une force supérieure à la sienne le tient fixé à la même place. Bientôt il est pris de violents frissons; l'anxiété augmente ainsi que la gêne à respirer : tout son corps se couvre d'une sueur froide et gluante. Aux frissons succède un tremblement général, comme si la vie était près de s'échapper. L'animal chancelle : ses jambes sont de plus en plus impuissantes à le soutenir; enfin, après avoir oscillé quelques instants, comme incertain de quel côté il tombera, il s'affaisse par degrés sur lui-même, puis reste étendu sur le sol, où il ne tarde pas à succomber.

Pour quiconque a l'habitude des expériences sur les animaux, les phénomènes que je viens d'indiquer ne sauraient avoir une interprétation douteuse. Il est évident qu'ici la moelle épinière a été la partie du système nerveux que la nicotine a le plus particulièrement affectée. Cet engourdissement spontané des membres, cette difficulté toujours croissante des mouvements respiratoires, cette station rendue impossible, par suite des progrès de la paralysie, enfin cette détente et cette résolution de tous les muscles, ne sont-ce pas là bien les signes de l'abolition successive des fonctions de la moelle?

Je sais avec quelle réserve il faut conclure de l'animal à l'homme, surtout pour ce qui touche à la vitalité. Il serait sans doute infiniment préférable de noter quelle est, parmi les paraplégiques, la proportion des fumeurs; mais comme tout le monde, ou du moins presque tout le monde fume aujourd'hui, une semblable statistique est impossible à établir. Toutefois je dois dire que, depuis que l'attention a été éveillée sur ces questions, des faits nombreux et incontestables ont été cités à l'appui de l'opinion qui attribue au tabac la production de certaines paraplégies. C'est ainsi, par exemple, qu'un ancien

[1]. La membrane muqueuse qui tapisse ces cavités ffre une surface absorbante des plus actives. Aussi les fumeurs qui ont la prétention de ne point avaler la fumée, ne sont-ils pas non plus à l'abri de l'absorption.

médecin de la prison de Mazas dit.avoir vu se déclarer une très-grande faiblesse des membres inférieurs chez des détenus qui avaient respiré, dans d'étroites cellules, un air vicié par la vapeur concentrée du tabac. Non-seulement les membres inférieurs étaient devenus presque paralysés, mais leur sensibilité s'était émoussée; il y avait, de plus, un anéantissement général. Et cependant il s'agissait de fumeurs émérites!

Ce n'est pas uniquement dans les cellules de Mazas que des phénomènes plus ou moins analogues se sont manifestés. Depuis l'élégant fumoir jusqu'à la plus vulgaire tabagie, l'air respirable finit par être dangereusement altéré; et, si certains initiés peuvent, par une sorte d'aberration des sens, y trouver des charmes, ces charmes consistent surtout en une vague somnolence, mêlée de rêvasseries, qui en réalité n'est autre qu'un commencement d'empoisonnement. Que ces phénomènes se dissipent ensuite sans laisser de traces, je suis loin de le nier; mais nulle doute non plus qu'ils ne créent chez quelques-uns une prédisposition morbide, j'ai presque dit un germe, qui se développera plus tard d'une manière plus ou moins insidieuse. Ainsi, pour ce qui est de ma pratique personnelle, j'ai été plus d'une fois consulté par des paraplégiques, chez lesquels il m'a paru de toute évidence que la maladie avait débuté en même temps que l'habitude de fumer, puis fait des progrès d'autant plus rapides que cette habitude avait pris elle-même de plus grandes proportions.

Un mot encore sur ces graves questions d'hygiène ou plutôt sur ces graves atteintes à la santé publique.

S'il est vrai que l'action du tabac soit pour quelque chose dans la production de certaines maladies de la moelle épinière, il est assez rationnel de penser que ces maladies, d'un ordre à part, différeront par quelques caractères de celle du même nom qui reconnaissent une tout autre origine. C'est effectivement ce qui arrive. Voyez plutôt comment nos paraplégiques racontent l'histoire de leur affection. Ils se plaignent, à peu près tous, d'avoir éprouvé, comme premier symptôme, un sentiment de pesanteur dans les jambes, accompagné par intervalles de pincements dans les muscles ou de petits tressaillements, comme par l'effet de décharges électriques. D'abord ils ne s'étaient nullement inquiétés de leur état; ce n'est que quand ils ont vu leur marche devenir incertaine, la vessie et le rectum commencer à se prendre, qu'ils se sont enfin décidés à consulter. *Mais aucune sensation vers la moelle épinière ne les avait avertis que c'était de ce côté que pouvait être le siége du mal.* Aussi sont-ils surpris de vous voir diriger plus particulièrement vos investigations sur cet organe, et chaque fois que, percutant une des vertèbres, vous leur demandez s'ils y souffrent ou s'ils y ont souffert, vous répondent-ils que non. Quelquefois même leurs réponses sont empreintes d'un peu de mauvaise humeur, dans la persuasion où ils sont que vous faites fausse route en vous occupant d'un point qu'ils affirment n'être point malade, tandis que vous paraissez négliger celui où, suivant eux, tout le mal est concentré. Eh bien! comparez ces faits avec la description que les anciens auteurs, même ceux qui ne datent que du commencement de ce siècle, ont donnée de la paraplégie, et vous verrez que tous signalent, comme symptôme prédominant, une *douleur vive, aiguë, pénétrante, occupant une portion plus ou moins étendue de la moelle épinière.* Quant aux troubles du mouvement des membres inférieurs, ils sont relégués par eux au second rang. Or, je le demande, une différence aussi tranchée dans les manifestations d'une même maladie ne trouve-t-elle pas sa raison d'être dans l'intervention d'un nouvel agent morbide qui, bien loin d'exciter la moelle, l'énerve et la déprime? Et cet agent, ne sommes-nous pas autorisés à dire que c'est le tabac, maintenant que nous avons surabondamment démontré son action stupéfiante sur le système nerveux rachidien[1]?

Je m'arrête. Ces développements m'ont même entraîné plus loin que je ne l'aurais voulu; mais j'espère qu'ils trouveront leur excuse dans l'intérêt tout à fait actuel du sujet. Quant aux conséquences à déduire, elles me paraissent découler si naturellement de ce qui précède, que je crois inutile de les revêtir d'une forme plus précise. Je résumerai seulement ma pensée en quelques mots, de manière à la compléter et, en même temps, à la réduire à sa signification véritable.

Deux faits principaux ressortent de cet exposé : le premier, que la fumée du tabac renferme un principe vénéneux; le second, que l'absorption fait rapidement passer ce principe dans

1. C'est à une paraplégie de cette nature que succomba le professeur Royer-Collard. Cependant vous trouverez peu de grands fumeurs parmi les notabilités de notre profession. Magendie, jusqu'à l'âge de soixante ans, avait eu pour le tabac une véritable horreur. Quant à Dupuytren, voici dans quels termes il s'exprimait dans ses *Leçons orales* de l'Hôtel-Dieu : « Je ne comprends pas, disait-il, le progrès de cette sale habitude. Il n'est vraiment pas croyable qu'un homme d'éducation libérale consente, de propos délibéré, à abaisser ainsi le niveau de son intelligence; qu'un homme qui a goûté l'orgueil de la création littéraire ou scientifique, préfère aux sublimes jouissances de l'esprit l'ignoble plaisir de s'empester et plus encore d'empester les autres. »

le sang. Mais on ne saurait non plus méconnaître qu'un très-
grand nombre d'hommes, hélas! et quelques femmes (nous
entendons celles auxquelles il est permis de donner ce nom,
sans aucune épithète blessante ou restrictive) en font journellement usage, sans être le moins du monde incommodés. Malheureusement, à côté de ces fumeurs privilégiés pour lesquels,
en quelque sorte, la nicotine est un mythe, il en est d'autres
qui apprennent à leurs dépens que c'est une très-triste réalité,
ainsi que le prouve l'augmentation toujours croissante des maladies de la moelle épinière. Je crois donc que, sans vouloir
rien distraire de la sécurité des premiers, sécurité que légitime
chez eux l'événement, il est bon de recommander aux seconds
une plus grande réserve dans l'emploi du tabac, leur rappelant
que, s'il est vrai quelquefois qu'*un peu de poison n'empoisonne
pas*, il est plus vrai encore que *beaucoup de poison peut finir à la
longue par empoisonner*.

— Passons maintenant à l'étude proprement dite des maladies de la moelle épinière, en tant qu'elles sont du ressort de
la médication thermale.

Paraplégie (*paralysie des membres inférieurs*). — La paralysie qui frappe les membres inférieurs peut compromettre,
en même temps, le mouvement et la sensibilité de ces parties
ou les affecter isolément; c'est ce qu'explique la différence de
fonctions inhérentes à chacune des deux racines qui servent
d'origine aux nerfs spinaux, la racine antérieure présidant
au mouvement, la postérieure à la sensibilité. Or, suivant que
l'une ou l'autre de ces racines sera entreprise, ou bien que
toutes les deux le seront à la fois, les symptômes devront nécessairement varier. Règle générale : la paralysie du mouvement est beaucoup plus fréquente que celle du sentiment.

La paraplégie est un symptôme commun à toutes les maladies de la moelle épinière, et, par conséquent, son histoire
embrasse nécessairement celle de toutes les affections dont la
moelle peut être atteinte. Toutefois, on le comprend, nous ne
devons parler ici que des paraplégies essentielles, c'est-à-dire
de celles dans lesquelles il n'y a de lésée que la fonction, le
tissu de l'organe restant intact.

Si les myélites étaient aussi fréquentes qu'on le croit communément, il faudrait bannir du traitement de la paraplégie
l'électricité galvanique, comme devant ajouter à l'irritation
morbide de la moelle une irritation plus dangereuse encore.
Or, j'ai vu cette méthode opérer dans les mains de Magendie
de véritables miracles. J'en obtiens également, tous les jours,

les meilleurs résultats, ainsi que je l'ai consigné dans un travail où j'ai exposé en même temps les règles qui doivent présider à son emploi. (*Gazette médicale*, 1848.) Enfin, ne croyez pas que l'élément inflammatoire joue, dans la production de ces paraplégies, le rôle qu'on lui attribue si gratuitement. Sans cela, comment expliquer que les eaux minérales qui réussissent le mieux contre elles soient précisément celles dont l'action sur le système nerveux est la plus stimulante ?

Ces préliminaires posés, arrivons au choix des eaux minérales les mieux appropriées au traitement de la paralysie des membres inférieurs.

Les eaux de Lamalou, Pfæfers, Wildbad, Gastein et Casciana me paraissent jouir, à des degrés différents, d'une efficacité spéciale contre la paraplégie, surtout quand celle-ci est la conséquence de fatigues physiques ou morales, d'excès de table, d'abus des plaisirs vénériens ; en un mot, quand on peut croire que, par une cause quelconque d'épuisement, la constitution a été usée avant l'âge. J'ai indiqué, en faisant l'histoire de ces eaux, les précautions que réclame leur emploi. Ainsi, on devra faire en sorte que la stimulation minérale pénètre, je dirais presque s'imbibe, lentement et par degrés, dans les organes, afin que son action se traduise par des effets à peine sensibles, mais soutenus. On comprend dès lors que le bain soit plus usité que la douche. Ces eaux réussissent très-bien également contre les paraplégies qui sont la conséquence d'empoisonnements métalliques ou autres. Enfin, c'est à elles que j'accorde le plus de confiance pour combattre ces affections de la moelle que nous avons dit pouvoir, avec quelque probabilité, être rapportées à l'usage excessif du tabac.

On observe, tous les jours aussi, de très-belles cures aux eaux salines ou sulfureuses thermales ; seulement on réservera ces eaux pour les cas où l'on peut supposer que la paraplégie se rattache à quelque principe constitutionnel répercuté, choisissant celles qui paraissent être les plus convenables pour rappeler ce principe au dehors, car c'est la condition essentielle pour que la guérison puisse être obtenue. La douche est souvent, dans ce cas, un puissant auxiliaire du bain. Ne pas négliger, au besoin, les bains de gaz acide carbonique ou d'ammoniaque, les boues minérales, les étuves naturelles, et les bains de sable.

Enfin dans les paraplégies hystériques, c'est-à-dire dans celles qui constituent plutôt de simples névroses, on aura plus particulièrement recours aux bains de mer et à l'hydrothérapie.

Telles sont les principales indications d'après lesquelles on peut se guider dans le traitement hydrominéral de la paraplégie. La grande difficulté consiste moins peut-être dans le choix de la source que dans la distinction à établir entre les paraplégies organiques et les paraplégies essentielles, celles-ci, nous le savons, étant les seules qui puissent être traitées avec succès par les eaux. Dans le cas de diagnostic douteux, j'ai souvent recours, pour l'éclairer, à l'épreuve du galvanisme. Si, sous l'influence de la stimulation électrique, les muscles paralysés se contractent franchement, j'en conclus que la paraplégie est essentielle. Si, au contraire, il y a peu ou point de contractions, et que, de plus, les membres soient déjà notablement amaigris, j'en tire la conséquence que très-probablement la moelle est altérée dans son tissu, comme elle l'est dans ses fonctions. Alors, ou je défends les eaux d'une manière absolue, ou bien, quand je crois devoir y recourir à titre d'essai, je prescris les sources les plus faibles, quitte à tout suspendre s'il survenait la moindre aggravation.

Atrophie musculaire ; Ataxie locomotrice progressive. — Le traitement thermal de ces affections rentre dans celui des paralysies que nous venons de décrire. Ce sont les mêmes indications; ce sont aussi les mêmes eaux. Toutefois, les eaux de Lamalou sont incontestablement celles qui m'ont jusqu'à présent fourni les meilleurs résultats.

Presque toujours il est utile de compléter la cure par quelques applications électro-galvaniques, ou même de les administrer conjointement avec les eaux. Mais qu'on ne se fasse pas illusion ; il est peu de maladies aussi rebelles à toute espèce de traitement.

Maladies des cordons nerveux.

Les maladies que nous venons d'étudier avaient toutes pour point de départ, ou du moins pour siége, les centres nerveux. Mais il en est d'autres qui sont limitées à un ou plusieurs nerfs; elles constituent ainsi une affection simplement locale.

Paralysies localisées. — On peut dire, en thèse générale, qu'aucun nerf n'est à l'abri de la paralysie. Cependant les deux principaux nerfs de la face y sont le plus sujets, par suite de l'exposition des surfaces où ils se distribuent au contact et aux injures de l'air. Si la septième paire est malade, il y a paralysie du mouvement; si c'est la cinquième, il y a paralysie du sentiment : la distinction est donc bien tranchée.

Paralysies du mouvement de la face. — La paralysie d'un des nerfs de la septième paire est un accident très-commun. Il est infiniment rare, au contraire, que les deux nerfs soient paralysés à la fois. Je n'en ai eu à traiter et même à observer qu'un seul cas ; encore l'ai-je dû à Magendie. Il s'agissait d'une jeune fille, dont j'ai relaté la guérison dans la *Gazette médicale* (1841), et qui offrit, au plus fort de cette double paralysie, les particularités suivantes :

« Les traits n'ont rien d'irrégulier, mais ils sont immobiles, « impassibles, à tel point que les sensations intérieures ne se « traduisent au dehors que par des changements dans la colo- « ration du visage. Les yeux, largement ouverts, paraissent « plus grands que de coutume : la malade essaye-t-elle de les « fermer, elle ne le peut, et il reste entre les paupières un « écartement assez considérable qui laisse apercevoir la teinte « blanchâtre de la conjonctive. Les larmes coulent involontai- « rement sur les joues. Le front ne peut plus se plisser. Les « sourcils, obéissant à leur poids, pendent au-dessus des « orbites, ce qui donne à la physionomie une effrayante « expression. Affaissement des narines : souvent, dans les « fortes inspirations, elles se rapprochent de la cloison nasale « au point de former soupape et d'intercepter complétement le « passage de l'air. Les lèvres ont perdu toute faculté contrac- « tile ; aussi le parler est-il devenu très-embarrassé, surtout « pour la prononciation des mots où se trouvent des lettres « labiales. A chaque mouvement respiratoire, les lèvres, « comme deux voiles mobiles, sortent et rentrent selon la di- « rection du courant de l'air. La mastication est pareillement « très-pénible, car les aliments s'accumulent de chaque côté « entre les gencives et les joues, et la malade est obligée de se « servir du doigt pour les ramener sous les dents. Les joues « sont flasques, tombantes : ce qui rend la figure plus longue « et la fait paraître vieillie. Vous diriez une tête inanimée sur « un corps vivant. »

Paralysies de la sensibilité de la face. — La cinquième paire est, quelquefois aussi, frappée de paralysie. C'est elle, nous le savons, qui préside à la sensibilité tactile de la face ; ajoutons que, bien que les sens spéciaux aient chacun leur nerf à part, l'intégrité de cette cinquième paire est indispensable pour que leurs fonctions s'exécutent d'une manière normale. J'ai présenté, il y a longtemps déjà (1840), à l'Académie de médecine, un malade que j'avais traité avec succès d'une *paralysie de la sensibilité de toute une moitié de la face, avec perte de la vue,*

24

du goût, de l'ouïe et de l'odorat. Ce malade, entre autres phénomènes singuliers, ne pouvait plus lui-même se faire la barbe,
car, n'étant averti par aucune sensation du contact du rasoir,
la vue du sang était le seul signe qui l'avertît qu'il venait de
se faire une blessure à la peau. Il lui arrivait quelque chose de
plus fâcheux encore en mangeant; par cela même que toute
une moitié de la langue était privée de sensibilité, il l'entamait
souvent avec ses dents, sans en avoir aucunement la conscience.
Heureusement, au bout de deux mois de traitement, ce malade
fut entièrement guéri de sa paralysie.

— Je n'entrerai pas dans plus de détails sur ces paralysies
localisées, car il me faudrait, pour être complet, passer successivement en revue les principaux nerfs du corps humain. Si
même je me suis arrêté, quelques instants, sur celles de la cinquième et de la septième paire, c'est que je pouvais en parler
plus pertinemment, par suite de mes études toutes spéciales
avec Magendie.

Quant aux eaux minérales qui seront le mieux appropriées
à leur traitement, il est impossible d'établir à cet égard des
catégories bien tranchées. Comme c'est surtout à la douche
qu'on devra recourir, du moment que son choc aura assez de
puissance et que sa température sera assez élevée pour stimuler le nerf, il importe assez peu que l'eau ait telle ou telle composition. Je ne vois d'autre précepte ici pour le choix définitif
d'une source, que de consulter le tempérament du malade et
son impressionnabilité.

Amaurose. — Si la paralysie du nerf optique est complète,
il n'y a rien à espérer de l'emploi des eaux. Quand, au contraire, le nerf est encore impressionnable à la lumière, vous
pourrez conseiller, avec quelques chances de succès, les
douches locales de gaz acide carbonique ou de vapeurs sulfureuses, et surtout les fumigations dans la grotte d'Ammoniaque.

Surdité. — Ici encore la médecine thermale est d'autant
plus impuissante, qu'il est rare que la surdité se rattache à la
paralysie simple du nerf acoustique; presque toujours elle résulte de quelque altération, soit dans les osselets, soit dans les
membranes de l'oreille interne. Quand la lésion est bornée à
l'engourdissement paralytique du nerf, les différentes douches
de gaz et de vapeur, que nous venons de mentionner contre
l'amaurose, sont également applicables au traitement de ces
surdités. Mais s'il existe la moindre trace d'irritation et surtout que le malade soit sujet aux maux de tête, défiez-vous de

la médication thermale. Blanchet[1], si excellent juge en pareilles matières, m'a dit avoir vu les eaux provoquer ainsi des congestions fatales à l'audition.

Névralgies faciales et sciatiques. — La névralgie, de même que la paralysie localisée, s'attaque surtout aux nerfs de la face. La cinquième paire, qui est le nerf sensitif par excellence, y est plus exposée que la septième, bien que celle-ci, que nous savons être surtout un nerf de mouvement, n'en soit pas exempte non plus, par suite de ses anastomoses avec la cinquième paire. Je ne puis du reste, pour ce qui se rattache à la physiologie pathologique de ces questions, que renvoyer à mon *Mémoire sur les névralgies*.

La névralgie faciale revient le plus habituellement par accès. C'est seulement dans l'intervalle de ces accès qu'on peut recourir aux eaux minérales, moins encore aux sources calmantes d'emblée qu'aux sources légèrement excitantes, car on se trouve généralement mieux de la médication perturbatrice. Quant à l'accès lui-même, il ne saurait être combattu que par des agents empruntés à la matière médicale. Sous ce rapport je signalerai, parmi les préparations les meilleures et les plus inoffensives, les *Pilules végétales de Géneau*, lesquelles s'attaquent bien réellement à la douleur. C'est au point qu'on les emploie également avec avantage contre la goutte et le rhumatisme.

Les eaux appropriées à la névralgie faciale s'appliquent de même à toutes les autres névralgies et en particulier à la névralgie sciatique, qui est bien aussi une névralgie, malgré le nom de *goutte* sciatique par lequel on la désigne d'habitude. Comme, dans ce cas, la douleur, au lieu de revenir par accès intermittents, est plutôt rémittente ou continue, il ne faut pas craindre de recourir aux eaux minérales dès ses premières atteintes ; seulement il importe d'avertir les malades que le traitement thermal devra être long, ces névralgies offrant d'habitude une ténacité singulière.

Migraine. — Rangerai-je la migraine parmi les névralgies ? Sans vouloir, quant à ce qui touche à sa nature intime, préjuger la question, je dirai simplement que les eaux que nous venons d'indiquer comme convenant au traitement des névralgies, peuvent sinon la guérir, du moins en atténuer les accès. Or de quel médicament peut-on en dire autant ?

---

1. Blanchet, dont la science déplore la perte récente, hélas ! et si prématurée (il avait à peine 48 ans), était une des natures les plus sympathiques que j'aie jamais connues. Personne n'a laissé plus de regrets. Il avait du reste dans la physionomie cette expression de bienveillance et de douceur qu'a si bien reproduite la photographie de Trinquart.

Névroses.

Nous désignons ainsi certains troubles généraux du mouvement ou du sentiment, qui sont surtout remarquables par la
bizarrerie de leurs manifestations, leur mobilité, leurs fréquentes récidives, et dont il est impossible d'indiquer avec
quelque précision la nature intime. Comme ces troubles se rattachent évidemment à des altérations fonctionnelles du système
nerveux, on les désigne par l'épithète de *névroses*. Il est tout à
fait inutile que je donne une description isolée de chacun de
ces états morbides, puisque les mêmes indications et par suite
les mêmes eaux minérales leur sont également applicables. Je
choisirai seulement la chorée, comme type des troubles du
mouvement, et l'hystérie, comme type de ceux du sentiment,
pour finir par quelques mots sur l'hypochondrie.

Chorée (*danse de Saint-Guy*). — Autant Gall et son école se
sont fourvoyés en localisant l'intelligence dans les protubérances du cerveau, comme dans les casiers d'un échiquier,
autant il est admissible de placer le mouvement sous la dépendance immédiate de certains points de l'encéphale. Je rappellerai à ce sujet les expériences suivantes de Magendie, que j'ai
répétées nombre de fois moi-même dans mes cours.

L'animal auquel on vient d'enlever les corps striés s'élance
en avant, comme poussé par un pouvoir irrésistible, et il continue de courir ainsi droit devant lui jusqu'à ce qu'un obstacle
quelconque l'arrête ou même le brise par la violence du choc.
Si, au lieu d'enlever les corps striés, on blesse le cervelet [1], il
éprouve au contraire un mouvement de recul, et ce mouvement est aussi prononcé que l'était, en sens inverse, celui dont
nous venons de parler. La blessure d'autres parties de l'encéphale détermine des mouvements d'un autre ordre. C'est ainsi
que, quand on coupe un des pédoncules du cervelet, l'animal
se met à rouler latéralement sur lui-même, et quelquefois avec
une rapidité telle qu'il fait plus de soixante révolutions en une
minute. Ces effets ne sont pas bornés à quelques heures; ils
peuvent continuer pendant plus de huit jours, à la condition

[1]. « Des pigeons auxquels j'avais enfoncé une épingle dans cette partie ont
« constamment reculé en marchant, pendant plus d'un mois, et volé en arrière,
« mode de mouvement des plus singuliers. J'ai conservé pendant huit jours
« un canard auquel j'avais emporté la plus grande partie du cervelet, et qui ne
« pouvait nager qu'à reculons. »   (MAGENDIE.)

qu'on donnera de temps en temps quelque repos à l'animal pour qu'il puisse manger. Enfin, si l'on pique la moelle allongée dans la portion qui avoisine les pyramides antérieures, on détermine un mouvement en cercle, de droite à gauche ou de gauche à droite, suivant le côté lésé; l'animal tourne ainsi sur lui-même, comme dans un manége, sans pouvoir s'arrêter un seul instant.

Que conclure de ces expériences, sinon que les animaux deviennent des espèces d'automates montés pour exécuter tels ou tels mouvements, et incapables d'en produire aucun autre? Or, les phénomènes que vous observez dans la chorée ne sont pas sans analogie avec ces données expérimentales. Les malades exécutent aussi des mouvements automatiques, comme si les parties du système nerveux qui président à ces mouvements étaient dirigées par une force qu'ils ne peuvent maîtriser.

Le traitement de la chorée par les eaux minérales diffère peu de celui de la névralgie : ce sont à peu près les mêmes sources. La température de l'eau devra être tout particulièrement surveillée ; ainsi le bain sera frais ou même tout à fait froid et très-court, de manière à produire un saisissement subit. Toutefois c'est à l'hydrothérapie et aux bains de mer que j'accorde le plus souvent la préférence.

Hystérie. — L'hystérie est une affection à peu près exclusive au sexe féminin, revenant par accès qui s'accompagnent en général de hoquets, de cris, de larmes, de mouvements convulsifs et d'une perte plus ou moins absolue de la sensibilité ; aussi voit-on les malades s'égratigner, se meurtrir, sans en avoir aucunement la conscience. Ces accès sont presque toujours précédés de la sensation d'une *boule* qui, partant d'un point du bas-ventre, remonte à l'épigastre, puis à la gorge, où elle provoque une constriction des plus pénibles. Quelquefois il existe en même temps une excitation très-grande du côté des organes génitaux : c'est cette forme que les anciens nosologistes nommaient hystérie *libidineuse*, et qu'on appelle également *nymphomanie* ou *fureur utérine*. Je dois dire toutefois qu'on l'observe assez rarement, encore bien que ce soit plus spécialement à elle que, dans le langage du monde, le mot hystérie semble s'appliquer.

Les eaux minérales que nous venons d'indiquer pour le traitement de la chorée conviennent de même pour celui de l'hystérie. Si elles échouent et qu'il vous faille revenir aux préparations pharmaceutiques, défiez-vous de l'opium ; il est en général assez mal supporté. La valériane, au contraire, associée à l'ammoniaque convient beaucoup mieux. C'est ainsi que j'ai vu le *Valérianate d'ammoniaque de Pierlot* opérer de véritables prodiges. Mais y a-t-il prédominance d'un état chlorotique, vous préférerez les ferrugineux. C'est dans les cas de cette nature qu'on ne parvient réellement à calmer le système nerveux qu'en reconstituant le sang lui-même. Sydenham l'a dit : « Le sang est le modérateur des nerfs » (*sanguis moderator nervorum*).

Hypochondrie. — L'hypochondrie que nous rangerons, d'après l'usage, parmi les névroses, est un état morbide caractérisé par une préoccupation excessive et presque incessante de la santé. Ainsi des individus chez lesquels aucune fonction ne paraît affectée sérieusement, deviennent tristes, inquiets, moroses; ils ont des pressentiments sinistres, ou même se croient menacés d'une mort plus ou moins prochaine. La plupart lisent avec avidité les livres de médecine, et ne manquent jamais de se reconnaître les symptômes des maladies les plus incurables. L'état de leurs digestions les préoccupe tout particulièrement, et ils rapportent leurs principales souffrances aux troubles des organes abdominaux. Vous verrez souvent l'hypochondrie survenir par le fait d'un changement brusque de position et de fortune, ou du passage rapide d'une vie agitée à un repos absolu. Aussi s'attaque-t-elle surtout aux commerçants enrichis, l'occupation de la personne tendant à remplacer chez eux l'occupation des affaires, par suite du peu de ressources que leur offre le travail de la pensée. On aurait tort toutefois de n'envisager l'hypochondrie que comme une des variétés de l'aliénation mentale. Beaucoup d'hypochondriaques ne sont pas des aliénés; ce sont des malheureux qui souffrent réellement, mais dont l'imagination se monte et s'égare, parce qu'ils voient que, méconnaissant leur état, on cherche plutôt à les railler qu'à les guérir.

Dans l'impossibilité où nous sommes de modifier le génie même du mal, il faut nous adresser aux phénomènes prédominants. Or la constipation accompagne habituellement l'hypochondrie; il en est de même des hémorrhoïdes : aussi, combattre la première et faire fluer les secondes, tel est le principal but de la médication thermale. On arrive à ce double résultat par l'emploi des eaux salines laxatives, spécialement celles qui contiennent du gaz acide carbonique libre et des chlorures. Il faut avoir soin de prescrire des eaux un peu lointaines, afin de dépayser les malades et de les obliger de rompre avec leurs habitudes. On choisira de même celles qui offrent le plus de distractions, car, ici particulièrement, la médecine morale doit marcher de pair avec la médecine organique.

CHAPITRE II.

MALADIES DES ORGANES DE LA POITRINE.

Nous nous occuperons principalement ici des maladies du poumon et de ses annexes. Celles qui s'attaquent au cœur étant surtout caractérisées par des altérations organiques, se trouvent, par cela même, à peu près en dehors de la médication thermale : aussi ne leur accorderons-nous qu'une très-courte mention.

Maladies de l'appareil respiratoire.

La fréquence extrême des maladies de poitrine, leur passage si facile à l'état chronique, l'impuissance trop souvent reconnue des médications dirigées contre elles, ont fait depuis longtemps recourir pour leur traitement à l'emploi des eaux minérales. Nul doute que celles-ci n'offrent à la thérapeutique de précieux avantages ; mais nul doute également qu'elles n'exposent à de graves dangers, dans le cas où elles seraient administrées d'une manière inopportune. Je me suis attaché, dans la description que j'ai donnée des diverses sources, à bien spécifier les phénomènes qui constituent leur individualité. Toutefois, ces indications se trouvant disséminées dans des chapitres isolés, il est difficile d'établir entre elles des points de comparaison. Aussi vais-je les résumer en quelques mots, de manière à faire ressortir par leur rapprochement, les caractères communs et les caractères différentiels de chaque source.

SOURCES EXCITANTES ; SOURCES CALMANTES.

Les sources dont l'expérience a constaté les bons effets dans le traitement des maladies de poitrine peuvent être divisées, d'après les effets qu'elles déterminent sur le poumon et ses annexes, en deux classes : sources *excitantes* et sources *calmantes*.

Sources excitantes. — Ce sont, parmi les eaux sulfureuses : Eaux-Bonnes, Cauterets, Vernet, Amélie-les-Bains, Labasserre, Saint-Honoré, Enghien et Pierrefonds; parmi les sources alcalines : le Mont-Dore.

Nous avons vu, en parlant des Eaux-Bonnes, combien l'excitation déterminée par ces eaux est complexe : excitation locale et substitutive, s'exerçant sur le poumon ; excitation générale et dérivative, s'exerçant sur l'ensemble même de l'organisme. Sans doute ces phénomènes sont beaucoup plus prononcés aux Eaux-Bonnes qu'aux autres sources sulfureuses : cependant il existe entre ces sources une analogie d'action qu'on ne saurait méconnaître. Quant à l'appréciation de leur activité comparative, je ne puis que renvoyer à l'histoire particulière de chacune.

Pour ce qui est des eaux du Mont-Dore, qu'il me suffise de rappeler qu'au lieu de congestionner le tissu du poumon, elles le dégagent, en provoquant vers la peau un état pléthorique artificiel.

Sources calmantes. — Ce sont, parmi les eaux sulfureuses : Weilbach, Allevard, Marlioz et la Caille; parmi les eaux alcalines ou salines : Penticouse, Ems, Salsbrunn, Gleichenberg, Lippspringe, Weissembourg et Soden. Ces sources ont pour effet d'opérer une combinaison lente, comme interstitielle, de l'eau minérale avec nos fluides ; à l'opposé des sources précédentes, elles ne déterminent aucune crise. Et, par *crise*, je n'entends pas cet état saburral qui survient d'habitude dans les premiers jours de l'emploi des eaux, et qui même s'accompagne d'un peu de fièvre. Non; je veux parler seulement de ces grands mouvements fluxionnaires qui annoncent un travail beaucoup plus profond de l'organisme. Les sources calmantes sont peut-être d'un emploi et d'une direction plus faciles que les excitantes, mais, par contre, il faut plus de finesse dans le diagnostic pour découvrir leur opportunité. C'est qu'une semblable médication reçoit le contre-coup du tempérament plutôt qu'elle ne le donne, et, par suite, les symptômes qu'elle manifeste varient suivant l'individu qui s'y soumet.

Il résulte de l'étude comparative de ces différentes sources, qu'à côté du diagnostic anatomique, qui donne la mesure de l'altération organique locale, doit se placer le diagnostic dynamique, qui donne la mesure du degré de réaction dont dispose l'économie. Or, ce dernier diagnostic joue souvent un rôle plus important que le premier, car, dans les maladies où il s'agit surtout d'amoindrir ou d'activer les mouvements vitaux, l'état du pouls, le degré de chaleur de la peau, la coloration des traits, sont autant de signes qui serviront à graduer avec quelque précision la médication thermale.

APPROPRIATION DES SOURCES.

Les détails dans lesquels nous venons d'entrer sur l'action physiologique de certaines eaux minérales simplifient beaucoup ce qui nous reste à dire du choix et de l'emploi de ces eaux dans le traitement des affections de l'appareil respiratoire. Si c'est la forme dynamique qui domine, on aura recours aux sources calmantes; si, au contraire, c'est la forme adynamique on aura recours aux sources excitantes. Il faut, pour arriver à des indications positives, faire marcher de front l'étude de l'eau minérale, celle de la maladie et celle du malade. Cette dernière étude est peut-être la plus difficile. Il suffit, pour s'en rendre compte, de se rappeler que toute eau minérale possède une puissance élective; que cette puissance, bien que virtuellement contenue en elle, ne se manifeste pas toujours au même degré ni sous la même forme chez les divers individus, encore bien qu'elle semble s'adresser aux mêmes entités pathologiques. Lors donc que nous traçons l'histoire des symptômes que telle source développe dans le traitement de telle maladie, nous créons artificiellement un type qui se reproduit très-rarement avec tous ses caractères chez le même malade, par suite des aptitudes organiques différentes tant à percevoir les impressions qu'à réagir contre elles.

— Ces préliminaires posés, entrons dans quelques détails sur la nature des lésions pulmonaires que les eaux sont appelées à combattre, sur leur mode de guérison et sur le degré de gravité que ces lésions peuvent atteindre pour être encore curables.

Affections catarrhales. — La membrane muqueuse qui tapisse l'appareil respiratoire peut être affectée ans son ensemble. Il peut se faire aussi que le mal soit limité à quelqu'une de ses parties. Si c'est l'arrière-gorge, le larynx ou les bronches, on dira qu'il y a *angine, laryngite* ou *bronchite;* mais, sous ces noms différents, on désignera le même état catarrhal. Je regarde donc comme complétement inutile d'en scinder la description, puisque, malgré la diversité de siége, c'est toujours la même maladie, dépendant d'un même principe et réclamant le même traitement.

Certains catarrhes sont causés ou entretenus par l'engorgement passif et en quelque sorte œdémateux du conduit aérien. Dans ce cas, les eaux sulfureuses excitantes, par leurs vertus *béchiques*, dégorgent les tissus, en rendant l'expectoration plus facile et plus libre. En même temps qu'elles redonnent du ton à la muqueuse, elles ramènent graduellement sa sécrétion à des conditions normales, et, par une médication substitutive, transforment une affection grave en une phlegmasie simple. On a vu guérir ainsi des catarrhes offrant déjà le caractère puriforme.

Lorsque l'affection catarrhale se rattache à la suppression de quelque évacuation naturelle ou à la rétrocession d'un principe herpétique, le mieux coïncide presque toujours avec la réapparition du travail morbide dans le lieu qu'il occupait primitivement. Sans doute, la maladie n'est pas guérie en réalité, mais, sous cette nouvelle forme, elle offre moins de dangers et est plus accessible à nos médications.

Si le catarrhe, au lieu d'être apyrétique, dépend d'un état subinflammatoire de la muqueuse, on aura recours aux sources calmantes, dont l'effet sera d'exercer une action primitivement sédative, et de diminuer d'emblée la toux et l'expectoration. Dans ce cas, on ne verra survenir aucun de ces phénomènes critiques dont nous venons de parler, et les accidents se dissiperont sans passer par la période d'accroissement. Bien entendu, ici les sources excitantes doivent être proscrites comme dangereuses. Il est cependant une circonstance où elles m'ont paru pouvoir être utiles, c'est lorsque l'affection, peu intense à ses débuts, laisse déjà poindre certains caractères de chronicité. Les eaux agissent alors à la manière des stimulants alcooliques, en changeant la direction des mouvements vitaux, et en détruisant la maladie avant qu'elle ait eu le temps de se constituer matériellement. Beaucoup de malades se trouvent bien alors de les couper avec une préparation béchique et pectorale, telle que, par exemple, le *Sirop antiphlogistique de Briant*, qui a, depuis longtemps, fait ses preuves contre les irritations des bronches.

Phthisie pulmonaire. — C'est surtout quand il s'agit des tubercules, qu'il importe de bien spécifier l'état dynamique de la maladie, le choix ou le rejet d'une eau minérale reposant entièrement sur cette indication. Sous ce rapport,

les nouvelles recherches sur l'auscultation du docteur Chur-
chil, connu pour ses travaux sur le « Traitement spécifique des
maladies tuberculeuses par les hypophosphites, » en même
temps qu'elles indiquent un praticien expérimenté, ont jeté
un nouveau jour sur ces questions.

A quels degrés et dans quelles limites de la tuberculisation les
eaux peuvent-elles être utilement conseillées?

Trois cas principaux peuvent se présenter : ou bien le tubercule, encore semi-liquide, est disséminé dans le tissu pulmonaire; ou bien il forme des concrétions, soit isolées, soit
réunies en masses, appréciables à l'auscultation; ou bien enfin
la matière tuberculeuse est déjà ramollie, et elle constitue, au
sein même des poumons, des ulcérations, peut-être même de
véritables cavernes. Nous allons examiner chacune de ces trois
conditions morbides.

Si le tubercule n'est encore qu'à l'état de sécrétion, le raisonnement et l'observation prouvent que la phthisie est cu-
rable. Certaines sources, nous l'avons dit, provoquent dans le
poumon un travail éliminatoire, que Bordeu compare à celui
du kermès. Dès lors qu'y a-t-il d'impossible à ce que la matière
tuberculeuse se trouve détachée et entraînée par l'expectoration? On peut admettre également qu'elle est résorbée en
partie, par le fait des modifications imprimées à la circulation
pulmonaire. Toujours est-il que l'on voit des personnes faibles,
pâles, étiolées, offrant tous les caractères de l'invasion tuberculeuse, recouvrer en peu de temps, par l'effet des eaux, les
forces et l'embonpoint, et, dans la suite, ne rien éprouver du
côté de la poitrine.

Nous supposons maintenant le tubercule formé. Si les eaux
ne parviennent pas à le faire disparaître, elles seront utiles encore en combattant les complications que sa présence détermine. On sait que les tubercules, surtout quand ils ont acquis
un certain volume, sont la cause de mouvements fluxionnaires
dont la résorption incomplète laisse, après elle, l'infiltration et
l'engorgement des tissus environnants : ces altérations persistent alors à titre d'effet, après avoir agi un certain temps
comme cause. Or, l'eau minérale, en achevant de dissiper l'état
congestif qu'elles entretenaient, rend peu à peu au parenchyme sa perméabilité, de sorte que le tubercule est enchatonné dans le poumon comme certains projectiles dans les
chairs. Mais, à cette période de la maladie, on ne saurait procéder avec trop de mesure dans l'emploi des eaux, leur action
intempestive ou mal dirigée pouvant amener la fonte des

tubercules, et, par suite, l'aggravation rapide de tous les symptômes.

Quant au troisième degré de la phthisie, quel bénéfice attendre des eaux, alors que le tissu pulmonaire est désorganisé, que la plupart des canaux sanguins et bronchiques ne sont plus perméables, et que les sommets sont réduits en une sorte de putrilage, ou creusés d'excavations ulcéreuses? Bordeu, il est vrai, rapporte des cas de guérison, bien qu'il y eût fièvre hectique, crachats purulents, sueurs nocturnes et diarrhées colliquatives. Hufeland fait de même une loi expresse au médecin de ne jamais désespérer d'un phthisique. N'avons-nous pas entendu Darralde établir, à propos des Eaux-Bonnes, que « du moment où l'ensemble de l'organisme se trouve encore « dans de bonnes conditions de conservation, il n'y a aucun ob- « stacle *radical* à la guérison de la phthisie, fût-elle parvenue « au troisième degré ? » J'avoue cependant que, d'après les faits qui ont été soumis à mon observation, je n'ose partager une semblable confiance.

En résumé, les eaux me paraissent pouvoir être utiles dans le premier degré de la phthisie, quelquefois aussi dans le second ; mais ce n'est qu'exceptionnellement qu'elles devront être conseillées dans le troisième. Et ce que je dis ici de la phthisie pulmonaire s'applique aussi bien à la PHTHISIE LARYNGÉE, qui n'en est presque toujours qu'une complication.

L'affection tuberculeuse, de même que l'affection catarrhale, peut se rattacher à quelque principe répercuté, que les eaux seront aptes également à rappeler au dehors. Toutefois, comme le tubercule forme un élément anatomique fixe, leur action centrifuge gravite autour de lui plutôt qu'elle ne le déplace, et, par suite, rend souvent nécessaire le concours d'attractions diverses appropriées à chaque cas particulier. De là, l'utilité des vésicatoires, des ventouses, des bains partiels, des douches locales et autres moyens révulsifs. Lorsque la peau est rugueuse, sèche, aride, et qu'en même temps des flux supplémentaires existent vers les muqueuses, on serait presque tenté de dire que la maladie consiste surtout dans une rupture d'équilibre, la vie faisant défaut dans certains points, tandis qu'elle surabonde dans d'autres. Dans ce cas, les bains entiers ou mieux les demi-bains, par l'activité qu'ils impriment aux fonctions sécrétoires du derme, pourront très-avantageusement intervenir comme médication dérivative.

Lorsque l'on voit, sous l'influence des eaux, les symptômes de la phthisie s'amender ou même disparaître, il ne faut pas

pour cela s'empresser de conclure qu'il y a réellement guérison : presque toujours, en effet, le mal fait une halte
avant de rétrograder. La reprise des eaux, après une ou plusieurs interruptions, doit donc être posée en principe avec
d'autant plus d'assurance que, le plus souvent, il ne faut pas
moins de deux ou trois saisons pour donner à la cure un caractère définitif. Et encore le malade devra-t-il continuer d'être
l'objet d'une constante surveillance. Bordeu disait avec raison
que les maladies chroniques guérissent rarement d'une manière radicale, et que la phthisie expose, plus que toute autre,
aux récidives, par suite de la tendance qu'ont les mouvements
morbides nouveaux à aboutir à la *partie fêlée*.

Surtout ne perdez pas de vue le régime alimentaire ; il doit
être à la fois substantiel et tonique. On a singulièrement vanté
dans ces derniers temps la viande crue, mais beaucoup de
malades ne peuvent la supporter, ni vaincre le dégoût qu'elle
leur inspire. C'est ce qui a fait la vogue du nouvel agent nutritif appelé *Sirop et chocolat à l'extrait de viande de Meyer-
Berck*, ces préparations paraissant posséder les mêmes propriétés que la viande crue, et ayant sur elle l'avantage d'être
acceptées sans répugnance.

Je ne dis rien des cures de petit-lait ou de raisin, non plus
que des inhalations d'eau pulvérisée ou en vapeur, ayant traité
ces questions dans des chapitres à part auxquels je ne puis que
renvoyer. D'ailleurs leur rôle, contre la phthisie, me paraît
un peu secondaire.

Asthme, emphysème. — Ces deux affections, dont la première n'est souvent que le symptôme de la seconde, éprouvent
quelquefois de très-bons effets des diverses sources minérales
que nous venons d'indiquer pour le traitement des affections
catarrhales ou tuberculeuses. Seulement je crois que les eaux
agissent surtout ici en prévenant la répétition des congestions
pulmonaires apyrétiques qui constituent l'accès d'asthme, et
en favorisant l'expectoration, qui en est presque toujours la
solution la meilleure. Les récidives, du reste, sont fréquemment à redouter; aussi, lors même que les eaux semblent
réussir, est-il prudent de ne point complétement renoncer aux
préparations pharmaceutiques. Je rappellerai à ce propos que
les *Cigares de Baré* l'emportent d'autant plus sur les cigares
à base de belladone ou de stramonium, qu'ils ne renferment
aucun principe narcotique, et qu'ils réussissent mieux encore
à combattre et à prévenir l'accès d'asthme.

Quant à l'*œdème*, ainsi qu'à la *pleurésie* et à la *pneumonie chroniques*, je ne puis que renvoyer, pour leur traitement, à ce que nous en avons dit à propos des Eaux-Bonnes.

Maladies du cœur.

Les maladies du cœur peuvent être divisées en *organo-dynamiques*, en *organiques simples* et en *névroses*.

1° **Maladies organo-dynamiques.** — Je désigne ainsi les maladies du cœur dans lesquelles la texture de cet organe est altérée à différents degrés, en même temps qu'il existe un travail morbide, actuellement en activité, lequel tend à aggraver d'une manière indéfinie l'état anormal de ce viscère. Ici se présente la question de savoir si, dans ce cas, l'emploi des eaux peut être de quelque utilité. Les sources que nous avons dit être calmantes pour la poitrine le seraient-elles de même pour l'appareil circulatoire? Les avantages me paraissent trop incertains pour contre-balancer suffisamment les chances de danger beaucoup plus probables. L'abstention me semble donc devoir être la règle, et c'est à peine si je ferais une exception en faveur des eaux de Weilbach.

2° **Maladies organiques simples.** — Nous comprenons sous ce nom les lésions du cœur dans lesquelles, tout travail pathologique étant éteint, il ne reste plus que les *reliquiæ* de la maladie première. Bien que l'auscultation dénote encore les signes physiques d'une altération matérielle, plus ordinairement de l'hypertrophie, les fonctions de l'organe n'indiquent ni souffrances, ni trouble. Une sorte d'harmonie corrélative a donc remplacé l'état pathologique. Cette immobilisation d'une lésion matérielle permet, jusqu'à un certain point, d'agir comme si elle n'existait pas, à la condition, bien entendu, qu'on aura l'œil ouvert sur toutes les éventualités. En conclurons-nous que les eaux minérales devront être conseillées dans le but de diminuer ou de faire disparaître l'altération du tissu cardiaque? Ce serait une souveraine et gratuite imprudence, l'état stationnaire étant, dans ce cas, la terminaison la plus heureuse. Tout au plus pourra-t-on faire alterner quelques eaux diurétiques ou laxatives, avec certaines préparations pharmaceutiques telles que, par exemple, le *Sirop de Labélonye* dont l'action bien connue est tout à la fois sédative sur le cœur et excitante sur les reins.

Je suis donc d'avis que vous réserviez l'emploi des eaux minérales, ce qu'on appelle à proprement parler une *cure*, pour les cas où il s'est développé quelque maladie intercurrente du poumon ou de tout autre organe important. Mais alors ce n'est pas la lésion du cœur qui constitue l'indication ; elle n'est pas un obstacle : voilà tout.

3° **Névroses.** — Les névroses du cœur sont désignées communément sous le nom de *palpitations*, parce qu'elles reconnaissent comme caractère essentiel un désordre des battements de cet organe, qui deviennent tout d'un coup précipités et tumultueux. Il s'y joint aussi de la dyspnée, des vertiges et un sentiment de défaillance. Ce qui distingue surtout ces palpitations purement nerveuses de celles qui se rattachent à une lésion organique du cœur, c'est l'absence de signes stéthoscopiques anormaux. Ai-je besoin d'ajouter que les femmes, par leur impressionnabilité, y sont plus sujettes que les hommes ? J'ai obtenu de très-bons effets des eaux dans le traitement de ces affections. Quant au choix à faire, je ne puis que renvoyer à ce que j'en ai dit à propos des NÉVROSES en général, car les mêmes sources conviennent pour les névroses du cœur. Je ferai seulement remarquer que les palpitations étant fréquemment liées à la chloro-anémie, dont elles sont le symptôme le plus constant, c'est aux sources ferrugineuses et aux bains de mer qu'on devra souvent donner la préférence.

CHAPITRE III.

MALADIES DES ORGANES DE L'ABDOMEN.

Il existe entre les viscères situés au-dessous du diaphragme une solidarité de fonctions et, par suite, de maladies, qui explique comment les mêmes sources peuvent, quelquefois, être aptes au traitement des affections abdominales les plus diverses par leur siége. Les effets produits sont désignés, il est vrai, par un mot différent, suivant l'organe qui en ressent plus directement l'impression : ainsi, par exemple, les eaux sont dites *laxatives, diurétiques* ou *sudorifères*, selon qu'elles activent la sécrétion de l'intestin, des reins ou de la peau. Mais nul doute que, malgré cette diversité de noms, l'action des eaux ne soit à peu près de même nature sur ces différents organes.

Qu'on n'aille pas cependant en inférer que toutes les maladies de l'abdomen puissent être indistinctement traitées par les mêmes sources ; nous allons voir, au contraire, qu'il faut savoir faire un choix, et que ce choix peut soulever des difficultés très-sérieuses.

Maladies des voies digestives.

L'acte de la digestion est un des actes les plus complexes de l'économie, tant par la variété des liquides et des ferments qui y concourent, que par la diversité des rôles répartis à chacun. Ainsi la salive saccharifie les matières amylacées ; le suc gastrique, par le principe acide et la pepsine qu'il contient, dissout les substances animales, et change le chyme en albuminose ; la bile, au moment où l'estomac transmet au duodénum les aliments, arrête immédiatement leur fermentation, en précipitant la pepsine ; enfin le fluide pancréatique paraît avoir pour usage d'émulsionner la graisse et de la rendre absorbable par les vaisseaux lactés.

Ces données de la chimie ont déjà été mises à profit pour diverses applications thérapeutiques. C'est ainsi, par exemple, que la pepsine entre aujourd'hui dans plusieurs préparations officinales. Seulement il faut savoir faire un choix, car c'est une substance facile à s'altérer. Sous ce rapport, le *Sirop et le vin digestifs de Chassaing*, dont la base est la pepsine et la diastase, ces ferments naturels de la digestion, me paraissent réunir toutes les garanties désirables.

Mais nous n'avons ici à ne nous occuper que des eaux minérales. Voyons donc celles qui sont les mieux appropriées aux différents troubles de la digestion.

Gastralgie, dyspepsie. — On désigne ainsi certains troubles fonctionnels de l'estomac ou de l'intestin, qu'on a trop longtemps confondus avec la gastro-entérite, cette fantastique création de Broussais. Voici les indications pratiques que je crois pouvoir poser. S'il y a digestions lentes, pénibles vomituritions : eaux gazeuses. Si, en même temps, la constitution est appauvrie : eaux ferrugineuses. Existe-t-il des renvois acides ou bilieux : eaux alcalines. Enfin, s'il y a flatulence, tension abdominale, tympanite, que le mal semble avoir pour siége autant l'intestin que l'estomac : eaux laxatives, hydrothérapie, cure de petit-lait. Quant aux névroses de l'estomac qui se traduisent plus particulièrement par certaines aberrations fonctionnelles (*pica, malacia, boulimie*), leur traitement par les eaux rentre dans celui des affections que je viens d'énumérer, en tenant surtout compte du tempérament des malades.

Une fois les fonctions digestives rétablies, il est souvent utile de recourir à quelques amers. Je citerai le *Vin de quinquina ferrugineux du docteur Forestier* comme étant une des préparations qui m'ont paru le mieux réussir.

Diarrhée, constipation. — Ces deux états morbides, qui alternent souvent chez le même individu, constituent des symptômes de maladie, plutôt que la maladie elle-même. On ne saurait donc indiquer les sources minérales les plus appropriées à leur traitement qu'après avoir reconnu tout d'abord la nature spéciale de l'affection : ce point élucidé, on agira d'après les principes dont nous venons de poser les formules. Vous verrez que, très-souvent, ces troubles proviennent de l'atonie de l'appareil digestif. Comment une même cause peut-elle se traduire par des effets opposés? L'explication suivante me paraît en donner la raison physiologique.

L'inertie qui frappe l'intestin n'affecte pas toujours, au même degré, les diverses membranes de ce viscère. Tantôt elle s'attaque spécialement à la muqueuse, d'où résulte une sorte de laxité des vaisseaux, laquelle entraîne l'augmentation toute passive des sécrétions. D'autres fois, au contraire, elle se porte plus directement sur la tunique musculaire dont la contractilité se trouve diminuée ou même suspendue. Dans le premier cas, il y a diarrhée ; dans le second, constipation. Et cependant, malgré la diversité des symptômes, l'un et l'autre état reconnaît, comme point de départ, l'atonie du conduit intestinal et, par suite, vous le verrez céder à la même médication.

Hémorrhoïdes. — Tant que le flux hémorrhoïdal reste dans les limites ordinaires, l'intervention du médecin est pour le moins inutile ; c'est une crise naturelle qu'il faut savoir respecter. Mais ce flux peut se supprimer intempestivement, et être, par suite, l'occasion d'accidents congestifs vers la tête ou la poitrine ; ou bien, au contraire, il deviendra excessif, et les pertes de sang qui en seront la conséquence épuiseront la constitution. De là deux médications essentiellement différentes, réclamant l'emploi d'eaux minérales également opposées. J'ai eu soin de signaler, à propos de l'histoire de chaque source, celles qui satisfont à ces indications.

Vers intestinaux. — Les vers intestinaux ou *helminthes*, sur lesquels un chimiste (non médecin) a trouvé moyen d'écrire un si piquant roman médical, tout saupoudré de camphre, les

vers intestinaux, disons-nous, cèdent, en général, à l'emploi
des préparations pharmaceutiques. Quelquefois, cependant, ils
leur résistent, ou ils se reproduisent avec une telle facilité,
qu'on serait tenté d'admettre une sorte de « diathèse ver-
mineuse. » Les eaux auxquelles on pourra le plus utilement
recourir, sont les eaux sulfureuses et les eaux salines laxatives,
surtout celles qu'on peut additionner de mutter-lauge en boisson. Il est même quelques eaux qui paraissent posséder une
vertu particulière contre le ténia : telles sont celles de Saint-
Gervais et de Tarasp.

Engorgements mésentériques. — Il n'est pas rare, à la
suite des inflammations sourdes et fréquemment répétées du
canal intestinal, de constater des engorgements plus ou moins
considérables des ganglions mésentériques. Ces engorgements
cèdent quelquefois à l'emploi des eaux alcalines, spécialement
de celles de Vichy. Cependant, si elles se lient au tempérament
lymphatique ou scrofuleux, constituant ainsi le symptôme d'un
état pathologique plus général, on préférera les sources fortement chlorurées dont la mutter-lauge fait la base. C'est dans
ces cas que les *bains Pennès* font quelquefois merveille. L'activité qu'ils impriment au fonctionnement de la peau et à la
circulation générale supplée parfaitement à l'action des eaux,
jusqu'au moment où on peut aller les prendre aux lieux mêmes où elles sourdent.

Maladies du foie.

Les eaux rendent souvent ici de très-importants services ;
on le comprendra facilement si l'on réfléchit que toute eau
minérale, ingérée dans l'estomac, est obligée de traverser le
foie avant de pénétrer dans la circulation générale. Les eaux
purgatives seules font un peu exception à cette règle, puisqu'une
partie n'est pas absorbée et s'échappe par les garde-robes ;
mais alors elles agissent comme moyen dérivatif et leur action
n'en est pas moins puissante, par suite de la solidarité qui lie
le foie à l'intestin.

Hypertrophie. — Nous comprenons sous cette dénomination certains engorgements plus ou moins considérables, caractérisés par un changement dans le volume, la consistance et
la couleur du foie, sans dégénérescence appréciable de son
tissu : c'est ce que, dans le langage du monde, on appelle
obstructions. Les eaux minérales constituent ici une médication

fondante et résolutive. Celles que nous citerons en première ligne sont : Vichy, Carlsbad, Marienbad et Kissingen. Il est bon également de s'attacher à prévenir, par certains moyens pharmaceutiques, la stase du sang et des humeurs à l'intérieur des viscères de l'abdomen. Sous ce rapport l'*Élixir de Guillié*, préparé par Paul Gage, dont l'usage est en quelque sorte devenu populaire, est un de ceux dont l'expérience a depuis le plus longtemps constaté l'utile intervention.

Calculs biliaires, coliques hépatiques. — Les eaux minérales peuvent-elles dissoudre les calculs biliaires? Nous avons dit, en parlant de Vichy, que le fait paraît être chimiquement admissible. J'en excepte toutefois ceux qui se trouvent logés dans la vésicule où ils deviennent si souvent l'occasion de coliques hépatiques, car on ne voit point par quel artifice l'eau minérale pourrait pénétrer jusqu'à eux. Lors donc qu'ils s'échappent et tombent dans l'intestin, il est présumable que les eaux n'ont agi qu'en donnant plus de force à la vésicule et en favorisant ainsi sa puissance d'expulsion.

Ictère (*jaunisse*). — L'ictère, qui n'est d'habitude qu'une affection légère chez l'adulte, constitue presque toujours, au contraire, un phénomène grave chez le vieillard. Ce n'est pas, du reste, une maladie *sui generis;* c'est le symptôme d'un trouble dans la sécrétion de la bile, lequel trouble peut dépendre de causes très-variées. Se rattache-t-il à certaines impressions morales, telles qu'une vive émotion ou un violent accès de colère (d'où l'expression proverbiale de colère *jaune*), les eaux simplement gazeuses suffiront pour hâter sa disparition. Si l'ictère se lie à l'hypertrophie du foie, celles que nous venons d'indiquer contre cette affection pourront être utiles. Mais s'il dépend d'une dégénérescence du tissu hépatique, son traitement, pas plus que celui de la maladie dont il se trouve être alors le symptôme, n'est du ressort de la médication thermale.

Diabète. — C'est une des affections contre lesquelles les eaux minérales seront le plus avantageusement conseillées. Seulement, pour bien saisir les indications relatives à leur emploi, il est essentiel de ne point perdre de vue les lois physiologiques qui président à la formation du sucre dans l'économie.

Le sang qui sort du foie contient plus ou moins de sucre, tandis que celui qui y entre n'en offre pas de traces. Le foie est donc l'organe sécréteur du sucre, comme il est l'organe sécréteur de la bile. Ce sucre est le sucre de raisin ou glycose ; d'où le nom de *glycosurie* par lequel on désigne quelquefois le diabète. C'est dans le chyle et dans les autres produits de la digestion que le foie puise les matériaux de ce sucre ; mais il a, de plus, la propriété d'en former de toutes pièces, en l'absence de tout principe saccharin apporté par la veine porte. Le sucre, à sa sortie du foie, est versé par les veines hépatiques dans le torrent circulatoire qui le charrie jusqu'au poumon où le contact de l'air opère sa combustion. Or, il arrive quelquefois que, sous l'influence de causes fort peu connues encore, le foie sécrète le sucre en proportion beaucoup trop considérable ; alors ce sucre, n'étant plus que très-incomplétement détruit par la respiration, se répand dans tout l'organisme. Vous le rencontrez dans le sang, la salive, les fèces, les sueurs. Il s'échappe surtout par ce grand émonctoire qu'on appelle les reins ; de là le diabète. La quantité de sucre qu'entraînent ainsi les urines peut atteindre un chiffre réellement formidable.

Nous n'avons point à poser ici les règles diététiques et pharmaceutiques qui sont applicables au traitement du diabète, mais bien à nous renfermer dans la médication thermale. Disons-le de suite, les eaux alcalines et tout particulièrement Vichy, sont celles qui paraissent convenir le mieux. Ces eaux ont pour effet à peu près constant de diminuer la quantité de glycose contenue dans les urines, à tel point qu'il peut arriver au bout de très-peu de temps qu'on n'en trouve plus que des traces. Conjointement avec l'usage interne des eaux, on devra recourir aux bains et aux douches pour stimuler les fonctions de la peau. On devra également s'abstenir, autant que possible, d'aliments sucrés ou amylacés, lesquels auraient pour résultat inévitable d'augmenter la proportion de sucre fourni par le foie. Du reste, il s'en faut de beaucoup que tout soit dit encore sur ce qui touche à la nature et au traitement du diabète, ainsi d'ailleurs que le prouve la célèbre expérience de M. Bernard, par laquelle il suffit d'irriter certains points du système nerveux pour rendre un animal spontanément diabétique.

Maladies de la rate et du pancréas.

La même obscurité qui couvre les fonctions de la rate couvre ses maladies, et, par suite, on est très-vaguement renseigné sur leur traitement. Il paraîtrait toutefois que les hypertrophies dont ce viscère est le siége peuvent être avantageusement modifiées par les mêmes eaux que nous avons dit convenir contre l'hypertrophie du foie.

Fièvres intermittentes. — Si, comme cela arrive le plus habituellement, l'engorgement de la rate est consécutif à des fièvres intermittentes, les sources d'Orezza, de Bourbonne et d'Encausse sont celles qui offrent le plus d'efficacité. N'oublions pas l'hydrothérapie.

— Quant aux maladies du pancréas, auxquelles la mort du duc de Morny a donné un si grand et si douloureux retentissement, leur diagnostic est trop obscur pour qu'on ait encore essayé contre elles aucune médication thermale. Je suis donc obligé de les passer provisoirement sous silence, ce que j'aurais à en dire devant reposer sur de simples hypothèses.

Maladies de l'appareil urinaire.

On peut établir, en thèse générale, que la quantité d'urine augmente en proportion de la quantité d'eau minérale absorbée, et que la plupart des substances que cette eau contient sont éliminées avec les urines. Les eaux minérales constituent donc, tant par la dose à laquelle on les emploie que par les éléments qui entrent dans leur composition, un des plus puissants modificateurs de l'appareil urinaire.

Catarrhe vésical. — S'il est ancien, indolent, que les urines déposent un sédiment filamenteux, vous choisirez des eaux un peu stimulantes, afin de redonner du ton à la muqueuse : telles seront Vichy, Contrexéville, Vittel, Pougues et Vals. Si le catarrhe est plus récent, que l'émission des urines soit douloureuse, le dépôt ténu et nuageux ; en un mot, si vous rencontrez les signes d'un état subaigu, vous préférerez des eaux peu minéralisées, mais riches en principes onctueux, des eaux surtout franchement diurétiques, de manière à produire à l'intérieur de la vessie une irrigation véritable : ce seront Saint-Sauveur, Ems, Évian, Pfæfers et les eaux gazeuses. N'oublions pas non plus les cures de raisin.

Engorgement de la prostate. — On l'observe surtout chez les vieillards. Son traitement réclame l'emploi des mêmes eaux que nous venons d'indiquer contre le catarrhe vésical : seulement il faut en continuer plus longtemps l'usage, car ces sortes d'engorgements sont très-difficiles à résoudre.

Rétention d'urine. — Cette affection n'est, le plus souvent, que le symptôme d'une maladie du système nerveux rachidien, ou d'un obstacle mécanique à l'émission des urines. Mais, quelquefois aussi, elle dépend d'un défaut de contractilité de la vessie elle-même; c'est seulement de ce dernier cas que nous devons nous occuper. Quand la vessie est ainsi frappée d'atonie, ne craignez pas d'avoir recours aux eaux sulfureuses ou salines les plus puissantes; souvent le bain de siége aura plus d'action encore que le grand bain. De même, parmi les diverses espèces de douches, c'est à la douche lombaire et à la douche périnéale qu'on donnera surtout la préférence. Quelquefois enfin, l'irrigation pratiquée à l'intérieur de la vessie, au moyen de la sonde à double courant, hâtera singulièrement la guérison, pourvu qu'on ait soin de proportionner l'activité des eaux à la susceptibilité de l'organe.

Incontinence d'urine. — Nous supposerons, comme nous venons de le faire pour la rétention, que l'incontinence d'urine est une affection simple de la vessie, n'intéressant que son mode de vitalité. Cette incontinence peut dépendre d'une sorte de relâchement paralytique du sphincter, ainsi qu'on l'observe surtout chez les enfants, et qu'on nomme incontinence *nocturne*, parce que d'habitude ce n'est que pendant la nuit qu'elle les surprend. Les bains de mer et les procédés hydrothérapiques constituent ici la médication par excellence. Une autre forme d'incontinence est celle qui tient à une susceptibilité extrême de la vessie; à peine quelques gouttes d'urine ont-elles pénétré dans sa cavité, qu'elle se contracte et les expulse. On prescrira ici des sources calmantes, telles que Saint-Sauveur, Ussat, Bains, Néris, Schlangenbad et les bains de petit-lait.

Albuminurie, ou maladie de Bright. — Depuis que Bright a appelé l'attention sur une espèce particulière d'œdème qui s'accompagne d'urines albumineuses, on s'est livré à de nombreuses recherches sur la nature et sur le siége de cette redoutable affection. Par quelles influences l'albumine s'échappe-t-elle du sang pour passer dans les urines? Sont-ce les reins qui sont d'abord malades, ou ne le deviennent-ils que consécutivement? Faut-il, au contraire, chercher le point de départ du mal dans une perturbation des sécrétions du foie? Ou bien, enfin, est-ce le sang qui est primitivement altéré? Toutes questions qui ont été diversement résolues et qui attendent encore leur solution définitive. L'obscurité est la même pour ce qui touche au traitement. Cependant il résulte de mes observations que l'iode, associé au fer, est encore le meilleur moyen de soutenir les forces et de prévenir l'œdème. Sous ce rapport, les *pilules de Blancard*, que leur inaltérabilité doit faire préférer à toute autre préparation de ce genre, rendent chaque jour de signalés services. Quant aux eaux minérales, celles qui m'inspirent le plus de confiance, sont les eaux ferro-gazeuses.

Gravelle, coliques néphrétiques. — On ne peut prescrire avec sécurité des eaux minérales contre la gravelle, ni contre les coliques néphrétiques qui en sont si souvent la grave complication, qu'autant qu'on s'est d'abord parfaitement renseigné sur la composition chimique des graviers, une même eau ne pouvant convenir au traitement de chaque variété.

La gravelle d'acide urique, ou gravelle *rouge*, est la plus commune de toutes. Comme les sels alcalins possèdent la propriété de dissoudre l'acide urique, on comprend tout le parti qu'on peut tirer ici de la chimie, ces sels se combinant avec l'acide urique pour former un urate, lequel, plus soluble que l'acide, se dissout dans les urines, puis est expulsé avec elles. On parvient ainsi tout à la fois à faire disparaître les graviers existants et à en prévenir la formation de nouveaux. Ceci explique pourquoi les eaux alcalines de Vichy sont si appropriées au traitement de la gravelle rouge.

Elles sont contre-indiquées au contraire dans le traitement de la gravelle *blanche*, qu'on sait être formée de phosphate de chaux et surtout de phosphate ammoniaco-magnésien, cette variété de gravelle reconnaissant comme point de départ une urine trop peu acide pour tenir en dissolution les sels qui devaient faire partie de ses éléments. A quoi serviraient en pareil cas les eaux alcalines? Bien loin de dissoudre les concrétions existantes, ces eaux, en neutralisant par leur alcalinité les acides restés libres, favoriseraient la formation de nouveaux graviers, ou même créeraient des pierres de toutes pièces. C'est contre cette gravelle blanche que les eaux neutres de Contrexéville, Vittel, Pougues, La Preste, Kissingen, Carlsbad et tant d'autres devront être plus particulièrement réservées. Ces eaux, au lieu de s'attaquer à la composition même des graviers, facilitent leur dissolution en augmentant la partie aqueuse des urines, et activent leur sortie en stimulant la contractilité de l'appareil urinaire. Cette absence de caractères chimiques trop accentués fait de plus qu'elles conviennent de même contre la gravelle rouge.

Quant aux autres espèces de gravelles, beaucoup plus rares, qui ont pour base l'oxalate de chaux, l'acide cystique, etc., les eaux minérales que nous venons d'indiquer contre la gravelle blanche leur sont également applicables.

Calculs urinaires. — La gravelle n'est souvent que le pre-

mier degré de calculs dont elle constitue le noyau. Une fois
déposé dans la vessie, ce noyau s'accroît graduellement par la
superposition des substances que l'urine précipite, et il arrive
un moment où son volume l'emporte sur celui du conduit
uréthral : ce n'est plus alors un gravier, c'est une véritable
pierre. Or, cette pierre sera-t-elle accessible à l'action dissol-
vante des eaux ?

Si les différents sels qui la constituent étaient uniformes; si,
par exemple, la pierre n'était formée que d'acide urique, on
comprend que les eaux alcalines devraient chimiquement agir
de la même manière que pour la gravelle rouge ; seulement,
comme il y aurait plus d'acide à dissoudre, elles y mettraient
plus de temps. Mais telle n'est pas d'ordinaire la composition
des calculs. Le plus souvent ils sont alternants, c'est-à-dire
qu'ils représentent une série de couches très-différentes, com-
binées d'une manière si variée et si intime, qu'il est impossible
de savoir quel en est l'élément prédominant. Si donc vous avez
recours aux alcalins, n'est-il pas à craindre que, quand ils
rencontrent une couche de phosphate au lieu d'une couche
d'acide, ils ne précipitent de nouveaux dépôts lesquels, s'a-
joutant à la pierre, augmenteront son volume au lieu de le
diminuer ?

L'objection, on le voit, est des plus sérieuses. Toutefois
quelques faits semblent prouver que certaines eaux minérales,
et en particulier Carlsbad, ont amené la diminution graduelle
des calculs au point de permettre leur expulsion naturelle hors
de la vessie. Quant à expliquer ces cas heureux, l'hypothèse
la plus plausible est que les eaux agissent surtout sur le mucus
qui leur sert de ciment, de manière qu'ils sont plutôt désagré-
gés que dissous.

Maladies de l'appareil utérin.

Nous allons étudier séparément les principales lésions qui
peuvent atteindre l'appareil génital de la femme, car il n'existe
pas entre les divers éléments dont cet appareil se compose une
solidarité telle que l'un ne puisse souffrir sans que l'autre soit
en même temps affecté. Cette méthode nous permettra d'ailleurs d'apprécier avec plus de sûreté les eaux qui peuvent être
utilement conseillées.

Aménorrhée, dysménorrhée. — L'écoulement menstruel
est le signe et la mesure de la santé, si même il n'en est la

source. Aussi sa suspension ou seulement sa difficulté consti-
tuent-elles un état anormal dont on ne saurait se préoccuper
trop vivement. S'il s'agit d'une jeune fille ou d'une jeune femme chlorotiques, ou chez lesquelles le sang a été accidentellement appauvri, vous obtiendrez les meilleurs effets des eaux
ferrugineuses. Mais s'il existe des signes congestifs, qu'il y ait
des troubles du côté de l'innervation et surtout que les époques
menstruelles s'accompagnent de coliques ou de tranchées utérines, comptez peu sur la médication thermale. C'est dans ces
cas que l'*Apiol des docteurs Joret et Homolle* constitue le meilleur des emménagogues.

Ménopause (*âge critique*). — L'époque de la cessation des
règles, que l'on nomme vulgairement aussi *âge de retour*, est
une période difficile à passer pour beaucoup de femmes. Elle
s'accompagne fréquemment de mouvements fluxionnaires qui
ne sont pas toujours un signe de pléthore, et qui indiquent
plutôt des congestions partielles par répartition inégale du sang.
C'est dans les cas de cette nature, surtout quand les congestions se portent vers la tête ou la poitrine, que les eaux salines froides, franchement laxatives, sont indiquées.

Affections de la matrice. — Nous désignons surtout ici
le *catarrhe utérin*, les *engorgements du col*, quelques *ulcérations*
superficielles, les divers *déplacements* ainsi que certaines *mé-
trorrhagies*. Les eaux qui conviennent le mieux à ce genre
d'affections, appartiennent à la classe des sources alcalines
ou sulfureuses : seulement, il est souvent nécessaire de recourir
d'abord aux moyens pharmaceutiques et chirurgicaux. S'il y
a des pertes en rouge trop abondantes, faites prendre des
Dragées à l'ergotine de Bonjean, et, si cela ne suffit pas, re-
courez à la *Solution à l'ergotine* du même chimiste. L'ergotine
ainsi administrée à l'intérieur et à l'extérieur est le meilleur
des hémostatiques. Enfin le col utérin vous paraît-il trop
mou, pratiquez la cautérisation, et cela avec d'autant plus de
sécurité que, sous l'influence de l'action des eaux, le travail
de réparation sera rendu notablement plus actif. Les malades
ont de la tendance à abuser de la douche intra-vaginale ; je
ne saurais, au contraire, vous recommander trop de circonspection dans son emploi.

Leucorrhée (*fleurs blanches*). — La leucorrhée est fréquemment le symptôme d'une des affections de la matrice dont
nous venons de parler, et, par suite, son traitement rentre
dans celui de ces affections. D'autres fois elle se rattache sym-
pathiquement à la maladie de quelque organe éloigné, ainsi

qu'on l'observe si souvent chez les phthisiques ; il faut alors la respecter, dans la crainte que sa suppression n'entraîne quelque fâcheuse métastase. Enfin la leucorrhée peut être endémique. Elle offre surtout ce caractère dans les grandes villes et dans les pays chauds ; les femmes à cheveux blonds y sont beaucoup plus sujettes que les brunes. Son traitement, dans ce cas, est autant hygiénique que médical. Ai-je besoin de rappeler qu'on ne saurait surveiller avec trop de soin l'alimentation ? Seulement, comme il n'est pas rare qu'il y ait de l'inappétence et que les digestions soient difficiles et lentes, on fera bien de recourir à quelques amers. Sous ce rapport le *Vin de Gilbert Séguin*, qui est une des plus anciennes préparations de quinquina, en est encore incontestablement la meilleure.

Prurit vulvaire. — Tous les médecins savent combien cette affection est quelquefois désespérante par sa ténacité. Très-rare chez les jeunes filles, elle se montre surtout chez les femmes de vingt-cinq à trente ans. Si l'on peut supposer l'existence de quelque principe dartreux, les eaux sulfureuses devront être conseillées. Si ce principe n'existe pas, choisissez parmi les sources fortement alcalines, car alors la médication doit être surtout perturbatrice.

Kystes de l'ovaire. — Les seules tumeurs de ce genre qui semblent être accessibles à la médication thermale, sont celles qui consistent dans une simple augmentation de volume et de densité de ces organes, sans transformation de tissus, sans cloisonnements et surtout sans dégénérescence. Or combien ici le diagnostic différentiel est incertain! Vichy, Châtel-Guyon, Carlsbad et Kissingen sont les sources qui, *dans quelques cas tout à fait exceptionnels*, paraissent avoir produit l'atrophie de ces tumeurs. On peut donc y avoir recours, mais en faisant une large part aux probabilités d'insuccès.

Stérilité. — La stérilité peut dépendre soit de l'inertie, soit au contraire de l'irritabilité de l'appareil utéro-vulvaire, quelquefois aussi de l'abondance des leucorrhées ; par suite, son traitement réclame l'emploi de sources différentes, appropriées à la cause qui la produit ou qui l'entretient. C'est donc la connaissance de ces causes qui peut seule guider dans le choix d'une eau minérale. On ne saurait méconnaître cependant qu'il existe dans beaucoup d'eaux, en plus de l'action thérapeutique, une sorte d'influence secrète, mystérieuse même, qui se traduit chez quelques femmes par une aptitude toute spéciale à la fécondation. Malheureusement la mode a fait irruption jusque dans le domaine de nos prescriptions médicales.

C'est ainsi que, pendant presque tout le xvIIIe siècle, Bourbon-Lancy et Forges en France, Ischia en Italie, Liebenzel et Schwalbach en Allemagne, Spa en Belgique, possédèrent, sous ce rapport, un véritable monopole ; aujourd'hui le vent souffle plutôt du côté d'Ems et des bains de mer. Ce sont là de ces caprices de l'opinion auxquels il faut savoir d'autant mieux résister, que c'est surtout pour les choix de cette nature qu'il est besoin d'une saine appréciation physiologique.

Bien entendu, si la stérilité se rattachait à quelque vice de conformation, aucune eau minérale ne saurait être utilement conseillée. Le traitement rentrerait alors dans les attributions de notre éminent confrère, le docteur Marion Sims.

Maladies de l'appareil générateur de l'homme.

Je ne vais avoir que très-peu de chose à dire de ces maladies, car il en a déjà été question à propos des affections des voïes urinaires. Nous aurons, d'ailleurs, l'occasion d'y revenir dans le chapitre où nous traiterons de la syphilis.

Impuissance. — Parmi tant de circonstances qui peuvent produire, à des degrés différents, l'impuissance virile, il ne saurait être question ici que de celles qui se rattachent au défaut d'érectilité du pénis, car ce sont les seules contre lesquelles les eaux minérales puissent être quelquefois appliquées à propos. C'est surtout par le fait de jouissances anticipées ou excessives, ou par l'habitude de la masturbation, que l'homme voit ainsi prématurément disparaître les attributs qu'il conserve souvent jusqu'à un âge avancé ; les désirs dans ce cas survivent à la faculté de les satisfaire.

Il n'existe pas, à vrai dire, d'eaux minérales aphrodisiaques. Cependant Lamalou, Wildbad et Gastein sont celles qui m'ont paru influencer de la manière la plus directe et la plus puissante l'appareil reproducteur. D'autres sources encore, spécialement les sulfureuses thermales, pourront rendre d'importants services, surtout par l'emploi bien dirigé de la douche ; seulement elles agiront plutôt sur l'ensemble de l'économie en stimulant les forces générales. Les bains de mer conviennent si le sujet est jeune et que la réaction s'opère chez lui avec énergie. L'hydrothérapie, habilement maniée, est encore un puissant moyen. Enfin, je recommande tout spécialement les bains de gaz acide carbonique, soit seuls, soit concurremment avec les eaux minérales.

Pertes séminales. — Les pollutions qui surviennent, par intervalles, chez les personnes fortes et continentes, résultent souvent d'une sorte de pléthore spermatique, et peuvent être salutaires. Aussi n'est-ce point de celles-là que nous devons nous occuper, mais seulement de celles qui, par leur répétition et leur abondance, appauvrissent la constitution, énervent l'individu, ou même finissent par le jeter dans le marasme : ce sont alors de véritables pertes. Le plus souvent elles ne se manifestent que la nuit ; mais elles peuvent aussi se produire le jour, ce qui implique un état sensiblement plus grave. Quant à leurs causes, ce sont les mêmes que pour l'impuissance virile, celle-ci marchant tellement de pair avec les pertes séminales, qu'elle en est un des symptômes les plus significatifs. Vous prescrirez, par conséquent, les mêmes eaux.

CHAPITRE IV.

MALADIES CHIRURGICALES.

C'est surtout pour le traitement des maladies chirurgicales que l'emploi des eaux constitue une méthode perturbatrice et substitutive qui a pour effet, comme l'a dit avec raison Bordeu « de changer les affections chroniques en aiguës, les invétérées en récentes, les particulières en générales. » Il s'opère ainsi, dans les parties lésées, une sorte de projection vitale, qu'il faut savoir modifier, ralentir ou suspendre, mais qui, bien dirigée, aboutit à une crise, prélude de la guérison. L'excitation minérale est donc, dans ce cas, la véritable puissance médicatrice. C'est par elle que les foyers fistuleux se détergent, que les engorgements se résolvent, que les vaisseaux et les tissus se régénèrent, que les plaies se cicatrisent ; c'est par elle, en un mot, qu'on parvient à produire, au sein des tissus, une heureuse et puissante transformation. Puisque tel est le mode d'action des eaux contre les maladies chirurgicales, il ne sera pas besoin d'entrer dans beaucoup de détails sur chacune de ces maladies, ce que nous aurons dit de l'une pouvant s'appliquer à une autre au même titre. Sous ce rapport, le choix des eaux minérales est plus simple que lorsqu'il s'agit d'une des affections internes dont nous avons parlé précédemment.

Plaies d'armes à feu, ulcères, nécroses, caries, trajets fistuleux. — Les eaux parmi lesquelles on devra choisir, sont surtout les eaux sulfureuses, les eaux salines chlorurées et les bains de mer. Ces eaux n'amènent la guérison qu'après avoir fait passer la maladie par plusieurs phases successives. Ainsi les plaies de mauvaise nature, que tapissent des végétations fongueuses, ne tardent pas à se couvrir d'une pellicule blanchâtre extrêmement ténue, rappelant assez la cautérisation superficielle par l'azotate d'argent. Cette pellicule se détache, et les tissus offrent déjà un aspect plus vivant et des bourgeons mieux formés ; à chaque nouveau bain, le même phénomène se reproduit et, chaque fois, avec des conditions meilleures, jusqu'à l'établissement d'une cicatrice définitive. C'est par un mécanisme analogue que s'oblitèrent les fistules. Si celles-ci sont compliquées de quelque corps étranger, projectile ou séquestre, la suppuration, devenue plus active par l'influx minéral, ébranle peu à peu ce corps dans la cavité ou il est enchatonné ; elle le déplace, l'entraîne, puis les parois fistuleuses, en se rapprochant, complètent sa sortie. Enfin si le tissu osseux lui même est ulcéré dans un ou plusieurs points, les eaux minérales aideront puissamment au travail de réparation : seulement la guérison devra se faire plus longtemps attendre. Comme l'action topique des eaux sera d'autant plus efficace et plus durable qu'elle se liera à une modification plus générale de l'organisme, il faut, autant que possible, faire marcher de front la boisson avec les bains.

C'est surtout quand la lésion se complique de quelque vice interne que les eaux minérales constituent un moyen préférable à tout autre traitement. Leur action est générale avant de se localiser et, par conséquent, elles ne deviennent cicatrisantes qu'à la condition d'avoir été d'abord dépuratives. Quelquefois même, loin de fermer les plaies, elles en rouvrent d'anciennes ; celles-ci, véritables émonctoires, ne guérissent à leur tour qu'autant que la *crase* des humeurs a été modifiée dans son ensemble par la médication thermale.

Ozène. — L'odeur fétide qui caractérise l'ozène et que l'on a comparée à celle d'une punaise écrasée (d'où le nom de *punaisie*), se rattache communément à quelque ulcération de la membrane pituitaire. C'est une infirmité repoussante, contre laquelle les moyens pharmaceutiques n'échouent que trop souvent. J'ai obtenu quelquefois, en pareil cas, de très-bons effets des eaux fortement sulfureuses, employées surtout par reniflement ou injections dans les narines.

Coxalgies, tumeurs blanches, abcès froids, abcès par congestion, mal de Pott. — Ces affections sont presque toujours l'indice d'un vice scrofuleux très-développé. Aussi aura-t on principalement recours aux eaux sulfureuses ou salines chlorurées, dont on variera l'emploi suivant la nature de la maladie ou la période à laquelle elle se trouve.

S'agit-il d'une coxalgie à son début, comme la gêne et la douleur de la hanche se lient habituellement à un état plus ou moins inflammatoire, tenez-vous-en aux moyens spéciaux, et prenez garde de recourir prématurément aux eaux minérales. Vous les réserverez pour le moment où l'allongement du membre indique qu'il se fait un travail morbide profond dans la cavité articulaire; alors les bains et la douche, aidés de la boisson, pourront intervenir utilement. Enfin si la maladie est arrivée à sa troisième période, c'est-à-dire si la luxation est déjà opérée, les eaux seront appelées encore à rendre d'importants services, en aidant à l'établissement d'une fausse articulation.

Ce que je viens de dire de la coxalgie s'applique aussi bien à la tumeur blanche. Il faut s'abstenir des eaux tant que la maladie est dans la période inflammatoire et même, lorsqu'on peut croire que celle-ci a disparu, doit-on être très-réservé dans leur emploi, dans la crainte de réveiller la phlegmasie. Je préfère, en général, aux bains et aux douches d'eau minérale, les bains de boue comme ayant une action plus profonde et ne soumettant le membre à aucun ébranlement.

Quant aux abcès froids et aux abcès par congestion, si déjà le pus s'est fait jour au dehors par un trajet fistuleux, on insistera spécialement sur les injections, dirigées avec précaution à l'intérieur du foyer purulent. Si, au contraire, l'abcès n'est point encore ouvert, il faut minéraliser fortement l'économie par la boisson et par les bains, et stimuler par de petites douches les parois du sac, de manière à provoquer à l'intérieur de la tumeur un surcroît d'activité qui seul pourra amener la résorption du pus. Par quel mécanisme s'opère cette résorption? Bordeu, dans un langage plus pittoresque peut-être que rigoureusement juste, admettait que l'apport de nouveaux sucs nourriciers servait à dissoudre les concrétions fibrineuses, comme un *métal fondu en fond un autre qui est solide.* Quelle que soit la valeur de cette explication, il reste un fait constant, c'est que, sous l'influence des eaux minérales, vous voyez quelquefois diminuer, puis disparaître des abcès qui, abandonnés aux seuls efforts de la nature ou de l'art, se seraient certainement terminés par suppuration. Souvent, en pareils cas, on obtient d'excellents résultats des bains de sable échauffé par la chaleur naturelle des volcans ; tels sont, en particulier, ceux d'Ischia. Ces bains agissent à la manière de ces sachets excitants que nous appliquons parfois à la surface de semblables tumeurs pour en activer la résolution ; seulement l'action en est plus énergique et ses effets plus durables.

Enfin, si le corps d'une ou plusieurs vertèbres est le siége d'un ramollissement tuberculeux (*mal de Pott*), les eaux minérales seront sans doute impuissantes à reconstituer les tissus, mais, du moins, elles aideront à leur consolidation en ranimant l'action des vaisseaux et la tonicité des fibres. Les bains salins, surtout additionnés de mutter-lauge, sont, avec les bains fortement sulfureux, ceux auxquels, en pareil cas, je donne la préférence.

Rachitisme. — Le rachitisme, ou ramollissement avec déformation du tissu osseux, peut être regardé comme le dernier degré de l'affection scrofuleuse : aussi ne puis-je que renvoyer, pour son traitement, à ce que je vais bientôt dire de la médication thermale des SCROFULES. J'ajouterai seulement que le rachitisme reconnaît, comme caractère anatomique essentiel, une diminution du phosphate calcaire des os. Or, si l'on se rappelle que, du moment que ce sel n'entre plus dans l'alimentation des oiseaux, la coquille de leurs œufs devient membraneuse, tandis qu'elle reprend sa solidité aussitôt qu'il en fait de nouveau partie, on sera par analogie conduit à penser que, pour le traitement du rachitisme, on devra administrer le phosphate de chaux à l'intérieur. Malheureusement, il n'existe pas d'eaux minérales naturelles contenant assez de phosphate pour être réputées réellement phosphatiques. Il faut donc s'en tenir aux eaux fortement stimulantes, évitant par-dessus tout, celles qui, telles que Vichy, renferment des sels alcalins à base de soude, ces sels devant favoriser et accroître le ramollissement des os.

Goître, engorgements glanduleux. — Le goître n'est accessible au traitement par les eaux qu'autant qu'il consiste dans une hypertrophie simple du corps thyroïde, et non, comme cela arrive quelquefois, dans la transformation de cette glande en une tumeur enkystée. L'efficacité de l'iode contre le goître a été empiriquement constatée depuis des siècles. Aussi les eaux que vous conseillerez de préférence sont-elles celles où l'on a constaté la présence de ce métalloïde ; telles sont Saxon, Challes, Wildeg, Castrocaro et Heilbrunn.

Quant aux engorgements torpides des glandes cervicales et autres, lesquels sont presque toujours l'indice d'une diathèse lymphatique ou scrofuleuse, leur traitement par les eaux rentre dans celui de ces diathèses en général. Par conséquent, je ne puis que renvoyer au paragraphe où il en est parlé.

Tumeurs du sein. — Le sein est sujet à un grand nombre de maladies, de nature et de gravité différentes, qu'on décrit généralement sous le nom un peu vague de *tumeurs*. Nous n'avons point ici à faire l'histoire de ces tumeurs, mais seulement à nous occuper de celles qui peuvent retirer quelque bénéfice de l'emploi des eaux. Pour en faciliter l'étude, nous les ramènerons à trois principaux types : les hypertrophies, les indurations, les tumeurs irritables.

1° HYPERTROPHIES. — L'hypertrophie est presque toujours la conséquence d'un travail phlegmasique ; ainsi, il n'y a pas de praticien qui n'ait eu l'occasion de voir le sein conserver un excès de volume chez les femmes qui ont été affectées préalablement d'inflammations ou d'abcès soit aigus, soit chroniques de la mamelle. Ces hypertrophies que sir A. Cooper a désignées sous le nom de *tumeurs mammaires chroniques*, reconnaissent comme caractères anatomiques un développement anormal des différentes cloisons et des lames fibreuses ou celluleuses qui séparent ou enveloppent les lobes de la glande. Les eaux qui réussissent le mieux contre ce genre d'affection, sont les eaux dites fondantes : telles sont plus particulièrement Vichy, Celles, Weilbach et Carlsbad. Si la tumeur est tout à fait indolente, de légères douches en arrosoir, dirigées sur le sein, pourront en activer la résolution. On se trouvera bien encore des boues minérales appliquées en cataplasmes et en fomentations. Se défier des eaux thermales sulfureuses, comme étant souvent trop excitantes.

2° INDURATIONS. — Cette affection est caractérisée par l'induration d'une partie ou de la totalité du sein, lequel offre tantôt des bosselures, tantôt de simples nodosités disséminées autour de la glande. Cette induration, qui n'est souvent appréciable que par comparaison avec la mamelle malade, survient en général avec lenteur. Gardez-vous de la confondre avec les tumeurs véritablement squirrheuses ; elle en diffère surtout en ce qu'elle n'est pas susceptible de dégénérescence. Ce qui aide beaucoup au diagnostic et par suite au traitement, c'est que ces indurations se rattachent, *à peu près constamment*, à la suppression des règles ; aussi conseillerez-vous les eaux les plus aptes à les rappeler. C'est seulement quand elles auront reparu, et que leur flux aura repris sa périodicité régulière, que vous pourrez voir se résoudre l'induration. J'insiste sur ce point, car il est capital pour la curabilité de l'affection qui nous occupe.

3° TUMEURS IRRITABLES. — Ce sont de très-petites granulations, occupant les lobes mêmes de la mamelle, mais tellement peu développées parfois qu'il serait impossible de les reconnaître, si elles ne trahissaient leur présence par des douleurs rayonnantes, un peu de chaleur et d'engourdissement de tout le sein. A. Cooper les a décrites sous le nom de *névralgies mammaires*. Les accidents qu'elles déterminent s'exaspèrent d'une manière assez marquée vers les époques menstruelles, et ce sont ces accès, joints à la durée presque indéfinie du mal, qui inquiètent surtout les malades, encore bien cependant que les granulations n'offrent jamais de terminaison fâcheuse. Les eaux les mieux appropriées à leur traitement sont celles que nous avons dit convenir pour les NÉVRALGIES.

Quant au *cancer* du sein proprement dit, les eaux de Celles sont les seules qui aient la prétention de le guérir. Aussi, ne puis-je que renvoyer à l'article où il est parlé de ces eaux.

Anciennes fractures, entorses, rétraction des tendons, fausses ankyloses. — J'ai réuni sous un même titre diverses affections de nature très-variée, mais qui pourtant reconnaissent toutes, comme caractère essentiel, une sorte d'empâtement des tissus, soit par un arrêt local de la circulation, soit par la tension et la rigidité des fibres, soit par l'épanchement interstitiel de sucs plus ou moins coagulables. Or, les moyens pharmaceutiques ordinaires sont à peu près sans action dans le traitement de ces affections. Il n'en est pas de même des eaux minérales. Par les bains et les étuves, elles assouplissent la peau, détendent les muscles, redonnent de l'élasticité aux ligaments et aux tendons ; par la douche, elles activent le cours du sang et des divers fluides dans les capillaires, et favorisent ainsi la résolution des engorgements ; par le massage, elles triomphent des contractures et des spasmes, et, en appelant une plus grande quantité de synovie vers les articulations, elles font cesser les commencements d'ankylose ; enfin, par la boisson, elles modifient la composition de nos humeurs et généralisent ainsi l'effort curatif de la nature. Je n'ai pas besoin d'ajouter que, dans certains cas rebelles, les bains de boue minérale aident puissamment à l'action des eaux en favorisant l'imbibition locale d'une plus grande proportion d'éléments salins.

Il est, du reste, une loi de physiologie pathologique qu'il importe d'autant plus de ne pas perdre de vue, qu'elle trouve ici son application : c'est que tout produit accidentel, du moment qu'il n'est pas de nature à subir la dégénérescence squirrheuse ou encéphaloïde, est susceptible d'être résorbé sous l'influence du travail que développent les eaux. On dirait que, par cela seul qu'il n'appartient pas à la création primitive, ses molécules ont moins de cohésion vitale, moins de stabilité que les tissus normaux, et, par suite, qu'elles ont plus de tendance à rentrer dans la circulation générale.

Quant aux eaux auxquelles on devra recourir de préférence, suivant qu'il s'agit de telle ou telle affection, et aux époques où il convient d'en user, voici quelques particularités pratiques qu'il me paraît essentiel de ne pas perdre de vue.

Dans les fractures récemment consolidées, certaines eaux auraient peut-être l'inconvénient de ramollir le cal, lequel, comme chacun sait, n'est pas encore suffisamment osseux. Mieux vaut attendre qu'il soit complétement ossifié, ce qui n'arrive d'ordinaire que vers le cinquième ou le sixième mois qui suit l'accident. Bien entendu, si le cal était vicieux ou difforme, on pourrait tenter de mettre à profit cette action résolvante de certaines eaux pour en opérer le redressement.

Les mêmes règles sont applicables anx cicatrices. Récentes, elles seraient exposées à se rouvrir ; anciennes, ce danger n'est plus à craindre et les eaux ne font que les consolider. Si elles renferment quelque callosités, celles-ci se résolvent : quelquefois, il est vrai, elles s'abcèdent, mais alors, après quelques jours de suppuration, elles font place à un tissu uni et résistant.

Quant à l'atrophie musculaire, elle peut être le résultat d'un simple défaut de nutrition, occasionné par l'immobilité obligée d'un ou plusieurs membres, ainsi que cela arrive dans la paralysie, ou par le fait d'une fracture qui a nécessité l'application, longtemps continuée, d'un appareil : son traitement par les eaux rentre alors dans celui des affections qui précèdent. Mais si l'atrophie reconnaît comme cause une altération profonde de la vitalité, le cas est beaucoup plus grave, car non-seulement alors les muscles se flétrissent et s'étiolent, mais de plus ils se transforment en une sorte de tissu cellulo-graisseux, la lésion musculaire se compliquant presque toujours d'une lésion organique du système nerveux central.

Hydropisies générales, hydarthroses, hygroma. —
Bien que les hydropisies générales se lient presque toujours à
une maladie organique du cœur ou des gros vaisseaux, et par
suite ne doivent point être traitées par les eaux minérales, il
en est quelques-unes cependant qui reconnaissent simplement
comme cause un état d'inertie de la vitalité. On peut alors
prescrire avec avantage les eaux minérales propres à redonner
du ton à l'économie et à favoriser, par leur action diurétique,
le dégorgement des tissus. Si l'hydropisie a paru à la suite de
quelque fièvre éruptive, ainsi qu'on l'observe si souvent après
la rougeole, et qu'on puisse croire qu'il y a eu quelque principe répercuté, on conseillera de préférence Loëche à cause de
la *poussée* que ces eaux provoquent. La guérison dans ce cas
n'est obtenue que par une sorte de *molimen* critique qui dirige
les humeurs vers la peau.

Il est un traitement de l'hydropisie auquel les anciens accor-
daient une extrême confiance et que nous avons grand tort de
négliger, c'est l'emploi des bains de vapeur. Voici ce qu'en dit
Hérodote : « Les étuves naturelles chaudes et sèches triomphent
« des maladies les plus tenaces; elles guérissent l'hydropisie
« appelée anasarque, laquelle ne cède à aucun autre traite-
« ment, et elles ont de l'efficacité aussi contre l'hydropisie dite
« ascite. » Le même médecin regarde les bains de sable, pris
sur le rivage, comme tout-puissants aussi contre l'hydropisie.
Mais il va plus loin encore : « Si, dit-il, nous avons à traiter
« en hiver une hydropisie contre laquelle les autres ressources
« de la médecine aient échoué, et si le cas est tellement urgent
« qu'on ne puisse attendre le retour de la belle saison, il ne
« faut pas hésiter à aller s'établir dans le voisinage de la mer.
« Là on chauffera le sable dans des fours, et on y ensevelira
« les malades de la même manière que si ce sable eût été na-
« turellement échauffé par le soleil. L'effet du bain sera le
« même, sauf qu'il se fera plus longtemps attendre que pen-
« dant l'été. » Ce témoignage des anciens, et il me serait facile de citer d'autres autorités encore, mérite d'être pris en
sérieuse considération, d'autant plus qu'il repose sur des faits.
J'ai rarement eu l'occasion de conseiller les bains de sable
contre l'hydropisie; mais il n'en est pas de même des bains
d'étuve. Je regarde même ces bains comme le seul remède
réellement efficace dans le traitement de certaines anasarques,
surtout quand celles-ci se rattachent à l'albuminurie, circonstance qui en accroît singulièrement la gravité.

L'hydropisie, au lieu d'être générale, peut être partielle et affecter, par exemple, une cavité articulaire (*hydarthrose*), ou une bourse muqueuse sous-cutanée (*hygroma*). Je suis d'avis qu'ici on ne doive essayer des eaux qu'autant qu'on a épuisé les moyens de traitement ordinaires, les eaux convenant beaucoup mieux pour compléter la cure et prévenir les récidives que pour faire résorber les épanchements. Si cependant la ténacité du mal oblige d'y recourir, on devra conseiller les sources chlorurées laxatives, les bains de boue et les bains de mer.

Varices, varicocèle. — C'est pour les varices des jambes qu'on est consulté le plus habituellement. Les eaux qui, dans ce cas, m'ont paru posséder une efficacité réelle, sont les eaux salines chlorurées, fortement aiguisées de mutter-lauge.

Hernies. — Si je prononce ici le nom de « hernies », ce n'est pas que les eaux minérales soient aptes à les guérir ; c'est uniquement pour qu'on n'attribue pas mon silence à un oubli. Combien de douleurs d'entrailles, de dyspepsies, de mauvaises digestions ne reconnaissent d'autres causes qu'une hernie mal contenue ! Malheureusement les seuls moyens à opposer sont les moyens mécaniques. Quel que soit le bandage employé, il faut se résoudre à le porter d'une manière constante, s'il maintient l'intestin ; il faut au contraire le rejeter, s'il n'obture pas complétement l'orifice herniaire.

On parle beaucoup depuis quelque temps d'un nouveau bandage, appelé *volviforme*, comme étant bien préférable aux autres appareils de ce genre. Ce qui constitue surtout sa supériorité, c'est la possibilité de donner à la pelote telle inflexion et telle inclinaison que l'on veut. Une fois qu'elle est mise en place au degré de pression convenable, le malade peut exécuter tous les mouvements possibles sans que sa hernie puisse, même partiellement, s'échapper au dehors.

CHAPITRE V.

MALADIES GÉNÉRALES.

Nous désignons ainsi certaines maladies qui, tout en se manifestant par des symptômes locaux, se rattachent cependant à une cause plus générale qui consiste, soit dans une altération du sang ou des humeurs, soit dans des troubles de la nutrition, soit dans l'existence au sein de l'organisme d'un principe morbide, appelé communément *vice, diathèse* ou *virus*. C'est ce principe qui donne un cachet tout particulier aux affections dites herpétiques, scrofuleuses, rhumatismales, scorbutiques, goutteuses, vénériennes et à tant d'autres : par lui s'expliquent la ténacité de ces affections, la mobilité de leur siége, leur réapparition si fréquente après des guérisons momentanées, ainsi que leur transmission par hérédité ou par contact. C'est donc seulement en neutralisant ce principe que les eaux minérales, soit seules, soit avec l'aide des médicaments spéciaux, parviendront à triompher des divers états morbides qui en sont l'expression. On comprend que les limites nécessairement restreintes de ce travail m'empêchent de traiter avec le développement qu'elles comportent ces graves questions de pathologie humorale. Il me faudrait, pour être complet, passer en revue presque tous les organes, aucun n'étant réellement à l'abri de semblables atteintes. Ce sont ces affections que les anciens avaient si justement dénommées *morbi totius substantiæ*, comme n'ayant pas toujours de siége électif. C'est surtout pour les cas de cette nature que l'analyse clinique doit décomposer les éléments de la maladie, afin de spécifier celui de ces éléments qui, en tant qu'indication prédominante, mérite d'être le point de mire du traitement.

Je crois donc devoir me renfermer ici dans de simples généralités sur la médication par les eaux, car l'appréciation des détails nécessiterait la connaissance préalable du tempérament du malade, de sa santé antérieure et même de ses précédents de famille. On comprendra mieux encore ma réserve si l'on se rappelle que le sang, comme le vin de chaque cep, a ses différences particulières dans chaque individu, quoiqu'il soit de même nature pour tous ; la même remarque est applicable aux diverses diathèses.

Il est toutefois deux affections, la GOUTTE et la SYPHILIS, qui, par l'importance extrême du sujet, et la nature toute spéciale de mes recherches, m'ont paru mériter une description à part. J'en ai fait l'objet de deux monographies qui viendront à la suite de ce Traité et le compléteront.

Chlorose (*pâles couleurs*), **anémie.** — Ces deux états morbides, qu'on est dans l'habitude de confondre dans une même description, présentent, au contraire, de notables différences tant sous le rapport étiologique qu'au point de vue du traitement qu'ils réclament. Ils n'ont même, à vrai dire, d'autre caractère commun que la décoloration des traits. Aussi convient-il de les mentionner à part.

La chlorose est bien réellement une maladie générale. A côté des phénomènes de débilité qui lui sont propres et qu'explique en partie la diminution des globules du sang, se placent certains troubles fonctionnels indiquant que le système nerveux a subi de profondes atteintes. C'est dans les cas de cette nature que les eaux ferrugineuses font merveille : on peut même dire que le fer est le spécifique de la chlorose. Toutefois, comme les eaux purement ferrugineuses constipent, et que c'est là un inconvénient souvent fâcheux, on évitera d'en continuer trop longtemps l'usage, complétant au besoin le traitement à l'aide du *Phosphate de fer soluble de Leras*. Ce médicament que sa forme liquide rapproche des eaux minérales et rend parfaitement assimilable, offre le grand avantage de n'exercer aucune action astringente sur l'intestin.

L'anémie n'est pas, comme la chlorose, une individualité pathologique. Elle constitue plutôt un symptôme et, à ce titre, il est rare qu'elle réclame une médication thermale particulière. Celle, par exemple, qui résulte d'une perte de sang trop copieuse guérit très-bien toute seule par le fait d'une bonne alimentation et d'une bonne hygiène. Se lie-t-elle au contraire à une cachexie quelconque, cachexie strumeuse, arthritique, palustre, vénérienne ou autre, le sang pèche, non plus par sa quantité, mais par sa qualité, et alors c'est en vous attaquant au génie même du mal, je veux dire à la diathèse, que vous triompherez de l'anémie.

Il est une sorte d'état mixte qui est loin d'être rare et qu'on désigne généralement sous le nom de *chloro-anémie*, parce qu'en effet ces deux affections paraissent se confondre pour n'en former qu'une seule. Son traitement ne sera autre non plus qu'une combinaison des moyens que je viens d'indiquer à propos de chacune.

Scrofules. — Les scrofules ne sont pas non plus sans quelque analogie avec la chloro-anémie, à ce point de vue que le sang est pauvre également en fibrine et en globules rouges. Les eaux les mieux appropriées à leur traitement sont les eaux sulfureuses thermales, bromo-iodées, et les eaux salines chlorurées, surtout celles où l'on emploie les « eaux mères » ou « mutter-laüge. » Quant au degré de curabilité de la maladie, il varie suivant que la scrofule est à l'état de simple prédisposition, ou qu'elle a déjà plus ou moins envahi l'organisme.

La simple prédisposition s'annonce, en général, par des

gourmes et des éruptions humides. Elle s'annonce surtout par des engorgements glanduleux qui, dans le principe, se dissipent à peu près complétement, mais qui, à mesure qu'ils se répètent, laissent pour trace de leur passage une induration de plus en plus étendue, sans altération de la peau qui les recouvre. Sauf ces atteintes, la constitution paraît irréprochable, à part toutefois un peu de bouffissure du visage et, plus particulièrement, de la lèvre supérieure, du nez et des paupières. La guérison ou du moins l'amélioration s'opère assez rapidement ici, par l'emploi des eaux que je viens d'indiquer. Presque toujours, il est vrai, vers le milieu de la cure, il survient de l'excitabilité, un peu de fièvre, quelques symptômes locaux subaigus, mais cette petite crise ne dure que peu de jours ; elle constitue même un heureux présage. Une fois dissipée, on peut en rester là du traitement, les eaux ayant produit tout ce qu'on pouvait en attendre. Si cependant les antécédents font pressentir la persistance ou le retour probable du mal, il est plus prudent, après un temps de repos suffisant, d'y revenir encore, en ayant soin d'adjoindre aux eaux un régime de plus en plus tonique.

Quand il y a, non plus seulement menace, mais existence des scrofules, les eaux doivent être employées avec plus d'énergie. En général, les lésions qui affectent les membranes muqueuses sont les plus accessibles à ce genre de traitement : tels sont le coryza, l'ozène et l'ophthalmie. Les éruptions cutanées tiennent le second rang parmi les formes les plus curables ; viennent ensuite les écrouelles, les abcès, les tumeurs blanches et les caries osseuses. Un fait important à noter, c'est que les glandes en voie de suppuration sont plus favorablement influencées par les eaux que celles qui, ramollies déjà, ne sont point encore suppurantes. En effet, tandis que celles-ci n'éprouvent pas de changements bien notables, les premières perdent assez promptement leur aspect livide et l'aréole tristement caractéristique qui les entoure ; le pus change d'aspect ; la plaie se déterge et fait bientôt place à une cicatrice de bonne nature.

Les bains de mer fournissent également de précieuses ressources contre les scrofules. Il en est de même de la plupart des eaux sulfureuses et des eaux ferrugineuses.

J'ajouterai que c'est surtout dans ces cas que l'hygiène des malades doit être le plus surveillée, au point de vue de l'insolation et de l'exercice. Pourquoi ne rappellerais-je point la curieuse expérience tant de fois citée de William Edwards ? Ce

savant voulant, sur des animaux dont la transformation est
nettement indiquée et la vitalité très-tenace, constater jusqu'à
quel point leur développement pouvait se passer d'air et de
lumière, en priva complétement quelques têtards choisis pour
cette épreuve. Or, il arriva qu'au lieu de subir leur évolution
normale en devenant crapauds ou grenouilles, ils se bornèrent
à prendre de l'accroissement, mais sans cesser d'être têtards et
de vivre de la vie des poissons. A plus forte raison devrons-
nous en conclure que l'espèce humaine s'amoindrit et s'étiole,
ou même qu'elle subit un véritable arrêt de développement
sous l'influence de conditions insalubres. C'est pour ces constitutions cachectiques que, suivant l'heureuse expression de
Pline, « le soleil est le plus puissant de tous les remèdes »
(*sol est remediorum maximum*).

Lymphatisme. — Ce que je viens de dire de la scrofule est
applicable aux phénomènes qui caractérisent le lymphatisme,
car, entre ces deux affections, la ligne de démarcation est
parfois fort difficile à tracer, la première n'étant le plus souvent que l'exagération de la seconde. Par conséquent, ce sont
à peu près les mêmes indications thérapeutiques et les mêmes
eaux. Je n'ai pas besoin d'ajouter que la médication thermale
ne saurait dispenser de l'usage habituel des préparations les
plus propres à ramener l'organisme à des conditions meilleures.
En tête de ces préparations se place le *Sirop de raifort iodé de
Grimault*, qui a pour base le suc des plantes dites « antiscor-
butiques, » intimement combiné avec l'iode. C'est tout à la fois
un dépuratif et un reconstituant.

Scorbut. — Le scorbut qui, grâce aux progrès de l'hygiène
publique, est devenu de nos jours une maladie très-rare, s'est
cependant offert assez fréquemment à notre observation à la
suite des événements de Crimée. Il n'y a rien d'étonnant, du
reste, à ce qu'un grand nombre de militaires en aient été
atteints sous les murs de Sébastopol, car ils y ont trouvé réunies les trois grandes causes les plus propres à le développer :
un air froid et humide, des exercices pénibles et prolongés,
une alimentation insuffisante ou de qualité inférieure. Le scorbut, chacun le sait, reconnaît comme élément principal un
appauvrissement du sang. Cet appauvrissement, d'après mes
recherches[1], consisterait surtout dans l'absence de coagulabilité
de ce liquide, par défaut de plasticité de la fibrine.

Les diverses eaux minérales ferrugineuses conviennent très-

---

1. *Mémoire sur les altérations du sang dans le scorbut.* (Gaz. méd , 1837.)

bien contre le scorbut peu avancé. En Hollande, on emploie l'eau ferrée, sur les vaisseaux, comme moyen préservatif; mais ces eaux seraient impuissantes si l'affection était déjà passée à l'état de cachexie. Il faudrait, dans ce cas, recourir aux eaux chlorurées ou sulfureuses, choisissant, autant que possible, celles dont la minéralisation est la plus riche ou la température la plus élevée. Si les gencives étaient devenues fongueuses et saignantes, préférer les eaux sulfureuses; ces eaux administrées tout à la fois en boisson, en bains et en gargarisme, agissent comme un puissant modificateur de l'économie et de l'élément scorbutique lui-même.

Cachexies métalliques et paludéennes. — Je désigne ainsi les altérations profondes de la constitution consécutives aux empoisonnements produits, soit par des substances métalliques telles que le plomb, l'arsenic ou le cuivre (je parlerai du mercure à propos de la syphilis), soit par des miasmes émanés de certains sols insalubres et marécageux. Ce dernier agent toxique mérite surtout notre attention, car il n'est pas rare que les fièvres paludéennes laissent après elles une altération générale du sang et des humeurs qui se traduit par des engorgements considérables de la rate, la bouffissure du visage, le gonflement des pieds et des jambes, quelquefois même l'ascite et l'anasarque. J'ai eu particulièrement l'occasion d'observer de très-nombreux faits de ce genre dans les marais Pontins, et sur la côte orientale de la Corse où sévit, comme on sait, la *malaria*. Ne sont-ce pas là également les principaux caractères de ce qu'on appelle les « maladies de l'Algérie » ? Lorsqu'on a épuisé, pour le traitement de ces cachexies, tout l'arsenal pharmaceutique ordinaire, on peut souvent avec avantage recourir aux eaux minérales. Parmi celles dont l'expérience a constaté les heureux effets, je citerai plus spécialement Bourbonne, la Bourboule, Vitel et Orezza.

Obésité. — L'obésité, quand elle atteint certaines proportions, constitue une infirmité tout à fait pénible, qui, indépendamment de la gêne mécanique apportée à l'exercice de toutes les fonctions, n'est pas sans inconvénients sur la santé générale. Hippocrate avait déjà noté que « les individus trop gras sont plus exposés que d'autres aux morts subites. » La forme d'accident la plus à redouter chez eux est l'apoplexie cérébrale ou pulmonaire. Il est reconnu que le traitement de l'obésité est, en très-grande partie, du ressort de l'hygiène, et qu'il doit principalement consister dans la marche, beaucoup d'exercice, une vie très-active, fatigante même, peu de sommeil, le grand

air et une nourriture bien calculée. Relativement à ce dernier
point, je ferai remarquer que beaucoup de personnes, dans
l'espoir de se faire maigrir, ne vivent à peu près que de légumes et de laitage. C'est un tort. Il faut au contraire préférer
une alimentation animale, comme fournissant, sous un même
volume, moins de matériaux adipeux à l'assimilation. Ne sait-
on pas, — soit dit sans rapprochement blessant pour notre
espèce, — que c'est par l'emploi du lait et des farineux qu'on
donne à certains animaux, destinés à nos tables, une chair
plus savoureuse et plus chargée de graisse ? Par contre, chez
les carnivores, l'aptitude à l'embonpoint est bien moindre.

Sans nul doute il s'en faut de beaucoup que l'emploi des
moyens diététiques réussisse toujours; mais alors, au lieu de
recourir, comme on le fait trop souvent, à des breuvages empiriques qui ne diminuent l'embonpoint qu'en s'attaquant à la
santé elle-même, on trouvera, dans l'usage intelligent de certaines eaux purgatives, des recettes amaigrissantes, exemptes
de tout danger. L'avantage des eaux minérales sur les purgatifs ordinaires, c'est qu'on peut en user longtemps sans qu'elles
fatiguent ou incommodent; souvent même une certaine hardiesse
thérapeutique assure des guérisons que trop de prudence aurait
compromises.

Ce que je viens de dire de l'utilité des eaux minérales purgatives contre l'obésité, peut s'appliquer de même aux eaux
minérales iodurées, avec cette différence toutefois que celles-ci
agissent sur l'acte même de la nutrition qu'elles amoindrissent,
tandis que les premières, par l'activité qu'elles impriment aux
sécrétions de l'intestin, ont plutôt pour effet de distraire, dans
une certaine proportion, les matériaux assimilables.

Maladies de la peau. — L'emploi du soufre contre les
maladies cutanées, vulgairement appelées *dartres*, est une pratique tellement répandue qu'elle en est devenue en quelque sorte
populaire : cependant il s'en faut de beaucoup que toutes les
maladies de ce genre s'en trouvent également bien. C'est ainsi
que j'ai vu les *Granules* et le *Sirop d'hydrocotyle asiatica de
Lépine* réussir alors que le soufre avait échoué. Le traitement
par les eaux sulfureuses n'est réellement indiqué que quand il
existe dans la constitution un vice herpétique, que l'affection
est ancienne et le malade peu irritable. Les eaux, dans ce cas,
agissent comme médication spécifique et substitutive. Elles ont
encore pour effet d'appeler au dehors le principe herpétique
répandu vaguement dans l'économie, ou fixé sur quelque organe intérieur, dont il troublait plus ou moins les fonctions,

sans trahir sa nature par aucun phénomène qui le caractérisât.
Ce dernier cas, qui est très-fréquent, expose aux plus graves
méprises. Ainsi certaines irritations chroniques du conduit
auditif, des narines ou des paupières; certaines pharyngites
granuleuses; des laryngites ou même des bronchites subaiguës;
certaines gastralgies; divers suintements uréthraux ou vul-
vaires, peuvent simuler autant de maladies différentes, et cependant reconnaître comme élément unique, mais caché,
l'existence d'un principe herpétique. La preuve, c'est que dès
l'instant que la médication sulfureuse aura *jugé* la maladie, en
fixant ce principe au dehors, vous verrez toutes ces affections
symptomatiques se modifier rapidement par l'effet des eaux,
puis disparaître sans le secours d'aucun autre traitement.

Il suffit de jeter les yeux sur la longue liste des sources
sulfureuses, pour comprendre qu'on n'ait en quelque sorte ici
que l'embaras du choix; embarras souvent très-réel, toutes les
eaux de cette classe pouvant, à titres différents, convenir dans
le traitement des maladies de la peau. Il faudra donc, autant
que possible, proportionner l'activité des eaux à l'intensité du
mal ainsi qu'à la force de réaction de l'individu. Je ne puis du
reste que renvoyer à l'histoire de chaque source, m'étant
attaché à indiquer, pour chacune, le genre de maladies cutanées qui est plus particulièrement de son ressort.

Les eaux sulfureuses n'ont pas seules le privilége de produire les effets que je viens d'indiquer. Les eaux de Loëche
qui ne contiennent pas un atome de soufre, sont peut-être les
plus puissantes et les plus efficaces. C'est au point qu'aucune
maladie de peau ne peut être réputée incurable, si elle n'a
pas subi l'épreuve de Loëche.

Parmi ces maladies il en est chez lesquelles la diathèse herpétique fait complétement défaut, et qui sont le produit d'une
irritation simple du derme. Comme, dans ce cas, il s'agit
moins de modifier la composition des humeurs que de calmer
et d'adoucir, on aura recours aux eaux légèrement alcalines,
les eaux sulfureuses agissant à la manière des irritants.

Acné, couperose, masque de grossesse. — Je distrais
ces éruptions de la face des autres maladies de la peau, car ce
que je viens de dire du traitement de ces maladies par les
eaux, leur est très-peu applicable. En revanche elles cèdent
avec une facilité réellement merveilleuse à l'emploi d'une
pommade, la *pommade sicilienne* [1].

1. Le seul dépôt de cette pommade qui existe à Paris, se trouve à la phar-
macie, rue d'Anjou Saint-Honoré, 56.

Comme je l'ai décrite très en détail dans une *Toilette d'une Romaine* [1], je rappellerai simplement qu'il suffit d'en étendre, matin et soir, une très-légère couche sur les points de la peau où existent des boutons ou des rougeurs, en ayant soin, à chaque nouvelle application, d'enlever la couche précédente avec de la batiste ou un linge fin. On continue ainsi jusqu'à ce que les boutons soient entièrement fondus et que la peau ait repris sa coloration normale. Un seul pot suffit d'habitude pour le traitement dont la durée moyenne est de trois semaines à un mois. Seulement, pour hâter la cure et prévenir toute récidive, il est presque toujours nécessaire de toucher les surfaces affectées avec la *liqueur* dite *styptique*.

Mais revenons à nos eaux minérales. Si même je me suis permis cette petite digression, c'est uniquement à cause de la nouveauté et de la toute-puissance du remède, la guérison, grâce à lui, étant devenue la règle et l'insuccès l'exception.

Rhumatismes. — S'il fallait s'en rapporter aux trop nombreux écrits dans lesquels chaque médecin vante le merveilleux effet de ses eaux contre les affections rhumatismales, il semblerait que la thérapeutique de ces affections est aussi facile que leur guérison est assurée. Autant de sources, autant de spécifiques. Malheureusement quand on vient à examiner les choses par soi-même, et à consulter non plus les prospectus, mais les malades, on voit que les succès s'expliquent surtout par ce motif que, l'été étant la saison où l'on se rend aux eaux, c'est précisément aussi celle où le rhumatisme a le moins de tendance à se manifester. Mais, quand arrivent les premiers froids, que de rechutes, hélas! et que de déceptions!

Est-ce à dire que, dans ce cas, je refuse aux eaux toute action curative? Je leur en accorde au contraire une très-grande. Seulement les guérisons seraient plus fréquentes et plus durables si, au lieu d'envoyer indistinctement aux mêmes bains une foule d'affections qu'on décore du titre de « rhumatismes, » on ne se prononçait sur le choix d'une eau qu'après une étude réfléchie des divers caractères qui donnent à toute maladie son individualité; c'est dans l'appropriation de ces caractères à l'activité propre de chaque source qu'on peut trouver la clef de la médication thermale.

1. *Toilette d'une Romaine au temps d'Auguste et Conseils à une Parisienne sur les cosmétiques.* 2e édition, page 254. Hachette, Paris 1866.

DU TRAITEMENT DE LA GOUTTE

PAR LES

EAUX MINÉRALES.

DES SPÉCIFIQUES DE LA GOUTTE.

Il n'est peut-être pas de maladie sur laquelle on ait autant écrit ni autant expérimenté que la goutte, et, par contre, il n'en est aucune dont la nature soit encore enveloppée de plus de mystères, d'incertitude et même d'erreurs. Tous les jours on essaye de nouvelles médications, dans l'espoir que le hasard et l'empirisme mettront sur la voie de découvertes inespérées. Malheureusement, au lieu de procéder avec réserve et de conclure avec maturité, on se hâte de généraliser quelques observations incomplètes, puis on s'écrie : Tel remède guérit la goutte.

Tel remède guérit la goutte! Mais d'abord est-il vrai que la goutte puisse être guérie par un seul et unique remède? Il faudrait admettre pour cela que c'est une affection toujours semblable à elle-même quant à son principe, son caractère, son essence. Si le vaccin est en réalité le traitement préventif de la variole, le mercure le traitement curatif de la syphilis, c'est que la syphilis et la variole sont bien positivement des affections spécifiques, et que, par suite, elles réclament une même spécificité de moyens. Mais en est-il ainsi pour la goutte? On ne saurait nier que la goutte ne soit une maladie à part, reconnaissable à certains signes qui ne permettent pas de la confondre avec aucune autre. Ainsi, ses retours périodiques, ses manifestations par accès, le genre particulier de douleurs qui la caractérisent, ses préférences pour certaines articulations, ses prodromes, sa marche, le cortége de symptômes généraux dont elle s'accompagne, tout annonce qu'il se fait, au sein des

tissus, un travail intime et profond qu'on serait presque tenté
de rapporter à la présence d'un virus. Mais en arrive-t-on au
traitement, cette pierre de touche qu'il ne faut jamais négliger, on voit que, là où l'on croyait trouver l'unité, on ne rencontre plus qu'un état essentiellement complexe. Tel moyen
qui aura réussi chez un goutteux échouera chez un autre, si
même il n'aggrave sa position, de telle sorte que le même médicament pourra être utile ou nuisible, suivant le malade auquel
il sera administré. Or, il n'en saurait être ainsi si la goutte
était réellement une affection simple, reconnaissant pour cause
un élément unique. Les susceptibilités individuelles pourraient
modifier la tolérance du remède, mais non ses effets actuels,
et encore moins son efficacité ultérieure.

Le mot *goutte* est, comme le mot *dartre*, un terme générique qui désigne un groupe d'affections offrant certains caractères communs, sans avoir pour cela une identité parfaite. Et, de même qu'il n'y a pas de spécifique contre les
dartres, de même, je le crains bien, il n'y en a pas contre la
goutte.

Ainsi s'explique l'insuccès de toutes ces prétendues recettes
anti-goutteuses qui ont, pour la plupart, le colchique pour
base, et qu'exploitent le plus souvent des personnes qui se
proclament bien haut étrangères à la médecine, comme si,
parce qu'un médecin ne guérit pas la goutte, il suffisait de ne
pas l'être pour la guérir. Ainsi s'explique également l'obscurité
qui règne sur la valeur réelle des eaux minérales dans le traitement de la goutte, les mêmes eaux étant prescrites indifféremment pour toutes les variétés de cette affection, et, par
suite, tel goutteux vantant les excellents effets d'une source
dont tel autre accusera la déplorable influence.

Les recherches toutes spéciales auxquelles, depuis bien longtemps déjà, je me suis livré sur l'étude des eaux, vont, j'espère, me permettre de soulever dans ce travail une partie du
voile qui couvre ces importantes et délicates questions de thérapeutique. Qu'on ne croie pas que je me fasse illusion sur les
difficultés du sujet. Je pourrais presque dire que personne ne
les connaît mieux que moi, ayant pu juger par moi-même, dans
mes visites aux divers établissements thermaux, des graves
dissidences qui existent à cet égard parmi les médecins et
parmi les goutteux. Je vais essayer, dans ce dédale d'opinions
et de systèmes, d'établir sur des faits, et sur des faits seulement, quelques préceptes généraux et quelques déductions
pratiques. N'étant spécialement chargé de l'inspection d'aucune

source, je m'aiderai de l'expérience de ceux de mes confrères qui ont des positions officielles, sans craindre de me laisser dominer par certaines influences locales auxquelles il n'est pas toujours aisé de se soustraire. Je ferai surtout appel à ma propre observation, car, s'il importe de bien connaître comment les eaux, prises sur les lieux mêmes, agissent immédiatement sur la goutte, il est peut-être plus essentiel encore de savoir quelle est leur action ultérieure, non-seulement sur la goutte elle-même, mais sur la santé générale des goutteux : or, c'est seulement dans la pratique civile, alors que les malades ont repris leur genre de vie ordinaire, qu'on peut obtenir ce complément de renseignements.

Mon travail comprendra deux parties. Dans la première, je parlerai de l'*attaque de goutte*, au point de vue des phénomènes qui la caractérisent; dans la seconde, de ses *principales variétés*, au point de vue de la médication thermale.

DE L'ATTAQUE DE GOUTTE.

Trois phénomènes principaux caractérisent la manifestation goutteuse connue sous le nom d'attaque ou d'accès : les uns sont relatifs au siége et à la nature de la *douleur*, les autres à la suppression de la *transpiration cutanée*, les autres enfin aux troubles de la *sécrétion urinaire*. Un mot sur chacun.

Douleur. — Tout le monde sait que la douleur de la goutte a une prédilection toute particulière pour les articulations, se portant de l'une à l'autre avec une rapidité extrême, disparaissant quelquefois tout à fait, pour reparaître de nouveau, et, une fois fixée dans un point, présentant, au lieu d'un rhythme uniforme, de fréquentes exacerbations. D'habitude, elle s'accompagne en même temps de symptômes inflammatoires. Toutefois la douleur n'est pas toujours en rapport avec la phlegmasie locale; elle peut être vive quand celle-ci sera légère, légère quand celle-ci sera vive, comme si l'élément nerveux jouait ici un plus grand rôle que l'élément sanguin. Enfin, dans quelques cas, au lieu de s'attacher aux articulations, elle envahit les muscles, les tendons, les nerfs, ou même, ce qui est beaucoup plus grave, elle se porte sur quelque organe intérieur.

La douleur est le symptôme qui a nécessairement le plus frappé les personnes du monde : aussi, pour elles, le mot gout'e est-il à peu près synonyme du mot douleur, et par suite, tout ce qui soulage celle-ci est-il facilement réputé un remède contre celle-là. C'est souvent une erreur. Plus la douleur a été vive au moment des accès, plus, en général, l'attaque est de courte durée, et plus sa disparition est complète. Aussi, Sydenham appelait-il, en pareil cas, la douleur « un remède des plus amers » (*dolor amarissimum pharmacum*). C'est ce qu'il importe de ne pas perdre de vue quand on doit prescrire une eau minérale à un goutteux, certaines sources ayant la propriété de diminuer dans une notable mesure les douleurs de la goutte, tandis que d'autres les exaspèrent momentanément; or, nous verrons qu'il est des cas où ces dernières devront être préférées.

Transpiration cutanée. — La suppression de la transpiration cutanée est, avons-nous dit, un des symptômes caractéristiques de l'attaque de goutte. C'est au point qu'un grand nombre de goutteux sont avertis de l'imminence de ces attaques par un sentiment tout particulier de sécheresse et d'aridité vers la peau, laquelle semble ne plus fonctionner. Quand on réfléchit à la quantité de matières salines ou âcres qui, dans l'état de santé, s'échappent par la transpiration, d'où résulte une dépuration continuelle, on comprend que la rétention de ces mêmes matières au sein de nos tissus doive modifier profondément la composition des humeurs, et, par suite, n'être pas étrangère à la manifestation de la goutte. N'est-ce pas pour les mêmes motifs que l'on compte beaucoup plus de goutteux dans le Nord que dans le Midi, la peau fonctionnant très-différemment suivant les diverses circonstances de latitude et de climat?

Ceci explique pourquoi les sudorifiques occupent une si grande place parmi les médicaments proposés pour le traitement de la goutte. Le raisonnement et l'observation prouvent également que les eaux minérales doivent une partie de leur efficacité à ce qu'elles activent les fonctions de la peau, et la fortifient en même temps contre les impressions de l'atmosphère. C'est là, du reste, une question sur laquelle les médecins sont généralement d'accord.

Sécrétion urinaire. — Il n'en est malheureusement pas de même pour ce qui a trait aux modifications que la goutte détermine dans la sécrétion urinaire. Les uns n'ont voulu y voir qu'un fait de peu de valeur, sans signification réellement pratique ; d'autres, au contraire, y attribuent une portée extrême, à tel point qu'ils en ont fait la base de toute une théorie et de tout un traitement. La question est trop grave; elle touche à des intérêts trop essentiels pour que nous n'entrions pas, à son sujet, dans quelques développements.

Tous les auteurs qui ont écrit sur la goutte ont noté, comme l'un des signes les plus constants, que, chez les goutteux, les urines se troublent et laissent déposer un sédiment briqueté très-abondant, qui n'est autre chose que de l'acide urique ; de là cette concomitance si fréquente de la goutte et de la gravelle rouge[1]. Partant de ces données, Petit en avait conclu que l'accumulation de l'acide urique dans l'économie constituait l'élément essentiel de toute espèce de goutte et en était la cause déterminante. Prévenir la formation de cet acide, ou, une fois formé, l'atténuer et le neutraliser, telle devrait être, par conséquent, la base du traitement. Aussi conseillait-il l'eau de Vichy indistinctement à tous les goutteux, cette eau contenait assez de bicarbonate de soude pour enlever aux urines leur trop grande acidité, et même pour les rendre le plus habituellement alcalines.

Quelque rationnelle, je l'avoue, que puisse paraître cette théorie, je m'en sépare complétement pour ce qui a trait à la généralisation du traitement alcalin appliqué à toute espèce de goutte. Vouloir englober ainsi dans une même médication les diverses variétés de l'affection goutteuse, me paraît une véritable aberration thérapeutique. C'est, du reste, ce qui ressortira mieux encore des développements dans lesquels il me faudra bientôt entrer, en faisant l'histoire de chaque variété de goutte, et de l'appropriation des eaux minérales au traitement de chacune.

— Nous venons d'esquisser rapidement les principaux phénomènes qui caractérisent l'attaque. Si je n'ai pas parlé des troubles de la digestion qui l'accompagnent presque toujours, c'est qu'ils n'ont aucune connexion avec le principe même de la maladie. L'estomac est habituellement parfait chez les goutteux ; il conserve jusqu'au moment de l'attaque, puis retrouve après qu'elle a cessé, toute la puissance de ses facultés. Ces troubles ne sont donc qu'un accident momentané, par suite du travail morbide dans lequel tous les rouages de l'économie sont violemment en jeu.

C'est qu'en effet la goutte, avant de faire explosion, frappe d'inertie et de stupeur tous les principaux viscères, surtout ceux de l'abdomen. Il y a un court moment d'attente, mo-

1. Erasme écrivait sous une forme aussi piquante que juste à un de ses amis: « J'ai la gravelle et tu as la goutte : nous avons épousé les deux sœurs. »

ment plein d'anxiété; puis, tout à coup, comme si la nature faisait un suprême effort, une jetée goutteuse se fixe sur un point quelconque, le plus souvent sur une articulation. A mesure que le mal se localise, le calme semble renaître dans l'organisme. Mais bientôt de nouvelles crises se succèdent, plus douloureuses souvent que les premières, jusqu'à ce qu'enfin, après des alternatives de détente et de paroxysmes, une abondante transpiration, offrant parfois des caractères tout spéciaux, vienne terminer la scène. Remarquons que c'est seulement quand une élimination critique a eu lieu, soit par la peau; soit par une autre voie, qu'on peut regarder l'attaque comme entièrement finie.

Les détails dans lesquels nous venons d'entrer, s'ils n'apprennent pas quelle est la nature intime de la goutte, prouvent du moins que, chez les goutteux, les humeurs subissent des modifications profondes d'où résultent des troubles organiques et fonctionnels qui, à la longue, finissent par entraîner les lésions les plus graves. Je ne puis, à cet égard, mieux comparer le sang des goutteux qu'à ces eaux incrustantes qui abandonnent peu à peu dans leurs canaux une partie de leurs sels minéralisateurs, jusqu'à ce qu'enfin, si l'on n'y porte pas remède, ces canaux s'engorgent et même s'obstruent au point de devenir plus ou moins imperméables. On comprend dès lors que ce soit en agissant sur la composition directe des liquides qu'on arrive à modifier efficacement l'élément principal de la goutte.

Mais quittons ces appréciations générales pour attaquer le cœur même de la question. A mesure que nous avancerons dans ces études, vous verrez que les distinctions établies plus haut, relativement aux différentes phases de la manifestation goutteuse, étaient tout à fait indispensables pour bien fixer nos idées sur l'emploi de la médication thermale.

PRINCIPALES VARIÉTÉS DE GOUTTE.

Commençons par poser en principe que l'emploi de toute eau minérale est formellement contre-indiqué, du moment que la goutte se trouve dans une de ses périodes aiguës. On ne peut y recourir que dans l'intervalle des attaques sinon toujours avec succès, du moins sans danger. Je dis « sans danger. » En effet, c'est surtout au traitement de la goutte par les eaux que le célèbre précepte « avant tout ne pas nuire » (*primo non noccre*) est applicable, et malheureusement l'observation prouve que, pour un goutteux que les eaux minérales ont soulagé, il en est dix dont elles ont aggravé la maladie.

Partant donc de ce fait que la goutte est une affection multiple, non-seulement par la forme, mais par la nature de ses manifestations, et que, d'un autre côté, les eaux minérales exercent une action très-différente suivant le caractère prédominant de la maladie, nous allons essayer de faire un choix parmi les eaux et d'indiquer, en regard de chaque variété de goutte, le groupe de sources le mieux approprié à son traitement. Surtout laissons de côté toute question de doctrine, car il importe peu de savoir ce que telle ou telle école a pu dire de l'étiologie de la goutte ; la preuve qu'elle s'est fourvoyée, c'est qu'elle n'en a point trouvé le remède. Dès lors que nous servirait de de faire ici parade d'une stérile et vaine érudition?

Afin de mettre un peu d'ordre et de méthode dans les règles qui nous restent à poser, nous ramènerons à quatre principaux types toutes les variétés de goutte, savoir : la goutte articulaire, la goutte viscérale, la goutte rhumatismale et la cachexie goutteuse.

Goutte articulaire.

La goutte articulaire est, ainsi que l'indique son nom, celle qui s'attaque de préférence aux articulations. Elle peut affecter deux formes complétement opposées, la forme tonique et la forme atonique. Parlons d'abord de la forme tonique.

Goutte articulaire tonique. — C'est l'espèce la plus fréquente. Vous la reconnaîtrez aux caractères suivants : Elle suit une marche régulière. Ses accès sont vifs, très-aigus, mais ils laissent entre eux des intervalles de calme parfait, et ne se reproduisent qu'à des époques éloignées. A ne considérer que les phénomènes saillants, le malade souffre d'une des articulations du pied ; le plus souvent le mal ne dépasse pas le gros orteil ; les paroxysmes bien accusés sont plus sensibles la nuit ; ils diminuent et cessent même vers le matin, pour revenir avec une égale intensité la nuit suivante. On constate souvent de la fièvre et toujours de la rougeur et de l'œdème aux environs des points affectés. Rien n'indique, du reste, dans cette forme de goutte, une disposition inquiétante à de brusques déplacements ou à de lentes émigrations. C'est la maladie à son état normal, horriblement douloureuse même au toucher, mais n'entraînant

guère d'autres désordres généraux que ceux qui suivent d'ordinaire les souffrances aiguës. Un caractère précieux et positif
s'ajoute à ceux-là : les urines, dont l'observation a tant d'importance chez les goutteux, sont colorées et laissent déposer
un sédiment rougeâtre assez abondant, que nous avons dit être
de l'acide urique.

Tels sont les principaux phénomènes de la goutte articulaire
tonique. Se trouvent-ils réunis chez un malade, vous pouvez
prescrire les eaux de Vichy en toute sécurité. Ces eaux, pour
lesquelles les goutteux ont une tolérance extrême, ne tardent
pas à déterminer une amélioration sensible et rapide dans la
santé générale. Quelquefois, il est vrai, dans les premiers jours
de leur emploi, les goutteux deviennent plus souffrants; mais
cette recrudescence dans les douleurs articulaires est de courte
durée, et, d'habitude, elle ne compromet pas les bons effets
du traitement.

Voilà des résultats qui, à mes yeux, sont incontestables. Hâtons-nous toutefois d'ajouter que le traitement de la goutte par
ces eaux exige d'autant plus de ménagements, qu'on doit
savoir y apporter une mesure de temps et de dose qu'il serait
dangereux de franchir. Ainsi, par exemple, vous verrez des
goutteux qui s'étaient trouvés à merveille d'une première
saison passée à Vichy, à merveille également d'une seconde,
revenir aux mêmes eaux plusieurs années encore, et, au lieu
d'y compléter leur cure, perdre tout le bénéfice précédemment
obtenu. Que s'opère-t-il dans de pareils cas? La goutte se
transforme. De tonique qu'elle était d'abord, elle devient atonique; or, nous allons voir que c'est, de toutes les formes, la
plus grave et la plus perfide. Ainsi s'explique la différence des
résultats observés à Vichy sur les goutteux. Vous pourrez, par
une médication discrète et bien dirigée, modifier la constitution
au point d'effacer les ravages de la maladie, et, sinon prévenir,
du moins éloigner le retour des accès, que vous rendrez en
même temps plus bénins. Mais sachez vous arrêter à temps.
Vouloir annihiler complétement l'élément goutteux par la continuité ou la répétition trop fréquente du traitement alcalin,
c'est ôter à l'économie une somme de forces dont, à un moment
donné, elle aurait besoin pour faire face à une attaque. Aussi
combien de goutteux sont retournés à Vichy par *reconnaissance*,
ainsi qu'ils le disaient, et qui en ont rapporté un sentiment
tout autre!

Tout tient donc à la mesure du traitement. Le grand art du
médecin consiste, en pareil cas, à bien reconnaître le point

exact de saturation alcaline qu'il convient de ne pas dépasser, surtout quand il s'agit de goutte héréditaire, celle-ci étant plus insidieuse que la goutte acquise. Voici, du reste, comment je procède dans ma pratique personnelle.

Il est rare que je conseille Vichy plus de deux ou trois années de suite à un goutteux, lors même qu'il se trouve bien de ces eaux. Je préfère varier la médication en l'envoyant, par exemple, se retremper aux sources de Kissingen, de Hombourg ou de Niederbronn. Ces sources, par le fer et les chlorures qu'elles renferment, préviennent un trop grand appauvrissement du sang ; et, de plus, en vertu de leurs propriétés laxatives, elles déterminent un travail dépuratif que ne procure pas Vichy, dont les eaux sont plutôt constipantes.

Ce qu'il faut donc éviter avant tout ici, c'est l'abus de la médication alcaline. Mais on a fait un reproche tout autrement grave à l'emploi, même bien dirigé, de ces eaux. On a dit : « Sans doute la goutte s'améliore à Vichy, seulement le goutteux est exposé par suite à mourir d'apoplexie. » Et ce n'est pas là une de ces assertions banales, comme des détracteurs systématiques en opposent quelquefois à des enthousiastes également exagérés. Non. C'est l'ancien inspecteur de Vichy, Prunelle, qui a lui-même jeté le cri d'alarme, non par des faits nettement articulés, mais par des propos vagues, des demi-confidences que les goutteux commentaient ensuite à leur manière. Or il résulte de l'espèce d'enquête à laquelle je me suis livré à ce sujet que des accidents ont pu avoir lieu sans doute, mais qu'ils n'offraient ni la gravité ni la fréquence que leur attribuait Prunelle ; souvent même, au lieu d'en rendre les eaux responsables, il eût fallu plutôt s'en prendre aux malades eux-mêmes qui, pour la plupart, passent trop tôt de la tempérance obligée du traitement à leurs premières habitudes de bonne chère [1].

Ce que nous venons de dire de l'emploi des eaux de Vichy dans le traitement de la goutte, est également applicable aux autres sources fortement alcalines. Si je mentionne plus spécialement Vichy, c'est que ses eaux ont fait leur preuve et qu'elles ont été l'objet d'études cliniques mieux suivies, la chimie étant,

---

1. Bien que les goutteux doivent surveiller leur régime en s'abstenant d'une alimentation trop animalisée, ils ne sont pas tenus de suivre à la lettre le remède par trop végétal donné jadis par un médecin célèbre, et qu'il divisait en quatre articles : 1° *Pisa et olera ;* 2° *olera et pisa ;* 3° *olera cum pisis ;* 4° *pisa cum oleribus.* « Des pois et des légumes ; des légumes et des pois ; des légumes avec des pois ; des pois avec des légumes. »

ici, comme pour tout ce qui touche aux eaux, un guide beaucoup moins sûr que l'observation directe.

GOUTTE ARTICULAIRE ATONIQUE. — Cette variété de goutte, qu'on désigne quelquefois sous le nom de *goutte molle*, n'est souvent que la transformation, ou mieux la dégénérescence de la goutte primitivement tonique. Ainsi arrive un moment où les accès ont perdu leur vivacité; l'affection, longtemps indécise avant de s'arrêter sur une articulation, en touche en passant plusieurs. Au lieu de cette constriction âcre et profonde qu'accompagnaient des symptômes inflammatoires, les malades ressentent simplement une pesanteur incommode; le pied est engourdi, lourd à porter, et ne peut soutenir le corps; les douleurs sont lancinantes, mais sans continuité; l'œdème envahit presque tout le membre. Les choses durent ainsi des semaines, des mois même, sans paroxysmes; puis le mieux est lent à venir ou se manifeste brusquement. Abandonnés aux seuls efforts de la nature, ces goutteux deviennent bientôt hydropiques. Leur constitution rappelle assez exactement l'état tout particulier qu'offrent les habitants des pays marécageux à la suite des fièvres intermittentes prolongées.

Tel est le tableau un peu sombre sans doute, mais nullement chargé, d'un grand nombre de goutteux qui ont abusé de Vichy. Qu'on ne soit pas surpris d'un semblable résultat. C'est ce que nous observons tous les jours dans nos expériences de laboratoire, quand, à l'exemple de Magendie, nous injectons dans les veines d'un animal une solution de bicarbonate de soude. Le sang, rendu trop peu coagulable, devient inapte à circuler, une partie de ses éléments s'extravasant dans le tissu cellulaire, dans les cavités séreuses et jusque dans la profondeur des parenchymes, absolument comme chez les goutteux dont nous traçons l'histoire.

Ces goutteux chez lesquels la médication alcaline a transformé la goutte tonique en goutte atonique, échangent ainsi un état douloureux sans doute, mais exempt de dangers immédiats, contre un état moins pénible en apparence, mais qui les place sous le coup des accidents les plus meurtriers. En effet, la goutte articulaire, tant qu'elle reste tonique, n'est point sujette à se déplacer et, par suite, ses atteintes, quelque cruelles qu'elles soient, ne compromettent pas la vie des malades. Prend-elle, au contraire, la forme atonique, elle devient vague, insidieuse, a une singulière tendance à se porter vers les organes intérieurs, et, dans ses brusques métastases, elle peut, en un instant, foudroyer les goutteux. C'est en parlant de ceux-ci que Guy-Patin disait avec tant de justesse : « Quand « ils ont la goutte, ils sont à plaindre; quand ils ne l'ont pas, « ils sont à craindre. »

La goutte, à certains égards, n'est pas sans quelque analogie avec les fièvres éruptives. Si, par exemple, dans une scarlatine ou dans une rougeole, vous empêchez l'éruption de suivre régulièrement ses périodes, vous substituez à une maladie, d'habitude assez légère, un état des plus graves; de même pour la goutte. Si, au lieu de tempérer simplement ses attaques, vous les arrêtez imprudemment dans leur développement, vous retenez au sein de l'économie un élément morbide qui, ne pouvant plus être éliminé au dehors, tournera ses ravages contre des organes que, sans cela, il eût respectés.

Signaler les causes qui favorisent le développement de la goutte atonique, c'est indiquer en même temps le traitement qui convient le mieux contre cette affection. Ainsi, il est de toute évidence qu'il faudra recourir à des eaux stimulantes, afin de restituer à l'individu, suivant l'expression de Sydenham, une *puissance réactive* qu'il n'avait plus en lui-même pour l'évolution régulière de la goutte. Les sources salines muriatiques sont celles qui m'ont fourni les meilleurs résultats. Défiez-vous des sources sulfureuses, surtout si elles appartiennent au groupe pyrénéen : j'ai vu peu de goutteux bien s'en trouver.

Il est une variété de goutte atonique dont je n'ai point encore parlé; c'est celle qui débute avec des caractères d'asthénie, et qui les conserve sans passer par aucune des périodes de la goutte tonique. La bénignité de ses accès en fait une affection très-peu grave, rarement sujette à répercuter, à la condition, toutefois, qu'elle ne sera pas tourmentée par des traitements inopportuns. Si l'on juge convenable de recourir aux eaux minérales, on donnera la préférence à des eaux tout à la fois toniques et sédatives. Vichy devra être évité à tous égards, surtout si, comme cela arrive fréquemment, la goutte se complique de gravelle blanche.

Enfin, je n'ai rien dit non plus de la goutte atonique qui, chez les vieillards, succède à la goutte tonique par la diminution graduelle des forces de l'économie. Cette transformation est beaucoup plus un bénéfice qu'un inconvénient de l'âge, la goutte n'offrant plus alors aucun des dangers que nous avons précédemment signalés; souvent même elle est le prélude d'une disparition complète de la maladie. Il faut, dans ce cas, savoir temporiser et surtout s'abstenir.

Goutte viscérale.

La goutte viscérale, c'est-à-dire celle qui s'attaque à quelque organe intérieur, est cette variété que Cullen a si bien décrite sous le nom de goutte *mal placée*. C'est une des affections les plus difficiles à diagnostiquer, surtout quand l'individu n'a offert encore aucun précédent goutteux : presque toujours on la confond avec une névralgie ou une névrose. Ainsi, vous êtes consulté par des malades qui, sans cause appréciable, sont pris par intervalles de douleurs excessivement vives vers l'estomac, l'intestin ou la vessie, douleurs qui s'accompagnent parfois d'un ballonnement pouvant aller jusqu'à la tympanite. Chez d'autres, ce sont des palpitations effrayantes, avec un sentiment d'extrême anxiété vers le cœur, et une singulière intermittence dans le pouls. D'autres se plaignent d'étouffements et de dyspnée[1] : vous diriez de véritables asthmatiques. Enfin, certains malades accusent dans la tête des douleurs vagues, lancinantes, se portant d'un point à un autre, et se fixant, par moments, à l'intérieur de l'oreille ou de l'orbite : c'est ce qu'ils appellent leurs *fausses migraines* ; il n'est pas rare que ces douleurs se reproduisent d'une manière périodique. De semblables états, s'ils font le désespoir des malades, font également celui des médecins, par l'impuissance des remèdes : émissions sanguines, préparations opiacées, antispasmodiques, tout échoue. Les choses peuvent ainsi se prolonger des années, avec des alternatives de disparition et de retour, puis tout à coup, au fort d'une crise, une articulation vient à se prendre. La maladie est jugée : c'était la goutte.

Morgagni raconte à ce propos qu'atteint d'une ophthalmie intense et des plus opiniâtres, il ne savait plus à quel collyre se vouer, quand le développement spontané de la goutte le guérit comme par enchantement.

Lorsqu'une attaque a précédemment donné l'éveil, il n'est pas impossible de mettre d'emblée le doigt sur la nature du mal ; dans le cas contraire, il faut souvent plutôt deviner que reconnaître. C'est dans ces circonstances douteuses qu'il importe de s'enquérir avant tout des antécédents de famille, la goutte, on le sait, étant une affection essentiellement héréditaire.

[1]. C'est à la suite d'une hydropisie de poitrine produite par la goutte, qu'on avait imprudemment déplacée, que périt le grand Frédéric, au rapport de Selle et de Zimmermann, ses médecins.

Je suppose la maladie sinon constatée, du moins soupçonnée. Elle ne pourra devenir accessible à vos traitements que si vous l'appelez vers son siége naturel, que nous savons être les articulations. Or, pour amener ce résultat, je ne connais aucune eau minérale supérieure aux sources franchement stimulantes, telles que, par exemple, celles de Wiesbaden, qui provoqueront d'emblée une attaque de goutte articulaire. Vous verrez alors les malades accuser les eaux, se plaignant qu'elles ne sont pas bonnes pour la goutte. — Volontiers. Mais, par contre, elles sont bonnes pour les goutteux, ceux-ci se trouvant, au prix de quelques souffrances, débarrassés d'un état qui avait ses inquiétudes et même ses dangers.

La plupart des autres sources, que nous avons dit convenir dans le traitement de la goutte atonique, peuvent également ment être utilisées pour le traitement de la goutte viscérale. Parmi les accidents qui caractérisent cette forme de goutte, nous n'avons point à nous occcuper de ceux qui éclatent quelquefois spontanément, et qu'on désigne sous le nom de *goutte remontée*. Sans doute, ils se rattachent à la répercussion du principe goutteux sur quelque organe intérieur, mais les eaux minérales ont d'autant moins à faire ici, qu'il n'y a pas une minute à perdre pour recourir aux médicaments les plus propres à le rappeler au dehors. C'est, par conséquent, une question de thérapeutique tout à fait en dehors de notre cadre.

Goutte rhumatismale.

La goutte n'est pas toujours facile à distinguer du rhumatisme : ce sont pourtant deux affections d'une nature bien différente. La première s'attaque surtout aux tempéraments pléthoriques, est rare chez les femmes et chez les jeunes gens, se transmet par voie d'hérédité, éclate d'habitude inopinément, même la nuit, sans qu'il y ait eu refroidissement préalable, et est l'apanage presque exclusif de la classe intelligente et riche [1]. La seconde, au contraire, s'adresse à tous, sans distinction de tempérament, de sexe ni d'âge, ne paraît pas être héréditaire, est presque toujours déterminée par un arrêt brusque de la transpiration, et s'adresse plus particulièrement à la classe ouvrière et pauvre. Ajoutons que la goutte affecte de préférence

---

1. Sydenham se consolait de la goutte en se répétant que c'était la maladie des grands seigneurs et des gens d'esprit, ce qui ne l'empêchait pas de chercher partout quelque moyen de la combattre.

les petites articulations, le rhumatisme les grandes, et que, si la
coexistence de la gravelle est la règle chez les goutteux, elle
est l'exception chez les rhumatisants. Cependant, je le répète,
malgré ces caractères différentiels, il est des cas où le doute
est permis et la confusion possible ; c'est pour ces cas qu'on a
réservé la désignation de *goutte rhumatismale*.

La nature hybride de cette maladie jette une grande incertitude sur les eaux qui pourront être avantageusement conseillées
pour la combattre. Il m'est même impossible de préciser à cet
égard aucune indication, le choix d'une source se rattachant
tout à la fois à la prédominance de certains symptômes et aux
susceptibilités organiques individuelles.

Cachexie goutteuse.

Nous savons qu'un des priviléges les plus fâcheux de la goutte
est que chacune de ses attaques laisse après elle des traces de
son passage. Ainsi, les articulations se couvrent de dépôts
crétacés ; ces dépôts augmentent à chaque nouvelle attaque ;
bientôt les extrémités osseuses se déforment, leurs mouvements
deviennent roides, difficiles, puis impossibles ; les doigts paraissent raccourcis et la jonction des phalanges se courbe en saillies
anguleuses. Et ce ne sont pas seulement les articulations où a
sévi la goutte qui offrent de semblables concrétions ; vous retrouvez les mêmes produits morbides disséminés dans l'universalité des tissus. Gardez-vous de confondre la gêne et
l'empâtement qui en résultent avec la véritable pléthore. Chez
ces goutteux, les membres s'œdématient et s'alourdissent, le
ventre devient proéminent, la respiration pénible, comme si
d'innombrables stratifications avaient ôté aux rouages de l'économie leur élasticité et leur ressort. La goutte n'existe donc
plus seulement comme diathèse ; elle est passée à l'état beaucoup plus grave de cachexie.

Quel plus navrant coup d'œil que celui de ces pauvres perclus, réduits à se faire voiturer dans des fauteuils à roulettes,
ou se traînant péniblement, le dos courbé, les jambes écartées,
les pieds tuméfiés, pouvant à peine appuyer sur un bâton leurs
mains endolories ! J'avoue n'avoir jamais compris comment,
en face d'un semblable spectacle, on agite sérieusement la
question de savoir si l'*on doit* guérir la goutte. On devrait bien
plutôt se demander d'abord si *on le peut*. Mais enfin j'admets,
ce qui pourtant est loin d'être prouvé, que la goutte soit un

préservatif contre les autres maladies, quelle maladie n'est pas préférable à celle-là, et, par suite, combien ne gagnerait-on pas au change !

C'est dans ces cas extrêmes, alors que la constitution est profondément détériorée et la médecine tout à fait impuissante, même à soulager [1], que les eaux minérales offrent une dernière et précieuse ressource. Aucune eau, sous ce rapport, ne me paraît supérieure à celle de Carlsbad. Cette eau, par ses propriétés éminemment dépuratives, modifie en même temps la nutrition, les sécrétions et la vitalité ; son action, pour peu qu'elle soit dirigée avec mesure et avec art, pénètre insensiblement l'organisme jusque dans la trame la plus intime des tissus, de manière à dissocier les engorgements fibrieux et à résoudre les dépôts calcaires.

Si je ne nomme pas Vichy, c'est que l'utilité des eaux alcalines pour la fonte et la disparition des tophus ne me paraît nullement démontrée par l'observation. Je dirai plus ; si l'on prenait pour guide la théorie chimique, il semblerait que Vichy devrait plutôt favoriser l'accroissement des tophus, puisque ceux-ci sont surtout formés d'urate de soude, et que c'est précisément ce même sel qui résulte de la combinaison de l'acide urique des goutteux avec la soude des eaux alcalines : on ajouterait par conséquent de nouveaux matériaux à ceux qui se trouvaient déjà en excès. Mais une raison plus péremptoire encore pour faire récuser Vichy, c'est que les tophus ne sont qu'un accident de la maladie. Il faut avant tout chez ces goutteux remonter les forces de l'organisme : or, l'expérience prouve qu'en pareil cas, les eaux de Vichy deviennent assez promptement hyposthénisantes.

Je ne donnerai pas plus de développements à ces études, mon but n'étant pas d'écrire un traité complet de la goutte, mais seulement de poser quelques indications pratiques relatives aux eaux minérales les mieux appropriées à son traitement. Nous essayerions vainement de nous faire illusion ; sa nature intime nous est complétement inconnue. Aussi ai-je dû an-

---

1. N'est-ce pas cette forme de goutte qu'Ovide avait en vue, quand il disait : « La médecine ne peut résoudre les nodosités de la goutte ; elle ne trouve même dans les eaux qu'une assistance dangereuse : »

Solvere nodosam nescit medicina podagram,
Nec formidatis auxiliatur aquis.

noncer simplement des résultats, et être en même temps très-
sobre d'hypothèses, celles-ci ne servant qu'à masquer l'ignorance, et à détourner les esprits de la recherche de la vérité,
en faisant croire faussement qu'elle est déjà trouvée.

Deux faits principaux ressortent de mon travail, je pourrais
même dire le résument tout entier.

L'un est relatif aux eaux alcalines. Nous avons vu que ces
eaux pourront être avantageuses ou nuisibles, suivant la forme
de goutte contre laquelle elles seront administrées ; suivant
aussi que, dans leur emploi, on aura su s'arrêter à certaines
limites de temps et de doses, ou bien, au contraire, qu'on les
aura franchies. Qu'on n'oublie pas que Vichy est une arme
difficile à manier, même entre des mains habiles et expéri-
mentées.

Le second fait s'applique aux transformations que les diverses
eaux minérales font quelquefois subir à l'élément goutteux, et,
par suite, à la nécessité où l'on est de modifier, en la variant,
la médication thermale. Ainsi, de ce qu'un malade se sera bien
trouvé d'une source, on n'en conclura pas nécessairement
que cette source devra lui être utile encore, car la goutte a pu
changer de caractère. Il y aurait presque lieu d'admettre cette
conclusion toute contraire que, par cela seul qu'une eau minérale a réussi plusieurs années de suite à un goutteux, il devra
momentanément y renoncer, quitte à y revenir de nouveau
quelque temps après, quand la maladie reprendra sa physionomie primitive.

Qu'il me suffise d'avoir tout spécialement appelé l'attention
la plus sérieuse sur ces deux faits ; là est, en grande partie, la
clef du traitement de la goutte par les eaux minérales.

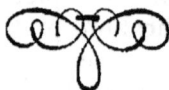

DU TRAITEMENT DE LA SYPHILIS

PAR LES

EAUX MINÉRALES.

DE LA SYPHILIS DANS LES FAMILLES.

S'il est une maladie qui exerce de cruels ravages parmi les populations, et qui ait le triste privilége de se transmettre par voie d'hérédité, cette maladie est la syphilis. Visitez nos hôpitaux, nos musées pathologiques, et vous serez épouvantés du spectacle que vous aurez sous les yeux. J'ajouterai même : descendez dans l'intérieur des familles les plus favorisées par la naissance et la fortune, et là encore vous retrouverez souvent sa fatale empreinte. C'est que la syphilis, une fois passée dans le sang, fait en quelque sorte partie constituante de l'organisme. Vous vous croyez guéri parce que les accidents primitifs ont cessé, que les forces et l'embonpoint sont revenus, qu'aucune sensation de malaise ne trahit en vous un vice intérieur ; mais prenez garde. Il en est du virus syphilitique comme du virus de la rage : il peut rester silencieux et inaperçu pendant des mois et même des années ; puis, tout à coup, il éclatera de nouveau alors que peut-être vous aurez perdu jusqu'au souvenir de ses premières atteintes.

Telle est l'histoire des accidents secondaires ou tertiaires de la syphilis, histoire d'autant plus affreuse que, pendant sa période d'incubation, la maladie a pu s'être transformée. On méconnaîtra ainsi et sa nature et son origine. Que sera-ce s'il s'agit d'un père de famille qui ait, sans le savoir, inoculé aux êtres qui lui sont le plus chers un épouvantable mal !

Je dis qu'il ne le saura pas. C'est qu'en effet les accidents consécutifs de la syphilis ne s'attaquent pas de préférence, comme les primitifs, aux organes génitaux, et sont très-rarement inoculables par voie directe et immédiate. Ainsi, une jeune femme dont le mari aura été autrefois infecté pourra jouir d'une santé parfaite, jusqu'au moment où elle deviendra grosse ; mais alors se manifesteront des accidents indépendants de son nouvel état. Elle donnera le jour à un enfant frêle et maladif ; elle-même ne se rétablira pas complétement. Que s'est-il donc passé ? Son mari portait en lui, à son insu, le virus syphilitique qu'on avait à tort cru neutralisé. Il l'a transmis au germe ; puis le germe, à son tour, l'a transmis à la mère au moyen des communications qui unissent l'utérus au placenta. Ainsi, voilà deux existences menacées, peut-être même compromises, tandis que celui qui est l'unique cause de tant de maux pourra conserver, longtemps encore, toutes les apparences d'une santé florissante. Heureux si, fort de ce qu'il appelle le témoignage de sa conscience, il n'élève pas sur la vertu de sa femme d'injustes et odieux soupçons !

C'est aujourd'hui surtout que de semblables accidents sont à redouter. En voici la raison. On ne veut plus voir, en général, dans toute blennorrhagie, qu'une inflammation simple du canal de l'urèthre, et, par suite, on ne la traite plus par le mercure. Le chancre lui-même, ce type de la vérole, pour peu qu'il ait pu être cautérisé dès les premiers jours de son apparition, n'est regardé non plus que comme une ulcération ordinaire, pouvant guérir également sans l'emploi des préparations mercurielles. Qu'en résulte-t-il? C'est qu'à côté des blennorrhagies simples, lesquelles, j'en conviens, sont en immense majorité, il en est de virulentes qu'on laisse ainsi passer inaperçues. De même certains chancres, dont on aura cru par la cautérisation avoir modifié la nature, conserveront toute leur malignité, surtout si, au lieu d'être mous, ils sont indurés. Or, qu'on le sache bien, ce seront plus tard des foyers d'infection d'autant plus dangereux que l'existence même du virus aura été plus longtemps et plus facilement méconnue.

Les anciens, je le sais, abusaient singulièrement du mercure. Ils le donnaient pour un trop grand nombre de cas, et à des doses trop élevées. Mais n'est-il pas à craindre que le défaut contraire, qu'on peut avec quelque raison nous reprocher, ne soit plus préjudiciable encore? Voyez plutôt les conséquences qui en découlent.

Un jeune homme qui a eu, comme tant d'autres, une jeunesse orageuse, désire se marier. C'est pour lui une affaire de conscience et d'honneur de s'enquérir près du médecin s'il est guéri radicalement. Pouvez-vous toujours et avec certitude, à l'aide des moyens d'investigation dont la science dispose, affirmer qu'il ne reste en lui aucun levain syphilitique, surtout si nul traitement mercuriel n'a encore été suivi? Ecoutons à cet égard mon confrère et ami, le docteur Ricord. « *Nous ne possédons pas*, dit-il, *de critérium incontestable* pour distinguer et diagnostiquer à coup sûr les accidents qui résultent de l'empoisonnement général par la vérole. » Ainsi la médecine, par l'organe d'un de ses interprètes les plus autorisés, déclare ne point trouver dans ses seules ressources le moyen de résoudre cet important problème.

Heureusement certaines eaux jouissent de la remarquable propriété d'appeler au dehors le virus syphilitique caché profondément au sein des tissus, ou bien, quand la présence de ce virus se trahissait déjà par des signes douteux, de mieux asseoir le diagnostic. Ce n'est pas tout. En même temps qu'elles démasqueront la maladie vénérienne, elles contribueront puissamment à la guérir. Enfin, sous leur influence, le mercure pourra être administré sans danger, et même elles feront disparaître les désordres que son usage immodéré ou intempestif aurait déjà causés.

Ces faits, lorsque je les annonçai dans mon GUIDE[1], furent généralement accueillis avec un sentiment de surprise mêlée de quelque incrédulité. On se demanda comment ils avaient pu si longtemps passer inaperçus, où étaient mes preuves, sur quels documents authentiques je les établissais, et si je ne m'étais pas abusé sur leur interprétation ou leur valeur.

La question de la syphilis est une question trop grave, elle intéresse trop directement la santé publique, pour qu'après l'avoir soulevée, je ne me sois pas fait un devoir d'en compléter la démonstration. Aussi ai-je immédiatement fait appel à ceux de nos confrères que leur position près des sources mettait à même de voir les eaux minérales en quelque sorte à l'œuvre, et de suivre une à une toutes les diverses phases du traitement : cet appel a été entendu. Grâce aux nombreux matériaux qui m'ont été adressés de toutes parts avec le plus bienveillant empressement, j'ai pu réunir et comparer les résultats pratiques obtenus dans les principaux thermes où l'on traite

---

1. Ce fut en avril 1852 que parut mon travail sur l'*Emploi des eaux minérales dans le traitement de la syphilis*. Je mentionne cette date, car plusieurs auteurs y ont fait plus tard de nombreux emprunts, mais sans indiquer la source où ils les avaient puisés.

avec le plus de succès les accidents vénériens. Eh bien! LE TÉ-
MOIGNAGE DES MÉDECINS SPÉCIAUX A ÉTÉ UNANIME. Je crois donc ne
pas trop m'avancer en déclarant que les opinions dont je
vais exposer le résumé sont les leurs, au même titre qu'elles
sont les miennes, puisque, à côté des remarques qui me sont
personnelles, je n'ai fait souvent que transcrire leurs propres
formules.

Mon travail sera divisé en trois parties. Dans la première,
j'envisagerai les eaux minérales comme moyen diagnostique
de la syphilis ; dans la seconde, comme moyen curatif des accidents propres à cette affection ; dans la troisième, comme
médication associée au mercure et à l'iode.

DES EAUX MINÉRALES COMME MOYEN DIAGNOSTIQUE DE LA SYPHILIS.

Deux cas peuvent se présenter. Ou bien il n'existe, chez
l'individu infecté, aucun signe de syphilis ; ou bien certains
signes existent, mais pas assez tranchés pour caractériser la
maladie. Dans le premier cas, les eaux développeront de toute
pièce des phénomènes vénériens ; dans le second, elles
dessineront plus nettement ceux qui se manifestaient déjà.

La manière dont les eaux agissent ici, est facile à analyser.
Le principe minéralisateur, en pénétrant dans l'organisme,
provoque une excitation générale et profonde ; *il heurte à
toutes les portes*, met en mouvement toutes les humeurs, remue
toutes les fibres, et détermine un travail interstitiel et dépuratif qui aboutit à une véritable explosion. Vous pourrez voir
ainsi d'anciennes blennorrhagies reparaître ; des chancres ci-
catrisés depuis longtemps se rouvrir et fournir un pus icho-
reux ; certaines plaies, ulcérations ou tumeurs qui étaient
indolentes avant l'emploi des eaux, devenir animées et douloureuses. On aura de la sorte substitué à une maladie incertaine une maladie des plus significatives : on saura par conséquent quel ennemi on a devant soi.

Pour bien comprendre la crise provoquée ainsi par les eaux,
il faut ne pas perdre de vue que l'élément syphilitique, une
fois devenu diathèse, se répand dans l'organisme tout entier,
où il se combine molécule par molécule avec les tissus. Ce
sont, par conséquent, autant de germes qui n'attendent, en
quelque sorte, qu'une occasion pour traduire leur présence au
dehors par des phénomènes caractéristiques. Aussi verrez-vous

souvent la simple contusion d'un membre être suivie d'une exostose, l'écorchure à la peau devenir ulcération, le froissement du testicule dégénérer en sarcocèle, etc. ; de telle sorte que, pour ces constitutions maculées, l'incident le plus futile devient une cause provocatrice réveillant un virus latent. Or les eaux agiront plus puissamment encore, en hâtant l'éclosion des germes déposés; seulement, en même temps qu'elles auront décélé le mal, elle fourniront les moyens assurés de le combattre et de le guérir.

Ce n'est point au début même de la cure que la crise apparaît; c'est bien plutôt au bout seulement de quelques jours, alors que l'économie se trouve complétement saturée de l'élément minéralisateur.

On comprend que cette crise n'affecte pas toujours la même marche ni les mêmes manifestations. Tantôt la réaction fébrile sera légère et le développement des accidents vénériens limité; d'autres fois, au contraire, la fièvre sera des plus violentes; vous serez même effrayé de la révolution qui, sous son influence, s'opérera dans tout l'organisme. Je citerai, à cette occasion, le fait suivant, que je dois à l'obligeance de l'ancien inspecteur des eaux de Bagnères-de-Luchon :

M. X....., âgé aujourd'hui de quarante-huit ans, a eu, il y a une vingtaine d'années, un chancre pour lequel il fut soigné par un des premiers médecins de Lyon. On lui fit suivre un traitement mercuriel. Guéri complétement, du moins en apparence, il se maria. Sa santé, depuis cette époque, avait toujours été parfaite, lorsque, dans ces derniers temps, elle commença à s'altérer. Il maigrit, perdit ses forces; toutes ses fonctions devinrent languissantes; puis il survint au cuir chevelu quelques petits boutons et sur le corps de légères taches eczémateuses, d'apparence herpétique. On crut que chez lui les humeurs étaient en mouvement et qu'une médication fortifiante et dépurative était indiquée. Il fut donc envoyé à Bagnères-de-Luchon.

Notre confrère lui fit prendre l'eau sulfureuse en boisson, en bains et en douches. Rien de particulier ne survint dans les premiers jours, lorsque tout à coup une crise terrible éclata, accompagnée d'une fièvre des plus violentes. Des chancres tout à fait caractéristiques se développèrent presque simultanément à l'intérieur des narines, au voile du palais, dans le pharynx, sur les gencives, les lèvres, les joues et jusque dans la profondeur du conduit auditif, au point que le malade devint complétement sourd. Heureusement ces chan-

cres cédèrent, ainsi que les autres accidents, à l'emploi des
médicaments spécifiques associés au traitement hydro-minéral,
et, au bout de deux mois, M. X..... quitta Luchon entièrement
rétabli.

Arrêtons-nous un instant sur cette observation. Elle me paraît intéressante à plus d'un titre, et il nous sera facile d'en
deduire de très-utiles indications.

Et d'abord nous voyons se développer, après un laps de
vingt années, des symptômes vénériens chez une personne qui,
cependant, avait pris du mercure. Je noterai à ce sujet qu'il n'est
peut-être point, dans la grande majorité des cas, de traitement
plus simple, et cependant plus difficile à suivre que le traitement
mercuriel, des convenances de famille, de position, d'état, le
respect de soi-même par la crainte de donner l'éveil, obligeant
presque toujours le malade à s'écarter du régime que le médecin lui a prescrit. Comment, par exemple, un jeune homme
qui fréquente le monde pourra-t-il, pendant tout un hiver,
s'abstenir de vin pur, de glaces et de punch? Pour quel motif
ira-t-il refuser de certains mets dont il se montrait la veille
encore si friand? Souvent il devra céder pour éviter les soupçons d'un refus Or le mercure ne pourra déraciner le virus du
sein de l'organisme qu'à la condition qu'il sera secondé par une
sévère et intelligente hygiène. Ne vous hâtez donc pas de l'accuser d'impuissance, par cela seul que des accidents vénériens
se manifesteront plus tard. N'est-ce pas au malade lui-même
que les reproches devraient être plus justement adressés?

Chez M. X..., l'éruption du cuir chevelu ressemblait à une
simple dartre : elle donnait ainsi le change sur la nature même
de l'affection dont elle était le symptôme.

C'est qu'en effet, plus la syphilis constitutionnelle séjourne
dans nos organes, plus elle tend à se transformer et à revêtir les caractères de l'herpès. J'ai entendu M. Ricord appeler
cet état complexe un *herpétate de vérole.* Pour être pittoresque,
l'expression n'en est pas moins juste. Défiez-vous donc de ces
éruptions cutanées (psoriasis, pityriasis, eczéma chronique) que
les traitements ordinaires ne peuvent ni guérir, ni même sensiblement modifier. Pour peu qu'il existe un antécédent vénérien, quelque peu grave que vous le supposiez, vous avez
peut-être affaire à une infection générale : l'épreuve des eaux
devient alors une excellente pierre de touche qu'il ne faut pas
jamais négliger.

Comment expliquer que chez M. X... l'élément syphilitique qui, pendant vingt ans, n'avait pas manifesté sa présence,

ait tout à coup fait explosion, escorté d'un aussi formidable entourage?

C'est que l'ancienneté même de la maladie ajoute encore à sa malignité, ce qui n'était qu'une simple diathèse devenant bientôt une cachexie véritable. L'universalité des tissus s'était graduellement imprégnée chez lui du virus; par conséquent il n'y a rien eu d'étonnant que, sous l'influence de l'excitation thermale, ce virus se soit fait jour par toutes les issues. Vous ne devez donc voir là qu'un effort salutaire de la nature. Cette évolution critique est tellement indispensable au succès du traitement, que les eaux les plus efficaces sont précisément celles où elle se montre la plus intense, et où les phénomènes éruptifs qui l'accompagnent sont les plus développés. Sous ce rapport, Loëche, à cause de sa poussée, est souvent la source révélatrice par excellence.

Ainsi l'âge de la maladie fournit au médecin d'utiles renseignements. Si l'infection vénérienne a eu lieu depuis longtemps, vous ordonnerez les sources les plus puissantes; si, au contraire, elle est moins ancienne, vous préférerez des eaux moins actives. Mais qu'on n'oublie pas que les eaux, même les plus douces, seraient nuisibles à une époque trop rapprochée de celle où la maladie a été contractée. De même, en effet, qu'elles ne conviennent jamais dans les accidents primitifs de la syphilis, à cause de l'inflammation qui complique ces accidents, de même aussi faut-il qu'un certain temps se soit écoulé avant qu'on puisse en faire usage. Si l'on employait les eaux alors que la période aiguë serait à peine calmée, on aurait à craindre que la stimulation minérale ne devînt trop vive; par suite, on ne pourrait ni la diriger méthodiquement, ni en tempérer les excès.

Les considérations que je viens de développer et les conséquences qui en découlent ne s'adressent pas seulement à un fait particulier : elles sont également applicables, mais à des degrés différents, à tous les cas de vérole constitutionnelle.

J'ai raisonné jusqu'ici dans l'hypothèse où la personne qui est venue réclamer le bénéfice des eaux portait en elle le principe de la syphilis. Supposons maintenant que ce principe ait été complétement neutralisé par les traitements antérieurs. A quels signes devra-t-on reconnaître que le virus était détruit, et qu'aucun accident consécutif n'est plus à redouter? On le reconnaîtra à l'absence même des symptômes que nous avons dit se développer par l'action des eaux, dans les cas d'infection vénérienne. S'il n'est survenu d'autres phénomènes

que ceux qui résultent de l'excitation minérale ou des maladies étrangères à la syphilis, on doit considérer la guérison
comme définitive. Prenez garde cependant d'être aussi affirmatif chez les malades qui, avant de recourir aux eaux, ont
éprouvé déjà les accidents de l'infection constitutionnelle; par
une triste exception, on a vu quelquefois ces accidents se reproduire plus tard alors que l'épreuve négative des eaux semblait indiquer qu'il ne restait plus aucun atome de virus.

Cette épreuve des eaux n'est pas utile seulement pour les
santés suspectes; elle l'est encore pour certains malades imaginaires qui, bien radicalement guéris, restent sous le coup
de terreurs continuelles, à tel point qu'une simple tache à la
peau, un bouton, une douleur quelconque, leur paraissent
autant de manifestations vénériennes. Vous avez beau leur
répéter que toute trace de syphilis a disparu, ils ne vous
croient pas. Quelquefois, dans ce cas, la médication thermale
parvient mieux à les convaincre que les raisonnements, en ce
que, n'éprouvant rien d'insolite de l'action des eaux, ils en con-
cluent, par comparaison avec les symptômes qu'ils voient se
développer chez les malades véritables, que leurs craintes
étaient chimériques, et que le prétendu virus n'existait réellement que dans leur imagination.

DES EAUX MINÉRALES COMME MOYEN CURATIF
DE LA SYPHILIS.

Nous voici arrivés à un autre ordre de faits. Laissons de
côté ces malades plus ou moins exempts de toute manifestation
syphilitique, pour ne nous occuper que de ceux chez lesquels
existent des signes certains d'infection, soit qu'ils soient antérieurs à l'emploi des eaux, soit que, méconnus jusqu'alors,
celles-ci en aient provoqué l'explosion. Comment devra-t-on
procéder?

Lorsque, sous l'influence du traitement thermal, les accidents d'apparence vénérienne commencent à prendre un caractère aigu, il faut diminuer la durée du bain, abaisser sa
température, ou même suspendre entièrement l'usage de l'eau
minérale, pour ne plus employer que les moyens les plus adoucissants. On ne saurait, à cette période du traitement, procéder
avec trop de prudence et de réserve. Lorsque, au bout de
quelques jours, l'excitation thermale sera calmée, vous devrez
de nouveau avoir recours aux eaux. Mais alors deux cir-

constances peuvent s'offrir : dans l'une, les phénomènes vont aller graduellement en s'amendant, jusqu'à ce qu'ils aient complétement disparu; dans l'autre, ils resteront stationnaires ou même ils tendront à s'aggraver de nouveau.

C'est que les accidents consécutifs de la syphilis n'ont pas tous la même nature, ni, par suite, le même degré de gravité. Les uns, qui ne sont en quelque sorte que le résidu de la maladie, persistent après même que le principe virulent a disparu : ceux-là guériront par la seule action des eaux. Les autres, au contraire, dépendent de la présence actuelle du virus dans l'organisme : dans ce cas, les eaux seront impuissantes à guérir par leur seule vertu intrinsèque, et il faudra leur adjoindre l'emploi des spécifiques. C'est là, on le comprend, une distinction fondamentale. Afin de rendre ma pensée d'une manière plus sensible encore, je dirai que, dans le premier cas, il s'agit de remédier à un incendie dont le feu est éteint, tandis que, dans le second, il faut à la fois éteindre le feu et remédier à l'incendie.

De là deux ordres d'accidents : les uns que je décrirai sous le nom d'accidents pseudo-vénériens; les autres auxquels je réserverai l'épithète de vénériens proprement dits.

Accidents pseudo-vénériens.

Parlons d'abord du suintement uréthral consécutif à la blennorrhagie simple ou compliquée, et connu généralement sous le nom de *goutte militaire*. Cette affection ne dépend pas toujours d'un rétrécissement de l'urèthre. Elle peut être le produit d'une hypersécrétion chronique de la muqueuse, semblable à celle qui persiste quelquefois dans les fosses nasales, à la suite d'un violent coryza : c'est ce que M. Ricord appelle un *rhume du canal*. Or, certaines eaux triomphent de ce suintement qui, par sa ténacité contre les remèdes, fait le désespoir de tant de malades. Sous l'influence de la boisson et des bains, des douches ascendantes sur le périnée, ou même d'injections d'eau sulfureuse dans l'urèthre, une blennorrhagie artificielle se déclare, mais avec une intensité moindre que celle qui était résultée de relations impures. Pendant cinq ou six jours, l'écoulement est coloré, abondant, épais; puis il diminue, puis il finit par disparaître. Quelquefois cependant une injection vineuse, légèrement astringente, devient utile pour supprimer tout à fait l'écoulement.

Un autre accident consécutif à la blennorrhagie est l'*indu-*

ration de l'épididyme. Tout le monde sait combien il est rare que l'orchite disparaisse en totalité ; presque toujours il reste un petit noyau dur, rebelle à toutes les médications fondantes, et qui n'offre de sensibilité que quand le malade fait quelque excès. Le danger de ces engorgements, c'est d'entretenir une irritation sourde qui, à la longue, peut amener l'oblitération successive des conduits séminifères, l'atrophie du testicule, et, par suite, l'impuissance. Les eaux sulfureuses réussissent quelquefois à amener la résolution de ces tumeurs : cependant j'accorde plus de confiance encore aux eaux bromo-iodées.

Vous observerez fréquemment aussi, chez des individus qui ont été soumis à un traitement mercuriel pour des affections syphilitiques actuellement guéries, une espèce particulière de *pharyngite* dont il est plus facile d'indiquer le diagnostic que de préciser la nature. On la reconnaît aux signes suivants : tout l'isthme du gosier, le voile du palais, les amygdales, la luette, surtout la paroi postérieure du pharynx, offrent une teinte rouge et luisante, comme dans une violente phlegmasie. De petites granulations soulèvent la muqueuse en différents points ; elles sont surtout bien visibles à la base de la langue. Les malades n'accusent pas une douleur vive, mais ils se plaignent plutôt que leur gorge est desséchée et leur salive visqueuse : ne craignez pas d'administrer ici l'eau minérale sulfureuse de toutes les manières : boisson, bains, pédiluves, douches buccales et gingivales, gargarismes. Sous l'influence de ces moyens combinés, la vitalité des tissus se modifie rapidement : la muqueuse pâlit, elle devient plus humide, plus souple ; les glandules se dégorgent et s'affaissent, puis enfin tout rentre dans l'ordre.

Ces éruptions érythémateuses du pharynx ne sont peut-être pas sans analogie avec l'*herpes præputialis*, que les mêmes causes développent si fréquemment. Ce qui me le ferait croire, c'est que cet herpès, qu'on prend si souvent pour des chancres, cède facilement aussi à l'emploi des mêmes eaux.

Chez d'anciens syphilisés, réputés guéris, vous pourrez noter des phénomènes beaucoup plus graves, tels que, par exemple, ceux qui caractérisent les accidents secondaires ou tertiaires de la syphilis. Or, quand bien même les traitements spécifiques précédemment suivis éloigneraient toute idée d'une infection persistante, n'hésitez pas à tenter l'épreuve des eaux. S'il n'y a plus aucun virus, vous verrez, sous leur influence, non-seulement les accidents s'amender, puis disparaître, mais la constitution tout entière se transformer. J'établis même qu'en

l'absence de tout symptôme consécutif suspect, il est de rigueur
d'aller passer une saison aux eaux minérales, à titre de cure
complémentaire.

Accidents vénériens.

Si maintenant nous passons aux accidents qui appartiennent en propre à la syphilis constitutionnelle, non-seulement
par leur origine, mais aussi par leur essence, quel plus affreux
tableau ! Le virus s'attaque à tous les systèmes, comme à tous
les tissus, et se traduit le plus ordinairement sous la forme de
douleurs ostéocopes, de tubercules profonds de la peau et des
muqueuses, d'exostoses, de caries, de nécroses et de sordides
ulcères. Je n'ai pas besoin du reste de donner la description
de ces divers accidents, car elle se trouve dans toutes les
nosographies, et même vous en verrez le spécimen dans certains musées.

Bordeu disait que « les eaux n'étaient efficaces qu'à la condition que Vénus n'était pas de moitié dans les plaies que Mars
avait produites. » Ceci était vrai pour l'époque où écrivait
l'illustre médecin, car on n'associait point, comme on le fait
maintenant, le mercure et l'iodure de potassium au traitement
minéral ; par suite les eaux, réduites à leur seule action, ne
faisaient qu'ajouter aux ravages de la syphilis. Mais, aujour-
d'hui, les cas de guérison par ces moyens combinés sont si incontestables, qu'une assertion de cette nature serait un véritable
anachronisme.

DES EAUX MINÉRALES ASSOCIÉES AU MERCURE
ET A L'IODE.

Les eaux, venons-nous de dire, seraient impuissantes à neutraliser par elles seules le virus vénérien ; il faut leur associer les spécifiques.

Le mercure, cet admirable antidote de la syphilis, inspire à
beaucoup de personnes une répugnance voisine de la terreur.
Quand vous en proposez l'usage, elles vous objectent que ce
métal, une fois passé dans le corps, n'en sortira plus, et qu'il
y exercera des ravages semblables, sinon supérieurs, à ceux de
la vérole elle-même. Ce sont là heureusement des préventions
dont l'expérience de chaque jour démontre le peu de fondement,

ou du moins l'exagération. Sans doute des accidents très-
graves peuvent s'observer chez des malades qui ont fait usage
de mercure; mais questionnez ces malades, et vous aurez la
preuve que, chez la plupart, le traitement a été insuffisant ou
mal administré. D'ailleurs, qu'y aurait-il d'étonnant que certaines syphilis fussent réfractaires aux préparations mercurielles? Nous voyons bien des fièvres intermittentes résister au
sulfate de quinine, et cependant personne ne s'avisera de contester les vertus fébrifuges du quinquina. Il me semble donc
que la conclusion la plus rationnelle à tirer de ces faits, c'est
que le mercure, comme tout médicament énergique, réclame,
pour être suivi de succès, de grands ménagements, un régime
ponctuellement observé, et surtout une main expérimentée.

Je sais que quelques médecins éclairés et consciencieux sont
loin de partager ces doctrines; mais ce que je sais aussi, c'est
qu'à côté du débat scientifique, d'autres sont venus placer l'intérêt du lucre. Ainsi, vous rencontrez, parmi les détracteurs
les plus ardents du mercure, ces spéculateurs de bas étage qui,
bravant toute pudeur, étalent sur nos murs, glissent sous nos
portes, insinuent jusque dans nos foyers leurs cyniques et men-
songers prospectus. Dès lors il n'y a pas lieu d'être surpris de
ce qu'à force de harceler sans cesse l'opinion, ils aient fini par
la surprendre et l'égarer.

Quoi qu'il en soit, les eaux minérales, si elles ne décident
pas la question, peuvent du moins y intervenir utilement en ce
qu'elles possèdent la propriété de faire disparaître les accidents
qui suivent quelquefois l'emploi du mercure, soit qu'on reporte
ces accidents au métal lui-même, soit qu'il faille les attribuer
à son usage intempestif. Telle est du moins l'opinion des médecins qui ont étudié les eaux, non dans les méditations spécula-
tives du cabinet, mais dans l'observation des faits eux-mêmes.
Ils ont de plus remarqué que les eaux minérales, quand on les
fait prendre en même temps que les mercuriaux, favorisent
l'action du médicament et mettent à l'abri de la salivation. Notons toutefois que cette salivation est beaucoup plus rare aujourd'hui qu'elle ne l'était autrefois, grâce au chlorate de potasse qui en est le remède par excellence, et aux *pastilles de
Dethan* qui sont la meilleure manière de l'administrer.

Enfin, on a eu plus d'une fois l'occasion de noter que, chez
certains malades qui avaient abusé des préparations mercurielles, les eaux provoquaient spontanément, au début de la
cure, une salivation dépurative : en même temps, les accidents se dissipaient, comme si le mercure, en s'échappant par

cette espèce d'émonctoire, débarrassait d'autant l'organisme où il se trouvait emprisonné. Je ne puis me dispenser, vu l'intérêt et la singularité du fait, de citer une de ces observations que je dois à l'obligeance de feu le docteur Hartung, médecin d'Aix-la-Chapelle.

« Un jeune homme d'une constitution lymphatique, habitant le nord de l'Allemagne, fut atteint, pendant l'hiver, d'une ulcération vénérienne pour laquelle on lui fit prendre le sublimé à très-haute dose. Le mal local disparut, mais, depuis cette époque, sa santé resta languissante. Après beaucoup de traitements, qui tous échouèrent, le malade fut envoyé, en désespoir de cause, aux eaux d'Aix-la-Chapelle, où il arriva pâle, anémique, émacié, sans appétit comme sans sommeil, et agité d'un tremblement général. M. Hartung lui prescrivit l'eau minérale sous toutes les formes. Il survint peu de changements dans les premiers jours; puis tout à coup le malade fut saisi d'une salivation excessivement forte, rappelant trait pour trait les caractères de la salivation mercurielle. Or, depuis plus de dix ans, il n'avait pas pris un atome de mercure ! Cette salivation amena une détente générale qui fut promptement suivie de la disparition de tous les accidents vénériens et d'une guérison complète. »

En résumé, les eaux minérales, lorsqu'elles sont associées au mercure, ajoutent aux vertus curatives de ce médicament, en même temps qu'elles réparent ou préviennent les inconvénients qui se rattachent quelquefois à son emploi. Ces inconvénients sont, en plus de la salivation dont il a été parlé plus haut : la stomatite, la fétidité de l'haleine, le ramollissement des gencives, la chute des dents, la nécrose des os maxillaires, l'alopécie, le trouble des fonctions digestives, puis enfin le *delirium tremens*.

Ce que nous venons de dire du mercure s'applique également à l'iodure de potassium, qui est aux accidents tertiaires de la syphilis ce que le mercure est aux accidents secondaires. Quand on combine les préparations d'iode avec la médication thermale, leur effet est bien plus puissant, et il est rare qu'elles déterminent vers le cerveau et l'arrière-gorge ces sensations insolites dont les malades sont quelquefois si fortement incommodés, lorsqu'on les emploie seules.

Si je n'ai pas cru devoir désigner d'une manière plus spéciale les sources qui conviendraient le mieux pour tel ou tel cas pathologique, c'est que je me suis étendu longuement à ce sujet dans les divers passages de mon GUIDE, qui ont trait à ces questions.

J'ajouterai seulement que, quand on a affaire à des accidents secondaires, mieux vaut recourir à des eaux sulfureuses ; s'agit-il, au contraire, d'accidents tertiaires, c'est plutôt aux iodées qu'on donnera la préférence.

J'en resterai là de cette monographie, le but que je m'étais proposé me paraissant atteint. Oui, les eaux minérales sont utiles comme moyen diagnostique de la syphilis; elles sont utiles également comme moyen curatif des accidents propres à cette affection; enfin, elles agissent comme agent auxiliaire des traitements mercuriel et ioduré. La démonstration à cet égard me semble avoir été complète. Cependant quelque nombreuses que soient les chances de guérison radicale, c'est toujours chose grave que l'introduction dans l'économie d'un principe aussi virulent que celui de la syphilis. Qu'on me permette à cet égard une simple réflexion. Il est des jeunes gens qui croient se *poser* en énumérant, avec une sorte d'affectation et de complaisance, les affections vénériennes qu'ils ont contractées. Ils oublient qu'en plus du châtiment qui fera peut-être le tourment de toute leur vie, le cynisme de l'immoralité est le plus honteux de tous les cynismes.

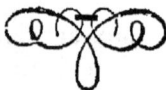

EAUX MINÉRALES ARTIFICIELLES.

ILLUSIONS DE LA CHIMIE.

L'idée de remplacer les eaux minérales naturelles par des eaux analogues factices a dû d'autant mieux se présenter à l'esprit que sa réalisation, en supprimant la nécessité des voyages, serait pour beaucoup de baigneurs une précieuse économie de temps, de fatigue et de numéraire. A toutes les époques, on peut le dire, des essais de ce genre ont été tentés. C'est qu'à toutes les époques, la chimie, ne fût-elle encore que l'alchimie, s'est bercée des mêmes illusions sur son degré d'avancement, se figurant assez connaître la composition intime des eaux pour être en mesure d'en reproduire exactement les formules. Comment s'empêcher de sourire quand on lit dans Archigène et dans Antyllus l'énumération des substances, pour le moins étranges, qu'on était alors dans l'usage d'ajouter aux bains, avec la prétention avouée de copier la nature? Mais nous-mêmes, malgré les progrès incontestables de la science des analyses, sommes-nous donc sûrs d'être bien supérieurs aux anciens pour la rigoureuse exactitude de nos imitations? Beaucoup le nient, et pour mon compte, je n'oserais l'affirmer. Comme cette question, tant de fois controversée et non encore résolue, intéresse au plus haut degré la thérapeutique, il m'est impossible de ne pas en dire quelques mots.

Le moment n'est pas fort éloigné de nous où je ne sais quel chimiste épris de ses œuvres, comme Pygmalion de sa statue, s'écriait avec enthousiasme : « L'art vient de vaincre la nature ! » Et cela parce qu'il était parvenu à dissoudre dans de l'eau ordinaire certains sels et certains gaz à dose plus considérable que celle qu'on rencontre dans la plupart des eaux minérales. Le temps et l'expérience ont fait justice de semblables exagérations. Nous avons surabondamment prouvé dans cet ouvrage

que la vertu intrinsèque des eaux dépend beaucoup moins de
la quantité de substances qu'elles renferment, que de la qualité
particulière et du merveilleux agencement de ces substances.
On sait également que les eaux réellement médicinales qui supportent le transport, se montrent, loin de la source, infiniment
supérieures aux eaux artificielles. Quant aux eaux qui ne se
transportent pas, parce qu'elles perdent, en chemin, l'efficacité
qui leur est propre, comment s'abuser au point de prétendre
doter de cette même efficacité des composés factices? Par conséquent, je n'admets point, et personne de raisonnable ne
pourra non plus admettre qu'une eau artificielle puisse véritablement remplacer une eau minérale naturelle. Il est cependant deux classes d'eaux qui, par l'énorme consommation
qu'on en fait tous les jours, semblent déroger à cette loi :
ce sont les *Eaux purgatives* et les *Eaux gazeuses*. Nous en dirons quelques mots ainsi que des *Bains salins*.

EAUX PURGATIVES ARTIFICIELLES.

Il n'est aucun médecin qui n'ait mainte fois prescrit ou
même „hélas! qui n'ait appris à connaître par sa propre expérience cette affreuse liqueur, amère, piquante, nauséabonde,
qui s'appelle, je ne sais pourquoi, *eau de Sedlitz*. J'ai dit « je
ne sais pourquoi », car quel rapport y a-t-il entre sa composition et celle de la source allemande dont elle a emprunté l'é-
tiquette? Celle-ci, nous le savons, n'est aucunement gazeuse, et
elle renferme, par litre, 15 grammes à peine de sels; seulement ces sels sont extrêmement complexes. Au contraire, sa
prétendue imitation est saturée de gaz, et, au lieu de plusieurs
sels, elle n'en contient qu'un seul, le sulfate de magnésie, dont
la dose, par contre, dépasse 30 et quelquefois 40 grammes. Il
faut avouer qu'ici messieurs les chimistes se sont mis très-peu
en frais d'imagination « pour vaincre la nature », puisqu'à
un produit naturel ils ont tout simplement substitué un médicament de leur façon. Disons toutefois que si l'eau de Sedlitz
ainsi fabriquée ne représente aucunement l'eau minérale
qu'elle désigne, elle constitue du moins un purgatif salin dont
l'action très-franche et très-nette a le mérite d'être facile à
graduer. Aujourd'hui, on lui préfère généralement la limonade
au citrate de magnésie dont la saveur n'a rien de désagréable.
Il est cependant une particularité qui plaide en faveur des eaux

naturelles, c'est qu'elles exposent moins que les eaux artificielles aux constipations consécutives.

EAUX GAZEUSES ARTIFICIELLES.

Je dois protester également tout d'abord contre l'étrange
abus de mots par lequel toute eau gazeuse qui sort d'une officine
se proclame ambitieusement *eau de Seltz*. Quelle plus flagrante
usurpation de titres, aujourd'hui précisément qu'une loi les
réglemente! Car, enfin, ce sont tout simplement des dissolu-
tions de gaz acide carbonique, lesquelles ne contiennent aucun
des principes salins qui se rencontrent dans l'eau naturelle. Ces
soi-disant eaux de Seltz ne ressemblent donc pas plus à la célèbre source des bords du Rhin, que l'eau de Sedlitz artificielle
ne ressemble aux *bitterwasser* de la Bohème.

Quoi qu'il en soit, et la question de noms ainsi réservée,
on ne saurait méconnaître que les eaux gazeuses artificielles
ne rendent d'utiles services comme boisson de table. Associées
au vin, elles activent l'appétit et remplacent avec succès certaines eaux ordinaires que leur crudité aurait rendues mal-
saines. Les unit-on à une limonade ou à un sirop, elles constituent une liqueur rafraîchissante, précieuse surtout pendant
les trop grandes chaleurs de l'été. D'ailleurs, quoi de plus
agréable au palais que leur saveur aigrelette, de plus flatteur
à l'œil que le petillement tumultueux des bulles qui s'en dégagent! Tout semble donc justifier la vogue qui s'en est emparée et que leur extrême bon marché n'a pas peu concouru
à populariser.

BAINS SALINS ARTIFICIELS.

Tous les jours vous entendez prescrire des bains de Baréges,
de Vichy, de Néris, de Plombières, de Bourbonne, etc., et
cela dans le but de suppléer aux bains d'eau naturelle par
des préparations factices. Laissons de côté pour un instant la
question médicale, et examinons simplement de quoi se composent de semblables mixtures. Là commence l'anarchie la
plus absolue, faute précisément d'une determination fixe des
éléments qui doivent les constituer. Ainsi le médecin se contente habituellement de désigner tel bain, telle douche, sans

accompagner son ordonnance d'aucune formule. Or il résulte de l'enquête à laquelle je me suis livré, qu'à Paris tous nos principaux établissements balnéaires ont chacun leur formulaire propre, de telle sorte que la même ordonnance sera très-diversement exécutée suivant l'établissement auquel le malade s'adressera; il y a à cet égard des différences énormes. Loin de m'en étonner, j'aurais peine à comprendre qu'il pût en être autrement, toute eau artificielle n'étant en définitive que la copie d'une eau naturelle. Comment une copie sera-t-elle ressemblante, si l'on n'est pas suffisamment renseigné sur l'original?

Qu'on le sache bien, la chimie est aussi impuissante à fabriquer des eaux minérales pour l'usage externe qu'elle l'est pour la boisson. Or nous n'avons point, comme dans ce dernier cas, la ressource des eaux naturelles transportées, par l'impossibilité où l'on est de faire voyager économiquement les 300 litres d'eau que contiennent nos baignoires. C'est ce qui a donné l'idée d'extraire de certaines eaux les sels qu'elles renferment, puis de les ajouter aux bains ordinaires, dans le but de reproduire l'eau minérale elle-même. Disons de suite qu'une raison péremptoire pour que ce but soit très-rarement atteint, c'est que la presque totalité de ces prétendus *sels naturels* sont des sels du commerce dont on a tout simplement changé l'étiquette et quintuplé le prix de vente. Quant aux sels de provenance thermale authentique, il s'en faut de beaucoup qu'ils puissent toujours tenir lieu des sources qu'ils sont censés représenter.

Le grand inconvénient de tous les prétendus succédanés des eaux minérales naturelles, c'est de jeter de la défaveur jusque sur les eaux elles-mêmes. En effet, venez-vous à les prescrire à un malade, souvent il vous objecte qu'il a déjà fait usage des eaux factices sans le moindre succès; d'où il conclut que celles qu'il irait prendre près des sources ne lui conviendraient pas mieux. Heureux encore si vous-mêmes ne vous laissez pas entraîner à partager ses doutes et ses scrupules!

ÉTUDES

sur les

STATIONS HIVERNALES.

L'HIVER DANS LE MIDI.

De nombreux phthisiques, surtout parmi ceux qui fréquentent, en été, les établissements thermaux, se dirigent, quand arrive l'hiver, vers les stations méridionales. Cet usage qui s'est généralisé à mesure que les chemins de fer rendaient les communications plus faciles et plus rapides, n'est point une simple affaire de ton ni de mode. Il s'explique très-bien, au contraire, par les bons effets qui résultent pour la santé de ces changements de milieu. Combien les anciens avaient raison quand ils appelaient l'air « l'aliment de la vie » (*pabulum vitæ*) ! Et encore ignoraient-ils la plupart des importants phénomènes auxquels il préside. C'est Harvey qui, en découvrant le premier les lois de la circulation générale et pulmonaire, fit connaître que l'air, pendant l'acte respiratoire, transforme le sang veineux en sang artériel. Lavoisier alla plus loin. Il établit par de magnifiques expériences que cette transformation s'opère par la combinaison du carbone du sang avec l'oxygène de l'atmosphère, d'où résulte un gaz irrespirable, le gaz acide carbonique, qu'entraîne avec lui au dehors l'air qui s'échappe de la poitrine.

L'impulsion une fois donnée, la science a continué de progresser, poussant ses analyses et ses calculs jusqu'aux limites du possible, peut-être même les dépassant. Voici, par exemple, ce qui est généralement admis aujourd'hui :

Un homme exhale de ses poumons, toutes les vingt-quatre heures, 250 grammes environ d'acide carbonique. La race humaine enlève ainsi chaque année plus de 160 milliards de

mètres cubes d'oxygène, quantité qui est plus que quadruplée
par la respiration des animaux. Mais ce n'est pas tout. La
combustion du bois et de la houille dans nos foyers et nos
usines soustrait, de son côté, plus de 100 millions de mètres
cubes du même gaz. Enfin les matières organiques qui se décomposent à la surface du sol contribuent, dans une proportion
plus considérable que tout le reste, à désoxygéner l'atmosphère. Or quand on songe qu'il n'y a pas de vie possible sans
respiration et que la respiration tout entière repose sur la présence de l'oxygène dans l'air, on est tenté de se demander,
d'après ces pertes incessantes, ce que deviendront nos arrière-
neveux.

Rassurez-vous. La nature, dans sa merveilleuse prévoyance,
a placé le remède si près du mal, que le mal on peut le dire,
n'a pas le temps de se produire. Ainsi ces végétaux dont vous
admirez la variété, le nombre et l'éclat sont les grands purifi-
cateurs de l'atmosphère. Chaque fois que le soleil les touche
de ses rayons, leurs fleurs et leurs feuilles deviennent autant
d'appareils chargés de décomposer l'acide carbonique, s'ap-
propriant le carbone et mettant l'oxygène en liberté. Telle est
la loi d'équilibre qui unit le règne végétal et le règne animal,
le premier corrigeant les altérations causées par le second, et
cela d'après des règles constantes et uniformes. Quel que soit
en effet le lieu où vous preniez l'air pour l'analyser, vous le
trouverez toujours composé de 79 parties d'azote et 21 d'oxygène, seul type qui soit compatible avec la santé et même
avec l'existence.

Voilà pour la quantité des principes constitutifs de l'air. Quant
à leur qualité, comme il est des climats, même parmi les meilleurs, qui paraissent plus hygiéniques que d'autres, on est assez
porté aujourd'hui à attribuer cette supériorité à l'existence
d'une sorte d'oxygène à l'état naissant, qu'on appelle *ozone*.
C'est là un corps nouvellement découvert dont les propriétés
véritables sont loin d'être encore rigoureusement démontrées ;
aussi reproduisons-nous cette opinion sous toute réserve et à
titre de simple hypothèse.

Il est au contraire certaines circonstances météorologiques
qui modifient accidentellement, non pas peut-être la composition élémentaire de l'air, mais la manière dont il impressionne
nos organes. Ces circonstances méritent d'autant plus de fixer
notre attention , que ce sont elles qui établissent, entre climats
d'apparence similaires, les motifs de préférence ou de rejet qui
doivent nous guider dans nos choix.

MÉTÉOROLOGIE DES CLIMATS.

Ce que les phthisiques redoutent par-dessus tout, c'est le froid de l'atmosphère. Ils n'ont pas en effet de plus grand ennemi, et on comprend qu'ils fassent tout pour l'éviter. Seulement quand il s'agira pour eux d'aller à la recherche d'un climat plus doux, ils devront bien plutôt consulter les observations météorologiques que les latitudes, celles-ci pouvant offrir, sous le même méridien, les températures les plus opposées. Nous citerons comme exemple Boston.

Boston est beaucoup plus au midi que Bordeaux, et cependant il voit, tous les hivers, ses lacs et ses étangs gelés à un mètre de profondeur, alors que, dans le Bordelais, le froid est relativement peu de chose. A quoi tiennent ces différences? A l'arrivée sur nos rivages du *gulf-stream*, ce grand courant des mers équatoriales lequel, après avoir touché les côtes du Mexique, reflue vers l'Europe, remplissant d'eau tiède tout l'immense bassin que traversent aujourd'hui en peu d'heures nos paquebots transatlantiques. Or comme les vents qui soufflent habituellement sur cette partie de la France sont les vents d'ouest, on comprend qu'ils se soient chargés, au contact des eaux, d'une certaine quantité de calorique et qu'ils donnent ainsi à nos climats une température relativement douce. Telles ne sont pas, avons-nous dit, les conditions climatériques de Boston, encore bien que les vents d'ouest soient également ceux qui y règnent le plus ordinairement. C'est que ces vents rasent pour y arriver, non plus un bassin d'eau tiède, mais un sol couvert de neige et de frimats, que les rayons trop obliques du soleil sont impuissants à réchauffer : ainsi s'explique la rigueur exceptionnelle de ses hivers.

La preuve que c'est ainsi que les choses se passent, c'est que, si nous voulions suivre jusqu'en Asie l'itinéraire de ce gulf-stream dont le parcours total n'est pas moindre de trente mille kilomètres, et qui met environ trois ans et demi à revenir à son point de départ, nous verrions les localités qu'il touche jouir en quelque sorte d'un printemps perpétuel, tandis que celles dont il s'éloigne sont soumises à toutes les intempéries d'un climat rigoureux. En Sibérie, par exemple, certaines parties restent ensevelies sous la neige, alors qu'en France, à latitudes égales, on cultive la vigne et l'olivier.

Si les vents, en raison du calorique dont ils se chargent, deviennent ainsi une cause très-puissante de réchauffement, ils ne contribuent pas moins, par les déplacements qu'ils provoquent dans les couches de l'air, à le purifier et à l'assainir. On peut même établir en principe que toute côte, par trop abritée du vent, est malsaine. C'est à cette absence d'aération qu'est due l'insalubrité des marais Pontins, de la partie orientale de la Corse et de la moitié occidentale du golfe de Naples. Si, lors de la guerre de Crimée, la flotte anglaise fut décimée par les maladies pendant son séjour à Ténédos, c'est en raison du voisinage de la plaine de Troie qu'empestaient les marais du Xanthe et du Simoïs, l'air n'y étant agité par aucun vent. Virgile n'en parle-t-il pas déjà comme d'une « station mauvaise pour les vaisseaux » (*statio male fida carinis*)?

Une condition essentielle pour toute résidence hivernale, c'est donc que les forêts ou les montagnes qui la défendent contre les vents, ne l'isolent pas au point de leur en interdire complétement l'accès.

Autre remarque qui, toute secondaire qu'elle poura paraître, a bien aussi son importance pour des constitutions peu valides. Au voisinage des édifices, un courant d'air, bien que modéré d'ailleurs, devient un vent furieux, parce qu'il est obligé de compenser par la vitesse ce qui lui manque en espace pour suivre le mouvement général de la masse dont il fait partie. Choisissez donc, autant que possible, votre habitation loin de toute hauteur qui la domine.

Nous avons dit que le vent d'ouest est celui qui souffle d'ordinaire sur la France. Ceci est vrai surtout pour le littoral de la Manche et de l'Océan. Ainsi c'est la persistance de ce vent qui courbe le tronc de nos pommiers normands du côté opposé à la mer ; c'est sa vivacité qui, sur les côtes de Bretagne, ronge la tête des arbres à la hauteur des abris ; enfin Auguste, pendant son séjour dans le Roussillon, le trouvait tellement importun qu'il lui fit élever un temple dans les environs de Narbonne, moins pour l'honorer que pour essayer par cette flatterie d'obtenir son abstention.

En Provence, au contraire, les vents du nord-ouest que les anciens appelaient « vents étésiens : »

. . . . Etesia flabra aquilonum

et que nos Marseillais nomment le *mistral* sont ceux qui règnent le plus habituellement. Voici, je crois, la raison la plus plausible que l'on puisse en donner.

Les masses d'air qui reposent sur le sol brûlant de l'Afrique se trouvant raréfiées par la chaleur, ne peuvent faire équilibre aux masses d'air plus froides et, par conséquent, plus lourdes qui se précipitent du nord au sud vers la Méditerranée. Si les courants atmosphériques qui en sont la conséquence ne suivent pas tout à fait cette direction, c'est que les vents d'ouest que nous avons dit venir de l'Atlantique les prennent en écharpe et les font dévier de manière à les entraîner dans leur tourbillon. De là naissent les vents du nord-ouest que l'on peut regarder comme la résultante de deux forces qui, primitivement opposées, finissent par se confondre dans une direction mixte et parallèle.

On comprend de même que les couches d'air, en passant d'un pays dans un autre, doivent s'approprier plus ou moins les qualités physiques des contrées qu'elles traversent. Si elles ont rasé la surface de la mer, les vents deviennent humides ; si elles ont parcouru une grande étendue de continent, ils deviennent secs.

Tout air, même quand il est pur, transparent et bleu, renferme de l'eau en suspension. Cette eau est même absolument nécessaire pour qu'il soit respirable ; seulement il faut qu'elle s'y trouve dans une certaine mesure. Un air trop sec incommode les hommes, les animaux et même les plantes, en ce qu'il entraîne une trop grande déperdition de fluides par l'évaporation. Un air trop humide a moins d'inconvénients immédiats, mais il finit de même par vicier l'économie en retenant certains fluides qui auraient dû s'évaporer.

Pour bien saisir l'importance de cet équilibre dans l'état hygrométrique de l'atmosphère, il suffit de savoir que sur 11 parties de nourriture que nous prenons en aliments solides ou liquides, il y en a 8 qui se dissipent par la transpiration pulmonaire ou autre. Il s'ensuit que toute cause qui tend, soit à l'exagérer, soit à l'amoindrir au delà de certaines limites, doit retentir d'une manière fâcheuse sur la santé générale.

L'altitude d'un lieu, c'est-à-dire son plus ou moins d'élévation par rapport au niveau de la mer, type admis de comparaison, mérite de même d'être prise en considération très-sérieuse pour le choix d'une station d'hiver.

C'est un fait reconnu en physique que l'air forme autour de la terre une couche d'environ 60 kilomètres d'élévation, laquelle égale en poids une colonne de mercure haute de 76 centimètres. Notre corps supporte donc, en moyenne, une pression d'à peu près 36 mille livres, sans que nous en soyons pour cela le moins du monde incommodés. Il y a plus, l'incommodité ne commence que quand cette pression se trouve par trop diminuée. C'est ainsi que, dans sa célèbre ascension au Mont-Blanc, de Saussure avait à peine assez de force pour consulter ses instruments de physique; ses vigoureux montagnards eux-mêmes tombaient en défaillance rien qu'en voulant creuser un trou dans la neige. Comment expliquer cet anéantissement de tout notre être? Je l'attribue beaucoup moins à une insuffisance d'oxygène qu'à la rupture d'équilibre entre la tension des fluides que contiennent nos vaisseaux et celle des couches d'air environnantes. L'habitude, je le sais, fait qu'on s'y accoutume. Ainsi les villes de Bogota, Potosi et Quito où M. de Humbold dit avoir vu régner une si grande animation, ont une altitude qui n'est pas moindre de 2600 à 4000 mètres; mais il n'en est pas moins vrai que, pour l'étranger qui y arrive une première fois, l'impression est excessivement pénible.

Sans doute il ne saurait être question d'envoyer nos phthisiques à d'aussi grandes hauteurs. Quelque modérées toutefois que vous les supposiez, il est toujours prudent d'en tenir compte. N'oubliez pas que le baromètre baisse d'un centimètre environ par 100 mètres d'élévation, d'où résulte pour notre corps une diminution proportionnelle du poids de l'air d'environ 80 kilogrammes.

Enfin l'air, à mesure qu'il s'élève, perd de sa température. C'est ce dont il est facile de s'assurer en plaçant deux thermomètres l'un en haut, l'autre en bas d'une vaste pente; la différence est de 3 degrés par 200 mètres. Le phénomène peut même devenir appréciable sans le secours d'instruments. J'ai vu, dans une de mes ascensions aux Pyrénées, une masse d'air, transparente au pied du Canigou, devenir nuage à une certaine hauteur, à une hauteur plus grande fournir de la pluie, puis finir par se changer en neige. Le psalmiste l'a dit : « C'est par leurs sommets que les montagnes alimentent les fleuves » (rigans montes de superioribus suis).

PHYSIOLOGIE DES CLIMATS.

Les modifications nombreuses et variées que subit l'atmosphère sous l'influence des causes que nous venons d'indiquer se lient d'une manière si intime au jeu de nos organes, que les phénomènes qui en résultent constituent ce qu'on peut appeler la « physiologie des climats. » Telle est même l'évidence de ce fait qu'il n'a réellement pas besoin de démonstration. Comparez, par exemple, les impressions d'une personne qui part pour la promenade par un beau temps qu'égaye un soleil sans nuage, ou, au contraire, par une de ces sombres journées d'automne où la nature tout entière semble en deuil ; pensez-vous qu'elle se trouvera dans les mêmes dispositions de corps et d'esprit ? Je dirais presque sera-ce la même personne ? Aussi entendez-vous, tous les jours et à tout propos, faire allusion à cette « influence du physique sur le moral. »

De même, quand il y a de l'orage dans l'atmosphère, c'est-à-dire quand l'air est très-chaud et le baromètre très-bas, on se plaint de ce que le « temps est lourd. » Remarquez toutefois qu'ici on exprime une sensation vraie par un terme inexact. La colonne d'air, loin d'être devenue plus pesante, offre au contraire une plus grande légèreté, ainsi que le prouve l'abaissement du baromètre ; ce qu'on prend pour une augmentation du poids de l'air est tout simplement un affaissement des forces physiques.

Si tel est, en pareil cas, le malaise qu'éprouvent les personnes bien portantes, combien les perceptions doivent être plus vives à l'état de maladie, surtout quand le système nerveux est affecté ! Ceci me remet en mémoire le fait suivant :

J'ai donné des soins, il y a une vingtaine d'années, avec plusieurs de mes confrères, à une jeune artiste dont les débuts sur l'une de nos principales scènes lyriques avaient fait d'autant plus sensation, qu'elle joignait à une grande distinction de manières une voix d'une ampleur et d'une justesse admirables. Tout semblait lui sourire, lorsqu'à la suite d'une assez violente crise de nerfs, elle fut prise d'une aphonie intermittente. Ainsi, à certains jours, elle ne pouvait faire entendre le moindre son et, à certains autres, sa voix possédait toute sa puissance. C'était évidemment une névrose du larynx : seulement, comment l'expliquer ? Nous nous perdions en conjectures, lorsqu'elle nous dit avoir fait la remarque que son aphonie n'était jamais plus forte qu'en temps d'orage. Pensant que peut-être la diminution de la pression atmosphérique pouvait détendre ses cordes vocales, nous imaginâmes de la placer sous une grande cloche pneumatique où nous fîmes arriver de l'air à l'aide d'une pompe foulante et aspirante. Or quelle ne fut pas notre surprise de voir, à chaque coup de piston, les notes successivement renaître et la voix récupérer ainsi toutes ses gammes ! Malheureusement, la séance terminée, l'aphonie reparaissait, et ce fut, chaque fois, la même déception. Que faire? On eût pu à la rigueur rendre l'appareil portatif et roulant, mais cette nécessité de chanter en cage se fût difficilement prêtée aux illusions de la scène, surtout dans les grands rôles de reine et de déesse. Force fut donc à la pauvre fauvette de renoncer à la carrière théâtrale.

Voilà un fait plus remarquable certainement par sa singularité que par les conséquences pratiques qu'on peut en déduire. Cependant je rappellerai à son sujet que les phthisiques étouffent davantage en temps d'orage, c'est-à-dire quand la colonne d'air exerce à l'intérieur de leur poitrine une pression moindre. Aussi redoutent-ils les hauteurs où l'air est raréfié, tandis qu'ils recherchent les vallées où il est plus dense.

Ce qu'il leur faut par-dessus tout, c'est un air ni trop froid ni trop chaud. Mais si on comprend très-bien comment un air trop froid peut amener des congestions pulmonaires en refoulant brusquement le sang de la périphérie au centre, il n'est peut-être pas aussi facile de saisir quels peuvent être les inconvénients d'un excès de chaleur. Cependant ces inconvénients sont très-réels. D'abord la nutrition ne se fait plus qu'incomplétement par suite de l'inertie dont l'estomac est frappé, puis l'activité imprimée au fonctionnement de la peau peut devenir l'occasion de sueurs qui prendront facilement d'effrayantes proportions. Or, qui ne sait que les sueurs colliquatives épuisent si rapidement l'individu qu'elles marquent le dernier terme des affections tuberculeuses?

Le passage d'une saison à une autre, et particulièrement d'une saison plus chaude à une saison plus froide, constitue pour les phthisiques le plus grand des dangers. « *Autumnus phthisiscentibus tabes,* » a dit Hippocrate; ce que le vulgaire a traduit par : « La chute des feuilles est fatale aux poitrinaires. » De là, quand arrivent les premiers froids, la nécessité pour beaucoup d'aller aux pays lointains, chercher un ciel plus clément.

J'ai dit « aux pays lointains. » C'est que certaines affections se rattachent si intimement aux qualités de l'air que l'on respire, que laisser les malades dans le milieu où ils les ont contractées, c'est les vouer à une mort à peu près inévitable. Il leur faut donc changer non plus seulement d'air, mais d'atmosphère. On comprend toutefois que si les pays chauds conviennent pour les habitants des contrées septentrionales, ceux des contrées méridionales ne retireraient pas le même bénéfice de leur arrivée dans les pays froids. Aussi allons-nous voir que toutes nos stations d'hiver se trouvent dans le midi.

DU CHOIX D'UNE STATION D'HIVER.

Les détails qui précèdent et qu'il nous a fallu forcément abréger prouvent que le choix d'une station hivernale est chose sérieuse et difficile, sérieuse par la nature toujours grave de l'affection qu'il s'agit de combattre, difficile par la multiplicité des conditions d'hygiène qui doivent se trouver réunies dans un même lieu. Sans doute la température habituelle de l'atmosphère constitue la principale pierre de touche, mais nous venons de démontrer qu'on doit également tenir compte de la configuration plus ou moins accidentée de sol, du son altitude, de ses conditions d'humidité ou de sécheresse, de la direction des vents, en un mot de toutes les circonstances météorologiques et autres qui, à un degré quelconque, peuvent impressionner l'économie.

Ce qui complique encore singulièrement le problème, c'est que la phthisie est une maladie tellement générale qu'aucune localité n'offre à cet égard une immunité absolue. Du reste, la santé des habitants ne saurait être envisagée comme un *criterium* certain de la salubrité d'un pays, car, par cela même qu'ils y séjournent toute l'année, ils en subissent les mauvaises comme les bonnes conditions [1]. L'étranger au contraire, par la faculté qu'il a et dont il use de n'y venir qu'aux époques les plus propices, n'en retire que les avantages. La question n'est donc pas de savoir quelle est la contrée où l'on compte le moins de phthisiques, mais bien ce que deviennent les phthisiques envoyés d'une contrée dans une autre contrée.

Nous le voyons, il y a là un immense champ d'observation, et quand, après avoir pesé tout mûrement, il s'agit de se prononcer, on ne saurait conclure avec trop de réserve.

Au lieu de cela, la plupart des livres qui traitent des stations d'hiver sont des œuvres de haute fantaisie où l'on abuse par trop de la couleur locale. Il n'est si misérable petit coin qui ne se proclame un véritable Éden. Ce ne sont que zéphyrs, ciels bleus, prairies luxuriantes, bosquets embaumés, oiseaux qui gazouillent et ruisseaux qui murmurent ; la science fait place à l'idylle. Si encore on ne s'adressait ainsi qu'aux touristes, l'inconvénient serait moindre, les déceptions pouvant être portées au

---

1. Ainsi c'est dans la zone tempérée que la phthisie exerce le plus de ravages. Elle devient au contraire d'autant plus rare qu'on s'avance davantage vers les pays chauds *et surtout vers les pays froids.*

bilan des impressions de voyage ; mais on écrit surtout pour les médecins qui ont « charge d'âmes », et qui, pour la plupart, n'ayant pas vu par eux-mêmes, sont bien obligés de vous croire sur parole. Comment ne comprenez-vous pas que, devenus forcément votre dupe, ils feront à leur tour et par votre faute, non plus des dupes, mais des victimes ?

Tel est le grand écueil des publications de ce genre. Ai-je été assez heureux pour l'éviter ? C'est là une question que tout auteur aime à se poser avec une modestie plus feinte que réelle, car il ne manque jamais de la résoudre mentalement à son avantage. Abstenons-nous donc de répondre : le lecteur prononcera.

CLIMATS STIMULANTS ; CLIMATS CALMANTS.

Les climats, par la manière dont ils impressionnent l'économie, peuvent être divisés en deux groupes : climats *stimulants* et climats *calmants*.

Au premier groupe appartiennent les stations où l'air, plus ou moins vif et sec, est habituellement régi par certains vents. Telles sont : Nice, Menton, Hyères, Cannes, Alger et Palerme. C'est là qu'il convient d'envoyer les malades d'un tempérament lymphatique, ceux dont l'affection offre une marche lente, et a besoin, pour guérir, d'être momentanément ramenée à une période un peu plus aiguë.

Nous rangeons dans le second groupe les stations mieux abritées, dont l'air, plus mou et plus humide, exerce sur nos organes une action sédative, parfois même déprimante. Telles sont : Madère, Pau, Amélie, le Vernet, Venise, Pise et le Caire. On les conseillera de préférence pour les constitutions nerveuses, à fibre irritable, où l'on peut découvrir encore quelques traces d'acuité.

Il me serait facile de grossir par des adjonctions motivées la liste de ces stations, mais mieux vaut nous en tenir aux quelques types que l'usage et l'expérience ont consacrés, d'autant plus qu'ils suffisent parfaitement à toutes les indications médicinales.

Quant à l'ordre que nous adopterons pour l'étude de ces résidences d'hiver, ce sera le même que nous avons suivi dans celle des établissements thermaux, c'est-à-dire l'ordre géographique. Nous allons donc successivement passer en revue chaque station, en commençant par la France.

STATIONS HIVERNALES FRANÇAISES.

Les stations hivernales de la France se trouvent réparties entre quatre localités différentes. Ce sont : la Provence, l'Aquitaine, les Pyrénées et enfin l'Algérie qui, elle aussi, est une terre française. Un mot sur chacune :

1° PROVENCE.

On aime à se représenter la Provence comme un pays tellement privilégié qu'on en a fait une sorte de Terre Promise. Or, il s'en faut de beaucoup que son climat soit partout également favorisé. Marseille, par exemple, est sujet à des abaissements de température et à des perturbations atmosphériques qui ne feraient qu'aggraver les maladies des voies respiratoires, au lieu de les amender. Les conditions d'hygiène ne seraient meilleures ni à Montpellier ni à Aix. Ce n'est même à vrai dire qu'à partir de Toulon que commence, au point de vue médical, ce qu'on peut appeler la « Provence. » Hyères en est la première étape ; puis viennent, successivement échelonnés sur la côte, Cannes, Nice et Menton.

Voilà les quatre cités rivales. On comprend qu'entre des détracteurs et des panégyristes également exagérés, il soit d'autant plus difficile de se faire une opinion sur la valeur de chacune, qu'en résumé elles occupent la même zone, sont baignées par la même mer et ont une végétation à peu près identique. Toutes, nous l'avons dit déjà, possèdent un climat stimulant. Elles ne peuvent donc différer entre elles que par des nuances. Ces nuances il nous faut les chercher dans les variations plus ou moins brusques que subit leur température, et surtout dans la manière plus ou moins complète dont elles sont abritées contre ce grand ennemi de la Provence qu'on appelle le *mistral*.

HYÈRES.

Climat stimulant.

ITINÉRAIRE DE PARIS A HYÈRES. — Chemin de fer de Lyon et Marseille jusqu'à Hyères même : 19 heures 1/2. — *Débours :* 105 fr. 40.

La ville d'Hyères, qu'il faut se garder de confondre avec les îles de ce nom qui sont en face, marque pour ainsi dire le point de transition entre les cultures de la Provence et celles de l'Italie. On commence à y voir les orangers, non pas encore en plaine, mais dans les jardins. Vous y apercevez également des palmiers, des aloès, des caroubiers et des lentisques. Quant à la ville, elle offre cela de particulier qu'elle n'est point bâtie sur les bords mêmes de la mer ; elle en est distante de quatre kilomètres, et s'étale gracieusement en amphithéâtre sur la pente d'une colline que couronnent les ruines d'un ancien château féodal. Cette colline la protège en partie contre les vents du nord et du nord-est, protection que complète la chaîne des montagnes dites des Maures, dont on voit les sommets se perdre à l'horizon.

Malheureusement les mêmes abris ne se rencontrent point vers l'ouest, que défendent imparfaitement le pic de Coudon et le mont Fenouillet ; de ce côté, Hyères est plus ou moins accessible au mistral. J'en excepte toutefois le délicieux vallon de Coste-Belle qui doit cette immunité aux montagnes des Oiseaux et du Paradis.

Le climat d'Hyères convient pour les natures médiocrement impressionnables. Les affections du larynx ou des bronches, où prédomine la forme catarrhale, sont celles qui s'en trouvent le mieux. Cela tient probablement à ce que l'air y étant un peu plus sec que dans les autres stations de la Méditerranée, la muqueuse aérienne récupère plus facilement sa tonicité et son ressort. Ainsi s'explique pourquoi l'expectoration cesse quelquefois d'une manière presque instantanée, alors qu'elle avait offert jusqu'alors une ténacité désespérante.

CANNES.

Climat un peu stimulant.

ITINÉRAIRE DE PARIS A CANNES. — Chemin de fer de Lyon et Marseille jusqu'à Cannes même : 23 heures. — *Débours* : 118 fr. 25.

Il est impossible, en arrivant à Cannes, de ne pas être tout à la fois frappé et charmé de l'aspect de la contrée. La terre est couverte d'une si splendide végétation et l'air imprégné d'effluves si agréablement odorants, qu'il semble que la nature ne saurait refuser au malade qui vient y chercher la santé quelque chose de cette force vitale qu'elle prodigue autour de lui avec tant de libéralité. Ainsi s'explique comment Cannes dont, hier encore, on soupçonnait à peine l'existence, s'est placée, une fois connue [1], au premier rang de nos stations hivernales.

Cannes est bâtie sur une plage en pente douce, vis-à-vis des îles de Lérins dont l'une, l'île Sainte-Marguerite, est surtout connue par la lugubre légende du Masque de fer. La ville est entourée d'une ceinture de montagnes qui la mettent à peu près complétement à l'abri des vents ou, du moins, en atténuent singulièrement l'intensité. Ce sont : au nord, les sommets des Alpes ; à l'est, les collines de Vallauris, et à l'ouest, la masse imposante de l'Estérel. Il résulte de cette disposition que Cannes jouit d'une douceur de climat presque printanière. Toutefois, entendons-nous. L'hiver, quoi qu'on en dise, est toujours l'hiver, et, pour me servir d'un terme familier, souvent on « grille » au soleil alors qu'on « gèle » à l'ombre ; puis le voisinage de la mer donne toujours au fond de l'air un peu d'âpreté ; puis enfin l'Estérel ne ferme pas si hermétiquement tout accès au mistral que celui-ci ne se fasse jamais sentir : ce qu'on a de mieux à faire quand il souffle, c'est de rester chez soi.

L'orientation qu'on doit rechercher à Cannes, c'est le midi. Quant à la partie la mieux abritée, ce n'est pas la ville elle-même, mais bien le petit village de Cannet, distant de trois kilomètres, et adossé à un des contre-forts des Alpes. Il est vrai que, si la nature a tout fait pour ce petit coin de terre, en revanche les habitants n'y ont rien fait du tout. Le chemin qui y mène est détestable ; on s'est même abstenu d'y construire de quoi loger les étrangers. Vous n'y verrez que la villa où est venue s'éteindre cette pauvre Rachel. Tristes souvenirs et encore plus tristes présages !

Quoi qu'il en soit, on ne saurait nier que Cannes, par ses excellentes conditions de climat et d'hygiène, ne soit tout à fait digne de sa haute renommée. Je connais nombre de poitrinaires auxquels il fallait un air doux mais légèrement stimulant, qui s'en sont admirablement trouvés. Ceux au contraire dont la toux est sèche, douloureuse, difficile, la susceptibilité nerveuse très-développée, qui sont sujets aux congestions pulmonaires ou ont de la tendance aux hémoptysies, devront s'en abstenir, comme contenant une somme trop forte d'excitation.

1. Si lord Brougham peut être regardé comme le créateur de Cannes, pour être venu le premier y planter sa tente sous la forme d'une villa magnifique, c'est un gentilhomme français, du moins quant à ses sentiments et ses alliances, le duc de Vallombrose, qui contribue le plus à en rendre le séjour agréable. Aussi chacun se plaît-il à rendre hommage à l'empressement qu'il met à accueillir tout étranger de distinction dans ses salons, et à la grâce si parfaite avec laquelle la Duchesse en fait les honneurs.

Cannes est avant tout un séjour de malades. Point de ces théâtres où l'on fait du jour la nuit et qui ne sont pas moins fertiles en imprudences de toutes sortes qu'en dangereuses émotions. Point de ces bals ni de ces fêtes où les exigences de la toilette sont en si complet désaccord avec les règles de la plus vulgaire hygiène. Au lieu de cela, des réunions calmes, intimes, sans étiquette, entre personnes que rapproche une mutuelle sympathie, fortifiée encore par le sentiment d'une mutuelle souffrance. La promenade, et c'est là le meilleur des éloges, est la véritable distraction de Cannes.

Antibes. — Antibes n'est rien encore comme séjour d'hiver, mais peut-être sera-ce demain la station privilégiée des poëtes et des artistes, si tant est qu'on y élève la *Villa-Soleil* qui doit leur servir tout à la fois de maison de campagne et de maison de santé. Peu d'endroits me paraissent aussi favorisés au point de vue du ciel, du sol et des abris. Je ne puis donc que hâter de mes vœux l'exécution d'un pareil projet.

NICE.

Climat très-stimulant.

ITINÉRAIRE DE PARIS A NICE. — Chemin de fer de Lyon et Marseille jusqu'à Nice même : 24 heures. — *Débours : 121 fr. 75.*

De toutes les stations hivernales du continent européen, Nice est sans contredit la plus anciennement fréquentée. Du reste la gracieuse cité a su ajouter aux charmes d'un site privilégié, que les poëtes ont chanté à l'envi[1], toutes les séductions d'une installation confortable. Seulement, c'est surtout à propos de Nice qu'on peut rappeler ce mot de Louis XIV : « La Pro-

---

1. Ce n'est pas une raison cependant pour leur prêter des choses qu'ils n'ont pas dites. Ainsi, suivant la piquante remarque du docteur Hameau, certaine tirade élogieuse d'Ausone qui commencerait par ces mots : « NICE est ma ville natale : »

>   NICOEA est natale solum. . . . .

et que vous trouverez reproduite dans tous les livres qui traitent du climat de la Provence, serait un véritable faux en citations historiques. Le poëte en effet dit au contraire : « BORDEAUX est ma ville natale : »

>   BURDIGALA est natale solum. . . . .

Une pareille substitution de mots qui n'a pour excuse qu'un excès d'enthousiasme intéressé, me parait d'une justification difficile.

vence est une coquette parfumée dont il faut se défier. » Il
faut s'en défier pour peu qu'on soit sensible — et quel phthisique ne l'est pas?—aux variations brusques de l'atmosphère.
Nous avons déjà parlé, à propos des stations méditerranéennes, de l'alternance des vents chauds et des vents froids;
mais nulle part, peut-être, elle n'est plus sensible qu'à Nice.
Voici dans quel ordre ces vents se succèdent.

A partir d'onze heures du matin, le vent du sud ou de mer,
encore tout imprégné du calorique des sables africains, souffle
vers la côte de manière à y entretenir une température tellement élevée qu'il est difficile de sortir sans parasol. Mais quand
arrivent quatre heures d'après-midi, le vent du nord ou continental prend brusquement le dessus, répandant dans l'atmosphère le froid dont il s'est pénétré en traversant la cime glacée des Alpes. Ce vent règne ainsi toute la soirée et toute la
nuit jusqu'à ce que le retour des brises maritimes ramène de
nouveau la chaleur dans l'air. La promenade n'est donc réellement possible à Nice que pendant quelques heures de la journée. Mais alors où trouver ailleurs un ciel plus limpide, une
mer plus azurée, des jeux de lumière d'un effet plus saisissant et
plus poétique? C'est à se croire transporté dans un véritable
Éden.

Oui, mais un Éden doit être sans mistral. Malheureusement
telles ne sont pas les conditions de Nice, par suite de son exposition à l'ouest et du défaut de protection de ce côté. Je sais
bien qu'en se dirigeant vers la montagne, Cimiès et Carabacel
offrent des abris beaucoup plus sûrs; seulement on se trouve
un peu isolé : puis, ainsi que nous en avons fait la remarque en
parlant d'Hyères et de Cannes, ce sont précisément les quartiers
qui conviendraient le mieux aux malades qu'on a pris le moins
de soin d'approprier à leurs usages.

En résumé, la question de savoir si Nice mérite la réputation qu'on lui avait faite pour le traitement de la tuberculisation pulmonaire me paraît à peu près jugée. Évidemment ce
n'est pas là que nous enverrons nos phthisiques. Que les Anglais
fidèles à d'anciennes habitudes et façonnés de longue main
par leur propre climat à ces vicissitudes de l'atmosphère, continuent d'y affluer : rien de mieux. D'ailleurs leur plus grande
maladie étant souvent le spleen, le remède par excellence devra être la distraction ; or Nice est par dessus tout une ville de
plaisirs. Mais il est des phthisiques pour lesquels le plaisir n'est
que secondaire, et chez qui la santé passe avant tout ; ceux-
là, gardez-vous bien de leur conseiller Nice.

Villefranche. — Ce petit port, caché pour ainsi dire dans les anfractuosités d'une profonde baie, est, de tout le littoral, le point le mieux protégé contre les vents. Mais la perspective d'y coucher à la belle étoile, faute de logements convenables, en éloignera jusqu'à nouvel ordre tout étranger et, par suite, en rend dès maintenant toute description prématurée.

Monaco. — Je me proposais d'en parler en détail, comme d'une excellente station d'hiver, lorsqu'on m'a écrit de Monaco même : « Gardez-vous-en bien. Ce qu'il nous faut, ce sont des joueurs et non des malades. D'ailleurs nous n'aurions pas de quoi les loger. » Cette dernière considération et aussi un peu la première, car on ne saurait trop fuir de dangereuses séductions, font que je passerai sous silence cette capitale microscopique. Du reste, ce n'est pas elle qui pourrait nous retenir, perchée qu'elle est, comme un nid d'aigle, au sommet d'un rocher, c'est sa délicieuse vallée.

MENTON.

Climat un peu stimulant.

Itinéraire de paris a menton. — Chemin de fer de Lyon et Marseille jusqu'à Menton même : 24 heures 30 minutes. — *Débours :* 123 fr.

Menton, qui va être notre dernière étape, ne le cède nullement à Monaco au point de vue du climat. C'est ce dont vous pouvez juger dès l'abord à la splendeur de la végétation. Ainsi les oliviers forment de véritables forêts de haute futaie, et les orangers offrent un développement et une précocité qu'on chercherait vainement dans ceux d'Hyères ou de Nice. Mais ce qu'il importe de noter par-dessus tout, c'est la vigueur du citronnier, cet arbre étant, on peut le dire, le meilleur *criterium* de la température d'un pays. En effet, tandis que l'olivier résiste à un froid de 10 degrés au-dessous de zéro, l'oranger à un froid de 8, le citronnier au contraire meurt dès l'instant où le thermomètre descend à 4 degrés; d'où il résulte que les localités où ce dernier arbre prospère ont des hivers moins rigoureux que ceux où il ne peut vivre. A ce point de vue, Menton l'emporte sur toutes les autres stations de la Provence.

Il ne le cède non plus à aucune par la manière dont il est abrité des vents. Ainsi, la jonction de la chaîne transversale de l'Apennin et des Alpes forme un système d'une puissance telle qu'il n'y a pas en Europe de barrière de montagnes qui puisse lui être comparée.

Sans doute la brise de mer et la brise de terre créent des alternances et parfois des antagonismes de température contre lesquels il faut se précautionner ; mais c'est un caractère commun à toute cette partie du littoral méditerranéen.

En résumé, il existe une analogie très-marquée entre les conditions climatériques de Menton et celles de Cannes. De part et d'autre l'air y est modérément vif, et, bien qu'un peu excitant, il convient aux poitrines délicates. Quant à la forme particulière de phthisie pour laquelle le séjour de Menton devra être conseillé, je ne puis que renvoyer aux indications spéciales que j'ai posées à propos de Cannes. C'est au point que, lorsqu'il s'agira de faire un choix entre ces deux stations, les malades pourront parfaitement se laisser guider par leurs préférences.

Menton qui faisait autrefois partie de la principauté de Monaco, appartient à la France depuis l'annexion de la Savoie. C'est le dernier village que l'on rencontre avant d'atteindre notre nouvelle frontière, que sépare de la frontière piémontaise le pont Saint-Louis, formé d'une seule arche et audacieusement jeté au-dessus d'un torrent.

— J'en ai fini avec ce qui se rattache à nos stations hivernales de la Méditerranée. Toutefois je ne saurais les quitter, sans adresser tous mes remercîments à M. le docteur Bonnet de Malherbe pour le concours qu'il a bien voulu me prêter dans l'étude de questions qui lui sont depuis si longtemps familières.

2° AQUITAINE.

De la Provence à l'Aquitaine la transition est brusque, moins peut-être par la distance qui les sépare que par les différences d'aspect et de nature des productions du sol. Ainsi plus d'orangers, de palmiers ni de citronniers, plus rien en un mot de cette végétation méridionale qui nous avait tant charmés ; l'olivier lui-même, quoique moins délicat, y fait défaut. Et cependant c'est dans cette partie de notre territoire que se trouve Pau dont la renommée et la vogue le disputent à celles de nos meilleures stations hivernales. C'est là également que se trouve Arcachon dont il a tant été parlé dans ces derniers temps. Sont-ce donc là des réputations usurpées, ou au contraire reposent-elles sur des titres sérieux ? C'est ce qu'il nous faut maintenant examiner.

PAU.

Climat calmant.

ITINÉRAIRE DE PARIS A PAU. — Chemin de fer du Midi, embranchement de Dax, jusqu'à Pau même : 17 heures 30 min. — *Débours* : 91 fr. 85.

Voici ce qu'écrivait de Pau, en 1855, M. le docteur Louis qu'y avait amené une circonstance de famille bien douloureuse :

« On est surtout frappé, en arrivant à Pau, du calme de l'atmosphère, calme qui a été si complet du 25 octobre au 12 décembre, l'an dernier, que j'ai bien vu pendant cet espace de temps les feuilles des arbres osciller, mais jamais leurs branches, en sorte que, pendant les six premières semaines de mon séjour dans la capitale du Béarn, j'étais dans un étonnement perpétuel, n'ayant jamais rien lu ni vu de semblable. Si, depuis le milieu de décembre, l'atmosphère de Pau n'a pas toujours été aussi parfaitement calme, le vent y a toujours été rare, et, si je ne puis affirmer, d'après mon expérience personnelle, qu'il en soit toujours ainsi pendant la mauvaise saison, il m'est impossible, après avoir consulté les tableaux météorologiques de Pau, et recueilli les témoignages des personnes les plus dignes de foi, de croire que, sous le rapport du vent, l'hiver qui finit diffère beaucoup des autres hivers[1]. »

J'ai cru devoir reproduire en leur entier ces observations de M. Louis, car elles résument d'une manière aussi nette que concluante ce qui constitue le caractère spécial du climat de Pau, à savoir le calme de l'atmosphère. On ne se fait généralement pas une idée suffisante de la toute-puissance des vents, comme cause de refroidissement. Un simple rapprochement la fera peut-être mieux sentir. Tout le monde connaît ces vases en argile poreuse appelés *alcarazas* qui servent, dans les pays chauds, à faire refroidir l'eau qu'on y renferme. Il suffit de les exposer à l'air pour que la soustraction graduelle du calorique amène un froid voisin de la congélation. Or nos corps, eux aussi, représentent des alcarazas par les milliers de petits trous dont ils sont criblés, la sueur qui perle à leur orifice et les phénomènes d'évaporisation qui en sont la conséquence. La preuve, c'est que le froid intérieur qui en résulte peut aller, s'il se prolonge, jusqu'à produire un véritable frisson.

1. J'emprunte cette citation à l'ouvrage de M. le Dʳ de Valcourt sur les *Stations hivernales du midi de la France*.

Ainsi le propre du climat de Pau, c'est d'être à l'abri du souffle trop accentué des vents. Ajoutons que la température y est généralement douce[1], par suite de l'éloignement de la mer, et l'air, médiocrement humide, à cause de la grande perméabilité du sol qui absorbe les eaux pluviales; disons enfin que les remparts naturels formés par la chaîne des montagnes qu'on aperçoit dans le lointain y rendent à peu près impossible toute grande perturbation atmosphérique.

On comprend d'après ces dispositions que le séjour de Pau exerce sur les divers systèmes une action éminemment sédative. Aussi, devez-vous le conseiller tout particulièrement aux jeunes femmes et aux jeunes hommes chez lesquels existe une sorte de tension nerveuse caractérisée par la chaleur et la sécheresse de la peau, la fréquence du pouls et la coloration trop accusée des pommettes. Presque toujours ces états se compliquent d'insomnies que rien ne peut calmer et d'accès de toux rappelant à s'y méprendre les quintes de la coqueluche. Grâce à l'influence du climat de Pau, vous pourrez voir en très-peu de jours tous les symptômes s'amender et, par une sorte de détente de toutes les fibres, le calme renaître dans l'organisme.

ARCACHON.

Climat stimulant et rude.

Itinéraire de Paris a Arcachon. — (Voir page 361.)

Ce n'est pas sans quelques scrupules que je fais figurer Arcachon parmi les stations hivernales, car la question de savoir si réellement il mérite d'y prendre rang est encore à l'état d'étude et d'épreuve. Sans doute le patronage d'une puissante compagnie financière peut triompher de bien des obstacles, mais elle ne peut vaincre les éléments; or, ce sont ici les éléments qu'il s'agirait surtout de pouvoir dompter. Ainsi, comme le remarque M. le Dr Champouillon, qui a écrit de si excellentes choses sur les climats, les hivers à Arcachon sont quelquefois précoces, habituellement rudes et presque toujours accompagnés de rafales et de bourrasques. Il explique ces vicissitudes atmosphériques par la disposition même de la forêt des dunes, objet cependant de tant d'enthousiasme, laquelle défend mal

1. Ce qui n'empêche pas que les hivers y sont parfois assez rudes. Ainsi du 15 au 20 janvier de cette année (1867) la terre y était couverte d'une épaisse couche de neige et le thermomètre y descendait à 7 degrés au-dessous de zéro.

la rade contre les vents maritimes, tandis qu'elle la défend trop
contre les vents du sud, les premiers étant toujours plus ou
moins froids et humides, les seconds au contraire toujours plus
ou moins tièdes et secs. Quant aux fameuses émanations résineuses, dont l'air serait embaumé, je ne sache pas que personne
les ait jamais perçues en hiver. Or l'hiver est précisément la
saison où les phthisiques iraient les respirer.

Il est vrai que le climat d'Arcachon a trouvé dans
M. le Dr Hameau un défenseur habile et convaincu ; c'est ce
qui fait qu'au lieu de rayer cette résidence de la liste des stations hivernales, je l'y maintiens, mais sous toutes réserves,
et en dégageant entièrement ma responsabilité.

3° PYRÉNÉES.

Il n'existe aux Pyrénées que deux stations hivernales, ou
du moins que deux endroits disposés pour la cure d'hiver, ce
sont : le Vernet et Amélie-les-Bains.

LE VERNET.

Climat calmant mais inégal.

ITINÉRAIRE DE PARIS AU VERNET. — Chemin de fer du Midi par Périgueux et
Agen jusqu'à Perpignan : 23 heures. Voitures de Perpignan au Vernet :
7 heures. — *Débours :* 126 fr.

Il y a quelque chose comme vingt-cinq ans, Lallemand de
Montpellier faisait venir de l'Égypte aux Pyrénées Ibrahim-
pacha pour l'y traiter d'un gros rhume contracté dans le Li-
ban, et l'installer, pendant l'hiver, au Vernet. Je présume que
le vice-roi dut se croiser en chemin avec quelques Européens,
encore plus malades que lui, qui se rendaient en Égypte
pour y réclamer les bénéfices du climat qu'il venait au
contraire d'abandonner. Aussi trouva-t-on généralement qu'en
conseillant au fils de Méhémet-Ali le séjour des Pyrénées, notre
éminent confrère avait surtout fait preuve de patriotisme. Il
n'est pas jusqu'au choix du Vernet qui ne fût alors pour beaucoup un sujet d'étonnement, car enfin le Vernet par l'incon-
stance de son climat, son défaut d'abri contre les vents, l'humidité de son sol et son extrême altitude (620 mètres), est
médiocrement approprié au traitement des affections pulmonaires. Quoi qu'il en soit Ibrahim guérit et la vogue aussitôt
s'empara de la station à laquelle on rapportait les honneurs de

sa cure. Mais cette vogue, comme tout ce qui ne repose pas sur des bases assez sérieuses, déclina rapidement, et il ne faudrait rien moins aujourd'hui qu'un second Lallemand et surtout qu'un second Ibrahim pour restituer au Vernet sa splendeur évanouie. Est-ce à dire qu'il ne doive plus être envisagé comme station hivernale? Je ne vais pas si loin. Les personnes qui ont besoin de prendre les eaux sulfureuses en hiver y trouveront, dans l'établissement dit des *Commandants*, des sources thermales riches en soufre et une installation balnéaire assez confortable. Seulement celles qui n'ont en vue que le climat lui-même, sans s'inquiéter des eaux, pourront incontestablement trouver mieux ailleurs.

AMÉLIE-LES-BAINS.

Climat calmant.

ITINÉRAIRE DE PARIS A AMÉLIE-LES-BAINS. — Chemin de fer du Midi par Périgueux et Agen jusqu'à Perpignan : 23 heures. Voitures de Perpignan à Amélie-les-Bains : 3 heures. — *Débours :* 122 fr.

La plupart des malades qui se rendent en hiver à Amélie y sont attirés, comme ceux qui se rendent au Vernet, plus encore par la possibilité d'y suivre la cure des eaux[1], que par l'attrait même de son climat. Cependant ce climat offre certains mérites qui justifieraient à eux seuls cette préférence.

Amélie est la plus méridionale des stations hivernales françaises. Si la température y est généralement moins élevée qu'en Provence, c'est à cause des montagnes qui rafraîchissent toujours plus ou moins l'atmosphère. Cependant on y cultive de même, en plein champ, les lauriers-roses, les cactus et les oliviers. Les oliviers surtout y prospèrent au point d'acquérir la taille de nos plus beaux pommiers normands.

Il pleut rarement à Amélie ; beaucoup moins qu'à Pau. Lors même que la pluie y est tombée plusieurs jours de suite, on perçoit à peine la sensation d'un air humide, probablement parce que la pente du sol et sa nature peu boisée ne permettent pas à l'eau d'y séjourner.

Amélie est protégé des vents du nord par l'immense chaîne du Canigou; c'est là son principal abri. Cet abri est complété

1. y a deux établissements où l'on peut suivre la cure des eaux sulfureuses, ce sont l'établissement Pujade et l'établissement Hermabessière. Le premier était jusqu'à présent le seul fréquenté; mais le second est actuellement l'objet d'une complète restauration.

par une série d'autres montagnes qui se dressent tout autour de son enceinte de manière à l'enfermer dans une sorte d'amphithéâtre. Cependant il reste entre les cimes et les rochers bien des fissures qui donnent accès aux vents et réclament par suite de grandes précautions. Les moments de la journée les plus propices pour la promenade sont de 10 heures du matin à 4 heures d'après-midi; vers 4 heures le refroidissement subit de l'atmosphère exige que tout le monde soit rentré, les vêtements chauds n'offrant le plus souvent alors qu'une protection impuissante. C'est l'automne qui est la saison la meilleure; vient ensuite l'hiver : le printemps offre de moins bonnes conditions au point de vue de l'égalité de la température et de l'absence des vents.

Amélie, par son climat plutôt calmant que stimulant, me paraît occuper une place intermédiaire entre Pau et les stations méditerranéennes. Il convient surtout aux sujets nerveux, débilités, pour lesquels l'air de la capitale du Béarn serait trop mou et celui de la Provence trop excitant. Les personnes que j'ai vues le mieux s'en trouver sont celles qui sont atteintes de vieux catarrhes pulmonaires, l'expectoration ne tardant pas à perdre son caractère filant et opalin pour prendre celui de la bronchite simple. C'est dans ces cas surtout qu'il peut être utile de faire intervenir les inhalations sulfureuses.

4° ALGÉRIE.

Le littoral africain qui regarde nos côtes et s'étend du Maroc à Tunis, offre plusieurs points qui conviendraient parfaitement pour des stations hivernales. Un seul jusqu'à présent, Alger, a été fréquenté par nos phthisiques. C'est donc le seul aussi qui mérite de nous occuper.

ALGER.

Climat excitant, à variations brusques.

ITINÉRAIRE DE PARIS A ALGER. — Chemin de fer de Paris à Marseille : 16 heures 15 minutes. Paquebot de Marseille à Alger; environ 50 heures. — *Débours :* 210 fr.

Lorsqu'en 1836 l'Académie de médecine fut mise en demeure de se prononcer sur la valeur du climat algérien pour la guérison de la phthisie, son avis fut qu'il serait plutôt nuisible qu'utile. Ce ne pouvait être évidemment là qu'une présomption, faute de documents voulus pour résoudre un semblable problème. Depuis lors, mais plus particulièrement dans ces derniers temps, la question a été de nouveau agitée, et elle a généralement reçu une solution tout autre. Ainsi, pour beaucoup surtout de nos médecins militaires, Alger constitue une excellente station hivernale.

Il est de fait que la puissante fécondité du sol qui, par sa végétation, rappelle le midi de la France et de l'Espagne, dépose beaucoup en faveur des heureuses conditions de l'atmosphère. De même la ceinture de montagnes dont on voit les sommets s'échelonner vers le sud, doit protéger la ville contre le terrible *sirocco*, ou vent du désert, qui est à ces contrées ce que le mistral est à la Provence. Enfin le libre accès des brises de mer, dont le souffle tempère les ardeurs de l'été, doit également avoir sa valeur et sa portée hygiéniques. Tout cela est exact : seulement le grand inconvénient du climat de l'Algérie, c'est son extrême variabilité.

Et ce n'est pas uniquement à certaines heures de la journée, que surviendront ces changements brusques de température, communs à beaucoup d'autres stations, et dont il est facile de prévoir le retour. Non. Le passage subit d'un extrême chaud à un extrême froid pourra s'opérer de telle sorte que, sans transition aucune, l'atmosphère de brûlante vous paraîtra glaciale. Aussi, remarquez que l'Arabe ne porte jamais d'autres vêtements que des vêtements de laine.

Mais à part ces accidents de climat, l'air de l'Algérie, ce qu'on appelle le « fond de l'air, » est-il bon pour les phthisiques?

Toutes les personnes qui ont visité notre colonie sont unanimes pour reconnaître qu'à peine débarqué, on éprouve une sorte de surexcitation générale. L'appétit augmente, les sécrétions deviennent plus actives, il existe un besoin impérieux de mouvement, comme si un sang plus riche circulait dans les vaisseaux. Que de semblables conditions modifient avantageusement ces natures lymphatiques, inertes, à fibre molle, à cachet scrofuleux, chez lesquelles les fonctions sont lentes et la vitalité languissante : cela se conçoit. Mais en sera-t-il de même pour les constitutions nerveuses et impressionnables? Laissons parler à cet égard l'un de nos confrères qui, sur sa demande, avait obtenu la mission officielle d'aller étudier le climat de l'Algérie. « À notre arrivée, dit-il, nous eûmes l'occasion d'observer une vingtaine de malades atteints de phthisie à des degrés différents. Dans l'espace de six mois nous les avons vus tous successivement périr. Ce n'était pas précisément la marche galopante de la *phthisis florida*, mais une succession plus prompte des symptômes morbides, une évolution plus rapide des tubercules. »

Voilà qui est médiocrement encourageant et qui doit singulièrement tempérer notre enthousiasme à l'endroit de l'Algérie. Ne l'oubliez pas, l'Afrique est la terre classique des mirages et, parmi les poitrinaires qu'y attirent tous les ans des peintures par trop fantastiques, bon nombre y trouvent, au lieu de la guérison, une fin prématurée.

STATIONS HIVERNALES ÉTRANGÈRES.

Les stations hivernales étrangères dont nous allons avoir à parler se trouvent dans trois contrées différentes : l'Italie, Madère et l'Égypte. Il y aurait bien aussi l'Espagne et plus particulièrement Valence et Malaga, mais, si les conditions climatériques y sont excellentes, les moyens d'installation y laissent tant à désirer et surtout s'éloignent tellement de nos habitudes, qu'ici les avantages seraient plus que compensés par les inconvénients. C'est ce qui explique mon silence à l'endroit d'un pays d'ailleurs si privilégié, et dont les mœurs sont si hospitalières.

DU CIEL DE L'ITALIE.

L'Italie, dont le nom n'a rien encore perdu pour nous de son ancien prestige, est loin, bien loin cependant de justifier les idées qu'on aime à se faire de son ciel et de son climat. Il est, en effet, parfaitement démontré aujourd'hui, surtout d'après les recherches de M. le docteur Carrière, qu'à l'exception de San-Remo, de Pise et de Venise, il n'existe aucune station dans la péninsule offrant un refuge convenable pour les phthisiques. Gênes, Milan, Florence et même Rome présentent de telles perturbations atmosphériques, qu'on aurait tout à redouter de leur désastreuse influence. Il n'est pas jusqu'au séjour de Naples qui ne doive leur être interdit, la partie occidentale du golfe étant infestée par la malaria, tandis que la partie orientale est exposée aux vents boréaux qui charrient les brouillards du Sarno et la poussière volcanique du Vésuve.

Si je ne dis rien de Palerme, c'est qu'on a singulièrement exagéré les avantages de son climat qui est sujet, au contraire, à de grandes irrégularités [1]. C'est qu'ensuite la ville offre si peu de ressources qu'on ne sait réellement comment s'y installer. C'est qu'enfin, ce qu'il faut avant tout aux phthisiques, c'est le même repos, la même tranquillité, le même calme dans les esprits que dans l'atmosphère, et qu'à ces divers points de vue, la Sicile laisse encore singulièrement à désirer.

Nous ne parlerons donc que des trois résidences que nous avons mentionnées plus haut, à savoir : San-Remo, Pise et Venise.

SAN-REMO.

Climat calmant.

ITINÉRAIRE DE PARIS A SAN-REMO. — Chemin de fer de Lyon et Marseille jusqu'à Menton : 24 heures 30 minutes. Voitures de Menton à San-Remo : 6 heures. — *Débours :* 135 fr.

Lorsqu'au sortir de Menton on franchit la frontière italienne, on rencontre d'abord Ventimille; puis on traverse près de Bordighera une forêt de palmiers dont il est impossible de ne pas admirer les développements gigantesques. C'est cette forêt qui approvisionne de palmes Rome et la plupart des villes d'Italie pour la solennité du dimanche des Rameaux. On arrive ainsi au petit port de San-Remo, qui est, sans contredit, une des stations les plus charmantes et les mieux abritées du littoral ligurien. Le vent du nord-est ou *vent grec*, comme on l'appelle, est le seul qui s'y fasse quelquefois sentir, et encore son influence est-elle beaucoup moins à redouter que celle du mistral. Aussi la petite cité piémontaise constitue-t-elle un excellent séjour pour les phthisiques, mais pas meilleur que Menton avec lequel, d'ailleurs, elle offre la plus grande analogie. On peut donc indifféremment choisir entre les deux. Ajoutons seulement, à l'adresse des malades, que San-Remo n'est pas encore suffisamment organisé et que, par suite, il est prudent d'attendre son installation plus complète avant d'aller y établir ses quartiers d'hiver.

1. Les mois de janvier et de février y sont généralement froids et malheureusement les habitations n'y sont construites qu'en vue de la chaleur. Ainsi il existe à Palerme peu de chambres à feu. On en est réduit à se chauffer à l'aide du *brasero*, ce qui, comme chacun sait, est détestable pour les affections des voies respiratoires.

PISE.

Climat déprimant.

ITINÉRAIRE DE PARIS A PISE. — (Voir page 271.)

Pise est situé sur les deux rives de l'Arno, au milieu d'une vaste plaine entourée de montagnes et de collines. Celles-ci, par la courbe qu'elles décrivent, forment un rempart naturel contre les vents du nord-est au sud-ouest; de telle sorte que les seules influences qui se fassent sentir sont les influences méridionales. Il en résulte une atmosphère tiède, humide, souvent mélangée de brouillards, dont l'action a quelque chose d'essentiellement déprimant. Aussi les habitants de Pise n'ont-ils rien de cette animation, de cette vivacité propres aux populations du midi. L'attribut essentiel de leur tempérament, c'est le lymphatisme.

On comprend de suite quel devra être chez les phthisiques l'effet d'un semblable climat. S'il existe quelques restes d'un état sub-aigu, les symptômes ne tarderont pas à s'amender. Ils s'aggraveront, au contraire, si vous avez affaire à ces constitutions apathiques et sans énergie, chez lesquelles la vitalité semble être originairement au-dessous de son niveau normal. Non-seulement la toux augmentera ainsi que l'oppression, mais même les tubercules encore crus se ramolliront et les cavernes déjà formées se creuseront davantage. Enfin, vous pourrez voir survenir d'emblée des hémoptysies passives, comme si l'action relâchante de l'air sur les parois des infiniment petits vaisseaux du poumon augmentait leur aptitude aux congestions et aux exhalaisons sanguines.

Il en est donc du climat de Pise un peu comme du climat de Pau; seulement celui de Pise est encore plus énervant.

Pourra-t-on du moins combattre cette tendance à la prostration par une vie pleine de couleur et de mouvement? Hélas! Il n'est peut-être point au monde de ville plus soporifique que Pise. Ses palais, pour la plupart, sont en ruine, ses maisons inhabitées et ses rues désertes. Il n'est pas jusqu'aux quatre splendides monuments de sa *Place du Dôme*, dont l'ordonnance symétrique n'inspire une sorte d'admiration glaciale. L'un d'eux, le Campo-Santo, semble même être l'emblème de la cité déchue, en ce qu'il ne représente plus, comme elle, qu'une immense nécropole.

VENISE.

Climat calmant.

ITINÉRAIRE DE PARIS A VENISE. — Gagner Milan par le Saint-Gothard : 42 h.
Chemin de fer de Milan à Venise : 10 heures. — *Débours :* 165 fr.

Venise est sans contredit la meilleure de toutes les stations hivernales de l'Italie. Elle possède deux grands avantages qu'elle doit à son isolement au milieu de l'Adriatique et qu'apprécient par-dessus tout les personnes dont la poitrine est malade, c'est une absence absolue de bruit et un manque complet de poussière dans l'atmosphère. Joignez à cela un air plutôt tiède que trop chaud ou trop froid, sans oscillation barométrique brusque, modérément humide, légèrement aiguisé d'émanations marines, et vous vous expliquerez facilement comment Venise devient chaque année le rendez-vous de nombreux phthisiques. Il n'est pas jusqu'à la gondole qui ne paraisse le véhicule inventé pour leur usage. Ce repos plein de mollesse et de charme qu'elle entretient, au milieu d'un léger balancement, détend les fibres en même temps qu'elle élève l'âme et la berce doucement dans le monde des espaces. Qui donc a plus besoin d'illusions que le malheureux poitrinaire ?

On a fait cependant un reproche au climat de Venise, c'est qu'au moment du reflux, il se répand dans l'atmosphère et jusque dans les appartements de désagréables exhalaisons des lagunes. Ce reproche est fondé. Aussi devra-t-on habiter de préférence les quartiers que leur parfaite aération en met à peu près complétement à l'abri, tels que la place Saint-Marc, la Piazetta, les bords du Grand-Canal jusqu'au pont du Rialto, et le quai des Esclavons.

Maintenant que les conditions climatériques de Venise nous sont connues, essayons d'établir dans quelle mesure elles pourront être utilisées contre la phthisie.

Il ne me paraît pas douteux que l'évolution tuberculeuse ne puisse être ainsi prévenue et même enrayée à son début, surtout lorsque la toux est sèche et l'irritabilité nerveuse excessive. Prenez garde, au contraire, si déjà la maladie a atteint sa seconde période et, à plus forte raison, sa troisième. Le climat de Venise, malgré son atmosphère maritime, n'a rien de restaurant pour les organes ; il aurait même quelque chose d'un peu affaiblissant. Or, quand arrive la fonte tuberculeuse, la lésion locale s'efface en quelque sorte devant le dépérissement général, ou du moins le seul moyen qui vous reste de suppléer au défaut d'hématose, c'est de soutenir les forces non-seulement par les aliments que vous confiez à l'estomac, mais aussi par l'air que vous dirigez vers la poitrine. Sous ce rapport, Madère dont nous allons nous occuper, offre des conditions meilleures.

MADÈRE.

Type des climats d'hiver.

ITINÉRAIRE DE PARIS A MADÈRE. — Paquebot du Havre à Lisbonne, puis à Madère : de 7 à 8 jours. — *Débours :* environ 400 fr.

Je n'ai qu'un reproche à adresser à Madère, mais reproche d'autant plus grave qu'il n'y a pas de remède, c'est son extrême éloignement. Ainsi comptez sur une traversée d'à peu près huit jours. Que les Anglais, qui ont l'humeur naturellement voyageuse et la passion de la mer, ne s'effrayent pas d'une semblable perspective, je le conçois ; mais en France où l'on a des habitudes et des goûts beaucoup plus sédentaires ce n'est que dans les cas à peu près désespérés qu'on se décide à partir pour ce que chacun regarde comme un exil.

Heureusement qu'une fois rendu à destination on rencontre non plus un séjour inhospitalier, mais un de ces lieux privilégiés entre tous où la nature semble s'être plu à prodiguer ses trésors. Telle est, à Madère, la puissance, telle est la splendeur de la végétation qu'on se croirait transporté dans une sorte de jardin botanique, où se trouveraient réunis tous les végétaux du globe. C'est ce qui faisait dire à Bowdich : « Si la belle description qu'a faite Homère de l'île Corcyre où un fruit succède sans culture à un autre fruit, une fleur à une autre fleur, avec une variété riche et infinie, est applicable à une île moderne, c'est à Madère. »

Mais laissons de côté les impressions du touriste pour borner notre rôle aux appréciations du médecin.

Funchal, capitale de l'archipel où les étrangers abordent, est la ville où ils doivent résider. Elle regarde la mer dont la sépare une plage en pente douce, et s'élève en amphithéâtre sur le versant d'une imposante chaîne de montagnes. Ces montagnes, dont la plus haute atteint jusqu'à 2000 mètres d'élévation, ont leurs sommets enveloppés d'une brume épaisse, ce qui de loin fait paraître l'île comme perdue dans un nuage de vapeur. Mais, à mesure qu'on approche, ce nuage se dissipe et bientôt on n'aperçoit plus qu'une atmosphère limpide et pure qu'éclaire un soleil étincelant. Étincelant, je me trompe. En effet, les nuages que nous avons dit couvrir la cime des montagnes en tamisent les rayons d'où résultent une chaleur et des reflets d'une douceur extrême.

Ce qui distingue par-dessus tout Madère, c'est l'égalité de son climat. Les variations de saison à saison et de mois à mois y sont à peine sensibles ; il n'y a jamais, dans la même journée, de ces changements brusques de température, par alternance ou antagonisme des vents, que nous avons dit être le grand défaut de nos stations méditerranéennes.

L'air y est toujours plus ou moins humide. C'est ce qu'explique non-seulement la petite circonférence de l'île qui est comme perdue au milieu de l'Océan, mais aussi le voisinage des montagnes qui la dominent. Or nous savons qu'un peu d'humidité dans l'air vaut mieux pour les phthisiques que trop de sécheresse.

Puisque c'est précisément pour la phthisie que les étrangers viennent à Madère, il n'est pas sans intérêt de rechercher quelle est la mesure du tribut que les habitants eux-mêmes payent à cette terrible affection.

Il meurt en moyenne, à Funchal, une personne sur vingt-quatre de la phthisie tuberculeuse, tandis qu'à Paris la proportion est de une sur cinq. De pareils écarts dans la mortalité nous dispensent de tout commentaire.

Quels sont maintenant les caractères propres du climat de Funchal ? Est-il sédatif ou est-il excitant ? Je serais presque tenté de répondre qu'il n'est ni l'un ni l'autre, en ce sens qu'il calme, sans affaiblir, les tempéraments irritables, et qu'il fortifie, sans exciter, les tempéraments lymphatiques ; il réunit en un mot tout ce qu'il faut pour modifier heureusement les lésions pulmonaires, tout en maintenant la vitalité dans son équilibre normal.

Madère, de même que les diverses stations que nous venons de décrire, agit surtout comme moyen prophylactique pour prévenir l'invasion tuberculeuse. Cependant, à quelque période que se trouve la maladie, ce ne sera pas pour cela une raison de désespérer. Je connais des personnes qui auraient certainement succombé à ce dépérissement graduel et général qu'on nomme si justement la « consomption », si elles fussent restées dans nos climats, et qui ont dû au séjour de Funchal la prolongation d'une vie que rien heureusement n'indique devoir se terminer de sitôt. Qui donc en face de pareils résultats serait tenté de démentir les poëtes alors qu'ils proclament Madère tantôt la « reine » et tantôt la « perle » de l'Adriatique ?

LE CAIRE, LE NIL, LA HAUTE-ÉGYPTE.

Climat calmant.

ITINÉRAIRE DE PARIS AU CAIRE. — Chemin de fer de Lyon jusqu'à Marseille : 16 heures 15 minutes. Traversée de Marseille à Alexandrie : 7 à 8 jours. Chemin de fer d'Alexandrie au Caire : 6 heures. — *Débours :* 650 fr.

L'Égypte a été recommandée de tous temps comme station favorable aux poitrinaires.

C'est qu'il était impossible de ne pas apprécier les avantages d'un climat où le ciel est d'une pureté admirable, la température égale et douce, le sol si merveilleusement doué qu'il réunit toutes les splendeurs de la végétation de l'Orient. L'hiver en Egypte est si peu l'hiver, que c'est précisément l'époque de l'année où les céréales acquièrent leur complément de croissance et de maturité. On y fait la moisson, alors que dans l'Europe tout est plongé encore dans un sommeil hivernal.

Mais c'est peu d'esquisser ainsi en caractères généraux, les avantages du climat égyptien ; il faut de plus être exactement renseigné sur les localités spéciales qui pourront convenir comme résidence aux phthisiques.

Nous voici donc amenés de nouveau sur un terrain où l'expérience seule doit servir de guide. Comme je n'ai jamais visité ces contrées, j'ai cru ne pouvoir mieux faire que de m'adresser à mon savant ami, le docteur Burguières, qui a longtemps habité l'Egypte à titre de médecin sanitaire français. Non content de répondre avec empressement à mon appel, notre confrère a bien voulu se charger lui-même de cette partie de mon travail. C'est donc à lui maintenant que je passe la plume.

« Un malade à qui le séjour en Égypte sera recommandé, « devra s'y rendre au commencement de novembre. Débarqué « à Alexandrie, il y restera peu de temps, la cité moderne « n'étant plus qu'un grand entrepôt de commerce où l'on cher- « cherait vainement quelque chose qui rappelât son ancienne « histoire. D'ailleurs, au voisinage de la mer, les variations « météorologiques sont brusques et les pluies torrentielles.

« En quelques heures, le voyageur sera transporté d'Alexan- « drie au Caire, par le chemin de fer. C'est là qu'il fixera

« sa résidence, comme étant l'endroit où les circonstances cli-
« matériques sont les plus favorables. Ce qui le frappera tout
« d'abord, en arrivant, c'est le piquant contraste d'une civili-
« sation européenne très-avancée à côté d'une ville arabe res-
« tée parfaitement stationnaire.

« Son premier soin devra être de choisir un appartemement
« exposé au soleil. Le Caire offre des hôtels confortables, des
« ressources suffisantes au point de vue médical et pharmaceu-
« tique, et des distractions variées. La promenade au grand air
« sera sinon la plus grande du moins la plus utile de ses dis-
« tractions. En général elle est possible de 10 heures du matin
« à 5 heures d'après-midi. Mais, au Caire, comme dans tous
« les pays qui approchent du tropique, le coucher du soleil
« produit presque sans transition un refroidissement subit de
« l'atmosphère et une condensation immédiate de vapeurs per-
« nicieuses pour les constitutions délicates. Il est donc impor-
« tant d'être rentré de bonne heure, quitte à ressortir dans la
« soirée lorsque la température du sol et celle de l'air se seront
« équilibrées.

« Quant à ce qui a trait aux affections pulmonaires, voici
« ce qu'une longue pratique m'a mis à même d'observer.

« La phthisie est rare en Égypte chez les indigènes. Je dis
« indigènes, car elle se montre au contraire assez fréquemment
« chez les nègres. Comme ceux-ci constituent un appoint con-
« sidérable de la population, ce sont eux surtout qui grossis-
« sent la liste des morts dans les statistiques qu'on a récemment
« publiées sur la phthisie des hôpitaux égyptiens.

« Les individus de race caucasienne, Européens ou Turcs,
« qui émigrent en Egypte, apportant en eux le germe de la
« phthisie, ne sont pas absolument à l'abri du développement
« de ce germe, mais il est de remarque que son évolution est
« beaucoup plus lente et que ses progrès ultérieurs se trouvent
« singulièrement retardés.

« Supposons maintenant qu'il s'agisse non plus de phthisie
« latente, mais de phthisie confirmée. Dans le premier degré,
« l'air tiède et humide qui viendra sans cesse baigner le pou-
« mon pourra agir comme moyen abortif du tubercule et en
« faciliter la résorption. Dans le second et même dans le troi-
« sième degré, à moins que la fonte tuberculeuse ne soit trop
« avancée, vous verrez presque toujours l'expectoration s'a-
« mender, l'hématose devenir meilleure et le dépérissement
« cesser de faire des progrès. J'ai même été assez heureux quel-
« quefois pour constater la cicatrisation de véritables cavernes.

30

« Nous avons dit que le Caire était la résidence que devaient
« préférer les phthisiques. Cependant ceux qui ont besoin d'une
« vie moins sédentaire pourront, sans désavantage, et même
« souvent avec un avantage marqué, entreprendre le voyage
« de la Haute-Égypte. La navigation sur le Nil, au milieu d'une
« atmosphère hygrométrique et d'émanations goudronnées
« qu'il faut plutôt rechercher que fuir, a paru produire sur les
« maladies de poitrine des effets salutaires. Des *canges* ou
« barques du pays servent à ces voyages. Ce sont des espèces
« de maisons flottantes, dans lesquelles cinq ou six personnes
« peuvent s'installer et vivre très-agréablement. L'aspect pit-
« toresque des rives du Nil, la visite des temples et des palais
« des Pharaons, la chasse des nombreux oiseaux et même
« quelques balles adressées sans résultat bien sensible aux
« crocodiles qui viennent se réchauffer au soleil sur les berges
« du fleuve, tout cela égaye et devient l'occasion d'un utile
« exercice. Notons seulement que les qualités de l'air dans la
« Haute-Egypte offrent leur maximum de puissance. La tem-
« pérature élevée du jour rendant plus sensible le refroidisse-
« ment de la nuit, il faut se munir de vêtements chauds pour
« le matin et éviter avec grand soin le soir les effets du rayon-
« nement nocturne.

« C'est du 15 décembre au 15 février que le voyage du Haut-
« Nil se fait dans les meilleures conditions. Le reste de l'hiver
« devra être passé au Caire. Mais vers la fin de mars et dans
« le courant d'avril règne le vent du midi ou *Khamsin* (cin-
« quante). On le nomme ainsi, non pas parce qu'il persiste
« pendant cinquante jours, mais parce que, pendant ce pé-
« riode de temps, il reparaît à plusieurs reprises avec une
« moyenne de trois jours chaque fois. Alors l'atmosphère em-
« brasée et chargée d'un sable pulvérulent peut être préjudi-
« ciable aux phthisiques. On ne peut se garantir du khamsin
« qu'en gardant l'appartement et en tenant ses fenêtres rigou-
« reusement closes. Alexandrie offre, à ce moment, un meilleur
« abri; mais mieux vaut quitter l'Égypte pour se rendre à
« quelque autre station et n'y revenir qu'aux approches de la
« saison rigoureuse. »

Docteur Burguières-Bey.

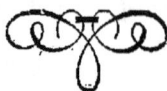

VOYAGE
DE MONTAIGNE
AUX EAUX MINÉRALES
EN 1580 ET 1581.

Pourquoi Montaigne entreprit ce voyage.

Peu de personnes, je présume, ont eu l'occasion de lire le
JOURNAL DU VOYAGE DE MICHEL DE MONTAIGNE EN ITALIE, PAR LA
SUISSE ET L'ALLEMAGNE, EN 1580 ET 1581. J'avoue que j'en con-
naissais à peine le titre, lorsqu'au retour d'une de mes tournées
thermales, le hasard fit tomber cet ouvrage entre mes mains.
Grande fut ma surprise de voir que Montaigne avait précisément exécuté le même voyage que je venais de faire, et que
son principal but aussi avait été de visiter les eaux minérales
du nord de l'Italie. On se demandera sans doute d'où put lui
venir cette passion pour les eaux, car non-seulement il n'était
point médecin, mais, de plus, il professait pour notre art le
plus souverain et le plus injurieux mépris. Écoutons-le raconter
lui-même les motifs qui l'engagèrent à voyager : c'est un malade qui expose, non sans quelque aigreur, ses misères, ses espérances et ses déceptions.

« Je suis aux prises, dit-il dans ses ESSAIS, avec la pire de
toutes les maladies, la plus soubdaine, la plus douloureuse, la
plus mortelle et la plus irrémédiable; j'en ay desjà essayé cinq
ou six bien longs accez et pénibles. Jusqu'à l'âge de quarante-
cinq ans, j'avois vescu en une heureuse santé. Il est à croire
que je doibs à mon père cette qualité pierreuse, car il mourut
à soixante et quatorze ans, merveilleusement affligé d'une grosse
pierre qu'il avoit en la vessie. Que les médecins excusent un
peu ma liberté; car, par cette mesme infusion et insinuation

fatale, j'ai receu la haine et le mespris de leur doctrine; cette
antipathie que j'ay à leur art m'est héréditaire. Mes ancestres

« c'est que les médecins bastelant et baguenaudant aux despens
des malades, ceulx-ci, en ce trouble, doivent se laisser doulce-
ment conduire à leur appétit et au conseil de nature, et se remettre à la fortune commune. »

Cependant il se ravise et, comme s'il trouvait lui-même ses
conclusions un peu absolues, il consent à faire une exception
en faveur des eaux minérales. Voici, à cet égard, sa curieuse
profession de foi : « J'ay veu, dit-il, par occasion de mes
voyages, quasi touls les bains fameux de chrestienté, et, depuis
quelques années, ay commencé à m'en servir, car, en général,
j'estime le baigner salubre. Encores que je n'y aye apperceu
aulcun effect extraordinaire et miraculeux, ains que, m'en in-
formant un peu plus curieusement qu'il ne se faict, j'ay trouvé
mal fondez et fauls touts les bruits de telles opérations qui se
sèment en ces lieux-là, et qui s'y croyent (comme le monde va
se pipant ayseement de ce qu'il désire), toutefois aussi n'ay-je
veu gueres de personnes que ces eaux ayent empiré, et ne leur
peult on sans malice refuser cela qu'elles n'esveillent l'appetit,
facilitent la digestion, et nous prestent quelque nouvelle alaigresse, si on n'y va pas trop abattu de forces, ce que je des-
conseille de faire ; elles ne sont pas pour relever une pesante
ruyne ; elles peuvent appuyer une inclination legiere, ou prou-
veoir à la menace de quelque altération. Qui n'y apporte assez
d'alaigresse, pour pouvoir jouir à plaisir des compaignies qui
s'y treuvent, et des promenades et exercices à quoy nous con-
vie la beauté des lieux où sont communément assises ces eaux,
il perd sans doubte la meilleure pièce et plus asseurée de leur
effect[1]. »

Rendons ici pleine justice à Montaigne, encore bien qu'à
nous autres médecins il l'ait rendue si rarement. Certes il était
impossible de juger avec plus de sagacité et de mesure qu'il ne
l'a fait la valeur réelle des eaux minérales. Quant à ce qu'il
dit de l'heureuse influence des sites, des promenades et de la
société, il faut bien admettre avec lui que ce sont là quelquefois
de puissants auxiliaires de la médication thermale, et qu'on ne
saurait, sans injustice, leur refuser une certaine part dans les
résultats du traitement.

Nous voilà suffisamment renseignés sur l'état de santé de
Montaigne : il avait la gravelle ; et sur ses opinions relatives à
la médecine : il ne croyait qu'aux eaux. Maintenant que nous
savons dans quel but il va voyager, ouvrons son JOURNAL.

1. Tous les passages guillemetés qui précèdent sont extraits des ESSAIS.

Journal de Montaigne.

Le JOURNAL de Montaigne est la relation détaillée, étape par étape, de tout ce qui lui est arrivé chaque jour pendant les dix-sept mois qu'a duré sa tournée aux eaux minérales. En vain y chercheriez-vous un plan, de la méthode, du style ; c'est moins un livre qu'un carnet de voyage où il a scrupuleusement consigné ce qui se rattache à lui personnellement, et jusqu'aux plus petites particularités de son état tant physique que moral. Je doute fort que son intention ait été de le publier, tel du moins que nous l'avons aujourd'hui. Il en eût eu parfaitement le temps, sa mort n'étant arrivée qu'en 1592, c'est-à-dire plus de dix années après son retour d'Italie : or, rien ne prouve qu'il y ait jamais songé. Le manuscrit ne fut même découvert que cent quatre-vingts ans plus tard, au fond d'un vieux bahut, puis livré à l'impression sans qu'on osât, par respect pour Montaigne, toucher à une syllabe du texte. De là le décousu de l'ouvrage écrit moitié en mauvais français et moitié en plus mauvais italien, tantôt de la main de Montaigne, tantôt au contraire de celle d'un secrétaire illettré ; de là probablement aussi certains détails intimes dont un malade est quelquefois forcé d'entretenir son médecin, mais dont un auteur ne devrait jamais maculer sa plume. Je comprends à merveille que les gens du monde se soient très-médiocrement épris de semblables confidences, racontées le plus souvent en termes d'une révoltante crudité[1]. J'avoue même bien franchement que j'ai senti plus d'une fois, en le lisant, le volume près de me tomber des mains. Si donc, faisant taire mes scrupules, je viens en donner ici une analyse succincte, c'est qu'il renferme de très-précieux renseignements qu'on chercherait vainement ailleurs sur la manière dont on prenait les eaux dans le seizième siècle. C'est aussi qu'il nous fait connaître Montaigne, tel qu'il était réellement, et non tel qu'on est dans l'habitude de le juger d'après ses ESSAIS. Combien de philosophes, surpris ainsi en déshabillé, sembleraient tout autres que ne l'indiquent leurs écrits, alors qu'avec une feinte bonhomie ils se drapaient pour la postérité !

[1]. Cette littérature cynique était dans les mœurs licencieuses de l'époque. Montaigne s'écrie gaillardement, dans un passage de ses ESSAIS, encore plus ordurier que les autres : « Il faut laisser aux femmes la saine superstition des paroles. » Belle excuse ! Comme si le respect de soi-même et des autres était une simple affaire de pruderie !

Départ de Montaigne.

Ceci posé, reportons-nous par la pensée au 22 juin 1580. L'auteur des Essais (il en avait déjà publié les deux premiers livres) quitte son château de Montaigne, en Périgord, accompagné de plusieurs gentilshommes de ses amis, et s'achemine, tantôt en voiture, le plus souvent à cheval, dans la direction de Plombières. Il a quarante-sept ans. Voilà deux ans seulement qu'il souffre de la gravelle, car, il nous l'a dit lui-même, c'est à quarante-cinq ans qu'il en a senti les premières atteintes. Après s'être arrêté quelque temps au siège de la Fère, formé par le maréchal Matignon, l'un des chefs de la Ligue, il arrive le 8 septembre à Épernay. « Là, dit-il, j'accostai, au sortir de l'église, M. Maldonat, jésuite duquel le nom est fort fameux à cause de son érudition en théologie, et eûmes plusieurs propos de savoir ensemble lors et après le dîner. » Le R. P. arrivait précisément de Spa. Voici ce qu'il apprit à Montaigne au sujet de ces eaux : « Ce sont, raconte-t-il, des eaux extrêmement froides, et on tenoit là que les plus froides étoient les meilleures. Aucuns qui en boivent entrent en frisson et horreur ; mais bientôt après on se sent une grande chaleur à l'estomac. Il a vu, par expérience, que grenouilles et autres petites bêtes qu'on y jette y meurent à l'instant, et ouï dire qu'un mouchoir qu'on mettra au-dessus de ladite eau se jaunira incontinent. On en boit quinze jours ou trois semaines pour le moins. C'est un lieu auquel on est très-bien accommodé et logé, propre contre toute obstruction ou gravelle. » Ces renseignements, surtout le dernier, auraient peut-être donné à Montaigne l'idée de se rendre à Spa ; mais le P. Maldonat ayant ajouté que « ni M. de Nevers ni lui n'en étoient revenus guère plus sains, » il n'en fut plus autrement question.

Montaigne continua son chemin par Châlons-sur-Marne, Bar, Donremy, Mirecourt, Épinay, récoltant en passant quelques anecdotes un peu grivoises. Ainsi « c'est une jeune fille qui se fait passer pour homme, se marie, puis est pendue pour inventions illicites à suppléer au défaut de son sexe. » — « C'est une autre qui, tout d'un coup, devient réellement homme, en sautant un fossé, et dont une légende populaire, en forme de complainte, raconte la subite métamorphose. » Puis d'autres encore. Enfin, le 16 septembre, après de nouveaux temps d'arrêt, il arrive à Plombières.

Montaigne aux bains de Plombières.

« Ce lieu, dit-il, est très-commodément assis aux confins
de Lorraine et de l'Allemagne, dans une fondrière, entre plusieurs collines hautes et coupées qui le serrent de tous côtés.
Au fond de cette vallée naissent plusieurs sources, tant froides
que chaudes ; l'eau chaude n'a nulle senteur ni goût. Aucuns
prennent leur repas au bain, où ils se font communément ventouser et scarifier, et ne s'en servent qu'après s'être purgés.
S'ils boivent, c'est un verre ou deux dans le bain. Ils trouvaient
étrange ma façon d'agir, qui, sans médecine précédente, en
buvais neuf verres, revenant environ à un pot, tous les matins
à sept heures ; dînais à midi et, les jours où je me baignais,
qui était de deux jours l'un, sur les quatre heures, ne restais
au bain qu'environ une heure : ce jour-là, je me passais volontiers de souper. Une saison dure pour le moins un mois.
On préfère le printemps en mai et l'on n'y vient guère après
le mois d'août, pour la fraîcheur du climat ; mais nous y trouvâmes encore de la compagnie, à cause que la sécheresse et les
chaleurs étaient plus grandes que de coutume. »

Montaigne n'entre dans aucun détail sur les maladies qu'on
traitait alors à ces eaux ; il se contente de dire « qu'il y vit des
hommes guéris d'ulcères et de rougeurs du corps. » Le seul
fait un peu circonstancié dont il parle est relatif à un gentilhomme chez lequel tout un côté de la barbe et du sourcil était
subitement devenu blanc, par le fait d'une vive émotion, tandis que le côté opposé avait continué d'être du plus beau noir.
De pareils changements de coloration ne sont pas très-rares,
seulement j'ignorais que les eaux minérales pussent y porter
remède. Qu'avait-on promis à ce gentilhomme impressionnable
en l'envoyant à Plombières ? Que le côté noir deviendrait blanc,
ou que le côté blanc reprendrait sa teinte noire ? C'est ce que
Montaigne ne nous dit pas. Il est de même très-sobre de renseignements pour ce qui le touche personnellement. Nous savons seulement « que sa cure fut de onze jours, pendant lesquels il but neuf verres huit jours, et sept verres trois jours, et
se baigna cinq fois. Il trouva l'eau aisée à boire, et le bain
d'une très-douce température. L'appétit, il l'eut bon ; le sommeil, le ventre, rien de son état ordinaire n'empira. Le sixième
jour, il eut la colique très-véhémente, et après quatre heures de
souffrances aiguës, rendit deux petites pierres et du sable. »

Montaigne se louait beaucoup de son séjour à Plombières.
« Nous logeâmes, dit-il, à l'Ange, qui est le meilleur hôtel,
d'autant qu'il répond aux deux bains. Tout le logis, où il y
avait plusieurs chambres, ne coûtait que quinze sols par jour ;
la nourriture des chevaux sept sols. — Quelle différence aujourd'hui dans les tarifs ! — Toute autre sorte de dépense à
bonne et pareille raison. C'est une bonne nation, libre, sensée,
officieuse [1]. »

Montaigne quitta Plombières le 27 septembre. Mais, avant
de partir, il eut grand soin de laisser « un écusson de ses armes
en bois, qu'un peintre dudit lieu fit pour un écu, et le fit
l'hôtesse curieusement attacher à la muraille par le dehors. »
Voilà de ces petits traits de vanité que nous rencontrerons plus
d'une fois chez Montaigne et dont il ne se vante pas dans ses
ESSAIS. Il s'en fût sans doute fort égayé s'il s'était agi d'un autre
que de lui-même.

Montaigne aux bains de Bade.

De Plombières, Montaigne se rendit aux bains de Bade (Argovie), en passant par Remiremont, Mulhouse et Bâle, où il
s'arrêta.

Sa première visite à Bâle fut pour Felix Platerus « médecin
très-savant, lequel a dressé un livre de simples qui est déjà
fort avancé, et, au lieu que les autres font peindre les herbes
selon leurs couleurs, lui, a trouvé l'art de les coller toutes naturelles si proprement sur le papier, que les moindres feuilles
et fibres y apparaissent comme elles sont, et il feuillette son
livre sans que rien en échappe. On voit aussi chez lui et en
l'école publique, des anatomies entières d'hommes morts qui
se tiennent. » C'étaient probablement des squelettes articulés.
Ce médecin a écrit en effet plusieurs ouvrages d'anatomie, mais
je ne connais de lui aucun traité de botanique.

Montaigne, qui recherchait volontiers les émotions, profita
de son séjour à Bâle « pour aller voir tailler le petit enfant

1. Camérarius la juge tout autrement dans son poëme sur Plombières. « C'est,
dit-il, une nation inhospitalière, sottement religieuse, inerte et inepte : »

    Nam gens illa hominum est inhospitalis,
      Stulte religiosa, iners, inepta.

Pourquoi tant d'injures ? C'est que Camérarius, grand ami de Mélanchthon,
et l'un des rédacteurs de la CONFESSION D'AUGSBOURG, avait été très-mal
accueilli en Lorraine quand il vint y faire de la propagande réformiste.

d'un pauvre homme pour la rupture (*hernie étranglée*), qui fut traité bien rudement par le chirurgien. » Il alla également rendre visite au célèbre jurisconsulte François Hotman, que ses écoliers avaient sauvé à Bourges du massacre de la Saint-Barthélemy ; puis il partit pour les bains de Bade, où il arriva le 2 octobre.

Bade. — Le voilà donc à Bade. « Ces bains, dit-il, dont l'usage est si ancien que Tacite en parle déjà (où Montaigne a-t-il vu cela ?), sont assis en un vallon commandé par de hautes montagnes, pour la plupart fertiles et cultivées. Nous ne logeâmes pas à la ville, mais au bourg qui est tout au bas, le long d'une rivière ou plutôt d'un torrent appelé la Limmat, qui vient du lac de Zurich. Il y a deux ou trois bains publics découverts dont il n'y a que les pauvres gens qui s'en servent. Les autres, en plus grand nombre, sont enclos dans les maisons et les divise-t-on en plusieurs petites cellules particulières qu'on loue avec des chambres. Les logis très-magnifiques ; qui aura à conduire des dames qui se veuillent baigner avec respect et délicatesse, il les peut mener là, car elles sont seules au bain qui semble un très riche cabinet, clair, vitré tout autour, revêtu de lambris peints et planchéié très-proprement ; dans tous, des siéges ou de petites tables pour lire ou jouer, si l'on veut, dans le bain. Celui qui se baigne vide et reçoit autant d'eau qu'il lui plaît, et a-t-on les chambres voisines chacune de son bain, les promenoirs beaux le long de la rivière, outre les avantages de plusieurs galeries. » Montaigne ajoute : « L'eau n'a point ces petites étincelures qu'on voit briller dans les autres eaux soufrées quand on les reçoit dans un verre, et, comme le dit le P. Maldonat, celles de Spa. » Montaigne confond ici les eaux gazeuses et les eaux soufrées, Spa appartenant aux premières et Bade aux secondes.

Montaigne, bien qu'il s'y trouvât à merveille, ne resta que cinq jours à Bade. Est-ce parce que « l'usage était qu'on y demeurât six à sept semaines ? » Je le croirais presque, tant il met d'affectation à répéter sans cesse qu'il fait tout l'opposé de ce que font les autres. Ainsi « ceux qui boivent de cette eau à leur coutume, c'est un verre ou deux pour le plus, tandis que lui, tous les matins, en boit de huit à dix verres, représentant une grosse chopine. » De même, « ceux du pays sont tout le long du jour dans le bain ; lui, au contraire, n'y reste qu'une demi-heure : ils ne sont plongés dans l'eau que jusqu'aux reins ; lui s'y tient engagé jusqu'au cou ; enfin ils se font ventouser et saigner si fort, qu'il a vu les deux bains publics qui semblaient être de pur sang : lui (et ici je ne saurais l'en blâmer) s'abstient de ces pratiques. » Quoi qu'il en soit, il ne paraît pas que les eaux de Bade lui aient fait éprouver aucun effet appréciable, ce qui s'explique très-bien par le peu de temps qu'il y séjourna.

Au moment de quitter ces eaux, il revient encore sur « l'aisance et la commodité du lieu et du logis, qu'il ne saurait trop louer. » Il trouve, il est vrai, que « l'exaction du payement est un peu tyrannique, et que, les comptes réglés, on y ajoute quelques friponneries. » Mais il en prend assez philosophiquement son parti, surtout en pensant que, « par un mutuel échange, il en est de même en toutes nations, et notamment en la nôtre envers les étrangers. »

Montaigne signale une coutume qui, heureusement, n'existe plus à Bade, bien qu'on la retrouve encore dans quelques villes de l'Allemagne. « Il y a toutes les nuits, dit-il, des sentinelles qui rôdent autour des maisons, non tant pour se garder des ennemis que de peur du feu ou autre remuement. Quand les heures sonnent, l'un d'eux est tenu de crier à haute voix et pleine tête à l'autre, et lui demander quelle heure il est; à quoi l'autre répond de même voix nouvelles de l'heure, et ajoute qu'il fasse bon guet. » La première fois que j'entendis ces crieurs, je devrais dire ces *hurleurs* de nuit, c'était à Salzbourg, et j'avoue que, ne comprenant rien à leur affreux idiome, j'étais loin de me douter qu'ils ne me réveillaient à tout instant que pour m'engager à dormir bien tranquille.

Montaigne traverse l'Allemagne.

Le 7 octobre, Montaigne quitta Bade et gagna Schaffhouse, où il arriva dans la soirée. Voici dans quels termes il parle de la fameuse *chute du Rhin :* « C'est au-dessous de Schaffhouse que le Rhin rencontre un fond plein de rochers où il se rompt, et là trouve une pente d'environ deux piques de haut où il fait un grand saut, écumant et bruyant étrangement. Cela arrête le cours des bateaux et interrompt la navigation de ladite rivière. » On a beaucoup reproché à Montaigne le laconisme de sa description. Eh bien ! dussé-je encourir à mon tour le même reproche, je confesserai volontiers que cette prétendue merveille m'a très-médiocrement impressionné.

De Schaffhouse, Montaigne se rendit à Augsbourg, en passant par Constance, Landau, Kempten et Landsberg. Ce qui, à part quelques incidents de peu d'intérêt, parut le plus l'impressionner en Allemagne, c'était l'excellence de la cuisine. « Ils nous ont présenté, dit-il, des potages faits de coings, d'autres de pommes cuites taillées en rouelle sur la soupe et des salades de choux cabus (choucroute). Ils font aussi des brouets, sans pain, de diverses sortes, comme de riz, où chacun pêche en commun. Ils mêlent des pommes cuites, des tartes de poires et de pommes au service de la viande, et mettent tantôt le rôti le premier et le potage à la fin; tantôt au rebours. Ils ont du cumin ou du grain semblable qui est piquant et chaud, qu'ils mêlent à leur pain, et leur pain est la plupart fait avec du fenouil. » Voilà bien, hélas! la cuisine allemande, telle qu'elle est encore de nos jours. Montaigne trouvait tout cela si exquis, que ce qu'il regrettait le plus, « c'était de ne pas avoir mené un cuisinier, pour l'instruire de leurs façons et en pouvoir, au retour, faire voir la preuve chez lui. » J'aurais compris, en effet, qu'il se fût fait accompagner de son cuisinier, mais pour un motif tout autre. Aussi, dans l'intérêt de ses convives, ne puis-je aucunement partager ses regrets.

Arrivé à Augsbourg avec M. d'Estissac, on les prend l'un et l'autre pour des ducs. Or, comme c'était l'usage de proportionner le cérémonial de réception à l'importance des personnages, « les bourgmestres leur envoyèrent présenter quatorze grands vaisseaux pleins de vin, qui leur furent offerts par sept sergents vêtus de livrées. » Vous croyez peut-être que Montaigne va les avertir de leur méprise? Loin de là, il nous apprend lui-même « qu'il défendit qu'on dît leurs conditions, et se promena seul tout le long du jour par la ville; il croit que cela servit à les faire honorer davantage. » Ce sont là de ces exploits de comédie dont nous rions volontiers dans le NOUVEAU SEIGNEUR, mais à la condition que Frontin, et non un philosophe, en est le héros. Montaigne resta quatre jours à Augsbourg, se prélassant dans les honneurs et priviléges de son titre de contrebande. Comme il ne perdait jamais de vue les eaux minérales, il se renseigna sur celles de Sourbronne (ou plutôt *Sauerbrunn*), qui n'étaient distantes que d'une journée. Mais la saison était trop avancée pour qu'il pût aller en essayer. Ce fut chose regrettable, car les eaux alcalino-gazeuses de Sauerbrunn, par leur action fondante et diurétique, auraient mieux convenu pour sa gravelle que celles de Plombières et de Bade, qu'il venait de prendre.

Montaigne quitta Augsbourg le 19 octobre. Seulement un duc ne pouvait partir comme un simple gentilhomme. Aussi nous apprend-il « qu'il laissa, au devant de la porte de la maison où il était logé, un écusson de ses armes qui était fort bien peint, et lui coûta deux écus au peintre et vingt sols au menuisier pour le cadre. » A la bonne heure. C'est noblement s'exécuter. Le prix du cartel est sans doute un peu plus élevé qu'à Plombières, mais les circonstances l'exigeaient, et d'ailleurs combien l'effet dut en être plus imposant!

Montaigne, au sortir d'Augsbourg, gagna Munich, dont il ne nous dit que peu de mots; puis, après quelques allées et venues dans le voisinage, il pénétra dans le Tyrol.

Il fut on ne peut plus agréablement surpris de voir qu'on l'avait faussement renseigné sur les prétendues difficultés de la route. A ce sujet il remarque, « qu'il s'était toute sa vie méfié du jugement d'autrui sur le discours des commodités des pays étrangers; chacun ne sachant goûter que selon l'ordonnance de sa coutume et de l'usage de son village, il avait fait fort peu d'état des avertissements que les voyageurs lui donnaient. » Montaigne compare ingénieusement le Tyrol à une robe « qu'on ne voit que plissée, à cause des accidents de terrain, mais qui, déployée, représenterait une large et splendide surface. » Les villes l'intéressaient médiocrement; il les juge surtout un peu à vol d'oiseau. Ainsi, par exemple, Inspruck lui rappelle Bordeaux; Hall, Libourne; Botzen, Agen; à cela se bornent à peu près les renseignements topographiques qu'il nous en donne. En revanche, la vue si pittoresque des montagnes, l'air pur et libre qu'on y respire, l'accueil si plein de bonhomie qu'on y reçoit, sont pour lui l'occasion des plus doux épanchements. « Si, dit-il, j'avais à promener ma fille qui n'a que huit ans, je l'aimerais autant en ce lieu qu'en une allée de mon jardin. » Aussi, au moment de quitter l'Allemagne, écrit-il à François Hotman, dont il venait de faire connaissance à Bâle, « qu'il avait pris un si grand plaisir à la visitation de cette contrée, qu'il l'abandonnait à grand regret, quoique ce fût en Italie qu'il allât. Tout lui avait semblé plein de commodité et de courtoisie, et surtout de justice et de sûreté. »

Montaigne arrive en Italie.

Trente, où il arrive le 29 octobre, est sa première étape en Italie. Défions-nous désormais un peu de ses jugements, car je crains bien qu'ils ne se sentent de la fâcheuse disposition d'esprit où il se trouve. En effet, il déclare tout d'abord que les

31

villes italiennes n'ont pas du tout ce bon aspect des villes allemandes; les rues en sont plus étroites et les logis n'y offrent pas la même netteté : il y a, au lieu de poêles, des cheminées qui sont loin de les valoir; les lits sont dépourvus de ces moelleux édredons, à la futaine si blanche. C'est la première fois, depuis Plombières, dans un trajet de près de deux cents lieues, que les écrevisses lui manquent; il y a bien des escargots, mais ils sont petits et maigres. Les truffes seules trouvent grâce devant lui, et encore en quels termes! « Ils mangent, dit-il, des truffes qu'ils pèlent, et puis les mettent par petites lèches à l'huile et au vinaigre, qui ne sont pas mauvaises. » *Qui ne sont pas mauvaises,* voilà tout le grand éloge qu'il en fait. Enfin, il clôt dignement ce parallèle par cette dernière boutade que, « s'il eût été seul avec ses gens, il eût été plutôt à Cracovie ou vers la Grèce par terre, que de prendre le tour en Italie. » Heureusement nous verrons peu à peu son ton se radoucir et ses jugements devenir plus équitables.

Et d'abord, de quel côté dirigera-t-il ses pas? Ce ne sera ni vers Rome, ni vers Ferrare, ni vers Florence. « Ces villes, dit-il, sont trop connues d'un chacun, et il n'est pas laquais qui ne puisse en dire nouvelles. » Il se décide pour Venise.

Au sortir de Trente, dont il a été voir la salle du fameux concile, il visite successivement Roveredo, où il s'arrête à peine; le lac de Garde, qui le frappe surtout par son immense étendue; Vérone, dont les arènes lui paraissent le plus beau bâtiment qu'il ait vu de sa vie; Vicence, où il renouvelle ses provisions de parfumerie dans un monastère; puis Padoue, dont il admire plus particulièrement l'église Saint-Antoine. De Padoue, il se rend au petit port de Chaffousine, sur l'Adriatique, d'où une gondole le conduit en deux heures, à travers les lagunes, jusqu'à Venise.

« Cette cité fameuse, qu'il avait une faim extrême de voir, lui parut tout autre qu'il ne l'avait imaginée, et un peu moins admirable. » Telle a été aussi mon impression. Fidèle, du reste, à son système de ne point s'étendre « sur les raretés que tout le monde connaît, » il mentionne à peine la Police, l'Arsenal et la place Saint-Marc. Il parle plus volontiers des courtisanes, auxquelles il ne trouve pas cette beauté extraordinaire qu'on leur attribue, « encore bien, dit-il, qu'il vît les plus nobles de celles qui en font trafic, comme de cent cinquante environ, faisant une dépense en meubles et vêtements de princesses. » Ce qui l'étonne le plus, c'est que « plusieurs grands personnages de la ville ont ces courtisanes à leurs dépens, au vu et su de tout le monde. » Il n'est pas besoin aujourd'hui de passer les Alpes pour être témoin de pareils scandales.

Montaigne ne resta que six jours à Venise. De là il revint à Padoue, d'où il partit le 13 novembre pour aller, dans le voisinage, faire une excursion aux bains d'Abano, de San-Pietro et de Battaglia.

Montaigne aux bains d'Abano, de San-Pietro et de Battaglia.

Abano. — « C'est, dit-il, un village, près des montagnes, au-dessus duquel, à trois ou quatre cents pas, il y a un lieu un peu soulevé où se trouvent plusieurs fontaines chaudes et bouillantes qui sortent du rocher. Elles sont trop chaudes autour des surjons pour s'y baigner et encore plus pour en boire. La trace autour de leur cours est toute grise, comme de la cendre brûlée. Elles laissent force sédiments qui sont en forme d'éponges dures. Le goût en est un peu salé et soufreux. Toute la contrée est enfumée, car les ruisseaux qui coulent par-ci par-là dans la plaine répandent au loin cette chaleur et la senteur. Il y a là deux ou trois maisonnettes assez mal accommodées pour les malades, dans lesquelles on dérive de ces eaux pour en faire des bains. Non-seulement il y a de la fumée où est l'eau, mais le rocher même fume par toutes ses crevasses et jointures, et rend chaleur partout, en manière qu'ils ont percé aucuns endroits où un homme se peut coucher, et de cette exhalation se mettre en sueur : ce qui se fait soudainement. Cette eau, mise dans la bouche, après qu'elle s'est reposée pour perdre sa chaleur excessive, donne un goût plus salé qu'autre chose sans être désagréable. »

San-Pietro. — « Au sortir d'Abano, continue-t-il, nous passâmes à un lieu nommé San-Pietro. C'est un pays de prairies et pacages qui est de même tout enfumé, en divers lieux, de ces eaux chaudes, les unes brûlantes et les autres tièdes, le goût un peu plus mort et mousse que les autres, mais de senteur de soufre quasi point; peu de salure. Nous y trouvâmes quelques traces d'antiques bâtiments. Ces bains rappellent ceux de Dax. »

Battaglia. — Montaigne, qui était venu coucher à Battaglia, visita le lendemain, en détail, les sources et la maison de bains. Il remarque à ce sujet que toutes les eaux minérales de cette contrée se ressemblent; et, en effet, elles doivent émaner d'un même foyer souterrain. Voici ce qu'il dit plus particulièrement de Battaglia : « Le principal usage est la fange (*fango*, boue). Elle se prend dans un grand bassin qui est au-dessous de la maison, à découvert, avec un instrument de quoi on la puise pour la porter au logis, qui est tout voisin. Là ils ont plusieurs instruments de bois propres aux jambes, aux bras, cuisses et autres parties, pour y coucher et enfermer lesdits membres, ayant rempli ce vaisseau de bois tout de cette fange, laquelle on renouvelle selon le besoin. Cette boue est noire comme celle de Barbotan, mais non si granuleuse, un peu plus grasse, chaude d'une moyenne chaleur; d'odeur quasi point. »

Montaigne fut très-peu charmé de ce qu'il vit dans sa tournée. « Tous ces bains-là, dit-il, n'ont pas grande commodité, si ce n'est le voisinage de Venise; tout y est grossier et maussade, et je ne serais d'avis d'y envoyer mes amis. » Aujourd'hui encore ces bains ne se recommandent que par les souvenirs qui s'y rattachent. Ce fut donc sans regret qu'il les quitta pour se rendre à Ferrare et à Florence.

Montaigne à Ferrare et à Florence.

Ferrare. — Il ne resta dans cette ville que 24 heures. « Nous allâmes, dit-il, M. d'Estissac et moi, baiser les mains au duc. Ayant connu notre dessein, il avait envoyé un seigneur de sa cour pour nous recueillir et mener à son cabinet. Nous le trouvâmes debout, devant une table, qui nous attendait. Il ôta son bonnet quand nous entrâmes, et se tint toujours découvert tant que je lui parlai, ce qui fut assez longtemps. » Ce duc, si révérencieux pour Montaigne, était Alphonse II, dont la sœur, la belle Léonore, est surtout connue pour la passion qu'elle inspira au Tasse, comme autrefois Julie à Ovide, passion qui fut également fatale aux deux poëtes. Or, précisément à l'époque où Montaigne vint à Ferrare, le Tasse, victime du ressentiment du prince, y était détenu dans une maison de fous [1]. J'aurais cru que Montaigne nous aurait donné quelques détails sur sa visite au malheureux prisonnier, visite que la gravure a popularisée en jetant sur la physionomie et le maintien des deux personnages une teinte mélancolique et touchante. Chose sin-

---

1. L'arrestation du Tasse avait eu lieu en février 1579, c'est-à-dire près de deux ans avant l'arrivée de Montaigne, et sa captivité à l'hôpital Sainte-Anne se prolongea longtemps encore après son départ. Tout indique du reste que ses actes étaient pour le moins bizarres. Ce fut seulement le 6 juillet 1586 que, sur les vives instances de personnages éminents, et surtout du pape Sixte-Quint, Alphonse II consentit à lui rendre sa liberté.

gulière! Il n'y fait pas la moindre allusion dans son Journal. Le nom du Tasse n'y est même pas prononcé! C'est au point que, sans les quelques mots qu'il en dit dans ses Essais, on en serait presque à douter qu'il ait su que l'auteur de la *Jérusalem délivrée* se trouvait en même temps que lui à Ferrare.

De Ferrare, Montaigne gagna Bologne, d'où il se dirigea vers Florence par les Apennins que, vu l'état avancé de la saison (novembre), il ne fit que traverser. Il regretta plus tard de ne pas avoir fait un petit détour pour aller voir le volcan de Pietra-Mala, dont le sommet, quand le temps est sombre et orageux, vomit des flammes pendant la nuit, « et disait le guide, que, dans les grandes secousses, il s'en regorge parfois de petites pièces de monnaie qui ont quelque figure. » Ces guides sont bien toujours les mêmes. Du moment que vous manquez de visiter une chose, soyez sûr que c'est précisément celle-là qui est la plus extraordinaire.

Florence. — Montaigne, avant d'entrer dans Florence, se plut à visiter le *Pratolino*, maison de campagne du grand-duc. La description qu'il donne du labyrinthe, des cascades, des grottes, des stalactites et des autres ornements du jardin, pourrait parfaitement s'appliquer aujourd'hui à la villa *Pallavicini*, des environs de Gênes. Là aussi, « il semble qu'exprès on ait choisi une assiette incommode, stérile et montueuse, voire même sans fontaines, pour avoir cet honneur de les aller quérir à cinq milles de là, et son sable et chaux à cinq autres milles. » Montaigne remarqua surtout « dans une grande et belle volière de petits oiseaux, comme chardonnerets, qui ont à la queue deux longues plumes, comme celles d'un grand chapon. » Il y vit également « un mouton de fort étrange forme, et un animal de la grandeur d'un grand mâtin, de la forme d'un chat, tout martelé de blanc et de noir, qu'ils nomment un tigre. » Cette manière d'écrire l'histoire naturelle ne rappelle-t-elle pas un peu, par sa naïveté, les récits du souriceau de la fable?

La vue de Florence paraît n'avoir fait sur l'esprit de Montaigne que très-peu d'impression. Ainsi, il ne dit presque rien des splendides et immortels chefs-d'œuvre que les Médicis y avaient réunis, les mêmes qui ornent encore actuellement ses places et ses musées, tandis qu'il s'étend avec une nouvelle complaisance sur les futilités d'une autre maison de campagne, la villa *Castello*. Elle n'a pas, il est vrai, de ménagerie vivante comme celle de Pratolino, mais, en revanche, « on y voit toutes sortes d'animaux représentés au naturel, rendant qui par le bec, qui par l'aile, qui par l'ongle, ou l'oreille, ou le naseau, l'eau des fontaines. » Quand on sort de voir de si merveilleuses choses, on est effectivement bien excusable de ne plus avoir d'admiration en réserve pour les vulgaires créations des Michel-Ange ou des Benvenuto Cellini.

Montaigne ne resta que trois jours à Florence, et nous venons de dire comment il y employa la plus grande partie de son temps. Il quitta cette ville le 24 novembre, se dirigeant vers Rome par Sienne, dont il parle avec éloge, Monte-Alcino, qu'il compare à Saint-Émilion, et Acquapendente à Senlis. Nous savons déjà qu'il affectionne beaucoup ce genre de rapprochements. Au sortir d'Acquapendente, patrie du célèbre anatomiste Fabrice, il longe le lac de Bolsena (*Vulsiniensis lacus*), lequel occupe le vaste cratère d'un volcan éteint et laisse poindre à sa surface deux îlots arides et nus. Le principal, dit de *la Marta*, servit d'exil à Théodat Amalasonte, reine des Goths, dont la fin si lamentable [1] a inspiré à Corneille une tragédie plus lamentable encore. Ce lac, à en croire Pline, serait « semé d'îles flottantes que les vents poussent dans diverses directions (*lacus in quo fluctuant insulæ quas venti huc et illuc impellunt*). » Ces prétendues îles sont tout simplement des amas de détritus végétaux, ce qui explique leur mobilité.

Montaigne, avant d'atteindre Viterbe, s'écarta un peu de son chemin pour aller visiter plusieurs bains où nous allons le suivre.

Montaigne aux bains de Vignone, Saint-Cassien, Montefiascone et Viterbe.

Vignone. — « Ce bain, dit-il, est situé dans un endroit un peu haut ; tout au pied passe la rivière d'Orcia. Il y a dans ce lieu une douzaine environ de petites maisons peu commodes et désagréables, et le tout paraît fort chétif. Là est un grand étang, entouré de murailles et de degrés, d'où l'on voit bouillonner, au milieu, plusieurs jets d'eau chaude qui n'a pas la moindre odeur de soufre, élève peu de fumée, laisse un sédiment roussâtre, et paraît être plus ferrugineuse que d'aucune

---

1. Elle fut étranglée par ordre de Théodat, son second mari. Ce fut pour venger sa mort que Justinien fit envahir l'Italie par Bélisaire (535), lequel, après s'être emparé de la Sicile, de Naples et de Rome, tua le meurtrier qui s'enfuyait de Ravenne, prit cette ville, et y fit prisonnier Vitigès, roi des Goths, qu'il traîna ensuite en triomphe à Constantinople. Il ne reste à la Marta aucun vestige du séjour qu'y fit la reine Amalasonte.

autre qualité ; mais on n'en boit pas. La longueur de cet étang
est de 60 pas, et sa largeur de 25. Il y a tout autour quatre ou
cinq endroits séparés et couverts, où l'on se baigne ordinairement. » Les bains de Vignone sont restés, à peu de chose près,
dans l'état où ils étaient du temps de Montaigne. L'eau qui les
alimente est une eau sulfureuse calcaire, d'une température de
40 degrés, laquelle eau est depuis longtemps réputée pour le
traitement des débilités nerveuses. Laurent de Médicis, dit le
Magnifique, se trouvait à ces bains en mai 1490, lorsque son
fils Pierre lui écrivit pour lui annoncer la visite du célèbre
Hermolao Barbaro.

Saint-Cassien. — Montaigne dit simplement qu'on préfère d'habitude pour la boisson les eaux de Saint-Cassien à
celles de Vignone, comme étant plus efficaces. Elles jaillissent
tout près de S. Quirico, à 18 milles du côté de Rome, à la gauche
de la grande route. Ces eaux, par leur importance et les souvenirs historiques qui s'y rattachent, méritaient certainement
plus qu'une simple mention. Sulfureuses et thermales, comme
celles de Vignone, elles conviennent pour les mêmes affections,
mais de plus elles sont tout spécialement recommandées, surtout la source Sainte-Lucie, pour le traitement des maladies
des yeux et des paupières. Chose remarquable ! cette même
spécificité d'action leur était déjà attribuée du temps des Romains. C'est à ces eaux (*balnea Clusini*) qu'Horace fut envoyé
par Antonius Musa pour y prendre des bains et des douches.
Or, lui-même nous l'apprend, il était *lippus*, en d'autres termes,
moins poétiques peut-être, il était.... chassieux. Horace, du
reste, s'en trouva médiocrement bien, car ce fut peu de temps
après, qu'Antonius Musa lui prescrivit le traitement hydrothérapique dont nous avons parlé (page 374).

Montefiascone. — Il existe à une petite distance de la
ville de ce nom plusieurs sources sulfureuses thermales, extrêmement minéralisées. Montaigne fut voir la principale, que je
crois être l'antique *lacus Vadimonis*. « C'est, dit-il, un bain
situé dans une très-grande plaine formant un petit lac à l'un
des bouts duquel on voit une très-grosse source jeter une eau
qui bouillonne avec force, et presque brûlante. On boit de cette
eau pendant sept jours, dix livres chaque fois ; on s'y baigne
le même temps, ayant eu soin de la laisser refroidir pour en
diminuer la chaleur. Celui qui tient la maison de bains vend
une certaine boue qu'on tire du lac et dont usent les bons chré-
tiens, en la délayant avec de l'huile, pour la guérison de la
gale, et, pour celle des brebis et des chiens, en la délayant avec

de l'eau. Nous y trouvâmes beaucoup de chiens du cardina
Farnèse qu'on y avait menés pour les faire baigner. » La
clientèle de ces eaux est restée à peu près la même. Inutile
d'ajouter que Montaigne fut très-peu tenté de s'y fixer pour
y suivre une cure.

Toute cette contrée représente un sol essentiellement volcanique, mélangé de couches marines, fluviatiles et lacustres. Les
eaux minérales y abondent : aussi Montaigne se trouvait-il là
en quelque sorte dans son élément. Arrivé à Viterbe, cette ancienne capitale de l'Etrurie, il s'inquiète peu de la ville, de ses
ruines romaines, de ses monuments gothiques du moyen âge :
toute son attention est pour les eaux minérales, qu'il s'em-
presse d'aller visiter. Ecoutons-le nous raconter ses impressions :

Viterbe. — « J'allai, dit-il, voir d'assez grand matin quelques bains de ce pays situés dans la plaine et passablement
éloignés de la montagne. Je vis une maisonnette dans laquelle
est une petite source d'eau chaude qui forme un petit lac pour
se baigner. Cette eau n'a ni saveur ni odeur, elle est médiocrement chaude. Je jugeai qu'il y a beaucoup de fer, mais on n'en
boit pas. Plus loin, au bas d'un édifice appelé le *Palais du
pape*, il y a trois jets d'eau chaude, de l'un desquels on use en
boisson. L'eau n'en est que d'une chaleur médiocre et tempérée ; elle n'a point de mauvaise odeur. On y sent seulement
au goût une petite pointe où le nitre me semble dominer. »
Montaigne désigne probablement ici la source ferrugineuse de
la Grotte et la source sulfureuse de *la Croix*, lesquelles sources
alimentent le petit établissement thermal qu'y fit élever le pape
Nicolas V, en souvenir des bons effets qu'il en avait obtenus.
Montaigne parle ensuite des abondants dépôts qui se forment
autour de ces sources, et qu'il compare assez judicieusement
à la matière première du marbre (ce sont, en effet, des carbonates calcaires), puis il ajoute : « On boit là, tout comme ailleurs, par rapport à la quantité ; on se promène après et l'on se
trouve bien de suer. Ces eaux sont en grande réputation ; on
les transporte par charge dans l'Italie. On leur attribue spécialement une grande vertu pour les maux de reins. J'y étais
allé dans l'intention d'en boire pendant trois jours, mais j'y re-
nonçai, n'en augurant pas bien par suite d'une inscription
qu'on voit sur le mur, et qui contient les invectives d'un malade contre les médecins qui l'avaient envoyé à ces eaux, dont
il se trouvait beaucoup plus mal qu'auparavant. » Voilà bien
Montaigne avec ses incertitudes, toujours en défiance des méde-

cins, et prêt, au contraire, à ajouter foi aux moindres récriminations des malades.

« Je terminai, dit-il, ma tournée par visiter l'endroit où les
habitants de Viterbe amassent les lins et les chanvres qui font
la matière de leurs fabriques, et où les hommes seuls travaillent,
sans employer aucune femme. Il y avait un grand nombre d'ouvriers autour d'un certain lac où l'eau, dans toute saison, est
également chaude et bouillante. Ils disent que ce lac n'a point
de fond, et ils en dérivent de l'eau pour former d'autres petits
lacs tièdes où ils mettent rouir le chanvre et le lin. » Montaigne
ne paraît pas se douter que, « ce certain lac, » qu'il traite un
peu dédaigneusement, n'est autre que le fameux *Bullicame*, si
célèbre dans l'antiquité, et dont il est parlé plusieurs fois dans
le Dante et dans Fazio degli Uberti. Je ne reviendrai pas sur ce
que j'en ai dit dans l'article consacré à Viterbe (page 281).

De retour de ses excursions thermales, Montaigne se remet
en route. Il longe le lac de Vico, lequel occupe, comme celui
de Bolsena, un ancien cratère, « creusé au centre du mont
Cimino ; »

Et Cimini cum monte lacum.....   (Virg.)

puis va coucher à Ronciglione, pour repartir le lendemain
matin dès trois heures, « tant il avait envie de voir le pavé de
Rome. » Devant lui s'étend « une grande plaine au milieu de
laquelle, en certains endroits secs et dépouillés d'arbres, on
voit bouillonner des sources d'eau froide assez pure, mais tellement imprégnée de soufre, que de fort loin on en sent l'o-
deur. » Il la traverse à cheval sans s'y arrêter, et, le même
jour, le dernier de novembre, dans la soirée, il fait enfin son
entrée dans Rome.

Montaigne à Rome.

Montaigne oublie de nous dire quelle impression la vue de
Rome produisit tout d'abord sur son esprit. C'est qu'en y arrivant il souffrait trop de sa gravelle pour s'occuper d'autre
chose que de lui-même. Je ferai remarquer à ce sujet que, depuis qu'il se trouvait en Italie, ses coliques néphrétiques avaient
pris une telle intensité et une telle fréquence, que c'étaient à
tout instant de nouvelles crises, suivies de l'expulsion de
quelque calcul. D'où provenait cette recrudescence ? La raison,

je crois, doit en être cherchée moins dans les fatigues du
voyage que dans la nature du régime qu'il suivait. Ce régime
consistait principalement en salades de limons et d'oranges,
crudités de toutes sortes, mets fortement épicés, vins purs ou
presque purs. Quoi de plus détestable pour une gravelle d'a-
cide urique! Or telle était l'espèce de gravelle dont il était atteint, car, ainsi qu'il le répète à satiété, le sable était rouge et
les pierres offraient de même une teinte roussâtre.

Douze jours après son arrivée à Rome, il fut pris d'une
crise beaucoup plus forte, à tel point qu'il se trouva mal. Crai-
gnant alors « pour une inusitée déflexion de ses reins d'y être
menacé de quelque ulcère, » il crut devoir consulter un médecin. Celui-ci lui fit prendre « de la casse, de la térébenthine
de Venise, certain sirop de bon goût, puis un amandé dans lequel
entraient les quatre semences froides. » C'était beaucoup peut-
être pour un malade qui avait horreur des remèdes. Aussi
Montaigne n'en ayant éprouvé d'autres effets « que l'odeur
de l'urine à la violete de mars » (on sait que ceci est particulier à la térébenthine), en resta là de son traitement.

Une fois rétabli, il s'empressa de solliciter une audience du
pape, laquelle lui fut accordée immédiatement. Les détails
qu'il raconte sur sa réception prouvent qu'à cette époque, le
cérémonial de la cour de Rome était le même que de nos jours.
Ainsi Montaigne, « après avoir été béni en entrant par le saint-
père, se mit à genoux devant lui, baisa sa pantoufle rouge où
était bordée une croix blanche, répondit, toujours à genoux,
aux questions que le pape lui adressa, puis, recevant de nouveau sa bénédiction, se releva et sortit à reculons. » Or c'est
littéralement ainsi que les choses se passèrent pour Magendie
et pour moi, en 1843, lors de l'audience que nous donna
Grégoire XVI; je dois même dire que mon illustre et regrettable maître se prêta de fort bonne grâce au baisement de la
mule. Quant à Montaigne, il assure qu'au moment où il se
penchait, « le pape avait un peu haussé le bout du pied, ce
qu'il ne fit pour personne. » N'est-ce pas plutôt Montaigne qui
laisse un peu percer ici le bout de l'oreille?

Le séjour de Rome plut singulièrement à Montaigne. Il y
resta cinq mois, employant son temps en promenades de tous
côtés, en visites aux monuments, aux musées et aux bibliothè-
ques, et en excursions à cheval hors de la ville. Les églises
étaient ses lieux de rendez-vous de prédilection, moins au
point de vue de l'art qu'à cause des cérémonies religieuses dont
la pompe lui plaisait singulièrement et qu'il suivait en véri-

table fidèle. « Le mercredi de la semaine sainte, je fis, dit-il, la visite des sept églises avec M. de Foix, avant dîner, et nous y mîmes environ cinq heures. Entre autres plaisirs que Rome me fournissait en carême, c'étaient les sermons. Il y avait d'excellents prêcheurs, surtout parmi les jésuites. »

Voici à ce sujet comment il s'exprime : « C'est merveille, dit-il, combien de part ce collége tient en la chrétienté ; et crois qu'il ne fut jamais confrérie et corps parmi nous qui tînt un tel rang ni qui produisît enfin des effets tels que feront ceux-ci, si leurs desseins continuent. Ils possèdent tantôt toute la chrétienté : c'est une pépinière de grands hommes en toutes sortes de grandeur. C'est celui de nos membres qui menace le plus les hérétiques de notre temps. » Ce langage enthousiaste de Montaigne, que lui inspiraient sa haute estime pour les jésuites et sa haine de l'hérésie, pourra paraître quelque peu étrange à ceux qui ne veulent voir en lui que l'apôtre du scepticisme. Or, bien loin d'être sceptique en religion [1], Montaigne se fût plutôt montré intolérant : témoin l'ardeur de ses controverses en Allemagne avec divers ministres du culte réformé.

Montaigne, pendant son séjour à Rome, menait, qu'on me pardonne l'expression, la vie d'un vrai *flâneur*, tout spectacle, pourvu qu'il fût nouveau, exerçant sur lui un attrait irrésistible. Ainsi un jour il va voir exorciser un possédé, et le lendemain circoncire un enfant juif : double cérémonie dont il se plaît à raconter minutieusement tous les détails. Il poussa même la curiosité jusqu'à vouloir assister à l'exécution d'un fameux bandit, nommé Catena, « qui fut étranglé d'abord, puis détranché en quatre quartiers. » Quelle contenance fit Montaigne pendant l'exécution ? Très-bonne, je présume, car il se contente de parler des autres. « Je remarquai, dit-il, combien le peuple s'effraie des rigueurs qui s'exercent sur les corps morts. Ces mêmes gens qui n'avaient pas senti de le voir étrangler, à chaque coup qu'on donnait ensuite pour le hacher, s'écriaient d'une voix piteuse. » A cela se borne l'oraison funèbre du bandit. Seulement Montaigne fait très-justement ob-

---

1. L'épitaphe suivante, qu'on lit aux Feuillants de Bordeaux, fait bien sentir l'esprit tout à la fois religieux et sceptique de Montaigne :

> Solius addictus jurare in dogmata Christi,
> Cætera Pyrrhonis pendere lance sciens.

« Attaché fermement aux seuls dogmes du christianisme, il sut peser tout le reste à la balance de Pyrrhon. »

server qu'en mutilant ainsi le cadavre au lieu du patient, on sauvegardait les droits de l'humanité tout en atteignant le même but, qui était d'imprimer aux populations un salutaire effroi.

Montaigne, dans ses excursions *extrà muros*, n'eut garde d'oublier la source sulfureuse de Tivoli, si célèbre autrefois, mais alors complétement abandonnée. Il se contenta d'acheter des dragées faites avec l'écume et le sédiment que ses eaux déposent. Les pastilles de Vichy sont donc loin d'être, en tant que pastilles hydrominérales, d'invention moderne.

Le séjour de Montaigne à Rome se trouva prolongé un peu plus qu'il ne l'avait prévu, par les négociations que nécessitèrent deux graves affaires qu'il avait à cœur de mener à bonne fin. La première est relative à la censure de ses ESSAIS, «lesquels, après plusieurs conférences avec le maître du sacré palais, lui furent remis châtiés selon l'opinion des docteurs moines. » Les changements exigés se bornèrent à peu de chose. La seconde affaire est une affaire d'amour-propre; il s'agissait pour lui de se faire nommer citoyen romain.

Montaigne se fait nommer citoyen romain.

« Je recherchai, raconte-t-il, et employai tous mes cinq sens de nature, pour obtenir le titre de citoyen romain, ne fût-ce que pour l'ancien honneur et religieuse mémoire de son autorité. J'y trouvai de la difficulté; toutefois je la surmontai. L'autorité du pape y fut employée par le moyen de son majordome qui m'avait pris en singulière amitié et s'y peina fort; et m'en fut dépêché lettres très-authentiques le 5 avril 1581, en la même forme et faveur de paroles que les avait eues le seigneur Jacomo Buon-Compagno, duc de Sero, fils du pape[1]. C'est un titre vain : tant y a-t-il que j'ai reçu beaucoup de plaisir de l'avoir obtenu. » Non, ce titre n'était pas aussi vain aux yeux de Montaigne qu'il veut bien le dire, sans quoi il ne se fût pas donné tant de mouvement pour se le faire décerner. Il n'en parlerait pas à tout propos dans ses ESSAIS comme dans son JOURNAL, et surtout il ne rapporterait pas tout au long les

---

1. Il s'agit du pape Grégoire XIII (*Buon-Compagno*) qui effectivement avait été marié. Ce pape est surtout célèbre par la réforme qu'il opéra en 1582, l'année même qui suivit le départ de Montaigne, du calendrier Julien établi par César l'an 46 avant J. C. C'est ce calendrier qu'on suit aujourd'hui dans presque toute l'Europe, sous le nom de *calendrier grégorien*.

termes du diplôme par lequel « le sénat et le peuple romain,
d'après l'antique usage de la république, confèrent à l'illustris-
sime chevalier de Montaigne cette éminentissime distinction »
(suit l'énumération non moins ronflante de toutes ses belles
qualités). Comment ne voit-il pas que ce sont là, ainsi que lui-
même le dit ailleurs, « services de phrases italiennes, bonnes
per la predica? » Comment, enfin, ignore-t-il ou feint-il d'i-
gnorer que ces lettres patentes qui lui semblent si personnellement flatteuses, sont brodées toutes sur le même canevas
pour chaque récipiendaire, quel que soit son rang ou sa naissance?

Pèlerinage de Montaigne à Lorette.

Montaigne partit de Rome le 19 avril, avec l'intention de se
rendre aux bains de Lucques. Mais, au lieu de suivre la voie
la plus directe, qui était celle de Sienne, il aima mieux faire
un assez long détour par Narni, Spolette, Foligno et Macerata,
afin de visiter le célèbre pèlerinage de Lorette, où il arriva le
25 du même mois.

La description qu'il donne de la *Santa Casa,* ou maison de
la Vierge, est pleine d'intérêt. « Là, dit-il, se voit, au haut des
murs, l'image de Notre-Dame, faite de bois; tout le reste est
si fort paré de vœux, riche de tant de lieux et princes, qu'il
n'y a jusques à terre pas un pouce vide, et qui ne soit couvert de quelque lame d'or et d'argent. J'y pus trouver, à
toute peine, place et avec beaucoup de faveur, pour y loger
un tableau dans lequel il y a quatre figures d'argent attachées :
celle de Notre-Dame, la mienne, celle de ma femme, celle de
ma fille ; et sont toutes de rang, à genoux, dans ce tableau, et
la Notre-Dame au haut sur le devant. Mon tableau est logé à
main gauche contre la porte d'entrée, et je l'y ai laissé très-
curieusement attaché et cloué. » Quelle put être ici la pensée
de Montaigne ? Ne devons-nous voir dans cet *ex-voto* qu'une
exhibition semblable à celle de son écusson? J'y vois bien plutôt un acte profondément religieux. En effet, il ajoute : « Nous
fîmes en cette chapelle-là nos pâques, ce qui ne se permet pas
à tous. Un jésuite allemand m'y dit la messe et donna à com-
munier. »

Que demander de plus? Ce qui suit paraîtra peut-être plus
significatif encore. « Ce lieu, dit-il, est plein d'infinis miracles.
Je n'en citerai qu'un seul. Il y avait là Michel Marteau, seigneur de la Chapelle, Parisien, jeune homme très-riche, avec

grand train. Je me fis fort particulièrement et curieusement réciter par lui et par aucuns de sa suite, l'événement de la guérison d'une jambe qu'il disait avoir eue de ce lieu ; il n'est possible de mieux ni plus exactement former l'effet d'un miracle. Tous les chirurgiens de Paris et d'Italie s'y étaient faillis. Il y avait dépensé plus de trois mille écus ; son genou enflé, inutile et très-douloureux, il y avait plus de trois ans, devenait de plus en plus mal, plus rouge, enflammé et enflé, jusques à lui donner la fièvre. En ce même instant, tous autres médicaments et secours abandonnés depuis plusieurs jours, dormant, il songe tout à coup qu'il est guéri, et il lui semble voir un éclair. Il s'éveille, crie qu'il est guéri, appelle ses gens, se lève, se promène, ce qu'il n'avait pas fait oncques depuis son mal ; son genou désenfle, la peau flétrie tout autour du genou et comme morte, lui toujours depuis en amendant, sans nulle autre sorte d'aide. Et lors, quand je le vis, il était en cet état d'entière guérison, étant revenu à Lorette d'un voyage de deux mois qu'il venait de faire à Rome. De sa bouche et de tous les siens, il ne s'en peut tirer pour certain que cela. »

Quand Montaigne écrivait ces lignes, il n'avait pas encore cinquante ans, et il avait publié les deux premiers livres de ses Essais !

Ainsi, voilà l'auteur du fameux *Que sais-je?* qui, malgré sa santé très-délabrée, entreprend au loin un fatigant pèlerinage. A peine arrivé, il n'a rien de plus pressé que de se mettre, lui et sa famille, sous la protection de la Vierge. Il se confesse, communie, puis, comme si ce n'était pas assez, il fait hautement profession de croire aux miracles[1] ; il va même jusqu'à en citer un dont il n'hésite pas à se porter garant. Qui donc, après de tels actes et de telles déclarations, pourrait suspecter encore la sincérité de ses sentiments religieux ?

Montaigne resta trois jours entiers à Lorette. Il eut quelque velléité de se rendre ensuite à Naples, en longeant le littoral de l'Adriatique, mais la crainte des bandits et l'impatience d'arriver aux bains de Lucques firent qu'il y renonça. Il s'achemina donc vers ces bains, qu'il atteignit le 8 mai.

---

1. « Le *miracle* (c'est toujours Montaigne qui parle) du transport de la *Casa Santa*, qu'ils tiennent être la maison propre où en Nazareth naquit Jésus-Christ, et son remuement, premièrement en Esclavonie, puis près d'ici, puis enfin ici, est gravé, en plusieurs langues, sur de grosses tables de marbre, en l'église, le long des piliers. Il y a au chœur les armes de nos rois suspendues. »

Montaigne s'installe aux bains de Lucques.

Une fois arrivé à ces bains, Montaigne ne négligea rien pour s'y installer de la manière la plus confortable. « Il y a là, dit-il, trente ou quarante maisons tout à fait bien accommodées. Je les reconnus quasi toutes avant de faire marché, et m'arrêtai à la plus belle, notamment pour le prospect qui regarde la vallée, la rivière de la Lima et les montagnes environnantes. Ces montagnes sont toutes bien cultivées et vertes jusqu'à la cime, peuplées de châtaigniers et oliviers, et ailleurs de vignes qu'ils plantent et disposent en forme de cercles et de degrés. Mon hôte, qui est pharmacien, se nomme le capitaine Paolini. » Le voilà organisé. Tout entier désormais au traitement thermal qu'il s'est prescrit de sa propre ordonnance, il ne parlera plus que de ce qu'il fait, de ce qu'il prend et.... de ce qu'il rend[1]. Montaigne dans cette naïve exposition de son état physique, semble s'être inspiré de ce précepte d'Horace : « Si ton estomac, si ta poitrine et si tes jambes sont en bon état, les trésors des rois ne sauraient rien ajouter à ton bonheur : »

> Si ventri bene, si lateri est pedibusque tuis, nil
> Divitiæ poterunt regales addere majus.

N'espérez pas qu'il vous fasse grâce de la moindre circonstance relative à l'opération de ces eaux. Toute cette partie de son Journal est d'une monotonie désespérante. Cette attention si minutieuse de sa santé et de lui-même semble attester de la part de Montaigne une crainte de la mort qui touche à la pusillanimité, encore bien que, par moments, il affecte un complet détachement de la vie. Aussi pourrait-on lui appliquer ce mot que Cicéron met dans la bouche de je ne sais quel personnage : « Je ne veux pas mourir, mais il me serait fort indifférent d'être mort » (emori nolo, sed me mortuum nihil æstimo).

Laissons-le noter jour par jour et heure par heure, sur son

---

1. Il entre parfois dans des détails incroyables. Témoin le passage suivant : « Le soir du 21 août, raconte-t-il, il me fut donné un lavement très-bien préparé avec de l'huile, de la camomille et de l'anis. Le capitaine Paolini me l'administra lui-même avec beaucoup d'adresse ; car, quand il sentait que les vents refoulaient, il s'arrêtait et retirait la seringue à lui, puis il reprenait doucement et continuait, de façon que je pris ce remède tout entier sans aucun dégoût. » Argan du *Malade imaginaire* n'eût pas mieux dit.

Journal, tout ce que les eaux prises en boisson, en bains et en douches, lui font éprouver. Ce sont là de ces passe-temps auxquels on comprend qu'un malade se livre pour mieux fixer ses souvenirs, mais qui, en définitive, n'intéressent que lui. Aussi nous contenterons-nous de relater sommairement quelques-unes des principales évolutions de sa cure.

Il prit tout d'abord une médecine de casse, se purger étant alors, comme cela a été longtemps depuis, le prélude obligé de toute médication thermale. Ensuite il commença son traitement. « L'usage ici, dit-il, est de boire les eaux huit jours, puis de se baigner trente; on évite de prendre le bain et la boisson le même jour, dans la crainte que leurs effets ne se contrarient. J'agis contre ces règles. » Elles étaient sans doute un peu arbitraires; celles qu'il lui substitua de son chef valaient-elles beaucoup mieux? Voyons-le à l'œuvre. Il s'ingurgite tous les matins, coup sur coup, de sept à huit livres d'eau minérale; de plus il prend, chaque après-midi, un bain d'une à deux heures, suivi d'une forte douche. Je veux bien que les eaux de Lucques soient des eaux très-anodines, mais encore faut-il quelque mesure dans leur emploi. Aussi entendons-nous Montaigne se plaindre à tout instant de gonflement, de malaise, d'insomnie, d'irritation vésicale, à tel point qu'en moins de huit jours il se sent littéralement sur les dents. Alors que de récriminations contre la médecine et les médecins! C'est toujours son même refrain. Or, notez que, fidèle à son système, il n'a pris conseil que de lui seul; par conséquent, c'est lui seul qu'il devrait accuser. Enfin, après bien des tâtonnements et bien des essais dont aucun ne lui réussit, il crut prudent de suspendre son traitement.

Un bal champêtre donné par Montaigne.

Ici se place, dans le récit de Montaigne, la description d'un bal champêtre que, pour occuper ses loisirs, il donna aux jeunes filles de l'endroit. Ce bal eut lieu sur la place publique. « J'avais, raconte-t-il, fait publier, quelques jours auparavant, la fête dans tous les lieux voisins. La musique se composa de cinq fifres que je nourris pendant tout le temps et que je gratifiai d'un écu pour eux tous. » Aujourd'hui un orchestre coûte plus cher; il est vrai que son personnel est un peu plus varié. « Nous commençâmes, dit-il, le bal avec les femmes du village auxquelles se joignirent bientôt plusieurs dames et gentilshommes de la seigneurie. J'allais parmi les villageoises choisissant des yeux tantôt l'une, tantôt l'autre, et j'avais égard à la beauté, ainsi qu'à la gentillesse : d'où je leur faisais observer que l'agrément d'un bal ne dépendait pas seulement du mouvement des pieds, mais encore de la contenance, de l'air, de la bonne façon et de la grâce de toute la personne. Les prix des danseuses consistaient en mouchoirs, fichus et petites binbloteries. Ils furent ainsi distribués, aux unes plus, aux autres moins, suivant leurs mérites. La distributrice les leur offrait de ma part, en leur disant toujours d'un air agréable : C'est monsieur le chevalier qui vous fait ce beau présent; remerciez-le. — Point du tout, répliquais-je. Vous en avez l'obligation à cette dame qui vous a jugée mériter, entre tant d'autres, cette petite récompense. Je suis seulement fâché que l'objet ne soit pas plus digne de telle ou telle de vos qualités, lesquelles alors je détaillais suivant ce qu'elles étaient. — Les choses se passèrent de même pour les hommes. La fête finie, j'invitai tout le monde à souper. J'en fus quitte pour plusieurs pièces de veau et quelques paires de poulets. »

Montaigne, on le voit, nous transporte ici en pleine pastorale. Sa qualité d'amphitryon et d'ordonnateur l'empêcha seule de prendre part à la danse, ainsi que cela lui arrivait d'habitude. Chacun, lui-même nous l'apprend, se montra charmé de son amabilité et de la manière grande et noble dont il avait fait les choses.

Ce que Montaigne éprouve des eaux.

Montaigne, après plusieurs jours de repos, reprit son traitement. Il se trouvait alors dans l'état suivant : « Je souffrais peu des reins, dit-il, mais je sentais de la pesanteur sur le front et des bourdonnements d'oreille. Quand je voulais lire ou regarder fixement un objet, mes yeux se couvraient de certains nuages qui, sans rendre la vue plus courte, y occasionnaient je ne sais quel trouble. J'avais en même temps des étourdissements. » C'étaient là bien évidemment les signes d'un état congestif du cerveau. Mais Montaigne, avec ses idées médicales à lui, en jugea tout autrement; il voulut y voir de la faiblesse et du défaut de ton. Aussi se fit-il administrer tous les jours, sur la tête, des douches d'une demi-heure avec l'eau de la source Barnabé, qui est une des plus actives de Lucques. Le cerveau, bien entendu, se prit davantage, au point même

qu'une attaque parut imminente. S'apercevant, assez à temps
heureusement, qu'il faisait fausse route, il changea tout à coup
ses batteries. Désormais, plus de bains, plus de douches, mais
la boisson à plus haute dose encore qu'au début. Et en effet, il
se soumit à une véritable question humide, buvant tous les
matins jusqu'à neuf à dix livres d'eau minérale. Son attente
fut encore trompée, car cette médication soi-disant dépurative, dont il se promettait merveille, n'aboutit qu'à des vomissements et à des crampes d'estomac.

Que faire cependant? Consulter? Bien au contraire, c'est lui
qui donnera des consultations. Inhabile à se traiter, il traitera
les autres, et, qui plus est, ses ordonnances feront loi. « Quelques médecins, raconte-t-il, ayant à prendre un parti important pour un jeune seigneur, M. Paul de Cesis, qui était à ces
bains, vinrent me prier de vouloir bien assister à leur délibé-
ration et entendre leur avis, parce qu'on était résolu de s'en
tenir à ce que je déciderais. J'en riais alors en moi-même ;
mais il m'est arrivé plus d'une fois pareille chose pendant mes
voyages. » C'est peut-être le cas de se demander qui l'on
trompait ici. Or, pour quiconque connaît la causticité italienne,
si remplie d'urbanité et de déférence, nul doute que ce pauvre
Montaigne, qu'aveuglait son amour-propre, n'ait été la dupe
d'une mystification concertée. Il devait, du reste, être magnifique
dans ce rôle de consultant, à en juger par l'incroyable aplomb
avec lequel il débite, à tout propos, dans son JOURNAL, les plus
monstrueuses stupidités en médecine.

Voilà bientôt un mois que Montaigne est à Lucques, et il
s'en faut beaucoup que sa position se soit améliorée. Ce qui le
confond surtout, c'est la quantité prodigieuse de sable et de
pierres que, grâce à son régime de crudités et d'acides, il continue de rendre. Fatigué du traitement et découragé de l'insuccès de chaque nouvelle tentative, il se décide le 21 juin à
quitter Lucques, afin de voir s'il ne trouvera pas quelque autre
Bain plus à sa convenance.

Excursion de Montaigne à Pise.

Son intention était de se rendre d'abord aux eaux de Monte-
Catini, dont il avait entendu dire beaucoup de bien : quelques
malades, à Lucques, buvaient même de l'eau transportée du
Tettuccio, qui en est la principale source. Par malheur, il ne
s'était pas suffisamment renseigné sur la situation de ce Bain,

de telle sorte qu'arrivé à Pistoia, il apprit qu'il l'avait dépassé de six à sept milles ; au lieu de revenir sur ses pas, ce qui eût été le parti le plus sage, les eaux de Monte-Catini lui convenant mieux que celles de Lucques, il continua sa route vers Florence, où il arriva le 23 juin. Nous avons déjà parlé de son premier séjour dans cette ville ; il y resta moins de temps cette fois-ci. Ses principales distractions furent d'aller voir les salles d'escrime, les courtisanes, la course des chars et celle des barbes ou chevaux sauvages. Il s'amusa beaucoup aussi de la revue passée par le grand-duc François de Médicis de toutes les villes de la Toscane, que « représentaient des estafiers dans un accoutrement moins imposant que burlesque. » Enfin, après avoir été visiter une dernière fois sa chère villa Pratolino, il quitta Florence le 1ᵉʳ juillet, et prit la direction de Pise, où il fut rendu le lendemain.

Pise. — Pise parut l'intéresser autant que Florence. Son premier soin fut de faire une emplette de poisson qu'il envoya aux comédiennes[1] du grand théâtre. Puis, comme il avait une foi toute particulière aux remèdes de bonne femme, il y acheta pour son usage un gobelet de bois de tamaris, lequel bois, ajoute-t-il, « communique aux boissons des propriétés souveraines contre les maux de rate et la gravelle. »

« Je vis là, dit-il, avec beaucoup de plaisir, les principaux monuments qui ne sont pas nombreux, et surtout le bâtiment du cimetière qu'on appelle *Campo-Santo*. Au milieu de cet édifice, est un endroit découvert où l'on continue d'inhumer les morts. On assure ici généralement que les corps qu'on y dépose se gonflent tellement dans l'espace de huit heures qu'on voit sensiblement s'élever la terre ; que huit heures après ils diminuent et s'affaissent ; qu'enfin dans huit autres heures les chairs se consument, de manière qu'avant que les vingt-quatre heures soient passées, il ne reste plus que les os tout nus. *Ce phénomène est semblable à celui du cimetière de Rome* où, si l'on met le corps d'un Romain, la terre le repousse aussitôt. Cet endroit est pavé de marbre comme le corridor. On a mis par-dessus le marbre de la terre à la hauteur d'une ou deux brasses et l'on dit que cette terre fut apportée de Jérusalem dans l'expédition que les Pisans y firent avec une grande ar-

1. Cette affectation de parler sans cesse de ses liaisons avec les comédiennes et les courtisanes semble attester de la part de Montaigne une assez grande facilité de mœurs. Cependant il dit dans ses Essais : « Tout licencieux qu'on me tienne, j'ai en vérité plus sévèrement observé les lois du mariage, que je n'avais promis ni espéré. »

mée. Avec la permission de l'évêque, on prend un peu de cette terre qu'on répand dans les autres sépulcres, par la persuasion où l'on est que les corps s'y consumeront plus promptement : *ce qui paraît d'autant plus vraisemblable* que dans le cimetière de la ville on ne voit presque point d'ossements, et qu'il n'y a pas d'endroit où on puisse les ramasser et les enfermer, comme on fait dans d'autres villes. »

J'ai reproduit tout ce passage de Montaigne pour montrer qu'au lieu de l'accuser d'un excès de scepticisme, on devrait bien plutôt lui reprocher un excès de crédulité.

Nous n'avons pas oublié que son principal but, en quittant Lucques, avait été d'aller à la recherche de quelque autre eau minérale. Comme il se trouvait, à cet égard, un peu dépaysé, il voulut avoir l'avis du célèbre médecin Cornachine, professeur à l'université de Pise, mais non sans déguiser sa démarche sous la forme d'une simple visite de politesse. Voici comment il en rend compte : « Ce médecin, dit-il, ne fait pas grand cas des bains qui sont dans le voisinage de Pise, mais bien de ceux d'Aqui (Casciana), qui en sont à la distance de seize milles. Ces bains sont, à son avis, merveilleux pour les maladies du foie (et il m'en raconta bien des prodiges), ainsi que pour la pierre et pour la colique ; mais, avant d'en user, il conseille de boire des eaux de Lucques. Il est convaincu qu'à l'exception de la saignée, la médecine n'est rien en comparaison des eaux minérales pour quiconque sait les employer à propos. Il me dit, de plus, qu'aux bains d'Aqui les logements étaient très-bons, et qu'on y était commodément et à son aise. » Le conseil était excellent. Cependant Montaigne n'en fit pas usage. Il poussa même l'esprit de contradiction jusqu'à se rendre aux bains de Pise, dont précisément Cornachine venait de lui parler en termes fort peu engageants.

Bains de Pise. — « Le 27 juillet, dit-il, nous partîmes de bonne heure et fûmes longtemps à traverser la plaine où nous rencontrâmes, au pied d'un monticule, ce qu'on nomme les *bains de Pise*. Il y en a plusieurs, avec une inscription en marbre que je ne pus pas bien lire ; ce sont des vers latins rimés qui font foi de la vertu des eaux. Le plus grand et le plus honnête de ces bains est carré ; ses escaliers sont de marbre. Il a trente pas de longueur de chaque côté. Dès que j'eus grimpé sur la montagne qui domine la vallée, nous jouîmes d'une des plus belles vues du monde, en considérant cette grande plaine, les îles, Livourne et Pise. Après l'avoir descendue, nous nous dirigeâmes vers Lucques. »

Retour de Montaigne à Lucques.

Voilà Montaigne de retour à ces bains. Pendant les deux
mois que son absence avait duré, il s'était abstenu de toute espèce d'eau minérale, faute de trouver des sources qui lui inspi-
rassent quelque confiance. Ce repos forcé, en faisant succéder
le calme à un traitement irrationnel et tumultueux, lui fit beaucoup de bien. « Je me sentais, dit-il, non-seulement en bonne
santé, mais encore fort allègre de toute façon. » Que n'en
resta-t-il donc là de ses tentatives thermales? Malheureusement,
il crut devoir se prescrire une seconde cure et la diriger avec
aussi peu de mesure et de méthode que la première. Nous ne
le suivrons pas dans ces nouvelles extravagances de bains, de
boisson et de douches, passant d'un essai à l'autre, quittant le
lendemain ce qu'il avait entrepris la veille, et, comme toujours,
se lamentant sur le peu de bien que lui font les eaux. C'est,
sans contredit, la partie de son JOURNAL la plus mortellement
ennuyeuse, aucun épisode ne venant y jeter un peu de variété
ou d'entrain. Je ne trouve que l'incident suivant qui vaille la
peine d'être relaté : « Comme je m'entretenais, dit-il, avec
quelques gens du lieu, je demandai à un vieillard fort âgé s'ils
usaient de nos bains; il me répondit qu'il leur arrivait la même
chose qu'à ceux qui, pour être trop voisins de Notre-Dame de
Lorette, y vont très-rarement en pèlerinage; qu'on ne voyait
donc guère opérer les bains qu'en faveur des étrangers et des
personnes qni venaient de loin. Il ajouta qu'il s'apercevait avec
chagrin, depuis quelques années, que ces bains étaient bien
plus nuisibles que salutaires à ceux qui les prenaient; ce qui
provenait de ce qu'autrefois il n'y avait pas dans le pays un
seul apothicaire, et qu'on y voyait rarement des médecins, au
lieu qu'à présent c'était tout le contraire. Aussi l'effet le plus
évident qui s'ensuivait, c'est qu'à ces bains il mourait plus de
monde qu'il n'en guérissait. » *Se non è vero, bene trovato*, pourrions-nous dire à notre tour. Je soupçonne fort, en effet, ce
vénérable et caustique vieillard de n'être autre que Montaigne
lui-même, qui aura trouvé piquant de mettre dans la bouche
d'une personne, intéressée par position à défendre les eaux,
des attaques qui, venant de lui, auraient pu paraître banales et usées.
Cependant, au bout de trois semaines de sa nouvelle cure,
Montaigne se sentait tellement éprouvé par les eaux, qu'il ne

savait plus trop quoi faire ni que devenir, lorsque, le 7 septembre, il reçut des lettres de Bordeaux à la date du 2 août (les
communications, on le voit, n'étaient pas alors très-rapides),
lettres par lesquelles on lui mandait qu'il venait d'être nommé
maire de cette ville à l'unanimité. Cette nouvelle, en même
temps qu'elle lui causa une joie extrême, coupa court à ses incertitudes; il fit immédiatement ses préparatifs de départ. Mais
nous le connaissons maintenant assez pour prévoir qu'il ne dut
pas quitter Lucques avant d'avoir étalé de nouveau son inévitable écusson. Il nous donne à cet égard des renseignements
très-circonstanciés. « A Pise, dit-il, j'avais fait blasonner et
dorer mes armes, avec de belles et vives couleurs, le tout pour
un écu et demi de France; ensuite, comme elles étaient peintes
sur toiles, je les fis encadrer à Lucques et clouer avec beaucoup de soin au sommet de la chambre que j'habitais, sous
cette condition, qu'elles étaient censées données à la chambre
et non au capitaine Paolini, quoiqu'il fût le maître du logis, et
qu'elles resteraient à cette chambre, quelque chose qui pût arriver dans la suite. Le capitaine me le promit et en fit ser-
ment. »

Ceci est par trop fort. Comment! voici un immeuble grevé
à perpétuité d'une véritable servitude parce qu'il aura eu l'in-
signe, mais dangereux honneur d'abriter un homme tel que
Montaigne! Et si le propriétaire veut quelque jour s'en défaire,
il devra, par suite des engagements les plus sacrés, stipuler
dans le contrat de vente une clause toute spéciale relative à la
conservation du cartel! J'ignore de quel côté vint l'oubli de la
foi jurée. Ce que je puis dire seulement, c'est que les armes de
Montaigne ne figurent aujourd'hui dans aucune maison de
Lucques, et qu'on a même perdu jusqu'au souvenir de celle
qu'il habitait.

Montaigne rentre en France.

Ce ne fut pas sans un vif regret que Montaigne prit définitivement congé de ces lieux où son caractère affable et enjoué
lui avait créé de nombreuses amitiés. Parti de Lucques le
17 septembre, il fit une petite pointe vers Rome, puis rentra
en France, par Milan, Turin, Suse et le mont Cenis. Il traversa
la Savoie et la Bresse, d'où il gagna Lyon, « ville qui lui plut
fort à voir : » c'est la seule mention qu'il lui consacre. De Lyon
il se rendit à Limoges, en passant par Thiers et Clermont; enfin,

le 30 novembre, il arrivait au château de Montaigne, point de départ et terme de son voyage.

. . . . . Longæ finis chartæque viæque.

Mon rôle aussi finit en même temps, car je m'étais simplement proposé de faire ressortir les diverses circonstances de son JOURNAL qui ont plus directement trait, soit aux eaux minérales, soit à lui-même, dans la pensée que nous y trouverions à glaner quelques faits nouveaux ou du moins encore peu connus. Notre attente, si je ne m'abuse, n'a point été trompée. En effet, Montaigne nous en a dit assez pour nous initier aux coutumes balnéaires de son époque, dont les nôtres diffèrent essentiellement, tant au point de vue des pratiques que des doctrines. Il nous a montré de plus, mais ceci à son insu et un peu à ses dépens, que le choix d'une eau minérale est d'abord chose difficile, et qu'ensuite la direction du traitement ne saurait être confiée aux caprices et aux fantaisies de chaque baigneur. Quant à ce qui le touche lui personnellement, nous avons d'autant mieux appris à juger ses qualités et ses faiblesses que, pendant les dix-sept mois que nous avons vécu de sa vie privée, il n'a eu rien de caché pour nous, pas une pensée, pas une parole, pas un acte. Quelque puériles que nous aient paru ses exhibitions d'armoiries et autres traits de vanité, il faut savoir gré à Montaigne de s'en être exprimé avec tant de franchise. On l'a dit avec raison : Il n'y a rien de plus brave après la bravoure que l'aveu de la poltronnerie.

C'est donc à tort que, par une préférence exclusive, on ne cite de Montaigne que ses ESSAIS et jamais son JOURNAL. Ces deux ouvrages ont chacun leur valeur propre; je dirai même qu'ils se complètent et se rectifient l'un l'autre, en ce que, si le premier peint mieux le philosophe, le second fait mieux connaître l'homme.

FIN.

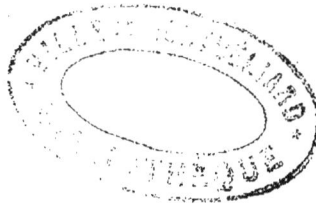

LA CHALDETTE[1] (Lozère).

Sources alcalines chaudes.

ITINÉRAIRE DE PARIS A LA CHALDETTE. — Chemin de fer de Lyon par le Bourbonnais, jusqu'à la station de Neussargue : 14 heures. — Voitures de cette station à la Chaldette : 3 heures. — *Debours :* 60 fr.

La Chaldette est un hameau de la commune de Brion, situé au milieu d'une charmante vallée qu'entoure une série de petits cônes qui lui donnent un aspect plutôt ondulé que montagneux. Cette vallée est d'une salubrité admirable, qu'elle doit surtout à ses forêts de pins. Elle est arrosée par la rivière de Bès, si connue des gourmets par l'excellence de ses truites saumonées. C'est à peu de distance de ses bords que se trouve l'établissement thermal, vaste et beau bâtiment où les baigneurs peuvent tout à la fois loger et suivre leur cure.

Les sources minérales sont limpides et abondantes. Température : 34° C. Leur saveur styptique et légèrement aigrelette, à cause du gaz acide carbonique qui les sature, n'a rien de désagréable. Quant à leur composition, elle n'a pas jusqu'à présent été indiquée par des analyses suffisamment rigoureuses. Tout ce qu'on peut dire, c'est qu'elles appartiennent à la classe des eaux alcalines, à base de carbonate de soude.

Les eaux de la Chaldette sont employées en boisson, en bains et en douches. Il y a des salles d'inhalation et de pulvérisation. Il y a de plus tout un outillage hydrothérapique.

Ces eaux conviennent pour toutes les affections du larynx et des bronches, surtout celles qui revêtent la forme catarrhale. M. le docteur Roussel en obtient également les meilleurs effets contre les maladies de la peau, les rhumatismes, la goutte, les affections utérines caractérisées par le relâchement de la muqueuse et les divers troubles de l'innervation. Disons-le, toutefois, une bonne monographie de ces eaux est encore complétement à faire.

TRANSPORT. — L'eau de la Chaldette se conserve parfaitement et offre le grand avantage de pouvoir être mêlée au vin sans le décomposer.

---

1. Par suite d'une erreur commise dans la mise en page de mon manuscrit, je me trouve forcé de reléguer à la fin de ce volume l'article sur la Chaldette dont la place devait être entre Chaudes-Aigues et Vic-sur-Cère.

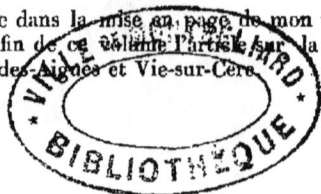

TABLE ANALYTIQUE

DES

MATIÈRES CONTENUES DANS CET OUVRAGE.

———

32

TABLE ALPHABÉTIQUE

DES

SOURCES MINÉRALES, DES BAINS DE MER
ET DES STATIONS HIVERNALES DÉCRITES DANS
CET OUVRAGE.

TABLE ALPHABÉTIQUE

DES

MALADIES MENTIONNÉES DANS CET OUVRAGE.

9231. — Imprimerie générale de Ch. Lahure, rue de Fleurus, 9, à Paris.

HOTELS RECOMMANDÉS

AIX EN SAVOIE

HOTEL GUILLAND, à proximité du Casino et des Bains.

HOTEL DES PRINCES, en face du Parc et de la Gare.

AQUI

HOTEL D'AQUI, près des Sources et des Bains.

BOURBONNE

HOTEL BEAURAIN, 36, place des Bains.

ENGHIEN

HOTEL DES 4 PAVILLONS,
GRAND HOTEL DES BAINS, } près des Bains, du Lac et du Parc.

LA BOURBOULE

HOTEL DE L'ÉTABLISSEMENT, tout à côté des Bains.

MONT-DORE

HOTEL DE PARIS, en face et à côté des Bains.

NÉRIS

GRAND HOTEL DE LA PROMENADE, près des Bains.

SAXON-LES-BAINS

HOTEL DES BAINS, avec bains, douches et Casino.

VALS-LES-BAINS

HOTEL DU PARC, domicile du docteur Tourrette.

CARTE ITINÉRAIRE
DES EAUX MINÉRALES
ET DES BAINS DE MER
DRESSÉE
PAR LE Dr CONSTANTIN JAMES

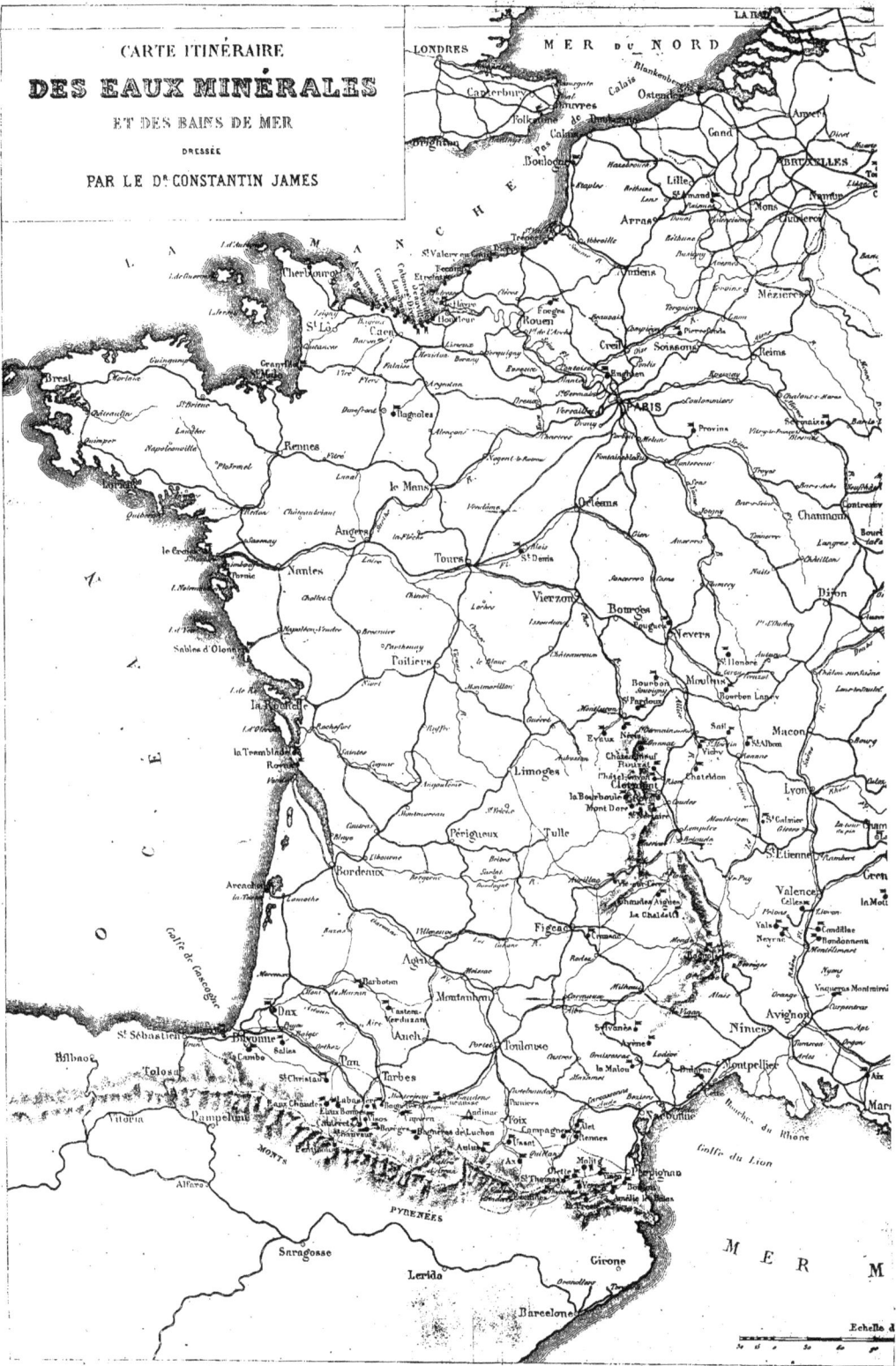

MER DU NORD

LONDRES

LA MANCHE

LA BAIE

BRUXELLES

Calais
Boulogne
Lille
Arras
Amiens
Mézières
Reims
Soissons
Rouen
Le Havre
Caen
Cherbourg
St Lô
Granville
Brest
Quimper
St Brieuc
Rennes
Le Mans
PARIS
Versailles
Fontainebleau
Orléans
Tours
Angers
Nantes
Vierzon
Bourges
Nevers
Dijon
Mâcon
Bourg
Lyon
Vichy
Moulins
Clermont
Le Mont Dore
La Bourboule
Limoges
Tulle
Périgueux
Bordeaux
Arcachon
St Étienne
Valence
Avignon
Nîmes
Montpellier
Figeac
Agen
Montauban
Toulouse
Auch
Dax
Bayonne
St Sébastien
Bilbao
Tolosa
Vitoria
Pampelune
Pau
Tarbes
Foix
Perpignan
MONTS PYRÉNÉES
Saragosse
Lerida
Girone
Barcelone
Poitiers
La Rochelle
Rochefort
Sables d'Olonne

OCÉAN

Golfe de Gascogne

Golfe du Lion

MER MÉDITERRANÉE

Echelle

Publié par V...

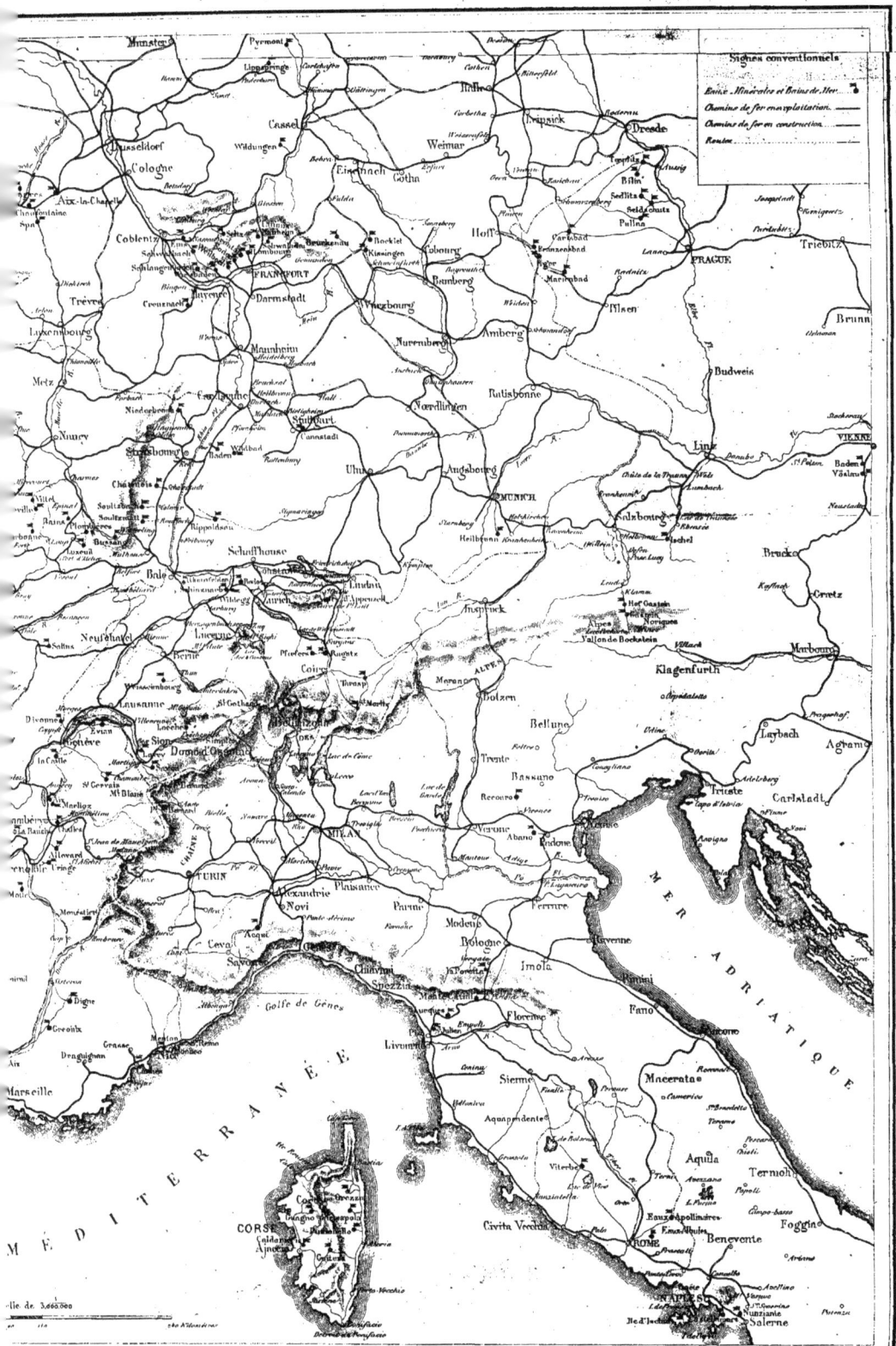

MER ADRIATIQUE

MER MÉDITERRANÉE

Golfe de Gênes

ALPES

Munster · Pyrmont · Linnspringe · Carlshafen · Cothen · Bitterfeld · Dresde
Cassel · Weimar · Eisenach · Gotha · Leipzig · Usaig
Dusseldorf · Widungen · Borna
Cologne · Fulda · Coburg · Carlsbad · Teplitz · PRAGUE · Triebitz
Aix-la-Chapelle · Brunnenau · Bocklet · Kissingen · Bamberg · Marienbad · Brunn
Coblentz · Limbourg · FRANCFORT · Würzbourg · Bayreuth · Plsen
Trèves · Creuznach · Mayence · Darmstadt · Amberg · Budweis
Luxembourg · Mannheim · Heidelberg · Nuremberg · Ratisbonne · Linz · VIENNE
Metz · Nancy · Carlsruhe · Stuttgart · Cannstadt · Nördlingen · Danube · Baden Voslau
Strasbourg · Baden · Ulm · Augsbourg · MUNICH · Salzbourg · Brucke · Grvitz
Châtelet · Soultzbach · Schaffhouse · Heilbrunn · Kreuchenberg · Hof Gastein · Marbourg
Epinal · Plombières · Bâle · Zurich · Appenzell · Innsbruck · Klagenfurth · Laybach · Agram
Neufchâtel · Lucerne · Berne · Coire · Meran · Bolzen · Bellune · Trieste · Carlstadt
Lausanne · Weissenbourg · St Gothard · Trente · Bassano · Venise
Divonne · Genève · Evian · Sion · Simplon · Lac de Côme · Vérone · Padoue
St Gervais · Mt Blanc · Lac de Garde · Abano · Ferrare
TURIN · Alexandrie · Novi · MILAN · Pavie · Plaisance · Parme · Modène · Bologne · Livenne · Fano
Ceva · Savone · Chiavari · Spezzia · Imola · Rimini
Digne · Greoux · Livourne · Sienne · Florence · Macerata · Aquila · Termoli · Foggia
Marseille · Aquapendente · Viterbe · Eaux d'Apollinaires · ROME · Benevente · Salerne
CORSE · Bastia · Ajaccio · Civita Vecchia · NAPLES

Échelle de 3,000,000

Vve MASSON

PRINCIPAUX OUVRAGES DU MÊME AUTEUR

TOILETTE D'UNE ROMAINE AU TEMPS D'AUGUSTE ET CONSEILS A UNE PARISIENNE SUR LES COSMÉTIQUES. 2ᵉ édition. Hachette. Paris.

MÉMOIRES SUR L'EMPOISONNEMENT PAR L'ACIDE ARSÉNIEUX, LES ALTÉRATIONS DU SANG DANS LE SCORBUT, et L'EMPLOI DE L'ÉLECTRICITÉ GALVANIQUE DANS LE TRAITEMENT DE LA PARALYSIE DES MEMBRES INFÉRIEURS.

DISCOURS SUR LA PHRÉNOLOGIE.

CAS DE GUÉRISON D'UNE PARALYSIE DE LA SENSIBILITÉ DE LA FACE, AVEC PERTE DE LA VUE, DU GOUT, DE L'OUÏE ET DE L'ODORAT, présenté à l'Académie impériale de médecine.

CAS DE GUÉRISON D'UNE PARALYSIE DU MOUVEMENT DE LA TOTALITÉ DE LA FACE, observée avec Magendie.

DES NÉVRALGIES ET DE LEUR TRAITEMENT.

LEÇONS SUR LES PHÉNOMÈNES PHYSIQUES DE LA VIE, professées au Collége de France par M. Magendie, rédigées par M. Constantin James. 3 volumes.

LEÇONS SUR LE SYSTÈME NERVEUX. Id. 2 volumes.

Imprimerie générale de Ch. Lahure, rue de Fleurus, 9, à Paris.